개정판

세종대왕과 훈민정음학

김슬옹 지음

지식산업사

김슬옹

연세대학교에서 한글문화사 연구로 학사 학위, 같은 학교에서 어휘론 연구로 석사 학위, 전산언어학으로 박사 과정을 마쳤으며, 상명대학교에서 훈민정음 연구로 문학박사 학위를, 동국대학교에서 맥락 연구로 국어교육학박사 학위를 받았다.

지금은 세종대학교에서 세종학을 가르치고 있다. 문광부 국어심의위원, 한글박물관 자문위원, 세종시 도로명 자문위원, 한글날 공휴일 지정 자문위원 등을 지냈다. 한글문화운동과 시각 장애인 소리책 제작 봉사로 연세봉사상을, 한글 발전 공로로 문화체육부장관상(2012)을 받았다.

주요 논저로는 〈세종과 소쉬르의 통합언어학적 비교 연구〉를 비롯한 논문 100여 편과 《조선시대의 훈민정음 발달사》, 《28자로 이룬 문자혁명 훈민정음》 등 12권의 저서, 《나만 모르는 우리말》 등 18권의 공저가 있다.

개정판 세종대왕과 훈민정음학

초판   1쇄 발행   2010. 1. 5.
개정판 2쇄 발행   2013. 3. 29.

지은이   김 슬 옹
펴낸이   김 경 희
펴낸곳   ㈜지식산업사
          본사 • 경기도 파주시 교하읍 문발리 520-12
                    전화 (031)955-4226~7 팩스 (031)955-4228
          서울사무소 • 서울시 종로구 통의동 35-18
                    전화 (02)734-1978   팩스 (02)720-7900
          한글문패   지식산업사
          영문문패   www.jisik.co.kr
          전자우편   jsp@jisik.co.kr
          등록번호   1-363
          등록날짜   1969. 5. 8.

책값은 뒤표지에 있습니다.

ⓒ 김슬옹, 2011
ISBN 978-89-423-4057-6 (93710)

이 책을 읽고 지은이에게 문의하고자 하는 이는
지식산업사 전자우편으로 연락 바랍니다.

이 책을 간절히 기다리시다가 2009년 11월 23일 갑자기 운명하신
아버님(김흥주, 金興柱) 영전에 삼가 이 책을 바칩니다.
아버님께서는 사재를 털어 경기도 오산에 연안 장학회관을 세우시고
연안 김씨 오산 종중 회장으로 7년간 헌신하시다가
향년 75세로 별세하셨습니다.

개정판 머리말

외솔 최현배 선생은 1942년 한글 역사의 명저 《한글갈》을 펴내면서 '정음학'이란 말을 처음 쓰셨다. 이에 힘입어 감히 '훈민정음학'이란 이름을 붙여 이 책을 낸 지도 한 해가 훌쩍 지나갔다. 여러모로 부족하고 지나치게 두꺼워 부담스러운 책값인데도 독자들께서 이 책을 아껴 주어 다시 찍게 되었다.

이 기회에 개정판을 내게 되었는데, 그 가장 큰 이유는, 〈부록 1〉로 실어 놓은 방대한 참고문헌을 빼기 위해서였다. 매우 소중한 자료이지만 새로운 논저가 쏟아지고 있는 마당에 자료 가치가 떨어진다고 보아 개정판에서 빼어내니 독자들의 부담을 줄이게 되었다.

두 번째는, 이 책에서 처음으로 실은 훈민정음 해례본과 언해본의 입체 영인본을 수정하기 위해서였다. 해례본 영인의 경우, 사진본은 있는 그대로 찍은 것이어서 판심 부분은 당연히 접힌 대로 찍은 사진을 실었다. 다듬본도 그렇게 싣다 보니 책장이 접힌 판심 부분이 제대로 드러나지 않은 단점이 있었다. 그대로 두어도 내용상의 문제가 있는 것은 아니지만, 옛책의 서지 교육을 위해서는 문제가 된다. 따라서 접힌 데를 펴서 책의 실체를 속속들이 알게 하는 것이 필요하여 다듬본을 바꿔 실은 것이다.

이 밖에 논문을 단행본 체제로 바꾸면서 잘못된 도표와 오타 등을 바로잡았다. 좀 더 완벽하고 깊이 있는 연구와 저술을 위한 다짐으로 독자 여러분의 사랑과 질정에 보답하고자 한다.

2011년 8월 25일

김 슬 옹

초판 머리말_

삼조화 사상가, 세종의 훈민정음학을 위하여

훈민정음 보편주의

한글을 한국의 문자로 규정하기보다 인간의 말소리를 가장 잘 적을 수 있는 인류의 보편문자로 자리매김해야 한다. 역사학자 존 맨이 "모든 문자의 꿈"이라고 한 것은, 한글의 보편적 과학성과 우수성의 실체를 정확히 보았기 때문이다.

훈민정음은 통섭 학문의 천재였던 세종이 있었기에 가능했다. 필자는 세종의 사유가, 근대 학문과 탈근대 학문의 시조로 추앙받고 있는 소쉬르를 훨씬 뛰어넘은 것임을, 〈세종과 소쉬르의 통합언어학적 비교 연구〉(《사회언어학》 16권 1호, 2008 ; 이 책 11장 재수록)에서 입증한 바 있다. 한글은 그 자체가 문자과학이며, 이는 언어학·천문과학·음악·수학·역학의 통섭과 융합이 있었기에 가능했다. 한글은 단순한 문자가 아니라 인류 문화와 문명의 정수를 담은 결정체이면서 그 이상으로 나아간, 그야말로 천지자연의 문자, 우주의

6

문자인 것이다. 이를 어찌 한민족과 한국의 울타리 안에만 가둘 것 인가.

훈민정음은 조선시대의 공식 문자였다

필자는 2005년에 박사 논문 〈《조선왕조실록》의 한글 관련 기사를 통해 본 문자생활 연구〉(《조선시대 언문의 제도적 사용 연구》, 한국 문화사에서 출간)에서 훈민정음(언문, 한글)이 조선 왕조의 공식 문자(공용 문자)임을 입증한 바 있다. 조선시대 최고 법전인《경국대전》과 지배층이 남긴《조선왕조실록》의 사실 분석에서 나타난 당연한 결론이었다. 이 점은 시정곤의 〈훈민정음의 보급과 교육에 대하여〉(《우리어문연구》 28, 2007)에서 처음으로 제대로 인용되었다. 그러나 아직도 교과서와 많은 논저에서는 이런 당연한 역사적 사실이 부정되고 있다.

이러한 오류나 고정관념은 1894년 고종이 일본식 갑오개혁의 하나로 내각에 지시한 "법률(法律), 칙령(勅令)은 모두 국문(國文)을 기본으로 하고 한문(漢文)으로 번역을 붙이거나 혹은 국한문(國漢文)을 섞어 쓴다"를 지나치게 확대 해석한 데서 비롯된 것이다. 500 년의 진실을 단 한 건의 선언문으로 덮어버린 잘못된 역사 해석이었다. 이 고종의 국문 칙령은 주류·비주류의 공용 문자였던 한글을 주류 공용 문자로 선언한 것뿐이다. 그러나 실제로는 국한문이 주류 공식 문체가 되었다.

이 밖에도 훈민정음에 대한 잘못된 여러 사회적 인식 문제들이 이 책을 집필하게 된 주된 동기이다. 훈민정음에 대한 총체적 분석과 맥락적 접근만이 진실을 밝혀 줄 수 있으리라고 생각했기 때문이다.

세종은 게릴라였다

세종은 권력을 지닌 고독한 왕이었고, 천재 사상가이자 게릴라였다. 이 책의 마지막 교열을 보다가, 훈민정음 창제 과정을 그린 연극 〈누가 왕의 학사를 죽였나〉(이정명 원작, 박승걸 연출)를 보러 갔다. 연출가 박승걸이 세종(1397~1450)을 레오나르도 다 빈치(1452~1519)와 에르네스토 체 게바라(1928~1967)에 빗대는 것을 보고 무릎을 탁 쳤다. 통합 통섭형 천재였던 레오나르도 다 빈치에 빗대는 것도 그럴듯했지만, 게릴라 부대를 조직하여 활동하던 체 게바라에 빗대는 것이 더욱 공감이 갔다.[1]

세종은 게릴라와 거리가 먼, 한 나라의 임금이었지만 그가 이루고자 한 새로운 세계는 게릴라가 아니면 세울 수 없는 것이었다. 그러니까 세종은 조선의 게릴라일 뿐 아니라 동아시아의 게릴라였다. 임금으로서 갖는 기득권에 안주하지 않고 끊임없이 새로운 길을 열어간 세종. 성공한 혁명가의 기득권을 버리고 새로운 혁명을 위해 몸 바친 체 게바라. 진정한 위인의 삶과 사상은 서로 가로지르며 맞물려 또 다른 길을 열어 간다.

왕이라도 마음대로 할 수 없었던, 태산으로 상징되는 거대한 한자를 넘어 새로운 길을 열어간 게릴라. 훈민정음은 단지 조선의 혁명이 아니라 동아시아의 혁명, 더 나아가 인류의 문자 대혁명이었으며, 이를 이뤄낸 세종은 고독한 천재 게릴라였다. 하층민의 문자 생활을 배려한 세계 최초의 민본주의 문자, 그러면서도 모든 계층을 위한 문자, 자연의 소리에 가장 근접하면서도 자연의 근본을 바꾼 우주의

---

1) 세종과 레오나르도 다 빈치를 연결시킨 글로는 김성규의 〈한글과 레오나르도 다 빈치〉(《새국어생활》 18권 3호, 국립국어원, 2008, 187~194쪽)가 있다.

문자가 훈민정음이었다. 만약
외계인이 있다면 그들과 소통
할 유일한 문자는 바로 훈민정
음일 것이다. 이제 훈민정음이
세종의 친제인가 집현전 학사
들과 협동한 것인가 하는 케케
묵은 논쟁에서 벗어나야 한다.
이 책에서 강조한 통합적·맥

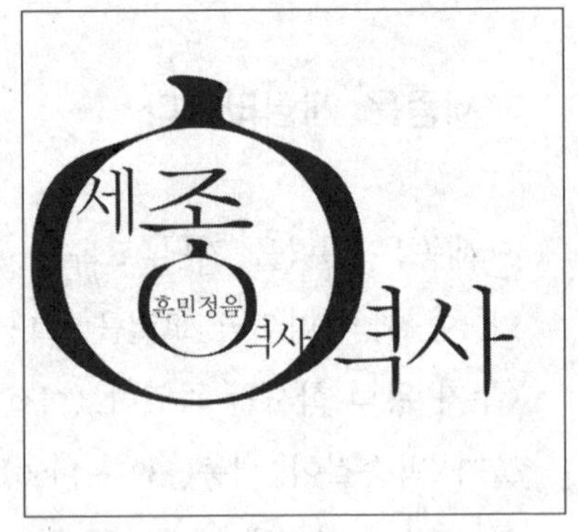

락적 관점으로 보면, 핵심 아이디어는 세종이 단독으로 창제할 수밖
에 없는 것임을 알 수 있다. 다만 훈민정음을 온전히 이 세상에 드
러내는 것은 혼자서 할 수 있는 일은 아니었다. 그래서 필자는 위의
그림과 같은 구도를 강조하였다.

훈민정음은 세종이 펼친 삼조화 사상의 결정체다

훈민정음은 과학의 문자이기 이전에 자연의 문자다. 세종이 하늘
과 땅과 사람의 조화를 꿈꾸었기에, 초성·중성·종성이 어울리고
돌고 도는 삼조화의 문자가 가능했다. 그리고 소리와 문자, 뜻이 맞
물려 무궁무진한 쓰임새를 자랑하는 생성과 조화의 문자가 되었다.
제자리에서 빛을 발하되 어울려야 진정한 빛이 되는 문자. 하늘과
땅 또는 사람과 하늘, 자음과 모음 등의 이분법을 극복한 삼조화의
극치이며 어울려야 진정한 생명이 되고 샘이 되는 상생의 극치, 훈
민정음. '훈민'은 실용이고 현실이며 정치이다. '정'은 원리이고 본질
이며 정도이다. '음'은 맥락이며 조건이다. 결국 백성을 가르치려는
[訓民], 소리에 걸맞은[音] 제대로 된[正] 문자가 훈민정음인 것이다.
'훈민정음'은 문자 이름이요, 책 이름이지만 인간이 추구하는 학

문과 사상의 보편성을 담고 있다. 현실과 이상, 실용과 순수, 현상과 본질을 맥락 속에서 살아 움직이게 하는 삼조화 학문의 보편적 틀을 바로 '훈민정음'이 보여준다. 어찌 '훈민정음학'이라 이르지 않겠는가.

이 책은 이미 발표한 논문을 모았으되, 철저한 다듬기와 재구성을 거쳐 단행본 체제로 탈바꿈했다. 이는 오롯이 지식산업사의 유능한 편집진(김예지)과 한글 사랑이 어느 국어학자들 못지않으신 김경희 사장의 섬세한 손길 덕이다. 원문 재현을 위한 특수 폰트 개발은 채우리 님이 애써 주었다.

내 발표 논문 가운데 일부는 청소년용으로 풀어 《28자로 이룬 문자혁명 훈민정음》(아이세움, 2007)으로 세상에 선보인 바 있다. 그 책을 읽은 독자라 하더라도 청소년용으로 풀어 쓴 글과 학술 논문용 글의 성격이 다르니 양해해 주실 것이라 믿는다.

이 책은 훈민정음 교육을 위한 전략이나 자료 구성에 주안점을 두었다. 이렇게 훈민정음 연구를 갈무리하기까지는 많은 분들의 도움이 있었기에 가능했다. 일일이 밝히지 않는 것은 이 책이 보은의 시작이고, 더 큰 보은의 길을 찾는 것이 올바른 도리라 생각했기 때문이다.

세종과 훈민정음에 대한 연구는 공부할수록 깊고 아득하여 길 갈 데를 몰라 서성이곤 한다. 이 책을 펴냄으로써 그 길을 찾은 것이 아니라, 더 큰 길을 찾기 위한 준비 작업임을 잘 알고 있다. 이로써 더욱 정진할 것을 약속하며 독자들의 예리한 눈빛에 보답하고자 한다.

2009년 10월 한글날에
김슬옹

차 례

1부 훈민정음의 창제 동기와 배경

2부 훈민정음의 주요 원리

3부 《훈민정음》 해례본의 번역과 대중화

5부 세종의 언어정책과 업적의 평가

일러두기

이 책의 끝머리에 《훈민정음》 해례·언해본이 부록으로 실려 있다. 이 판본은 선조들의 전통대로 오른쪽매기〔右綴〕로 만들어졌다. 따라서 부록 편은 그 형식을 살려 책 끝에서부터 오른쪽으로 펼쳐 읽게끔 편집하였다.

1부

훈민정음의
창제 동기와 배경

1장 훈민정음의 창제 동기와 목적

2장 훈민정음 창제 목표 달성의 배경

1장 훈민정음의 창제 동기와 목적

1.1. 머리말

1.1.1. 문제 설정과 연구사

'훈민정음'의 창제 동기와 목적에 대해서는 그동안 아주 많은 논의가 이루어져 왔다. 단독 연구가 아니더라도 관련 연구에서 대개 동기와 목적을 언급하고 있기에, 그 계보를 정리하는 것조차 어렵다. 또 대부분의 논문들이 엄밀한 지적 계보를 따져서 쓰지 않았기 때문에 연구 계보에 끼워 넣을 수 없는 논문들이 대부분이다. 이럴수록 좀 더 엄밀한 접근이 필요하다.

이 분야의 연구사는 이현희(1990), 김남돈(1999)이 중점적으로 다루었다. 이현희(1990)는 '훈민정음' 전체 연구사의 일부를 다루어서 그런지 1958년 이후의 논저만을 대상으로 주요 흐름을 정리했는데, 동기, 배경, 기원 등을 구별해 본 점이 돋보인다. 김남돈(1999)은 제1기 식민지 시대 연구로는 김윤경(1938), 최현배(1940), 제2기 해방 이후 1975년까지 연구로는 이숭녕(1958), 강길운(1972), 강신항(1967), 김민수(1969), 제3기 1976~1999년까지의 연구로는 이우성(1976), 강만길(1977), 남풍현(1978·1980), 강신항(1977), 김광해(1990) 등을 다루었다. 시기별로 나눠본 점이 돋보이나 연구자 스스로 밝혔듯이, 시기별 연구 계보가 일관성이 없고 그런 흐름에서 일부 논저가 배제되어 아쉽다.

이를 참조하여 지금까지의 연구사를 종합해 본다면 훈민정음은 다동기, 다목적용으로 창제되었다는 점이 드러난다. 이러한 다목적성은 이미 초기 연구에서 김윤경(1938), 최현배(1940)도 밝힌 셈이다. 다만 민족주의 측면을 지나치게 강조하다 보니 한자음 정리를 강조한 이숭녕(1958), 훈민정책을 강조한 이우성(1976), 강만길(1977) 등의 비판을 받게 되었던 것이다. 이와 달리, 이런 비판 논문들이나 이두의 발전적 대체를 강조한 남풍현(1978) 등은 상대적으로 주목받지 못했던 특정 목적을 조명한 것은 좋으나, 다목적성을 놓친 것이 흠이다. 2차적 또는 부차적 목적을 1차적 또는 주요 목적으로 내세운 것도 문제였다.

이렇게 보면 다목적성을 제대로 밝힌 것은 강신항(1967)이었다. 강신항은 훈민정음 창제 동기로 첫째, 표기수단을 찾지 못한 백성들에게 표기수단을 주기 위하여 둘째, 문자 없는 국가의 체면을 생각해서 셋째, 이두 사용의 불편을 느껴서 넷째, 세종이 백성을 사랑하는 마음에서 다섯째, 한자음 정리를 위한 언어정책 등을 들었다. 다목적성을 논한 초기 연구를 받아들이면서도 한자음 정리와 같은 새로운 연구를 포괄하고, 이두의 발전적 대체 등 새로운 측면을 덧보탰다는 점에서 다목적성을 여지없이 드러내는 성과를 보여주었다. 다만 동기와 목적, 여러 동기의 중층 관계 등을 엄밀하게 조명하지 않은 것이 문제였다.

다목적성 논의는 여러 목적의 관계나 비중의 차이 등의 논의가 따를 때 제대로 된 가치를 드러낼 수 있다. 이런 측면에서는 김완진(1972)이 동기의 옳고 그름을 떠나, 동기를 내적 동기와 외적 동기로 구별한 성과가 있었다. 그렇지만 동기와 배경을 구별하지 않아 역시 진정한 동기 파악에 어려움을 주었다. 임영천(1974, 72)은 동기와 목적의 구별 문제를 다루면서 '배경'을 '동기'로 보면, '배경'의 추상성 때문에 목적은 설정할 수 없다고 했다. 일리 있는 지적이지만, 이 글에서와 같은 사분법으로 그 상대적 맥락을 분명히 하면 실체를 논의할 수 있다.

이성연(1984)은 동기를 직접적·간접적 동기로 나누고, 직접적 동기로는 출판 사업을 들었고, 간접적 동기로는 국어 문제의 해결, 국가 결속의 외적 징표, 한자음 표음을 위한 발음부호 등의 세 가지 필요성을 들었다. 이는 동기론에 대한 구체적이고 실질적인 최초의 분류다. 다만 배경 문제와 관련한 총체적 접근과 기존 논의의 성과 등은 충분히 반영되어 있지 않다. 필자의 접근 전략과 방법은 이성연(1984)과 다르지만, 그에 힘입은 바 크다. 이 밖에 배대온(2000)은 동기와 목적을 분명하게 가르고는 있으나 동기를 거시적 배경에 포함시켜 논의하고 있다. 한편 유미림(2005)도 다목적의 유기성을 밝히고 있다.

1.1.2. 접근 전략

이 책은 기존의 연구 성과를 최대한 반영하되 배경과 동기, 목표와 목적의 철저한 사분법과 담론적 접근으로 기존 연구를 보완하기로 한다. 특히 이 장에서는 주요 동기와 목적, 부차적 동기와 목적을 분명히 해 훈민정음 창제의 진정성을 밝히고자 한다.

따라서 이 문제에 대해 좀 더 냉정하고 정확하게 파악하려면 배경과 동기, 목적과 목표를 제대로 구별할 필요가 있다. 〈그림 1-1〉에서 보는 바와 같이 '목표'는 우리가 어디에 다다르고자 하는 것이고,

'목적'은 그 목표를 통해 이루고자 하는 이상이나 꿈이다. 목표는 분명하게 이루어내야 할 대상이고, 목적은 이루어질 수도 있고 그렇지 않을 수 있지만 이루고 싶은 대상이다. 새 문자 창제가 목표라면 그 문자를 통해 이루고자 하는 것이 목적이 된다. 대개 동기가 형성되는 순간, 목적도 세워지게 된다. 목적을 이루고 싶어 동기가 형성되는 것이기 때문이다. 배경은 동기가 형성된 맥락(배경 1)과 목표가 이루어질 수 있는 여건(배경 2)으로 나뉜다.

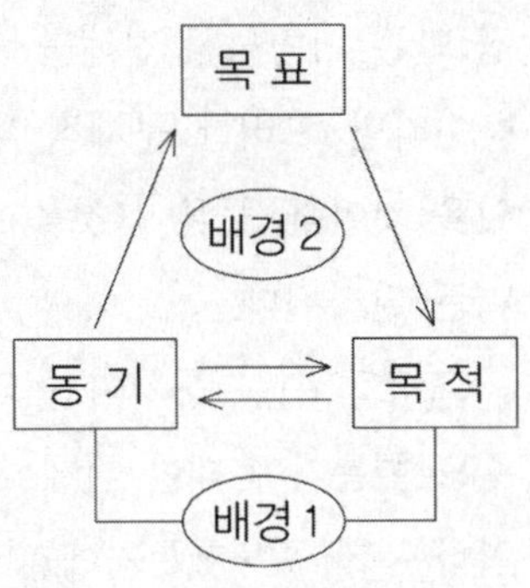

그림 1-1. 동기와 목적, 배경과 목표의 관계

　동기와 목표가 구체적인 것과 달리 배경과 목적은 추상적일 수 있다. 기존의 논의는 대부분 이런 기본 개념에 대한 엄밀성 없이 논의하다 보니 '동기'를 '목표'로 말하는 경우도 있었고, 간접 동기를 직접 동기로, 또는 그 반대로 설명한 경우도 있었다. 따라서 이 글에서는 배경과 동기를 철저하게 구분하는 전략을 따른다. 그리고 '배경 2', 곧 목표를 이룰 수 있는 조건에 대한 문제는 2장에서 다루도록 한다.[1]

　《훈민정음》 해례본과 《조선왕조실록》의 각종 기록, 세종이 짓거나 주관하여 펴낸 책들(《홍무정운》, 《동국정운》, 《석보상절》, 《월인천강지곡》 등)에서 분명한 동기와 목적, 배경 등을 읽어낼 수 있는데, 그것을 있는 그대로 받아들이느냐 아니냐의 문제는 있지만, 일단 직

---

1) 강규선(1986), 김주필(1991)은 '배경 1'과 '배경 2'를 구별하지 않고 다루고 있다. '배경 2'는 새 문자 창제라는 실질적 목표를 이룰 수 있는 실제 과정을 뜻한다. 이를테면 인쇄문화 발달, 음악과 과학의 발달, 언어학 발달 등을 들 수 있다. 이런 문제는 이 글에서 다루기에는 이질적이고 주제 층위가 넓어 여기서는 살피지 않는다.

접 만든 사람들의 견해를 존중해 줄 필요는 있다. 그것이 진실한 내용이라면 그러한 구체적 내용이 주된 동기와 목적으로 설정될 수 있을 것이다. 물론 그것을 어떻게 해석하고 받아들이느냐에 따라 의미는 달라진다.

그리고 이런 동기와 목적 문제는 당연히 훈민정음 창제를 누가 주도 했는가에 대한 친제설과 협찬설과도 밀접한 관련을 맺는다. 당연히 누가 주도했는가에 따라 동기와 목표, 목적이 달라지기 때문이다. 그동안 논쟁이 되어온 '동기와 목적론', '세종 친제설과 협찬설'은 따로 논의할 문제가 아니다. 두 논쟁을 통합함으로써 각각이 지닌 논쟁의 한계나 부족한 점을 보완할 수 있다. 기존 논의는 각 논쟁에 대한 비통합적 접근으로 오히려 오해나 잘못된 해석의 여지가 많다.

강만길(1977)은 한글 창제 동기를 논의하면서 민중사관의 관점으로 세종 중심의 영웅사관을 비판했다. 그렇다고 해서 세종 친제설을 부정한 것은 아니지만, 이로 말미암은 담론 영향은 매우 커서 마치 세종 친제설을 부정한 것처럼 이해되어, 대중들을 협찬설 쪽으로 이끌었다.[2] 이는 대중들이 강만길의 논의를 오독한 것일 수도 있지만, 이 논의 자체가 역사적 접근을 강조하면서도 오히려 역사 인식의 한 면만을 보여 오독의 가능성을 열어 놓았다.[3] 물론 세종이 새 문자를 구상하고 실현하게 된 역사적 맥락을 강조한 것은 탁월한 식견이었으므로 필자는 '역사가 세종을 만들었지만 세종은 훈민정음이란 새 문자 창제를 통해 그 역사를 다시 썼다'고 했던 것이다. 이

---

2) 현직 국어 선생님들조차 협찬설로 알고 있는 경우가 더 많다.
3) 역사학계의 강만길(1977)이 주장한 것은 이우성(1976)이 제기한 것을 발전시킨 것이다. 이 두 글은 대중적으로는 매우 많은 영향을 끼쳤음에도 언어학 차원에서 제대로 평가를 내린 적은 거의 없다(김남돈, 1999).

렇게 보면 창제를 둘러싼 역사적 맥락을 강조하면서도 세종의 주도적 구실을 부각시킬 수 있다.

최경봉·시정곤·박영준(2008, 22)은 다음과 같이 절충론을 시도하였다.

"한글을 창제했다는 것이 28개의 문자를 고안한 것까지인가? 아니면 문자 운용 체계를 완결지은 것까지인가?"

이처럼 문자와 문자의 운용 체계를 분리해 인식하는 것은 세종의 단독 창제설을 합리적으로 만드는 데 기여하는 면이 있다. 문자는 세종이 고안했지만 문자의 운용 체계를 설명한《훈민정음》해례와《동국정운》과 같은 운서는 집현전 학자들이 편찬했다고 한다면 세종이 한글의 창제자라는 사실을 건드리지 않고 집현전 학사들의 구실을 자연스럽게 설명할 수 있기 때문이다.

이런 식의 관점은 이 책 7장에서《훈민정음》해례본 공동 저술 맥락을 통해서 충분히 설명한 것으로, 매우 적절한 절충론으로 보인다. 그러나 문자와 그 운용 체계를 완전히 분리할 수 없다는 데서 한계를 지닌다. 세종이 직접 지은《월인천강지곡》이 그 당시 다른 작품보다 문자 운용의 탁월성을 보여준 것으로 보아, 세종의 문자 창제는 문자 운용을 철저하게 염두에 둔 것으로 보아야 한다.[4]

여기서는 이기문(1992), 윤국한(2005)의 논의에 따라 친제설의 입장에서 동기 목적론에 접근하였다. 훈민정음 다목적론은 친제설을 입증해주는 근거두 된다. 다목적성을 구상하고 추진할 수 있는 위치에 있었던 이는 세종이 유일하기 때문이다.

---

4)《월인천강지곡》에 나타난 세종의 문자 운용의 탁월성은 김정수(2008)의 글 참조.

1.2. 주요 배경에 대한 담론

배경은, 동기가 형성되는 과정이므로, 넓은 의미의 동기라고 볼 수도 있다. 그렇다면 창제 주체가 내세운 동기와 목적을 통해 배경을 추론해 내는 전략이 필요하다. 당연히 창제자 세종은 《훈민정음》 해례본 서문에서 그 점을 분명하게 밝혀 놓았다.

> 우리나라 말이 중국과 달라 한자와는 서로 통하지 않으므로 어리석은 백성이 말하고자 하는 바가 있어도 끝내 제 뜻을 펴지 못하는 사람이 많으니라. 내가 이것을 가엾게 여겨 새로 스물여덟 글자를 만드니, 모든 사람들로 하여금 쉽게 익혀서 날마다 쓰는 데 편하게 하고자 할 따름이니라.[5]

위 내용은, 아주 간결하지만, 동기와 목적을 다음 〈표 1-1〉과 같이 극명하게 드러내고 있다. 서문에 나타난 이러한 동기와 목적을 주된 동기와 목적으로 설정해야 하고 배경 또한 이를 바탕으로 추론해야 한다. 어떤 새로운 창조물이 있다면 당연히 그것을 만든 주체의 의도를 존중해 주는 것이 순리다. 이런 문자 창제 텍스트에서 왜곡과 비밀이 있다고 보기에는 어렵기 때문이다. 다만 여기에 드러나지 않은 동기와 목적이 있다면 그것은 부차적 요소로 돌리면 된다. 연구사에서 지적한 한자음 정리나 왕조 이데올로기 보급 등의 목적이 그렇다.

이렇게 보면 "訓民正音"이란 제목은 필자(3장 참조)가 자세히 규

---

5) 國之語音, 異乎中國, 與文字不相流通. 故愚民, 有所欲言, 而終不得伸其情者, 多矣. 予, 爲此憫然, 新制二十八字, 欲使人人易習, 便於日用耳. 번역은 이 책 6장의 '표준 공역 시안 1'에 따름.

명하였듯이, 동기와 목적을 극명하게 담아내고 있다. 곧 백성을 가르칠 필요성(동기) 때문에, 바르고 쉬운 문자인 '정음문자(목표)'를 통해 깨우친 백성들이 사는 바른 세상(목적)을 만들겠다는 것이다. 물론 교화의 주된 대상은 일반 백성이지만 그들을 가르쳐야 할 양반 사대부들도 염두에 두었음을 알 수 있다. 그래서 서문 후반부에서 '백성'이란 말을 쓰지 않고 '사람마다(누구든) 쉽게 익혀(使人人易習)'란 표현을 썼다. 지배층과 피지배층 모두를 염두에 둔 표현이다. 훈민정음으로 된 책을 보급한다 해도 일반 백성들이 책을 접할 수 있는 시스템이 아니었다. 따라서 양반이나 중간 관리층을 통한 다단계 보급 방식을 염두에 두었을 것이다. 일반 백성들이 쉽게 배울 수 있는 근본적인 길을 열어 놓은 것이다.

　제대로 가르치려면 하층민들이 배울 수 있는 제도가 있어야 한다. 그 당시 상민들은 군역의 의무를 지는 대신 기초 교육 기관인 향교에 나가 배울 수는 있었다. 세종 14년(1432) 10월 12일자 실록을 보면 예조에서 "신백정(新白丁)들은 이미 평민들과 섞여 살고 서로 혼인하게 되어 군역(軍役)을 부담하고 있으니, 그들의 자제들이 독서를 원

표 1-1. 《훈민정음》 해례본의 세종 서문에 나타난 창제 동기와 목적

갈래	동기	목표	목적
언어 문화	입말과 글말이 다름, 조선말에 맞는 글자가 필요하다.	28자 창제	누구나 쉽게 배워 편하게 쓰게 하기 위해서다.
	한자는 하층민의 의사소통 도구 구실 못함.		
정치 사회	문자마저 대국을 그대로 좇을 필요는 없다.		우매한 백성들을 깨우치고(교화) 그들의 사회적 의사소통을 돕기 위해서다.
	한자를 모르는 백성들의 불편함과 억울함이 매우 크다.		

하는 자에게는 향학(鄕學)에 나아가게 하옵소서" 하니, 세종이 그대로 따랐다는 기록이 있다.6) 그러나 실제로 문자를 깨칠 만큼 배울 수 있는 삶의 여유가 없었다는 것이 문제였다. 한문을 배우는 것이 양반의 특권으로 자리 잡은 것은, 타고난 신분 탓도 있지만, 그들만이 교육 제도를 향유할 시간과 경제적 여유가 있었기 때문이다.

세종 임금이 그것을 몰랐을 리 없다. 문자가 있다 해도 배울 수 없다면 의미가 약해진다. 이 점 또한 잘 알고 있었을 것이다. 그렇다면 배울 수 있는 환경을 제공하는 것보다 쉽고 최대한 빠르게 배울 수 있는 문자를 만드는 것이 더 중요한데, 세종은 바로 그 점을 실현했다. 세종이 하층민의 교육 제도를 개선하고자 획기적인 정책을 편 기록은 없다. 아무리 좋은 교육 제도를 마련한다 해도 어려운 한자를 통한 교육은 한계가 있기 때문에 문자 모순을 바로잡는 것이 더 효율적이었다. 곧 쉽게 배울 수 있는 바른 문자가 필요했던 것이다. 실제로 세종은 그런 문자를 만드는 데 성공했으며, 새 문자 해설서를 쓴 신하들은 어리석은 이라도 단 열흘이면 '훈민정음'을 다 깨우칠 수 있다고 장담했다.

훈민정음 창제는 세종이라는 특출한 인물이 있었기에 가능했지만, 세종이 위대한 업적을 남기게 한 것은, 시대적 흐름이었다. 바로 그 시대적 흐름이 배경으로 구성된다.

1.2.1. 정치사회 배경: 교화의 필요성

'교화'가 필요하다는 지배층의 문제의식 자체가 역사의 발전이었

---

6) 《조선왕조실록》 번역은 국사편찬위원회에서 제공하는 자료(sillok.history.go.kr)에 따르되, 북한 번역을 참조하였다. 《조선왕조실록》 번역 문제는 필자(2005, 9~14)가 다룬 바 있다. 영인본은 국립중앙도서관과 연세대학교 소장 영인본을 함께 참조하였다. •

표 1-2. 성리학 유입의 역사적 흐름

나라	시기와 특징		
중국	송나라	원나라	명나라
	960~1279년	1271~1368년	1368~1644년
	신유학(성리학) 성립		성리학 발전
우리나라	고려		조선
	918~1392년		1392년~
	원나라를 통해 성리학 받아들임.		성리학을 국시로 삼음.

다. 고려시대까지만 하더라도 교화의 필요성이 적극적으로 대두되지 않았기 때문이다. 고려는 귀족 중심의 사회였고 조선은 농민을 기반으로 한 사대부 중심의 사회였다. 당연히 조선의 왕권은 더욱 강화되었고 상민들의 지위는 고려 때보다 상대적으로 높아졌다. 그리고 고려는 불교 중심의 사회였지만 조선은 유교 중심의 사회였다. 일반 백성들에게 불교냐 유교냐는 큰 문제가 되지 않았지만, 지배층에게는 대단히 중요한 문제였다.

유교는 삼국시대에 우리나라에 들어와 중요한 삶의 잣대가 되었고 조선에서는 이를 아예 나라의 통치 이념으로 삼았다. 조선은 송나라 때 더욱 체계화된 새로운 유교(성리학)를 받아들여 세운 나라였고, 불교를 국시로 삼았던 고려와 차별성을 두고자 공자와 맹자의 사상을 바탕으로 하는 유교를 더욱 강조했다.

사대부는 성리학을 생각과 생활의 기본으로 삼으려는 사람들이다. 성리학에서는 자연의 이치에 따라 조화롭게 사는 것을 본부으로 삼는 것을 가장 중요하게 여긴다. 이때 자연의 이치인 조화를 인간 세계에 구현한 것이 질서이며 질서의 핵심 원리는 착함(어짊)과 예의이다.7)

---

7) 존 맨도 세종의 '조화' 철학과 통치 이념을 강조했다. "Sejong was a man with a

이것을 구체적인 행동 규범으로 체계화해 놓은 것이 삼강오륜이다. 임금은 이러한 삶 그 자체여야 하고 양반과 백성을 가르칠 의무가 있는 것이다. 양반 관료를 가르쳐 일반 백성들을 가르치도록 할 수도 있지만 그런 방법은 한계가 있으므로, 책을 통해 직접 백성을 가르치는 전략이 필요했고 그래서 새로운 문자가 절실했던 것이다. 실천 측면에서 성리학의 핵심은 윤리와 문자다. 윤리가 본성을 이뤄내는 길이라면 문자는 그 길을 가는 도구이기 때문이다. 보수 사대주의 사대부들은 그 문자를 한자로 못 박았지만 세종을 비롯한 실용 사대주의자들은 한자 이외에 새로운 문자가 필요함을 절감했다.

유교에 따른 바른 생활의 근본 원리가 삼강오륜이었으므로 이것이야말로 새 나라를 통치하는 가장 근본이 되는 이념인 셈이다. 그런데도 나라를 세운 할아버지(태조)와 아버지(태종) 세대 때는 권력 싸움으로 형제들끼리 죽이는 일이 있었으니, 왕실 스스로 이를 지키지 못한 셈이었고, 세종은 이런 규범을 더욱 바로 지키고자 조바심이 났을 것이다.

조선왕조를 세우는 데 결정적인 구실을 한 양반 사대부들은 고려 시대 귀족 세력을 누르고 정권을 잡았지만 하층민과의 관계는 고려 때보다 약화되었다. 이러한 판짜기는 왕권 강화를 가져온 것이므로 왕권 중심의 개혁에 동참하는 세력과 신권 중심의 세력으로 나뉘게 된다. 이후 정도전이 신권 중심의 정치를 꿈꾸다가 왕권 중심의 통치를 시행하려는 이방원(태종)에게 패해 왕권 중심으로 재편되었다. 이런 기반 위에서 세종은 왕권 중심의 개혁을 철저히 이룰 수 있었다.

왕권 중심에서는 왕과 하층민이 직접 소통하는 것이 더 중요해진다. 왕권 중심의 개혁을 지지하는 신하나 관리를 거친 소통도 중요

---

vision of a world in which men lived in harmony with mankind, and mankind lived in harmony with nature(John Man, 2001, 110)."

하지만 반대 세력도 있으므로 직접 소통이 중요한 것이다. 그래서 직접 소통을 위한 교화정책이 훈민정음 창제의 결정적인 계기가 된 것이다. 따라서 이러한 정치사상에서는 교화를 통치의 주요 수단이나 목표로 삼을 수밖에 없다. 곧 도덕은 교화의 명분이며 이상이고, '민'은 '어리석은 백성[愚民]'으로 교화의 대상이다.

1.2.2. 언어문화 배경: 한자와 이두 사용의 불편과 모순

새 문자 창제 배경에는 언어 모순이 있었다. 《훈민정음》 해례본에서 세종이 직접 쓴 서문 첫 구절은 '우리나라 말이 중국과 다름'으로, 조선의 입말과 중국 글말의 불일치를 들었다. 한자는 조사나 어미가 거의 발달이 안 되어 있고 하나의 낱말을 소리 높낮이로 구분하는 중국말에 적합한 문자이니, 그렇지 않은 우리말과 너무나 먼 문자였다.

새 문자 해설서를 집필한 신하들 가운데 총책임자였던 정인지는 그 불편을 "마치 둥근 구멍에 모난 자루를 낀 것과 같이 서로 어긋나는 일"이라고 명쾌하게 비유했다. 곧 조선이 한자 문화권에 놓여 있고 사대부층이 한자를 부려 쓰는 데 별 불편이 없었다 할지라도 다양한 표현 욕구를 한자로는 도저히 해결할 수 없었다. 그동안 한자보다 표현력이 좀 더 풍부한 이두 등을 잘 활용해보려고 끊임없이 시도했던 것으로 보아 불편함을 인식해 왔음을 알 수 있다. 하지만 그조차도 일반 백성들에게는 기존 한문과 다름없었을 것이다. 한자를 사용한 계층과 그렇지 못한 계층 사이에 정보 소통이 되지 않았기 때문에 크고 작은 문제가 있었다.

그러므로 "한자로는 서로 통할 수 없다(與文字不相流通)"는 것은 입말과 글말이 통하지 않는다는 것을 전제로, 문자를 아는 지배층과 모르는 피지배층이 서로 통하지 않는다는 것을 뜻한다. 그리고 이 부분을 흔히 자주 정신을 담은 부분이라 분석하는데, 이를 오늘날의 정치적 자주의식이나 민족주의와 동일시해서는 안 된다.[8] 왜냐하면 그 당시 지배 계층의 세계관은 소중화(小中華) 사상이어서 중국에 대한 사대주의가 정치적 생존 원리였기 때문이다. 자주 의식이 탁월했던 세종이라 하더라도 그 틀을 벗어날 수는 없었을 것이다. 그러나 정치적 자주의식은 아닐지라도 언어, 또는 문화적 자주의식이 반영된 것만은 분명하다. 왜냐하면 그 당시 정통 사대부들은 훈민정음 창제 자체를 중화주의에 어긋나는 것으로 보았기 때문이다. 《세종실록》 103권(1444년 12월 20일자)에 나오는 최만리 등의 반대 상소에서는 "우리 조선은 조종 때부터 내려오면서 지성스럽게 대국을 섬기어 한결같이 중화의 제도를 준행하였는데, 이제 글을 같이 하고 법도를 같이 하는 때를 당하여 언문을 창작하신 것을 보고 듣기에 놀라움이 있습니다"라고 말하고 있다.

결국 훈민정음 창제는 천지자연의 소리가 있으면 곧 반드시 천지자연의 글자가 있다는 자연스런 이치에 따른 것이다. 각 지역마다 그 지역에 맞고, 필요한 문자가 있는 것이다. 너무도 상식과 당위에 따른 논리였지만 그 상식과 당위성을 깨닫기는 쉬운 일이 아니었고, 또 그것을 실천에 옮기는 일은 그 당시 실정으로 보아 더더욱 기적에 가까운 일이었다.

---

8) 교과서에서는 훈민정음 창제 배경이나 동기를 '자주 정신, 애민 정신, 실용 정신'으로 가르친다. 곧 "나랏말쏘미 中國에 달아 文字와로 서르 ᄉᆞᄆᆞᆺ디 아니ᄒᆞᆯ씨"는 세종과 훈민정음의 '자주 정신'을, "어린 百姓이 니르고져 홇 배 이셔도 ᄆᆞᆾ내 제 ᄠᅳ들 시러 펴디 몯 홇 노미 하니라"에서는 세종의 '애민 정신'을, 그리고 "사름마다 히여 수비 니겨 날로 ᄡᅮ메 便뼌安한킈 ᄒᆞ고져 홇 ᄯᆞᄅᆞ미니라"은 '실용 정신'을 반영한 것으로 본다.

1.3. 동기와 목적 담론

배경은 거시적 흐름이지만 동기는 미시적 출발 지점이다. 다만 배경은 포괄적 동기, 동기는 구체적 배경이라 할 만큼 연속성을 띤다. 훈민정음 창제의 다목적성을 받아들인다 해도 어떤 동기나 목적을 더 중요하게 설정할 것인가가 문제로 된다.

1.3.1. 주요 동기와 목적

1) 정치사회 동기와 목적: 문서 보급의 필요성과 교화

백성을 교화하는 방법은 법률 공포를 통한 것과 책을 통한 교육이 있다. 법으로써 교화하는 방법도 관리를 통해 형벌 위주로 하는 것과 법령 책을 통해 미리 예방하는 방법이 있을 것이다. 이런 방법과 절차에 따른 갈등이 훈민정음 창제의 주요 동기가 되었다.

교화 문서 보급 전략

세종이 새 문자 구상을 하게 된 구체적 동기를 찾을 수 있는 기록이 즉위 초의 실록에 나온다. 세종 나이 22세 때인, 1418년 10월 6일자에 따르면, 이날 풍속 교화와 처벌을 담당하는 사헌부에서, 비록 아비와 상전을 죽이는 일은 없지만 나라를 다스리는 근본인 삼강오륜을 어기는 자가 많으니 이들을 법률에 따라 처단하고 왕법을 엄하게 하자는 상소가 있자 세종은 그대로 하도록 지시한다. 1392년에 조선왕조가 세워졌으니 1418년은 개국한 지 26년째인 해이다. 아직 나라의 기틀이 잡히지 않아 민심이 흉흉하고 불미스런 사건이 많이 일어나던 시기였다. 이는《조선왕조실록》에서 '삼강오륜' 문제를 어떻게 해야 하는가에 대한 최초의 기록이기도 하다.

삼강오륜은 섬김의 예법인 '삼강'과 관계맺기의 예법인 '오륜'으로 이루어진 유교의 핵심 규범이므로, 신분제를 전제로 한 규범이다. 이러한 삼강오륜은 모든 계층에게 필요한 것인데도, 사대부들은 늘상 배우지만 하층민들은 제대로 배우지 못하고 있다는 데 문제가 있었다.

그런데 세종이 임금 자리에 오른 지 10년째이자 서른두 살 때인 1428년 9월에, 진주에 사는 김화라는 사람이 아비를 죽이는 '존속살인' 사건이 일어난다. 1418년, 임금 자리에 오르자마자 삼강오륜 문제에 대해 일벌백계로 다스려왔고, 10년이 흘렀는데도 더 끔찍한 살인사건이 일어났으니 그 충격은 헤아릴 수 없었을 것이다. 이 사건 직후인 9월 27일, 어전 회의에서 법률에 따라 능지처참으로 다스리라고 했지만, 이러한 부도덕한 사건은 일벌백계와 같은 형벌 등급만으로 다룰 문제가 아니라는 의견이 제시된다. 10년 전보다 더 끔찍한 사건임에도 가혹한 형벌만으로 해결될 문제가 아니라고 보았다. 교화의 방법과 절차가 중요함을 드러낸 것이다.

그래서 6일 뒤인 10월 3일 경연에서 세종은 이 문제와 관련된 풍속교화를 논의하였다. 변계량이 "《효행록(孝行錄)》등의 서적을 널리 반포하여 항간의 백성들로 하여금 이를 항상 읽고 외게 하여 점차로 효제와 예의의 마당으로 들어오도록 하소서" 하니 세종이 직제학 설순에게, "이제 세상 풍속이 각박하여 심지어는 자식이 자식 노릇을 하지 않는 자도 있으니, 《효행록》을 간행하여 이로써 어리석은 백성들을 깨우쳐 주려고 생각한다. 이것은 비록 폐단을 구제하는 급무가 아니지만, 그러나 실로 교화하는 데 가장 먼저 해야 할 것이니, 전에 편찬한 24인의 효행에다가 또 20여 인의 효행을 더 넣고, 고려와 삼국시대의 사람으로 효행이 특이한 자도 또한 모두 수집하여 한 책을 편찬하도록 하되, 집현전에서 이를 주관하라”고 지시했다.

《효행록》은 고려시대 권준이 처음으로 엮은 중국의 효자 이야기다. 그런데 이《효행록》을 펴내는 것만으로 큰 효과를 거두지 못하자 세종은 내용을 충신과 열녀 등으로 더욱 넓히고 그림풀이를 덧붙인 《삼강행실도(三綱行實圖)》를 펴낼 것을 지시했다. 세종이 36살 때인 1432년(세종 14) 6월 9일, 드디어 집현전에서 《삼강행실》을 편찬하여 더불어 올렸다. 이 책은 한문으로 된 것이니 하층민에게 직접 전달하려는 것은 아니었다. 하층민에게 직접 전달할 만한 책을 찍는 시대도 아니었다. 다만 양반이나 중간 관리층을 거쳐 하층민에게 전달하려는 의도로 그림을 덧붙여 펴낸 것이다(《세종실록》 1434년 4월 27일자). 우매한 백성들을 위해서 그림을 붙이고 널리 펴서 거리에서 노는 아이들과 골목 안 여염집 부녀들까지도 모두 쉽게 알게 조치를 취했다.

이날 이 교서에는 “다만 백성들이 문자를 알지 못하여 책을 비록 나누어 주었을지라도, 남이 가르쳐 주지 아니하면 역시 어찌 그 뜻을 알아서 감동하고 착한 마음을 일으킬 수 있으리오. 내가 《주례(周禮)》(중국 12세기 때 편찬된 유교 경전, 세종 때 단행본으로 출판됨)를 보니, ‘외사(外史, 벼슬 이름)’는 책 이름을 사방에 펴 알리는 일을 주관하여 사방의 사람들로 하여금 책의 글자를 알게 하고 책을 능히 읽을 수 있게 한다’ 하였으므로, 이제 이것을 만들어 서울과 외방에 힘써 가르치도록 하라”고 적혀 있다.

《삼강행실》에는 책을 통해 백성들이 널리 알게 하려는 강력한 의지가 담겨 있는 것이다. 세종은 훈민정음을 반대한 정창손과 나눈 대화에서 “내가 만일 언문으로 《삼강행실》을 번역하여 민간에 배포하면 어리석은 남녀가 모두 쉽게 깨달아서 충신·효자·열녀가 반드시 무리로 나올 것이다"라고 장담하기까지 했다. 창제 10년 전의 문제의식과 실제 창제 뒤의 문제의식이 일치하는 것으로 보아 세종은 이 문제를 통해 새 문자 구상의 중요한 동기를 얻었을 것임에 틀림없다.

법령 보급과 하층민의 소통 언어 문제

세종이 《삼강행실》의 보급 문제로 고민하던 시기보다 몇 년 전에 어려운 법조문 때문에 고민한 기록이 있다. 세종은 "사람의 법은 함께 써야 하는 것인데, 지금은 옛날과 같지 않기 때문에 부득이 가까운 법조문을 준용하여 시행하는 것이다. 그러나 법조문이란 것이 한문과 이두로 복잡하게 쓰여 있어서 비록 문신이라 하더라도 모두 알기가 어려운데, 하물며 법조문을 배우는 생도는 어떻겠는가. 이제부터는 문신 중에 정통한 자를 가려서 따로 훈도관을 두어 《당률소의》 (당나라 때의 법률주석서), 《지정조격(至正條格)》·《대명률》(중국 명나라 법전) 등의 글을 강습시키는 것이 옳을 것이니, 이조로 하여금 정부에 의논하도록 하라(《세종실록》, 1426년 10월 27일자)"고 지시를 내렸던 것이다. 그나마 한문보다는 이두문을 훨씬 쉬운 문체로 파악하였고 실용파 신하들도 그런 점은 생각을 같이하였다.

《삼강행실》의 보급 문제가 불거지던 시기인 세종 13년(1431) 6월 22일에는 안숭선·김종서 등이 "《대명률》의 한문은 뜻을 이해하기 어려워서 법률을 대조할 때, 죄의 경중을 따지는 데 실수가 있으니 진실로 편하지 않사옵니다. 바라옵건대, 《당률소의》·《의형이람》 등의 글을 참고해서 (이두문으로) 번역하고 풀이하여 사람들이 알기 쉽도록 하옵소서"라고 건의하자 세종은 다음 날 조서강과 소윤 권극화에게 명하여, 《대명률》을 상정소에서 이두로 번역해 풀이하게 하였다는 기록도 있다.9)

이로부터 한 해 뒤, 그러니까 집현전에서 《삼강행실》 편찬을 끝낸 해인 세종 14년(1432) 11월 7일, 어전 회의에서 임금이 신하들에게 "비록 세상 이치를 아는 사람이라 할지라도, 법률문에 의거하여 판단이 내린 뒤에야 죄의 경중을 알게 되거늘, 하물며 어리석은 백성이야 어찌 저지른 죄가 크고 작음을 알아서 스스로 고치겠는가. 비록 백성들로 하여금 다 법률문을 알게 할 수는 없을지나, 따로이 큰 죄의 조항만이라도 뽑아 적고, 이를 이두문으로 번역하여서 민간에게 반포하여 보여, 어리석은 지아비와 지어미들로 하여금 범죄를 피할 줄 알게 함이 어떻겠는가"라고 묻는다.

주요 법조문을 한문보다 쉬운 이두문으로 번역·반포하여 무지한 백성들이 죄를 짓지 않게 하는 것이 어떠냐고 한 것이다. 이러한 임금의 물음에 대해 허조는 백성들이 쉬운 문자(이두)를 아는 것 자체를 문제 삼는다. 지배층이 하는 일에 시시콜콜 시비를 걸 수 있다는 것이다. 이에 대해 세종은 법을 알게 하는 것이 좋다고 강조하고, 옛 기록에서 백성들에게 법조문을 가르친 사례를 조사하도록 지시한다. 물론 법령을 이두문으로 번역하는 것은 태조 때부터 해 오던 것이다. 이두문은 주로 중간 관리층을 위한 것인데, 세종은 한 발 더 나아가 일반 백성들까지 대상으로 삼는 것에 대해 아주 절박한 필요성을 느낀 것이다.10)

---

9) 知申事安崇善左代言金宗瑞等啓: 《大明律》 文 語意難曉 照律之際 失於輕重 誠爲未便. 乞以 《唐律疏義》《議刑易覽》 等書 參考譯解 使人易知. 上曰: 然 錄其可編輯人名以聞 (《세종실록》 52권, 1431년 6월 22일자).

10) 壬戌/受常參 視事. 上謂左右曰: 雖識理之人, 必待按律 然後知罪之輕重, 況愚民何知所犯之大小 而自改乎? 雖不能使民盡知律文 別抄大罪條科 譯以吏文 頒示民間 使愚夫愚婦知避何如? 吏曹判書許稠啓: 臣恐弊生也. 姦惡之民 苟知律文 則知罪之大小 而無所畏忌 弄法之徒 從此而起. 曰: 然則使民不知 而犯之可乎? 民不知法 而罪其犯者 則不幾於朝四暮三之術乎? 況祖宗立讀律之法 欲人皆知之也. 卿等稽諸古典 擬議以聞. 又曰: 中朝使臣 或有請除族人官職者 若是親族 則猶可也 本非親戚 而請之者亦多 若皆聽之 漸至難防. 近日昌盛請除職 卿等皆曰可 故從之 然前朝之時 犯罪者 多依使臣出入中國 其托使臣要官者

더욱 중요한 것은 하층민이 공적 상황에서 표현하는 문제를 내세웠다는 점이다. 이 문제는 세종 서문뿐만 아니라 정인지 서문, 최만리 반대 상소에 대한 답변 등에서 두루 말해지고 있음을 주목해야 한다. 하층민을 단지 문자 수용 대상으로만 본 것이 아니라 사용 주체로 보았다. 그 당시 실정으로 보아 하층민이 문자 사용의 진정한 주체가 되기는 어려웠지만 세종은 분명히 문자 사용의 주체로 상정했다. 단지 통치자로서 하는 의례적 배려가 아니라 실질적 배려였던 것이다. 이런 배려가 있었기에 실제적인 쉬운 문자를 창제할 수 있었다.

농사 지식 보급

원나라에서 만든 농사에 관한 책 《농상집요》를 태종 14년(1414)에 보급하면서 농사는 나라의 근본이요, 정치에서 마땅히 우선해야 한다는 교지(왕지)를 내린다. 이때 신하들은 이 책이 백성들에게 유익하지만 그 글이 어려워서 쉽게 깨닫지 못하니, 이두로 번역하여 시골 구석의 백성들까지 알게 하자고 해, 임금이 전(前)대제학 이행과 검상관(檢詳官) 곽존중에게 명하여 책을 만들어 인쇄해서 반포했다는 기록이 나온다. 이때는 이두 문자로 주석을 달아 최대한 농민들에게 쉽게 전달되도록 하였다.

세종 때 와서야 우리 실정에 맞는 농사짓는 법에 관한 책이 나온다. 세종 11년(1429), 정초 등이 중심이 되어 펴낸 《농사직설(農事直說)》이 그것이다(《세종실록》 44권, 1429년 5월 16일자). 세종은 농사에 관한 핵심 내용만 간략하게 정리해 시골의 백성들도 쉽게 알도

懲之何如? 稱啓: 昌 尹之間 固有猜忌. 尹之親戚 旣皆除職 而昌之請者 獨加罪責 則昌必
謂: 尹是國人 故待之異我矣. 宜置不論. 上曰: 然予亦知昌尹之不同心也 稱出 上曰: 許稱
之意以爲: 民知律文 則爭訟不息 而有凌上之漸. 然須令細民 知禁而畏避也 遂命集賢殿 稽
古使民習法之事以啓(《세종실록》 58권, 1432년 11월 7일자).

록 했다. 그래서 백성을 인도하여 집집마다 넉넉하고 사람마다 풍족하게 하는 데 이르도록 할 것이라고 했다. 그 다음해 2월에 《농사직설》을 여러 도(道)의 감사와 주·군·부·현과 서울 안의 시직(時職)·산직(散職) 2품 이상의 관원에게 반포했다. 이때 세종은 "농사에 힘쓰고 곡식을 소중히 여기는 것은 왕정의 근본이므로, 내가 매양 농사에 정성을 쏟는 것이다"11)라고 하였다.

또한 세종이 1437년(세종 19)에 함길도, 평안도 감사에게 내린 교서를 보면, "《농사직설》을 찬집하여 각 도에 반포하였으니, 성의껏 친절하게 가르치고 일러서 농민으로 하여금 고루 알지 못하는 사람이 없게 하고, 관가에서도 역시 농서에 따라 갈고 심어서 백성으로 하여금 법을 받게 하라"12)고 씌어 있다.

이렇게 세종은 양반 관리를 거쳐 백성들에게 농사에 대한 지식을 철저히 알리도록 했지만 그 방법에 회의를 느꼈고, 여기서도 새 문자 구상에 대한 실마리가 나온다. 훈민정음 창제 6년 전인 1437년의 기록을 보면, "《농사직설》을 만들어 각 도에 반포하여, 어리석은 백성이라도 또한 명백하게, 쉽게 알도록 하였다. 다만 수령늘이 권장하고 가르치는 데 마음을 덜 써서, 책은 비록 반포하였으나 그 실효를 보지 못하였다"13)고 나온다. 수령들도 한문으로 된 책을 가지고 일반 백성들에게 정보를 쉽게 전달하고, 또 가르치기는 무척 어려웠을 것이다. 세종은 양반 관리들을 거친 이러한 농민 교육의 한계를 절감하고 있었다. 또한 다음과 같이 농사짓는 것과 삼강오륜을

---

11) 頒《農事直說》于諸道監司州郡府縣及京中時散二品以上. 上曰: 務農重穀 王政之本 故予每惓惓於農事也(《세종실록》 47권, 1430년 2월 14일자).

12)《農事直說》, 頒諸各道, 令諄諄教諭, 俾農民無不周知, 官家亦依農書耕種, 令民取法(《세종실록》 76권, 1437년 2월 15일자).

13)《農事直說》, 頒于各道, 使愚民亦得明白易知, 第因勸課未盡, 書雖頒而未見其効(《세종실록》 78권, 1437년 7월 23일자).

지키는 풍속을 같은 맥락에서 보았다.

> 밭에 일하여 농사를 힘써서, 우러러 어버이를 섬기고, 굽어 자녀를 길러서 내 백성의 생명이 장수하게 되고, 그리하여 우리나라의 근본을 견고하게 한다면, 거의 집집마다 넉넉하고 사람마다 풍족하며, 예의를 지켜 서로 겸양하는 풍속이 일어나서, 시대는 평화하고 해마다 풍년은 들어 함께 태평시대의 즐거움을 누릴 수 있을 것이다.

세종은 진정한 태평성대가 어떻게 해야 이루어지는지 너무도 잘 알고 있었던 것이다.

2) 언어문화 동기와 목적: 한문과 이두문 사용의 모순과 불편14)

교화의 필요성은 당연히 교화 도구나 방법의 문제를 불러일으킨다. 기존의 문자살이(한문, 이두)로 교화가 가능했다면 굳이 새 문자를 만들 필요성이 제기되지 않았을 것이다. 앞서 설명한 교화의 필요성에서 이미 이두문을 통한 교화의 한계로 새 문자 구상의 동기가 형성되었음이 드러났다.

보수적인 신하들은 새 문자를 통한 왕권 중심의 교화정책 자체를 반대했다. 이들이 사대주의에 젖어서가 아니라 새 문자의 효용성과 왕권 중심 세력에 대한 반발 때문이었고, 대표적인 이가 정창손과 최만리였다. 《삼강행실도》 보급을 통한 교화정책에 정면으로 이의

---

14) 정치사회 동기로서 하층민을 대상으로 한 정책 문제와 언어문화 동기로서 하층민의 표현 문제는 중첩될 수밖에 없다. 더욱이 이두와 관련된 문제에서 정치사회 측면은 법령 관련 문제로 한정하고, 언어문화에서는 소통 수단이나 표현 수단이 되는 언어 문제로 한정한다.

를 제기한 정창손의 생각이 최만리 반대 상소에 관한 기록에 나온다. 창제 다음해인 1444년의 일이다. 정창손은 "《삼강행실》을 반포한 후에 충신·효자·열녀의 무리가 나옴을 볼 수 없는 것은, 사람이 행하고 행하지 않는 것이 사람의 자질 여하에 있기 때문입니다. 어찌 꼭 언문으로 번역한 후에야 사람이 모두 본받을 것입니까(《세종실록》 103권, 1444년 2월 20일자)"라고 주장했다.

이러한 정창손의 이의제기는 단순한 새 문자 창제 반대를 넘어 책을 통한 교화 자체를 문제 삼은 것이다. 세종이 훈민정음 창제 반대에 참여한 대부분의 신하들을 용서하면서도 정창손만은 파면이라는 중징계를 내린 이유는 바로 책을 통한 교화정책에 정면으로 도전했기 때문이었다. 물론 정창손의 문제제기가 무조건 잘못된 것은 아니다. 《삼강행실》 윤리 책을 보급하고 백성들이 그 책을 읽는다고 꼭 사람이 바뀌는 것은 아니기 때문이다. 단지 언문을 반대하는 논리라기보다는 정치 주장에 가깝다.

그렇다면 세종이 《삼강행실》을 읽은 모든 사람이 다 바뀌거나 바뀔 수 있다고 얘기한 것으로 보기는 어렵다. 백성들을 교화하려는 주된 방법으로 설정한 것이기 때문이다. 따라서 정창손의 주장은 교육을 시킨다고 다 바뀌는 것이 아니므로 교육 자체를 하지 말자고 하는 극단적인 것이고, 지배 엘리트의 치우친 보수 논리에 가까운 것이다. 그러니까 '훈민정음'을 교화 도구로 아예 인정하지 않은 것이다.

정창손은 교화 도구로서 갖는 문자의 효용성을 아예 부정했지만, 최만리는 그 효용성은 인정하되 그때의 문자는 한문으로 못 박았다. 한문만이 학문의 도구이고 언문은 도구가 될 수 없다는 것이었다. 하지만 실제 맥락은 언문이 학문의 도구가 되면 상대적으로 한문이 학문 도구로서 가치가 떨어진다는 것이다. 즉, 언문으로 말미암아 한문을 제대로 배우지 않게 되기 때문이다. 그나마 이두는 한문을 배우게 되는 계기가 되지만 언문은 아예 그 길을 차단한다는 것이다. 이는 지배 엘리트의 전형적인 특권 의식이다. 성리학이 씌었던 한문은 어려워 지배 엘리트들만의 교화 도구가 되지만 언문을 허용하면 그런 특권이 사라진다. 거꾸로 보면 이는 최만리가 언문의 뛰어난 효용성만은 인정했다는 것을 알 수 있다.

제대로 가르치려면 책이 필요하고, 책을 읽을 수 있는 것이 중요하다. 그렇다면 말로도 가르칠 수 있는데, 왜 굳이 힘들게 새 문자를 만들어 가르치려 했을까? 또 백성들은 세종과 지배층이 가르치려는 책들을 읽고 배우기만 하면 되는 것일까? 이런 가장 소박한 질문들을 던질 수 있다. 그렇다면 우리도 상식적으로 접근해 보자. 문자는 쌍방향 도구이다. 누군가가 쓰면 누군가는 읽게 되어 있다. 세종이 단지 읽기만을 위한 쉬운 문자를 만들었을 리 만무하고 그런 문자라면 굳이 쉬울 필요 없다.

실제 세종은 그 당시 쓰고 있던 한자와 이두가 너무 어려워 백성들을 가르칠 수 없고 또 쉽게 표현할 수 없는 도구임에 주목했다. 읽기조차 어려웠으니 쓰는 것은 더더욱 어려운 일이다. 대다수의 지배층과 지식층은 오히려 이런 점을 즐겼다. 특권의 징표이기 때문이다. 글로 표현 못하는 것이 일상생활에서는 문제가 안 될 수도 있지만 생사와 관련된 재판에서는 심각한 문제가 된다. 민주화한 세상이라고 하는 지금도 인권 문제가 많이 남아 있고 법 제도 아래에서도 억울한 경우를 당하는 경우가 많은데, 그 당시는 말할 것도 없이 더욱 심했다. 재판 기록 문서를 읽을 수도 없고 쓸 수도 없다면 큰 문제가 되었을 것이다. 그래도 최만리는 억울한 죄인이 생기는 것은 죄인을 다루는 관리가 공평하지 못해서이지 그들이 문자(한문)를 몰라서가 아니라고 하였다.

《훈민정음》 해례본 서문에서 "우매한 백성들은 끝내 자신들이 하고 싶은 말을 능히 (한자로는) 표현하지 못하는 이들이 많았다"고 얘기하고 정인지는 "옥사를 다스리는 이는 그 곡절의 통하기 어려움을 괴로워하고 있다"고 했다. 세종 4년(1422) 1월 21일자 기록에는 하층민들과 관리들의 의사소통 문제가 구체적으로 나온다. 태종 때 하층민들이 억울한 일을 당하면 신문고라는 북을 이용하게 했는데, 아무 근거 없이 죄 없는 자를 모함하거나 절차를 따르지 않고 마구 두드리는 경우가 많았다고 한다.

그런데 실제 억울한 일을 호소해도 제대로 그 일을 처리하지 않는 관리들의 문제를 동시에 지적하고 있다. 그렇게 소장(억울한 호소 내용)을 제대로 처리하지 않는 관리들을 《경제육전》에 의거하여 처벌할 것을 건의하자 세종이 따랐다.[15] 이런 기록은 형벌 문제에서 쌍방향 소통이 얼마나 중요한가를 세종이 충분히 인식하고 있음을 보여준다. 형벌 문제에서 하층민이 제대로 표현할 수 있어야 한다는 생각은 그 당시 시대 상황을 뛰어넘는 것이었다.

세종 13년(1431), 훈민정음 창제 13년 전에 아랫사람의 윗사람에 대한 고소 금지에 대해 논의하는 기록이 남아 있다.

세종이, "아랫사람이 윗사람을 고소하는 것을 금할 것 같으면 사람들이 억울하고 원통한 정을 펼 곳이 없을 것이니, 개중에 그 자신의 박절한 사정 같은 것은 이를 받아들여 처리해 주고, 만일 관리를 고소하는 따위의 것은 듣지 않는 것이 어떤가" 하니 신상, 하연 등은 동조하였으나, 보수적인 사대부 허조는 "부민(部民)들의 고소를 금하

---

15) 刑曹啓:《續典》節該: 凡欲告冤者 京中主掌各司, 外方守令監司 不爲究治 具告憲司 亦不究治. 乃來擊鼓. 上項官司不爲究治者. 照律坐罪. 誣告者反坐. 越訴者亦依律論罪. 近來誣告及越訴者. 竝皆治罪. 其不爲究治京外官吏 則不幷治罪. 因此. 所當受理之事. 亦不致察 便退訴狀 以致亂雜擊鼓 未便. 今後擊鼓者 下攸司分揀 如有當受理而退狀者 依《六典》, 罪其官吏 從之(《세종실록》 15권, 1422년 1월 21일자).

는 것은 그것이 풍속을 파괴하는 까닭입니다. 만약 그 단서를 '조금이라도' 열어 놓으면 사람들이 앞을 다투어 고소하게 되어, 점차 풍속이 박하고 악하게 될 것입니다"라고 반대한다. 이 의견에 대해 임금은 "억울하고 원통한 정을 펴 주지 않는 것이 어찌 정치하는 도리가 되겠는가. 수령이 부민의 전답을 오판한 것을, 부민이 그 오판을 관청에 제출하고, 개정을 청구하는 것 같은 것이야 어찌 고소라고만 하겠는가. 사실 자기의 부득이한 일이라 할 것이다. 만약 이를 받아들여 다스린다면 수령의 오판한 죄는 어찌 처리하겠는가"라고 못을 박았다.16)

여기서도 세종 같은 생각은 보수적인 사대부 관리들과 근본적인 차이가 있음이 드러난다. 신상, 하연 같은 신하는 적극 동의하였으나, 허조 같은 신하는 하층민이 억울한 것을 드러내는 것 자체를 풍속의 문제로 보았다. 물론 하층민들이 억울함을 표현할 수 있을지라도 허조 같은 관리가 있는 한, 표현할 수 있다는 상황이 의미가 없을 수도 있다. 그러나 억울함을 표현할 줄 알고 그럴 가능성이 있는 상황과 그것이 아예 불가능한 상황은 하늘과 땅 차이이다. 훈민정음은 바로 그 가능성을 열어 놓았다는 데 근본 가치가 있다.17) 이렇게

16) 上曰: 若禁卑下告訴尊上. 則人之冤抑. 無所伸矣. 其告訴迫切於己 者聽理. 如訴官吏者勿聽. 何如? 申商, 河演等對曰: 上教誠然. 許稠曰: 禁部民告訴者. 以其敗毀風俗也. 若開其端. 則人爭告訴. 漸致風俗之薄 上曰: 冤抑不伸. 豈爲政之道乎? 如守令誤決部民之田. 部民又呈誤決改正. 豈爲告訴乎? 實自己不得已之事也. 若許聽理 則守令誤決之罪. 何以處之? 罪名已成而不治. 則人無所懲. 若治其罪. 則是許其告訴. 宜更詳議. 以補前受教之條 (《세종실록》 51권, 1431년 1월 19일자).

17) 물론 엄격한 신분제가 살아 있는 한 진정한 소통이라 할 수 없을 것이다. 또한 실제 제도가 개선되지 않는 한 쉬운 문자가 있다 하더라도 표현의 한계는 분명 있는 것이다. 이덕일(2006, 1권, 257)은 지방관 고소를 금지한 악법을 세종이 지지했다는 것을 주요 근거로 훈민정음을 일종의 백성들의 불만 해소용으로 보기도 한다. "재위 28년(1446) 9월 29일, 세종은 '나라의 말이 중국과 달라 한자와 서로 통하지 않으므로 어리석은 백성이 말하고자 할 바 있어도 마침내 자신의 뜻을 능히 펴지 못하는 사람이 많으니라'라는 《훈민정음》 어제를 내렸다. 민족문화의 보고가

보면 《훈민정음》 해례본 서문에서 표현 문제를 왜 언급했는지 충분히 이해할 수 있다.

1.3.2. 부차적 동기와 목적

창제자들이 밝힌 주요 문건에는 드러나 있지 않지만 꼭 짚고 넘어가야 할 동기가 있다. 왕조의 정당성 알리기 문제와 한자음 정리의 필요성이다. 이 두 가지 동기와 목적은 연구사에서 드러났듯 충분히 밝혀진 것이다. 여기서는 전체 동기와 목적 담론 차원에서 왜 이 두 가지를 부차적인 동기와 목적으로 설정해야 하는지 말하기로 한다.

비로소 완성된 것이다. '어제'는 백성들이 한자를 몰라 말하고자 하는 바를 못했다지만, 사실상 백성들의 입을 막은 것은 한자에 대한 무지가 아니라 수령고소금지법이란 악법이었다. 훈민정음 창제 이면에는 백성들의 빈발을 무미히기 위한 정치적 목적도 있었던 것이다. 수령고소금지법에 의한 민심 이반은 심각했다."

위와 같은 지적은 흔히 말하는 세종의 애민사상 중심의 훈민정음 창제 동기를 극복하는 장점이 있다. 언어 중심주의 오류에 대한 비판이라 볼 수 있다. 그렇다고 '반발 무마용'이라고 표현하는 것은 훈민정음이 담고 있는 소통 가능성과 다목적용으로서 지니는 가치를 지나치게 폄하하는 격이 되므로 문제가 있다. 수령고소금지법만으로 세종의 하층민에 대한 민본주의 정책을 재단할 수는 없기 때문이다. 두루 알려져 있듯이 여성 노비와 그 남편에게까지 산후 휴가를 준 예와 같은 하층민에 대한 정책적, 제도적 배려는 수령고소금지법과 같은 악법의 사례를 훨씬 뛰어넘는다(노비 산후 휴가 문제는 아래 기록 참조).

*《세종실록》64권, 16년(1434, 갑인·명 선덕(宣德) 9년) 4월 26일(계유) 세 번째 기사: "경외의 여종[婢子]이 아이를 배어 산삭(産朔)에 임한 자와 산후(産後) 1백 일 안에 있는 자는 사역(使役)을 시키지 말라 함은 일찍이 법으로 세웠으나, 그 남편에게는 전연 휴가를 주지 아니하고 그전대로 구실을 하게 하여 산모를 구호할 수 없게 되니, 한갓 부부(夫婦)가 서로 구원(救援)하는 뜻에 어긋날 뿐 아니라, 이 때문에 혹 목숨을 잃는 일까지 있어 진실로 가엾다 할 것이다. 이제부터는 사역인(使役人)의 아내가 아이를 낳으면 그 남편도 만 30일 뒤에 구실을 하게 하라" 하였다(태백산사고본 20책 64권 17장 A면, 영인본 3책 561면).

1) 정치사회 측면: 왕조의 정당성 홍보

세종은 삼강오륜만을 백성들에게 알리고 배우게 하려던 것은 아니었다. 나라를 세운 지 얼마 안 되었으므로 새 왕조의 정당성을 제대로 알리고 싶었을 것이다. 훈민정음 창제 뒤 처음으로 나온 공식 문서인, 이른바 왕조의 정당성을 125장으로 노래한 《용비어천가》가 핵심 증거가 된다. 《용비어천가》는 1445년 3월 4일에 권제 등이 125장을 열 권으로 저술한 노래로서 실제 출판은 훈민정음 반포 다음해인 1447년이다.

이 책은 훈민정음으로만 씌어 있지 않다. 국한문 혼용으로 되어 있고 주석 풀이는 한문이다. 《용비어천가》는 흔히 알려져 있는 2장을 제외하고는 한문으로 된 주석에 더 비중을 둔 작품이다. 물론 하층민을 염두에 두었겠지만 주 대상은 양반 계층이었을 것이다.

대상이 누구건, 세종은 이 작품을 치밀하게 준비했다. 훈민정음 창제 공식 발표 1년 전인 1442년 3월 1일, 세종은 《용비어천가》를 짓고자 경상도 전라도 관찰사에게 자료 수집을 명했던 것이다.

경상도와 전라도 관찰사에게 전지(傳旨)하기를, "홍무(洪武) 13년 9월에 왜구(倭寇)가 떼를 지어 육지로 올라와 우리의 경계를 침략하였을 때에, 우리 태조(太祖)께서 부오(部伍)를 정비하여 이끌고서 바로 운봉(雲峯)에 이르러 한 번에 소탕하였으니, 그 훌륭한 공과 위대한 업적은 후세에까지 전하지 아니할 수 없는 것이다. 그러므로, 그때의 군마(軍馬)의 수효와 적을 제어한 방책과 접전한 수와 적을 함락시킨 광경 등을 반드시 본 사람이 있을 것이니, 경은 도내 여러 고을에 산재(散在)하여 살고 있는 늙은이들에게 널리 다니며 방문(訪問)

하여 상세히 기록하여 아뢰라" 하였다. 이때에 임금이 바야흐로 《용비어천가》를 짓고자 하여 이러한 전지를 내린 것이었다.[18]

공식 발표 전에 이런 준비를 했다는 것은 이미 문자를 구상하는 초기 단계에서 용도를 깊이 생각했음을 보여 준다. 이 시가는 태조, 태종 등 선대왕뿐만 아니라 그 위로 4대조(목조, 익조, 도조, 환조)를 통해 새 왕조를 세울 수밖에 없음을 필연성을 부여해 노래하고 있다. 자신의 아버지를 중심으로 한 왕실의 피비린내 나는 권력 싸움도 부담이 되었을 것이다. 앞서 말했듯이 효와 우애를 강조하면서 정작 왕실에서는 그런 모범을 보이지 못했던 것이다.

그러나 이를 주요 동기라고 보기는 어렵다. 핵심 문건에 직접 밝히지 않았을 뿐 아니라 절대 왕권 시절에 새 왕조의 정당성을 일반 백성들에게까지 시시콜콜 설명하려고 새 문자를 창조했다고 보기 어렵기 때문이다. 또한 《용비어천가》는 하층민을 위한 것이라기보다는 훈민정음을 반대하는 양반 사대부를 염두에 둔 작품으로 볼 수 있다. 세종은 훈민정음으로 쓴 최초의 문서를 왕조 정통성에 대해 기록한 문서로 설정함으로써 창제의 정당성

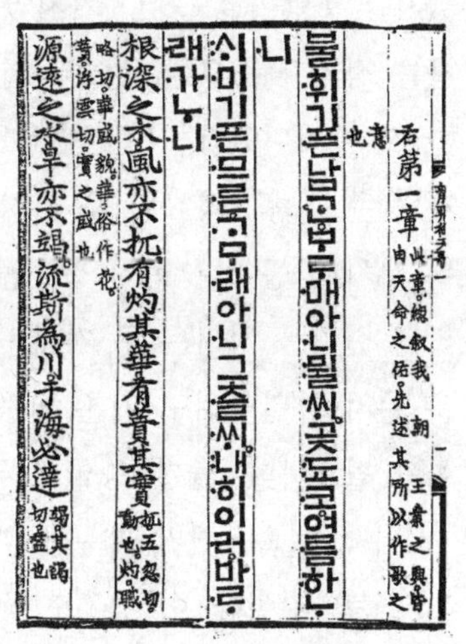

그림 1-1. 《용비어천가》 2장 영인본

---

18) 傳旨 慶尙 全羅道 觀察使: 洪武 十三年庚申九月, 倭寇 成群下陸, 侵掠其界. 我 太祖 整率部伍 直到 雲峯, 一擧掃除 神功偉烈 不可不傳於後世也. 其軍馬之數 制敵之策 接戰次數 陷敵施爲, 必有及見之人, 卿於道內諸郡散居故老之人, 廣行訪問, 詳書以啓. 時上方欲撰 《龍飛御天歌》 故乃下此傳旨[태백산사고본 30책 95권 26장 B면, 영인본 4책 402면 세종 24년(1442년 3월 1일)].

뿐만 아니라 사대부들의 반발을 무마할 수 있는 결정적 장치를 마련해 놓은 것이다. 이러한 세종의 노력에서인지 후대 왕들은 이 책을 지속적으로 간행·반포했고 과거 시험으로도 활용함으로써, 결국 훈민정음 보급 측면에서《용비어천가》는 역사적으로 큰 성공을 거두었다.

2) 언어문화 측면: 표준 발음의 필요와 한자음 정리

세종과 공동 연구자들이 한자음 정리와 훈민정음 창제의 관계를 든 적은 없었지만, 그 당시 중국 문화를 적극적으로 받아들이다 보니 혼란스런 한자음이 문제가 되었다. 홍윤표(2003)가 말한 것처럼, 표준 발음의 대상은 한자음에만 적용되는 것이 아니라, 차원은 다르겠지만 토박이말도 마찬가지였을 것이다. 결국 표준 발음을 위해 한자음 정리가 필요한 것이지, 한자음 정리를 위해 표준 발음이 필요한 것은 아니었다. 또한 앞서 살펴보았듯이 창제자들이 새 문자 창제의 주요 동기와 목적을 밝혀 놓았으므로, 이런 표준 발음의 문제는 부차적 동기나 목적으로 돌리면 된다.

곧 한자음 정리는 두 가지 측면에서 필요했을 것이다. 첫째, 새로운 문자를 만들려면 기존 발음에 대한 정확한 분석과 일정한 표준화가 필요하다. 둘째, 중국의 글자인 한문으로 씌어 있는 책으로 주요 지식을 습득했기 때문에 이를 제대로 읽으려면 한자음 정리가 필요했을 것이다. 이 경우도 중국식으로 정리한 것이 아니라 우리식 표준 또는 이상적인 관점에서 접근했다는 점이 중요하다. 이렇게 표준 한자음을 집대성한 것이 세종의 뜻에 따라 신숙주가 대표 집필한《동국정운》이다.

신숙주는《동국정운》서문에서 "우리나라는 안팎 강산이 나름대로 한 구역이 되어 풍습과 기질이 이미 중국과 다르니, 호흡이 어찌 중국음과 서로 합치될 것이랴. 그러한즉, 말의 소리가 중국과 다른 까닭은 이치의 당연한 것이고, 글자의 음에서는 마땅히 중국음과 서로 합치될 것 같으나, 호흡이 돌고 구르는 사이에 가볍고 무거움과 열리고 닫힘의 동작이 또한 반드시 말의 소리에 저절로 끌림이 있어서, 이것이 글자의 음이 또한 따라서 변하게 된 것이니"라고 하여 소리의 특수성을 언급하고 있다.[19]

이렇게 《동국정운》은 소리의 보편성과 특수성을 아우르고 있는데, 이는 음역이 넓은 훈민정음이었기에 가능했던 것이다. 1448년 10월 17일에 세종은 《동국정운》을 각 도와 성균관과 학당에 나눠주면서 이르기를 "본국의 인민들이 속운(俗韻, 현실 발음)을 익혀서 익숙하게 된 지가 오래되었으므로, 갑자기 고칠 수 없으니, 억지로 가르치지 말고 배우는 자로 하여금 의사에 따라 하게 하라"[20]고 했고 나중에는 과거 시험으로까지 채택한다. 이 책을 세종이 직접 기획했다는 기록으로 보아 대단히 중요하게 여겼음을 알 수 있다.

1.4. 마무리

이상으로 훈민정음 창제의 배경과 동기, 목적 등을 일관되게 파악하였다. 목표가 문자 창제에 있었으므로, 다음과 같은 표로 정리해 보았다(〈표 1-3〉).

---

19) 吾東方表裏山河, 自爲一區, 風氣已殊於中國, 呼吸豈與華音相合歟! 然則語音之所以與中國異者, 理之然也. 至於文字之音則宜若與華音相合矣, 然其呼吸旋轉之間, 輕重翕闢之機, 亦必有自牽於語音者, 此其字音之所以亦隨而變也. 其音雖變(《세종실록》 117권, 1447년 9월 29일자).

20) 頒《東國正韻》于諸道及成均館, 四部學堂, 仍教曰: 本國人民, 習熟俗韻已久, 不可猝變, 勿强教, 使學者隨意爲之(《세종실록》 122권, 1448년 10월 17일자).

이러한 구도 파악은 역사적 맥락을 분명히 해 준다. 새 문자 창제라는 목표 달성을 통해 역사를 재구성한 것이고, 역사의 연속성에 일관된 의미를 부여해 준다. 역설적이게도 '배경–동기–목표–목적'의 단계별 명징성은 역사의 연속적 의미를 더욱 부각시키는 효과를 가져왔다. 배경은 동기를 촉발하고, 동기로 말미암아 목적이 형성되고, 목표가 이루어졌기 때문이다. 목표는 구체적 역사 사건이 되었지만, 목적은 실제 사건으로 구현되기도 하면서, 끊임없이 재해석이 가능한 영역으로 남아 있다. 다행히 좀 더 분명한 배경과 동기로 말미암아 목표 달성의 주체 입장에서 목적이 재구성된 셈이다. 이는 기존 논의에서 이루어진 선학들의 숱한 재해석을 다시 구성한 담론 효과일 뿐이다.

이러한 관점은 정치사회 측면과 언어문화 측면으로 가르는 것도 결국 통합적으로 보도록 하고 있다. 왜냐하면 이 문제의 핵심 주제인 '교화'는 정치사회 측면과 언어문화 측면이 상호 촉발되어 구체적 사건으로 진행된 것이기 때문이다. 결국 이 글에서 추구한 네 가지 구분(정치/언어//주요/부차)은 사건의 실체를 좀 더 분명하게 파

표 1-3. 훈민정음 창제 배경, 동기와 목표, 목적

구분		배경	동기	목표	목적
정치사회	주요	교화의 필요성	교화정책의 효율성 문제 대두(삼강오륜, 법령, 농사지식)	교화 도구 창제	교화
	부차		초기 왕조의 혼란		왕조의 정당성 홍보
언어문화	주요	한문과 이두 사용으로 말미암은 입말과 글말 관계의 모순	한문과 이두를 통한 문서 보급 한계와 하층민과의 소통 문제	기본 28자 쉬운 문자 창제	하층민에게 정책 알리기와 소통 문제 해결
	부차		한자음 혼란		표준 발음 한자음 정리

악하고 의미를 부여하려는 담론 전략이다. 이러한 엄밀한 구분은 훈민정음을 둘러싼 담론의 명징성을 확보하도록 했고 훈민정음 창제의 의미와 진정성을 파악하게 해 주었다.

■ 참고문헌

《조선왕조실록》 누리집, http://sillok.history.go.kr

강규선, 1986, 〈훈민정음 창제 배경〉, 《인문과학논총》 5, 청주대 인문
　　　과학연구소, 3~19쪽.
강길운, 1972, 〈훈민정음 창제의 당초 목적에 대하여〉, 《국어국문학》
　　　55·56·57 합본호, 국어국문학회, 1~21쪽.
강만길, 1977, 〈한글 창제의 역사적 의미〉, 《창작과 비평》 44, 창작과
　　　비평사.
강신항, 1967, 〈한국어학사〉 상, 《한국문화사대계》 5, 서울: 고려대 민
　　　족문화연구소.
______, 1977, 〈훈민정음 창제 동기의 일면〉, 《언어학》 2, 한국언어학
　　　회, 57~63쪽.
______, 1984·1990: 증보판, 《훈민정음연구》, 서울: 성균관대 출판부.
김광해, 1990, 〈훈민정음 창제의 또 다른 목적〉, 《강신항 교수 회갑 기
　　　념 국어학 논문집》, 서울: 태학사, 27~36쪽.
김남돈, 1999, 〈훈민정음 창제 동기와 목적에 관한 국어학사적 고찰〉,
　　　《한국초등교육》 41, 서울교육대학교, 27~51쪽.
김민수, 1969, 〈훈민정음 창제의 시말: 세종의 국권 확립책을 중심으로 하
　　　여〉, 《김재원 박사 회갑 기념 논총》, 서울: 을유문화사, 775~795쪽.
김슬옹, 2005, 《조선시대 언문의 제도적 사용 연구》, 서울: 한국문화사.
______, 2006, 〈훈민정음의 명칭 맥락과 의미〉, 《한글》 272, 한글학회,
　　　165~196쪽.
______, 2007, 〈훈민정음 창제 동기론과 세종 친제/협찬설에 대한 통
　　　합적 접근-어문학 연구의 지평과 미래〉, 《한국언어과학회, 언
　　　어과학회, 현대문법학회 공동 학술대회 발표 논문집》, 한국영미
　　　어문학회.
______, 2008, 〈訓民正音 세종 '서문'의 현대 번역 비교와 공역 시안〉,

《한국어 의미학》 25, 한국어 의미학회, 1~25쪽.

김완진, 1972, 〈세종의 어문정책에 대한 연구〉, 《성곡논총》 3, 성곡학술문화재단, 185~215쪽.

김윤경, 1938, 《조선문자급어학사》, 서울: 동국문화사.

김정수, 2008, 〈세종 때 두 노래가 우리 말글 살이에 끼친 은덕〉, 《우리말로 학문하기 2008년 여름 말나눔 잔치 논문집》, 우리말로 학문하기모임.

김주필, 1991, 〈훈민정음 창제의 언어 내적 배경과 기반〉, 서울대 대학원 국어연구회 편, 《국어학의 새로운 인식과 전개》(김완진 선생 회갑 기념 논총), 서울: 민음사.

김혜숙, 2005, 〈사회언어학 연구와 국어교육의 연계성〉, 《국어국문학》 141, 국어국문학회, 379~406쪽.

남풍현, 1978, 〈훈민정음과 차자 표기법과의 관계〉, 《국문학논집》 9, 단국대 국어국문학과, 3~26쪽.

______, 1980, 〈훈민정음의 창제 목적과 그 의의〉, 《동양학》 10, 단국대 동양학연구소, 365~372쪽.

배대온, 2000, 〈훈민정음 창제와 관련하여〉, 《경상어문》 5·6, 경상대 국어국문학과 경상어문학회, 11~23쪽.

유미림, 2005, 〈세종의 훈민정음 창제의 정치〉, 《동양정치사상사》 4권 1호, 한국동양정치사상학회, 131~153쪽.

윤국한, 2005, 〈훈민정음 친제설에 대하여: 문법 교과서의 진술을 중심으로〉, 《한국어문교육》 14, 한국교원대 한국어문교육연구소, 193~218쪽.

이기문, 1992, 〈훈민정음 친제론〉, 《한국문화》 13, 서울대 한국문화연구소, 1~18쪽.

이덕일, 2006, 《조선 선비 살해사건》 1, 다산초당, 257~258쪽.

이성연, 1984, 〈훈민정음 창제에 관한 몇 가지 문제〉, 《한글》 185, 한글학회, 147~170쪽.

이숭녕, 1958, 〈세종의 언어정책에 관한 연구: 특히 운서 편찬과 훈민정음 제정과의 관계를 중심으로 하여〉, 《아세아연구》 1·2, 고려대 아세아문제연구소, 29~83쪽.

이우성, 1976, 〈조선왕조의 훈민정책과 정음의 기능〉,《진단학보》42,
　　　진단학회.
이현희, 1990, 〈훈민정음〉, 서울대 대학원 국어연구회 편,《국어 연구
　　　어디까지 왔나》, 서울: 동아출판사, 615~631쪽.
임영천, 1974, 〈정음 형성의 배경적 제 여건에 관하여〉,《사대론문집》5,
　　　조선대학교, 61~76쪽.
최경봉·시정곤·박영준, 2008,《한글에 대해 알아야 할 모든 것》, 책과함께.
최현배, 1940·1982: 고친판,《한글갈》, 서울: 정음문화사.
홍윤표, 2003, 〈훈민정음 명칭과 제자원리에 대한 새로운 해석〉,《2003
　　　북경국제학술대회 발표문》, 이중언어학회.

John Man. 2001. *ALPHA BETA : How 26 Letters Shaped The Western
　　　World*. John Wiley & Sons. Inc ; (남경태 역, 2003,《세상을 바
　　　꾼 문자 알파벳》, 예지)

〈Abstract〉

The Multiple Discourse on the Background, Motivation and Purpose of creating Hunminjeongeum made by Sejong

This chapter examines the background, purpose, and motivation of the creation of Hunminjeongeum, which previous research has not poured much attention. The study makes multiple categorization with regard to the motivation and purposes revealed in the preface written by King Sejong. It divides the intention of Hunminjeongeum into two parts: politics-society(p–s) and language-culture(l–c). As for the background fact of p-s, I mentioned the needs of edification and, for the l-c part, I mentioned contradictory relation between the spoken language and the written language through Chinese writing and Idu(吏讀). Motivation and purposes are again divided into a main part and a secondary part. For the main side of p-s factor, I dealt with the efficiency of edification policy and edification purpose. This part also embraces the laws and ordinances regarding agricultural knowledge. And for the l-c factor, I mentioned the problems in the distribution of documents and in the communication with lower classes through Chinese writing and Idu. The secondary part is also divided into p-s and l-c factors. The minor section regarding the motivation and purposes of p-s factor is the disorder of the earlier period of the Joseon dynasty and the justification of the dynasty. For the minor section regarding the motivation and purposes of l-c factor is the confusion of the Chinese pronunciation. Through this classification, this study aims to help to grasp the true meaning and process of the creation of Hunminjeongeum.

Key words: Hunminjeongeum (Haeryebon), Korean Script, discourse, paradigm, disposition, nature, science, hieroglyphic, graphic, harmony

2장 훈민정음 창제 목표 달성의 배경

2.1. 머리말

훈민정음 창제 동기, 목적과 더불어 실제 어떤 배경이나 능력을 바탕으로 창제가 가능했는지 많은 논의가 이루어져 왔다.

〈그림 2-1〉(56쪽)에서 보듯, '배경 1'은 1장에서 다룬 폭넓은 동기에 해당된다. '배경 2'는 목표 달성의 실질 배경에 해당된다. '배경 1'은 동기와 목적 논의에서 더불어 살펴봄으로써 1장에서 다루었으므로 이 장에서는 '배경 2'를 다룬다.

결국 '세종은 어떻게 훈민정음 창제에 성공할 수 있었을까'가 핵심 관건이다. 아무리 동기가 좋고 목적이 좋아도 실제 목표를 이룰 수 있는 능력이나 여건이 갖추어지지 않았다면 이루지 못했을 것이다. 또한 새 문자 창제는 임금이 백성을 아끼는 마음과 정책만 투철하다고 해서 해결될 문제는 아니었다. 기발한 아이디어로 해결될 문제도 더더욱 아니었다.

그렇다면 훈민정음이 세종의 생애나 통치 기간의 어느 시점에서 이루어졌는가를 주목할 필요가 있다. 타고난 능력도 중요하지만 시간의 흐름에 따른 실현 과정도 중요하기 때문이다.[1] 그렇다면 〈그

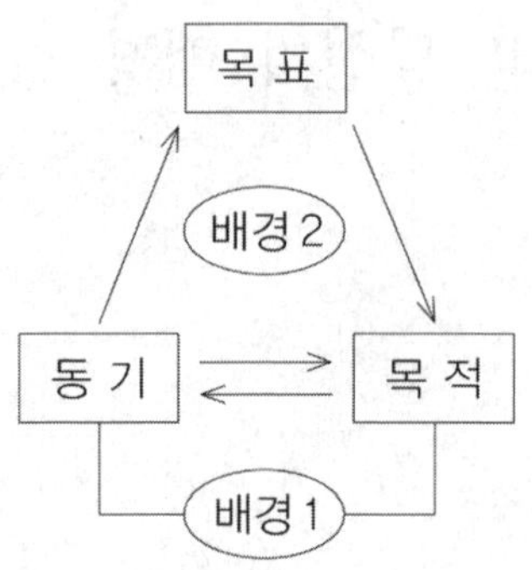

그림 2-1. 동기와 목적, 배경과
목표의 관계

림 2-2〉에 주목할 필요가 있다. 세종은 1397년에 태어나 스물두 살 때인 1418년에 왕위에 올랐다. 그로부터 25년 뒤, 마흔일곱 살인 1443년에 훈민정음을 창제했던 것이다. 3년 뒤, 세종 28년(1446)에 그 해설 책(해례본)을 완성해 알리고 4년 뒤인 세종 32년(1450), 쉰네 살에 운명했다. 곧 훈민정음 창제가 세종의 통치 기간과 생애의 막바지에 이루어졌음을 주목해야 한다.

이렇게 보면 훈민정음 창제를 위한 여러 여건(배경)이 제대로 갖추어진 다음에 실제 문자가 완성되고, 그로부터 3년의 검증을 거쳐 훈민정음 해설 책으로 세상에 알렸음을 알 수 있다. 과학적이고 우수한 문자가 이루어지기 위한 준비 과정이 충분했던 것이다. 직접적인 여건은 언어학의 발달, 음악의 발달, 과학의 발달, 인쇄술의 발달, 역학의 발달로 추릴 수 있다. 교화가 필요하다고 해서 문자가 바로 만들어지는 것은 아니므로, 이런 여건의 성숙을 충분히 고려하지 않는다면 왜 그렇게 완벽에 가까운 문자가 완성되었는지를 설명해 내지 못한다.

가장 중요한 점은 세종이 언어 문제를 해결할 수 있는 뛰어난 통합 언어학자였고, 가능한 모든 시스템을 구축해 나간 치밀한 프로젝트의 책임자이자 치열하게 노력한 천재였다는 것이다.

---

1) 이런 점은 최기호 교수의 훈민정음 강의에서 배운 바가 크다.

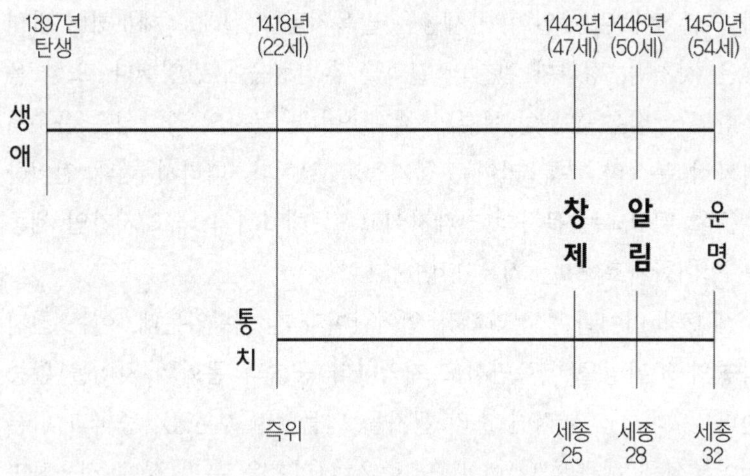

그림 2-2. 세종의 생애와 훈민정음 창제 시기

2.2. 언어학의 발달과 새 문자 창제의 기반 조성

세종이 언어학에 관한 논문이나 저술을 남기지 않아 '과연 어느 정도의 언어학자였는가'는 문제가 되어 왔다. 《훈민정음》 해례본의 핵심 예의 부분은 직접 썼지만, 자세한 해설 부분을 신하들에게 집 필하게 함으로써 이런 의혹을 더욱 키웠고, 심지어는 훈민정음을 집 현전 학자들과 공동으로 창제한 것으로 보기까지 한다. 그러나 필자 (1장, 4장 참조)는 훈민정음 창제 동기와 목적을 밝힘으로써 창제는 세종이 주도했음을 논했다. 그렇다면 훈민정음 자체가 세종이 대단 히 뛰어난 언어학자라는 증거가 되는데, 왜냐하면 훈민정음은 현대 의 시각으로 보이도 최고 수준의 언어학을 반영하고 있기 때문이다. 물론 이때의 언어학은 말소리와 문자와 관련된 것이므로 음성학과 음운학을 가리킨다.

음성학에서 중요한 것은 물리적인 소리 세계를 객관적으로 관찰하고 분석해 내는 일이다. 세종은 발음기관을 실제로 해부하여 밝혀 놓은 것처럼, 정확한 관찰의 결과를 훈민정음에 반영했다. 또한 음운학의 핵심은 음운의 분류와 체계화이다. 문자의 과학성은 음운의 과학적 분석과 분류 없이는 불가능한 일이다. 따라서 현대 언어학 수준을 뛰어넘는 문자의 창제자이고 그 해설서의 대표 저자인 세종을 언어학자로 보는 것은 당연하다.[2]

세종의 언어관은 성리학적 언어관이라 할 수 있는데, 이는 천지 자연의 보편성을 따르면서도 지역마다 풍속과 문화의 차이를 존중한다. 그래서 과학적인 소리 문자를 만들었고(보편성), 중국과 다른 언어분석을 해 냈다(특이성). 세종은 성리학을 우리 삶에 적용하면서 학문의 보편성과 특이성으로써 정치적 사대주의에 선을 그으면서 제대로 받아들인 것이다.

그 당시 언어학은 크게 소리에 관한 '운학'과 문자에 관한 '문자학'으로 나눌 수 있다. 세종은 이에 관한 중국의 책들을 철저히 연구했고, 이두 사용의 전통에서 우리말에만 발달되어 있는 조사, 어미 등의 쓰임새를 주목했다.

세종 이전에 이미 《사성보(四聲譜)》, 《절운(切韻)》, 《절운지장도(切韻指掌圖)》, 《광운(廣韻)》, 《예부운략(禮部韻略)》, 《증운(增韻)》, 《평수신간략운(平水新刊略韻)》, 《중원음운(中原音韻)》, 《고금운회(古今韻會)》, 《고금운회거요(古今韻會擧要)》, 《몽고운략(蒙古韻略)》, 《홍무정운(洪武正韻)》 등 소리와 발음에 관한 음운서가 들어와 있었다. 이 밖에도 문자와 관련된 《통지(通志)》, 《성리대전(性理大全)》과 같은 총서, 《설문(說文)》, 《옥편(玉篇)》, 《대광익회옥편(大廣益會玉篇)》, 《옥해(玉海)》 등의 사전도 있었다.[3]

---

2) 세종의 언어학은 근대·탈근대 언어학의 시조 격인 소쉬르를 뛰어넘는 수준이었다. 이 점에 대해서는 11장 참조.
3) 이러한 중국의 고전 책들과 관련된 훈민정음의 문자학적 배경에 대해서는 문효근

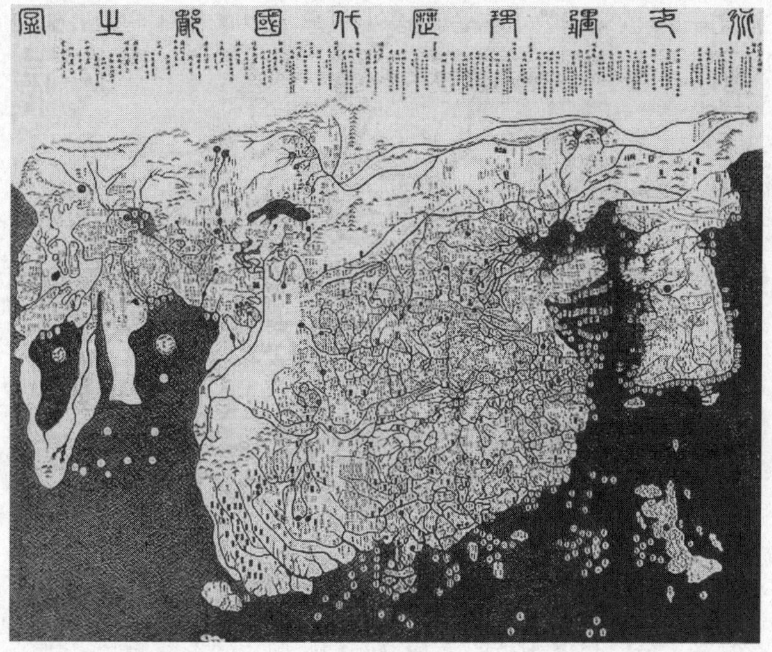

그림 2-3. 태종 2년(1403)에 그려진 세계 지도 〈혼일강리역대국도〉(성삼문, 신숙주가 자주 찾았던 요동 지역이 표시되어 있다)

　세종은 이러한 운서와 총서, 사전류를 모두 철저히 연구했을 것이다. 훈민정음 반포 1년 전인 1445년, 집현전 부수찬 신숙주와 성균관 주부 성삼문, 동시통역사 손수산을 요동에 보내서 운서를 질문하여 오게 했다는 기록은 너무도 유명하다. 얼마나 노력했던지 운명하기 세 달 전까지도 운서를 연구한 기록이 남아 있다. 그러니까 54세 때인 1450년, 이미 훈민정음 창제와 반포가 끝나고 4년이나 흘렀는데도, 위의 세 사람에게 명하여 한양에 온 사신에게 운서에 대해 묻게 했다. 그 자리에 정인지도 함께 있었다. 이는 세종이 언어학자로서 당시 언어학 연구를 지휘하고 있었음을 알 수 있다. 이러

(1993)이 아주 세밀하게 다뤘다.

한 연구 자문에 대한 기록은 세종이 반포 전이나 후나 일관되게 언어학 연구에 매진했음을 보여준다.

사신이 말하기를,

"이분들(신숙주, 성삼문—필자 주)은 무슨 벼슬을 하는 사람입니까."

하니, 김하(우리 측 영접 수석 대표—필자 주)가 말하기를,

"모두 승문원(중국, 일본, 여진 등의 외교 문서나 이런 문서에 쓰이는 이두문 교육을 담당한 관청—필자 주) 관원이고, 직책은 부지승문원사(副知承文院事)입니다."

하고, 수산을 가리키면서,

"동시통역사입니다."

하였다. 정인지가 말하기를,

"우리나라가 중국과는 아주 멀리 있어서 바른 음을 바로잡으려 해도 스승이 없어 배울 수 없고, 중국의 음은 처음에 쌍기(雙冀) 학사에게서 배웠는데, 쌍기 역시 복건주(福建州) 사람입니다."

한즉, 사신이 말하기를,

"복건 땅의 음이 바로 이 나라와 같으니 이로써 하는 것이 좋겠소."

하였다. 김하가 말하기를,

"이 두 사람이 대인에게서 바른 음을 배우고자 하니, 대인은 가르쳐 주기를 바랍니다."

하였다. 삼문과 숙주가 《홍무정운》을 가지고 한참 동안 강론하였다.4)

---

4) 命直集賢殿 成三問 應敎 申叔舟 奉禮郎 孫壽山 問韻書于使臣 三問 等因館伴以見 使臣曰: 是何官也? 金何曰: 皆承文院官員, 職則副知承文院事也. 指 壽山曰: 此通事也. 鄭麟趾曰: 小邦遠在海外, 欲質正音, 無師可學. 本國之音, 初學於 雙冀 學士, 冀 亦 福建州 人也. 使臣曰: 福建 之音, 正與此國同, 良以此也. 何曰: 此二子, 欲從大人學正音, 願大人敎之. 三問 叔舟 將《洪武韻》講論良久, 使臣問科擧之制曰: 亦有鄕試會試乎? 答曰: 悉倣朝廷之制. 使臣曰: 爲魁者, 何以爲號? 答曰: 乙科第一人. 使臣曰: 何不稱甲科, 而稱乙科乎? 答曰: 朝廷稱甲科, 故不敢比擬也. 使臣曰: 然(《세종실록》 세종 32년(1450) 윤1

또한 최만리가 훈민정음 반포 2년 전인 1444년에 반대 상소를 올렸을 때, 세종은 호통을 치기도 했다.

> 그대들이 운서를 아느냐. 사성과 칠음에는 자음과 모음이 몇이나 있느냐. 만일 내가 그 운서를 바로잡지 않으면 누가 이를 바로잡을 것이냐.5)

음성학, 음운학에 관한 풍부한 지식을 바탕으로 그에 대한 전문성을 보여 주는 호통이다. 운서를 바로잡는다는 것은 중국의 운서를 그대로 따르지 않았다는 것이다. 그래서 세종은 우리식 운서인《동국정운》을 펴내게 한 것이다. 바로 이 책은 그 당시 소리에 관한 언어학의 꽃이다. '동국'은 조선을 가리키니 조선의 바른 소리에 관한 책이다. 현실 발음보다 이상적인 발음을 더 많이 다룬 책이지만 당시 우리 언어학의 수준이 꽤 높았음을 보여 주는 책이다. 그러니까 1450년의 기록은 사신에게《동국정운》과 이 책을 펴내기 위해 참고한 음운서로, 명나라 태조 때인 1375년(홍무 8)에 펴낸《홍무정운》에 대한 자문을 구하러 간 것이라 볼 수 있다.

신숙주·성삼문 등은 위의 중국 사신을 만난 지 5년 뒤인, 단종 3년(1455)에《홍무정운역훈(洪武正韻譯訓)》이라는 책을 펴낸다. 이 책의 서문에서도 "우리 세종 장헌대왕께서 운학에 뜻을 두고서 그 밑바탕을 깊이 연구하시어 훈민정음 몇 자를 창제하셨다"고 기록하고 있다.6)

이런 언어학을 바탕으로, 종래의 중국에서 한 음절을 성모와 운

월 3일자).
5) 且汝知韻書乎? 四聲七音, 字母有幾乎? 若非予正其韻書(《세종실록》 103권 001 4집 543면).
6) 我世宗莊憲大王, 留意韻學, 窮研底蘊, 創製訓民正音若干字(《홍무정운역훈》 서문).

모로 이분하여 본 것과 다르게 초성, 중성, 종성의 삼분 체계를 세
웠다는 데 훈민정음의 뛰어남이 있다. 중국식 이분법에 따르는 표음
방식은 반절법으로, '東' 자는 '德[tak] + 紅[hoŋ] → [toŋ]'이 된다. 그
러나 한글을 제작할 때에는 운모를 다시 중성과 종성으로 분석해
우리말에 가장 적합한 삼분법을 창안한 것이다.7) 이는 자음을 초성
자음과 종성 자음으로 분리하고 연계성을 발견하여 그 이치를 문자
로 구현함으로써 궁극적으로는 삼조화의 이치를 언어 차원에서 이
룩한 것이다. 초성, 중성, 종성의 조화, 초성자와 중성자, 종성자의
삼조화는 천지인, 곧 하늘·땅·사람의 삼조화를 꿈꾼 세종의 사상
이 바탕에 자리 잡고 있다.

세종이 삼분법, 삼조화를 창안하기까지는 철저한 음운학과 문자학
연구가 있었을 것이다. 특히 문자에 관한 책 가운데 한자가 만들어진
원리를 설명한 중국의 정초(鄭樵, 1104~1162)가 지은 《통지》 34권인
《육서략(六書略)》에 있는 〈기일성문도〉 등을 철저히 연구한 것으로 보
인다. 이 문제는 홍기문(1946)이 처음으로 다룬 이래, 중국어 학자인
공재석(1967·1968)이 체계적으로 논의하였다. 그리고 이 점은 홍윤표
(2003)가 다시 강조했으며, 그
가 정리한 것을 인용하면 〈그림
2-5〉와 같다.

〈기일성문도〉에서 한자 자획
의 생성 설명에, 'ㅡ'와 같은 기
본 획을 사방팔방으로 변형시
켜 새로운 문자를 만들어내는
원리를 담고 있다. 그래서 많은

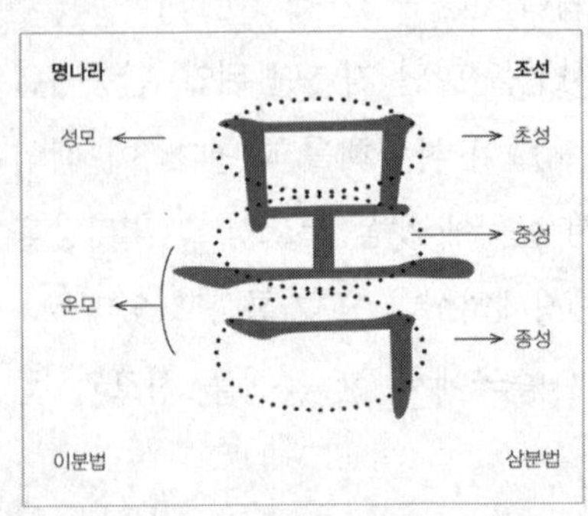

그림 2-4. 세종이 분석해 낸 삼분법

---

7) 삼분법은 임용기(1991)가 본격적으로 논의하였다.

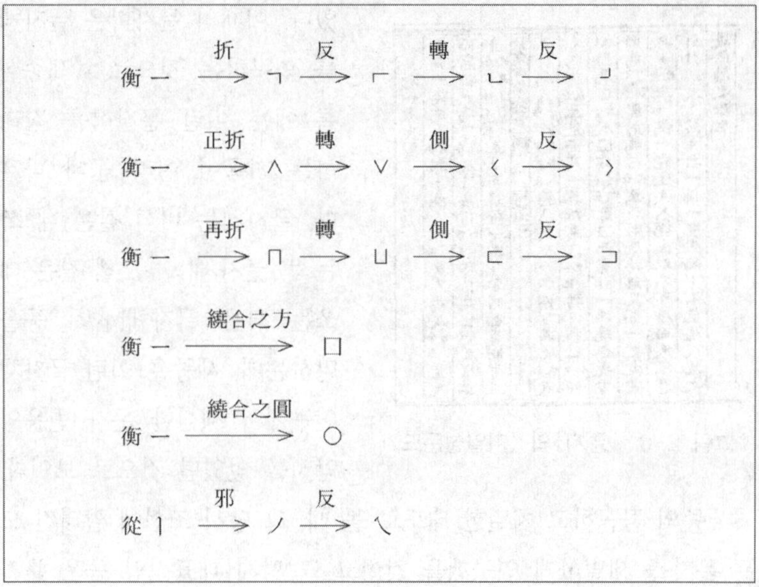

折　　　　　反　　　　　轉　　　　　反
衡 一 ──→ ㄱ ──→ ㄷ ──→ ㄴ ──→ ⅃

正折　　　　轉　　　　　側　　　　　反
衡 一 ──→ ∧ ──→ ∨ ──→ ⟨ ──→ ⟩

再折　　　　轉　　　　　側　　　　　反
衡 一 ──→ ⊓ ──→ ⊔ ──→ ⊏ ──→ ⊐

繞合之方
衡 一 ──────→ □

繞合之圓
衡 一 ──────→ ○

邪　　　　　反
從 丨 ──→ ノ ──→ ㇏

그림 2-5. 《통지》에 나오는 한자 생성 방식

학자들은 《훈민정음》 해례본, 정인지 서문에 나오는 "모양을 본떴으되 글자는 옛 전자를 닮았고(象形而字倣古篆)"와 같은 구절에서 '전자'를 모방했다는 것이 바로 이 한자 자획의 생성 원리를 참고했다는 것으로 해석한다.

문자학은 이미 조선왕조 초기, 태조 때부터 양반 사대부들의 주요 학문 분야였다. 《태조실록》[태조 2년(1393) 10월 27일자]을 보면 양반 자제들에게는 6학을 배우게 했는데, 1학이 병법학, 2학이 법률학, 3학이 문자학, 4학이 번역학, 5학이 의학, 6학이 산학(산수)이었다.[8] 태종 6년(1406)에는 10학으로 바뀌었는데 유학, 무예학, 관리학, 음악학 들이 추가되었다. 무척 실용적인 학문으로 구성되었음을 알 수

---

8) 設六學, 令良家子弟肄習. 一兵學, 二律學, 三字學, 四譯學, 五醫學, 六算學(《태조실록》 영인본 1책, 51면).

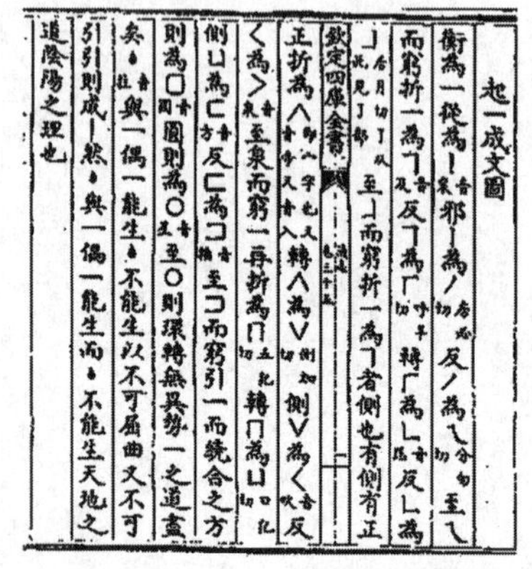

그림 2-6. 《통지》의 〈기일성문도〉

있다. 이때의 문자학은 글자체를 연구하는 것으로, 《세종실록》에는 이런 문자학을 장려하는 기록이 여러 군데 나온다. 글자체는 비석 같은 데 쓰는 큰 글자체[大篆], 책 같은 데 쓰는 작은 글자체[小篆] 등을 말하는데, 세종은 이런 글자체 연구에서 세심한 문자 변용의 암시를 얻었던 것으로 보인다.

세종의 꼼꼼하고 치밀한 태도로 볼 때, 그 당시 조선에 알려진 모든 문자를 세밀하게 연구했을 것이고 그 당시 대표적인 음운 문자였던 인도의 산스크리트 문자나 몽고의 파스파 문자도 많이 참고하였을 것이다.9) 세종이 훈민정음에서 초성자와 종성자를 같게 만든 것은 파스파 문자에서 초성자와 종성자가 같음을 보고 참조했을 것이라는 추측도 있는데, 세종이 이룬 통합과 집중 전략의 성과물인 '훈민정음'의 문자 시스템으로 보아 그 당시 대표적인 표음문자인 파스파 문자를 참고했을 것임은 당연하다. 중요한 것은, 참고하되 아예 차원이 다른 문자 체계와 효율성을 지닌 독창적인 문자로 끌어올렸다는 점이다.

이 또한 언어의 근본 특징에 대한 세종의 세심한 감각과 능력에서 비롯된 것이다. 먼저 세종 14년(1432) 1월 7일, 동시통역사들의

---

9) 훈민정음이 몽고 파스파 문자를 모방했다는 설에 대해서는 이 책 4장 참조. 훈민정음과 파스파 문자의 연관 관계는 유창균(1977), 김봉태(2002), 이강희(2007), 정광(2008), Rainer Dormels(2008), Gari Ledyard(2008), Junast(照那斯圖, 2008)의 글 참조.

중국 현지 연수 문제를 논의하는 사건을 주목할 필요가 있다. 세종이 신하들에게, "통사(동시통역사)로서 요동에 간 자에게는 그대로 머물러 있으면서 중국어(한어)를 제대로 연수하게 하는 것이 유익하지 않겠는가" 하고 묻는다. 허조가 답하기를, "통사 등이 공관에 묵고 있으니 오래 머무르기가 어렵습니다. 어찌 널리 중국어를 들을 수 있겠습니까. 지금 승문원을 설치하고 이두문을 전공하게 하나 그 효과를 얻지 못하고 있습니다. 이두문으로서 본받을 만한 것은 주자소(인쇄 주관 관청으로, 조선시대에 활자를 만들던 곳—필자 주)로 하여금 인쇄하게 하여 항상 승문원의 관리들로 하여금 독학하게 하고 더불어 학관청(學官廳)을 세워서 학생들이 태만하지 않게 하소서"라고 말한다. 이 말에 대해 세종이, "대개 말이라는 것은 굽고 꺾인 데를 통변하게 하는 데 맛도 있고 의미도 있는 것인데, 지금의 통사 등은 대충 그 대강만을 말할 뿐이고, 그 굽고 꺾인 곳을 통변하지 못하니 한스러운 일이다"라고 하였다.[10]

이 마지막 구절은 세종에게 언어에 대한 관심과 더불어 언어의 근본적인 속성을 꿰뚫는 힘이 있었음을 보여준다. 언어마다 말맛의 차이가 있으니 그것을 제대로 옮겨야 진정한 동시통역사라는 것이다. 이러한 말맛이야말로 언어의 근본이고 삶이고 현실이기 때문이다. 실용주의 학자로서, 실용 군주로서 세종이 가진 진면목이 드러난 기록이다.

---

10) 丁卯/視事. 上謂左右曰: 令通事歸遼東者, 淹留傳習漢語, 無乃有益乎? 許稠對曰: 通事等寓於公館, 難以久留, 何能廣聞漢語? 今設承文院, 專習吏文, 然未得其效. 吏文可法者, 令鑄字所印之, 常使承文院官吏讀習, 仍建學官廳, 常考學生勤慢. 上曰: 凡言語, 辨通曲折, 而味趣存焉, 今通事等, 汎言其槪而已, 其曲折處, 不能變通, 是可恨也(《세종실록》 영인본 3책, 366면).

2.3. 음악 발달과 문화 자주의식, 소리 연구의 기초[11]

세종은 뛰어난 작곡가요, 음악 기획자요, 음악 마니아였다. 왕자 시절, 풍류의 대가인 큰형 양녕에게 거문고와 가야금을 가르칠 만큼 어렸을 때부터 싹을 보였다. 그래서 실록은 "임금이 잠저에 있을 때부터 거문고와 비파, 그림에 정통하지 않은 것이 없었다(1425년 5월 3일자)"고 했다.[12] 이런 그의 남다른 음악 능력과 취향이 훈민정음 창제에 직접적인 영향을 끼쳤을 것임이 틀림없다. 중국과 다른 조선의 음악은 말소리와 문화의 차이에 대한 인식을 더욱 부채질했을 것이고, 섬세한 소리에 대한 감각은 정확한 말소리 분석에 실제로 도움을 주었을 것이다.

세종이 훈민정음 창제에 성공한 것은 근본적으로 이처럼 탁월한 음악 능력이 있었기에 가능했다. 세종은 이미 즉위 원년인 1418년 11월 3일에 변계량에게 연회를 파하게 하는 노래로, 하늘이 동방(조선)을 돌보았다는 의미를 지닌 《천권동수지곡(天眷東陲之曲)》 등의 악장을 짓게 한다.[13] 28세 때인 세종 6년(1424) 11월 18일에는 악기도감을 통해 생황·화(和, 생황과 비슷한 악기)·우(竽) 등의 악기

---

11) 세종 시대의 음악에 대해서는 성경린(1986)이 종합 정리했다. 세종대왕기념사업회(2001)에서는 송방송, 송혜진, 한명희 등이 재조명했다.

12) 다음 예문은 명나라에 진상하는 표통 그림에 대한 세종의 식견을 보고 사관이 평가한 기록이다.

命畫工, 改畫進獻韂及表筒畫本, 下工曹, 仍傳旨曰: 頃者拜聖節表時, 見表筒畫兒, 似不如意, 故特命畫工改圖以下. 今後進獻韂及表筒, 依此樣畫之. 上之在潛邸, 琴瑟與畫, 無不精通, 故指示如此(《세종실록》 영인본 2책, 667면).

13) 以爲初筵獻壽之歌. 又作天眷東陲之曲曰: 於皇天眷東陲, 生上聖濟時危, 偉萬壽無疆. 扶太祖代高麗, 尊嫡長正天彝, 偉萬壽無疆. 受帝命作君師, 多士輔庶績熙, 偉萬壽無疆. 海寇服甘露滋, 時之泰古所稀, 偉萬壽無疆. 有聖子付丕基, 享多壽彌萬期, 偉萬壽無疆. 以爲罷宴之曲(《세종실록》 영인본 2책, 276면).

제작에 관여하기도 한다.14) 그 다음해인 세종 7년(1425) 2월 24일
에는 박연의 건의에 따라 음악책을 편찬하게 한다.15) 이 밖에도 나
타나는 음악 관련 기록은 너무도 많다.

특히 그의 뛰어난 음악 능력에 관한 실록 기록은 마치 드라마의
한 장면 같다. 훈민정음 창제 10년 전인 1433년 1월 1일자 기록에
따르면, 근정전에 회례연(설날이나 동짓날에 모든 신하들이 모여서 임금
에게 배례한 뒤에 베풀던 잔치)이 화려하게 벌어졌다. 이때 음악에 관
한 토론이 있었는데, 토론 안건은 악기에 관한 것이었다. 음악 책임
자인 박연과 신하들 사이에서 중국 악기를 조선식으로 개조한 편경
(編磬)에 대해 논쟁이 벌어졌다. '편경'은 돌이나 옥으로 갈아 만든
경쇠를 엮은 악기다.

세종이 편경 연주를 듣고 나서, "중국 편경의 경쇠는 소리가 조화
롭지 아니한데, 우리가 만든 저 편경의 경쇠가 옳게 된 것 같다. 이
는 경석이란 돌을 얻어 이런 소리를 듣게 되었으니 이 얼마나 다행
인가. 소리가 매우 맑고 아름다우며, 12율(한 옥타브를 12로 나눈 것)
을 만들어 음을 섬세하게 한 것도 놀라우니 내 어찌 기뻐하지 않겠
는가. 그런데 이 어찌된 일이냐. 9번째 매가 내는 소리가 약간 높지
않느냐"고 묻는다.16) 음악 총감독인 박연이 세종의 이 말을 듣자마

---

14) 禮曹啓: 本朝樂部, 只有笙二部, 元是中朝所賜, 其一朽破已久, 國家再設樂器都監, 効其
完者製造, 吹之無聲. 由是宗廟社稷樂器不備者有年, 今更立都監, 造笙二十一部, 與中朝所
賜無異. 且前此所無和竽, 參考《樂縣圖》與《樂書》, 新造和十四 竽十五. 又前造鳳簫簫
塤篪, 聲音不諧, 今更校正改製, 八音始皆諧和. 又造琴八 瑟十 大箏 笒箏各三 伽倻琴玄琴
唐琵琶 鄕琵琶各二, 宗廟諸祀, 用之周足, 其功不細, 工匠不可不賞. 今考其功勞, 分上中下
三等, 具錄以聞. 賜正布有差(《세종실록》영인본 2책, 637면).

15) 禮曹據樂學別坐朴堧手本啓: 音樂格調, 散見經史, 考閱爲難. 且《文獻通考》《陳氏樂
書》《杜氏通典》《周禮樂書》, 私藏者亦無, 故雖有志之士, 難得見之, 誠恐樂律從以廢絶.
請文臣一員加定本學令, 撰集樂書. 且考鄕 唐 雅樂律調, 其樂器譜法, 竝令圖書成冊, 一秩
入內. 又於曹及奉常寺 樂學慣習都監 雅樂署, 各藏一秩. 從之(《세종실록》영인본 2책,
656면).

16) 中國之磬, 果不諧協, 今造之磬, 似爲得正. 磬石之得, 已爲一幸, 今聽聲音, 亦甚淸美, 制

표 2-1. 훈민정음 자음의 기본음계 수치(한태동, 2003, 56)

		성대에서의 거리	Hz 예측 (실측)	1st Octave, 2nd Octave
ㅁ	$35300/15.5=1176$ ㅁ $F^2=1176\times2=2300$	15.5cm	2300(2270)	4500Hz, 7000Hz
ㅅ	$35300/2\times13.5=1300$ ㅅ $F^2=1300\times2=2600$	13.5cm	2600(2500)	5000Hz, 7500Hz
ㆁ	$35300/2\times11.5=1500$ ㆁ $F^2=1604\times2=3208$	11.5cm	3000(3000)	6000Hz, 9000Hz
ㄴ	closed tube 2/3	13.5cm	3405(3500)	7000Hz
ㅇ	open tube 4/3	11.5cm	3937(4000)	8000Hz

자 몹시 놀란다. 실제로 뭔가 이상했던 것이다. 득달같이 살펴보더니 이상을 발견하고, "다 갈지 아니한 가늠한 먹이 아직 남아 있어서입니다"라고 아뢴다. 다 말랐다고 해서 연주를 한 것이지만 먹물이 살짝 남아 있었던 것이다. 박연은 즉시 물러가서 먹이 남아 있는 부분을 갈았고 먹이 다 없어지자 소리가 곧 바르게 되었다고 한다. 이 정도면 세종의 청음 능력이 절대 음감에 가깝다고 할 수 있지 않은가.

세종 31년(1449) 기록에 "임금은 음률을 깊이 깨닫고 계셨다. 새 음악의 리듬은 모두 임금이 제정하였는데, 막대기를 짚고 땅을 치는 것으로 음의 리듬을 삼아 하루저녁에 제정하였다"고 한 말이 결코 과장이 아니었음이 드러난다. 위의 1433년 사건은 바로 16년 뒤인 이때 기록에서 재인용 될 만큼 인구에 회자되었던 것으로 보인다.[17] 오늘날같이 음성기관과 발음 작용을 객관적으로 검증해 낼

律較音, 出於不意, 予甚喜之. 但夷則一枚, 其聲差高, 何哉? 堧卽審視而啓曰: 限墨尙在. 未盡磨也. 退而磨之, 墨盡而聲乃正(《세종실록》 영인본 3책, 435면).

17) 丁巳/上謂承政院曰: 今新樂雖不得用於雅樂, 然形容祖宗功德, 不可廢也. 議政府與府慣習都監共觀之, 言其可否, 予當損益. 上邃曉音律, 新樂節奏, 皆上所制, 以柱杖擊地爲節,

표 2-2. 훈민정음의 음률도(한태동, 2003, 171)

	궁	우	변상	상	각	변치	치
불탁(不濁)	ㅁ 몽	ㅇ	△	ㅅ	ㆁ	ㄹ	ㄴ
전청(全淸)	ㅂ 봉	ㆆ		ㅈ	ㄱ		ㄷ
차청(次淸)	ㅍ 퐁	ㅎ		ㅊ	ㅋ		ㅌ
전탁(全濁)	ㅃ	ㆅ		ㅆ ㅉ	ㄲ		ㄸ
기준모음	ㅏ	·	ㅗ	ㅓ	ㅡ	ㅜ	ㅣ

수 있는 기계 장치가 없었던 그 당시에 정확한 소리 인식에 도움을 주는 것은 청음 능력임은 두말할 필요가 없다. 세종의 새 문자 설계에 이런 음악 능력이 매우 큰 구실을 했다.

한태동 교수의 연구에 따르면, 실제로 '궁상각치우' 음계와 훈민정음 다섯 음 계열(아설순치후)이 일치한다고 한다. 정인지도 그의 서문에서, 훈민정음이 소리를 따랐으되 음은 일곱 가락에 들어맞는다고 했다.[18] 또한 글자의 소리로는 맑고 흐림을 잘 가릴 수 있고, 풍악의 노래로는 곡조 가락이 잘 고루어져서, 쓰기에 갖추지 않은 것이 있다고까지 했다. 따라서 어떤 경우에라도 두루 통하고, 바람 소리와 학의 울음소리와 닭이 홰치는 소리와 개 짖는 소리라도 모두 적을 수 있다고 했던 것이다.

세종의 음악적 재능이 음악적 주체성으로 이어졌기에 자주적인 문자 창제로 이어졌을 것이다. 세종 7년(1425) 10월 15일자 기록에 따르면, 임금이 이조판서 허조에게 "우리나라는 본디 향악(한국 고유의 음악—필자 주)에 익숙한데, 종묘의 제사에 당악을 먼저 연주하고

一夕乃定. 首陽大君瑈亦通聲樂, 命掌其事, 以妓數十人, 時於禁中習之. 其舞倣〈七德舞〉, 弓矢槍劍擊刺之狀皆備. 初命朴堧定鍾律, 堧嘗進玉磬, 上擊聽之曰: 夷則磬聲差高, 減幾分可調. 堧取視之, 磬工忘之, 不琢者數分, 皆如上言(《세종실록》 영인본 5책, 153면).

18) 훈민정음의 음악 특성에 대해서는 진용옥·안정근(2001), 최종민(2002)도 깊이 있게 연구하였다.

삼헌(제사 때 술잔을 세 번 올리는 일-필자 주)할 때에 이르러서야 겨우 향악을 연주하니, 조상 어른들이 보통 때 들으시던 음악을 쓰는 것이 어떨지, 그것을 맹사성과 더불어 상의하라"고 하였다.19)

그로부터 5년 뒤인 세종 12년(1430) 9월 11일, 어전 회의에서도 세종은 신하들에게 이르기를, "아악(중국식 제사음악)은 본시 우리나라의 음색(소리 빛깔)이 아니고 실은 중국의 음색인데, 중국 사람들은 평소에 익숙하게 들었을 것이므로 제사에 연주하여도 마땅할 것이다. 우리나라 사람들은 살아서는 향악을 듣고, 죽은 뒤에는 아악을 듣는다는 것이 과연 어떨까 한다. 하물며 아악은 중국 역대의 악기 제작이 서로 같지 않고, 황종(黃鍾, 12율 가운데 가장 낮은 음-필자 주)의 소리도 또한 높고 낮은 것이 있으니, 이것으로 보아 아악의 법도는 중국도 확정을 보지 못한 것임을 알 수 있다"고 하였다.20)

같은 해 12월 7일에 경연에서는 세종이, "박연이 조회의 음악을 바로잡으려 하는데, 바르게 한다는 것은 어려운 일이다. 《율려신서》도 형식만 갖추어 놓은 것뿐이다. 우리나라의 음악이 비록 다 잘 되었다고 할 수는 없으나, 반드시 중국에 부끄러워할 것은 없다. 중국의 음악인들 어찌 바르게 되었다 할 수 있겠는가"라고 하였다.21)

---

19) 上謂吏曹判書許稠曰: 〈詩〉間歌〈魚麗〉, 〈書〉笙鏞以間, 則堂上堂下之樂迭奏(朋)[明]矣, 而今一時同奏, 吾以爲非也. 且我國本習鄕樂, 宗廟之祭, 先奏唐樂, 至於三獻之時, 乃奏鄕樂. 以祖考平日之所聞者用之何如? 其與孟思誠議焉(《세종실록》 영인본 2책, 696면).

20) 上謂左右曰: 雅樂, 本非我國之聲, 實中國之音也. 中國之人平日聞之熟矣, 奏之祭祀宜矣, 我國之人, 則生而聞鄕樂, 歿而奏雅樂, 何如? 況雅樂, 中國歷代所製不同, 而黃鍾之聲, 且有高下. 是知雅樂之制, 中國亦未定也, 故予欲於朝會及賀禮, 皆奏雅樂, 而恐未得製作之中也. 以黃鍾之管而候氣, 亦未易爲也. 我國在東表, 寒暑風氣, 與中國頓殊, 豈可用我朝之竹, 而爲黃鍾之管乎? 黃鍾須用中國之管可也. 今講《律呂新書》, 且稽歷代應候, 不可一二計, 而樂器之制, 皆未得其正也. 至宋朱文公門人蔡元定, 考古人遺制而造樂器, 文公稱美之. 其後元定見放于外, 文公通書云: '所製音律未協, 待還更定.' 宋朝之樂, 亦未正也. 令伶人黃植入朝, 聞奏《雅樂》, 長笛 琵琶 長鼓相間而奏於堂上, 中國亦雜用鄕樂也 ……(《세종실록》 영인본 3책, 259면).

이 해《훈민정음》해례본의 신하 측 대표 저자인 정인지가 세종 12년(1430)에 아악보를 완성한 것은 이런 흐름에 힘입은 것이다. 세종이 시켜 지은 그 서문에 보면, "음악은 성인이 성정을 기르며, 신과 사람을 조화롭게 하며, 하늘과 땅을 자연스럽게 하며, 음양을 조화시키는 방법이다. 우리나라는 태평한 지 40년을 내려왔는데도 아직까지 아악이 갖추어지지 못하였다. 공손히 생각하옵건대, 우리 주상 전하께옵서 특별히 생각을 기울이시와 선덕(宣德) 경술년 가을에 경연에서 채씨(蔡氏)의《율려신서》를 공부하시면서, 그 법도가 매우 정밀하며 높고 낮은 것이 질서가 있음에 감탄하시와 음률을 제정하실 생각을 가지셨으나, 다만 황종을 갑자기 구하기가 어려웠으므로 그 문제를 중대하게 여기고 있었다. 마침내 신 등에게 명하시와 옛 음악을 수정하게 하였다"라고 했던 것이다.[22]

이 밖에 노래 가사에 대한 관심은 음악과 언어를 연결하는 아이디어를 제공했을 것이다. 1433년, 세종은 경연에 나아가《성리대전》에 나오는 "성음으로 귀를 수양하고 채색으로 눈을 수양한다"에 대해 토론한 뒤, 칠월시(《농가월령가》)를 만들라고 지시했다. 세종에게는 음악을 장려하는 일과 농업을 장려하는 일이 같은 흐름이었던 것이다. 그래서 이렇게 말한다. "내가 〈빈풍칠월도〉(농업에 관한 그림-필자 주)를 보고 그것으로 해서 농사짓는 일의 힘들고 어려움을 살펴 알게 되었는데, 나는 보고 듣는 것을 넓혀서 농사일이 소중한 것임을 약간 알지마는, 자손들은 깊은 궁중에서 생장하여 논밭 갈고 곡식 가꾸는

---

21) 經筵. 上論樂曰: 今朴堧欲正朝會樂, 然得正爲難, 《律呂新書》, 亦文具而已. 我朝之樂, 雖未盡善, 必無愧於中原之樂, 亦豈得其正乎(《세종실록》영인본 3책, 276면).

22) 樂者, 聖人所以養性情 和神人 順天地 調陰陽之道也. 國家昇平垂四十年, 而雅樂尙有未備. 恭惟我主上殿下, 特留宸念, 宣德庚戌秋, 御經筵講蔡氏《律呂新書》, 歎其法度甚精 尊卑有序, 思欲製律, 第以黃鍾未易遽得, 重其事也, 乃命臣等, 釐正舊樂 …… (《세종실록》영인본 3책, 281면).

수고로움을 알지 못할 것이니, 그것이 가탄할 일이다. 예전에는 비록 궁중의 부녀들이라도 모두 누에치고 농사짓는 책을 읽었으니, (《시경》의) 〈빈풍〉을 모방하여 우리나라 풍속을 채집하여 일하는 모습을 그리고 찬미하는 노래를 지어서, 상하귀천이 모두 농사일의 소중함을 알게 하고 후손들에게 전해 주어서 영원한 세대까지 보아 알게 하고자 하니, 너희들 집현전에서는 널리 본국의 납세·부과금·부역·농업·잠업들의 일을 채집하여 그 실상을 그리고, 거기에 노래로 찬사를 써서 우리나라의 칠월시를 만들라"고 했던 것이다.23)

같은 해 9월 12일자에는 각 도의 언어 수집에 관한 중요한 기록이 보인다. 예조에서 아뢰기를 "성악의 이치는 시대 정치에 관계가 있는 것입니다. 지금 관습도감의 향악 50여 노래는 모두 신라·백제·고려 때의 민간 속어[俚語]로서 오히려 그 당시 정치의 잘잘못을 상상해 볼 수 있어서, 족히 권장할 것과 경계할 것이 되옵는데, 본조가 개국한 이래로 예악이 크게 시행되어 조정과 종묘에 아악과 송(頌)의 음악이 이미 갖추어졌사오나, 오직 민속 노래들의 가사를 채집·기록하는 법 마련이 없사오니 실로 마땅하지 못하옵니다. 이제부터 고대의 노래 채집하는 법에 의거하여, 각 도와 각 고을에 명하여 노래로 된 악장이나 속어임을 가리지 아니하고 오륜의 정칙에 합당하여 족히 권면할 만한 것과, 또는 간혹 짝 없는 사내나 한 많은 여자의 노래로서 정칙

---

23) 進講《性理大全》, 至 聲音以養其耳, 采色以養其目. 上曰: 昔在成周之盛, 文物大備, 重其聲音采色之養. 予以爲在成周中和之時則可矣, 其在後世, 聲音易失奢, 宜當以此爲戒. 又至 盤盂器皿皆有戒, 上曰: 器皿之戒, 接目警心, 誠有益焉. 予觀〈豳風七月圖〉, 因此而省念稼穡之艱難. 予則廣其視聽, 稍知農事之爲重, 子孫生長深宮, 不識耕耘之苦, 是可歎已. 古者雖宮中之婦女, 皆讀蠶農之書, 欲倣〈豳風〉採我國風俗, 圖形贊詩, 使上下貴賤皆知農務之重, 傳之後嗣, 永世監觀. 惟爾集賢殿博採本國貢賦徭役農桑之事, 圖其形狀, 仍贊以詩歌, 以成我國七月之詩. 知申事安崇善啓曰: 臣得欹器圖, 掛之壁上, 出入觀之, 頗亦脩省. 夫世家子孫, 席祖父蔭, 生於豢養, 猶不知農桑之艱, 況深居九重之邃, 安知小民草野之苦乎? 依上教倣〈七月詩圖〉撰成, 則非徒有利於一時, 抑亦萬世之美談. 上曰: 然(《세종실록》 영인본 3책, 499면).

에 벗어난 것까지라도 모두 샅샅이 찾아내어서 매년 세말에 채택하여 올려 보내게 하옵소서"라고 건의하자 세종이 그대로 따랐다.[24]

이렇게 음악과 민속에 대해 살피려는 노력이 있었기에, 세종은 그 당시 우리말의 속속들이를 실제로 파악할 수 있었다. 그렇기에《훈민정음》해례본 합자해에서, "·—가 ㅣ에서 시작되는 소리는 서울말에 쓰이지 않으나, 어린이의 말이나 시골말에 혹 있으매, 마땅히 두 자를 어울러 써야 할 것이니, 'ㄱㅣㄱㅣ' 따위와 같다. 그 세로를 먼저 쓰고 가로를 뒤에 쓰는 것이 다른 것과는 같지 아니하다"처럼 시골말과 아이들의 말을 적을 수 있는 섬세한 설명까지 하게 된다.[25]

2.4. 과학의 발달과 보편성 확보

훈민정음은 현대 과학으로 보아도 손색이 없는 과학적인 문자이다. 세종이 아무리 뛰어난 언어학자라 해도 언어학적 식견만으로 이런 문자를 만들어 낼 수 있을까 의문이다. 그렇다고 현대 과학이 15세기 소선에 흘러든 것도 아니다. 서양 근대 과학의 할아버지 격인 갈릴레이 (G. Galilei, 1564~1642)는 세종이나 장영실보다 백 년이나 더 늦게 태어났고, 근대 과학의 아버지인 뉴턴(Isaac Newton, 1642~1727)은 2백여 년 뒤의 사람이다. 물론 근대 이전의 과학은 동양이 더 발달했다는 논의도 있으므로 굳이 서양 잣대로 세종 시대의 과학을 가늠해 볼 필요

---

24) 禮曹啓: 聲樂之理, 有關時政. 今慣習鄕樂五十餘聲, 竝新羅 百濟 高(句)麗時民間俚語, 猶可想見當時政治得失, 足爲勸戒. 我朝開國以來, 禮樂大行, 朝廟雅頌之樂已備, 獨民俗歌謠之詞, 無採錄之法, 實爲未便. 自今依古者採詩之法, 令各道州縣, 勿論詩章俚語, 關係五倫之正, 足爲勸勉者及其間曠夫怨女之謠, 未免變風者, 悉令搜訪, 每年歲抄, 採擇上送. 從之(《세종실록》 영인본 3책, 514면).

25) ·—起ㅣ聲, 於國語無用. 兒童之言, 邊野之語, 或有之, 當合二字而用, 如ㄱㅣㄱㅣ之類, 其先縱後橫, 與他不同(《훈민정음》 해례본 합자해).

는 없을 것이다.[26]

문제는 훈민정음 문자 시스템의 뛰어난 과학성의 직접적·실질적 배경이 무엇인가 하는 점이다. 당연히 과학적 연구를 할 수 있는 분위기가 조성되어야 하고 또한 그런 사회적 흐름이 있어야 할 것이다. 실제로 세종 시대에는 과학이 매우 발달했고 그것을 세종이 주도했다면, 이러한 시대적 흐름이 훈민정음의 과학적 고안에 바탕이 되었음은 두말할 필요가 없다.

비 온 양을 측정하는 '측우기'는 바로 세종 때 과학적 업적의 상징물이자 대표적인 예다. 이 기구는 훈민정음 창제 2년 전인 1441년에 나왔다. 서양의 측우기는 1639년 이탈리아 로마에서 B. 가스텔리가 처음으로 발명했다고 하니 이때의 과학 발달 수준을 객관적으로 가늠할 수 있다. 다시 말하면 훈민정음 창제는 측우기와 같은 뛰어난 과학적 성과가 나온 뒤에 이루어졌다는 것이다. 이는 이러한 업적을 이뤄낸 방법이나 노력이 훈민정음 창제에 어떤 면으로든 영향을 끼쳤음을 보여 준다. 〈표 2-3〉에서 보듯 훈민정음 창제 이전 10여 년 동안 과학 발명이 집중적으로 이루어졌다.

세종 시대 과학의 백미는 자동 물시계의 발명이다. 이른바 자격루, 자동으로 알려주는 물시계라는 뜻이다. 이 시계가 나온 해는

---

26) 세종 시대의 과학에 대해서는 전상운(1984)이 종합 정리했고, 전상운을 중심으로 세종대왕기념사업회(2000)에서 다시 정리했다.

　이 시기의 과학 발달은 철저한 민본주의에서 비롯된 것이다. 농민이 중심인 때였으므로 농업의 발전이야말로 국가의 뿌리였고, 농업의 발달은 과학의 발달과 가장 직접적인 관련을 맺기 때문이다.

　세종이 과학 분야에서 이룩한 업적은 크게 세 가지로 나누어 볼 수 있는데, 첫째는 신분을 초월하여 천재 과학자를 키워낸 것이고 그와 더불어 공동 연구를 진행했다는 점이다. 예를 들면, 장영실은 세종의 아버지인 태종이 발굴했지만 그를 매우 뛰어난 기술자이자 과학자로 키우고 성과를 낸 이는 세종이다. 이 또한 세종의 과학적 안목과 재능이 있었기에 가능했고 세종은 이런 과학자들과 공동 연구를 했던 것이다. 둘째는 중국의 선진 과학을 받아들여 그 이상의 성과를 냈으며 셋째는 과학적 성과를 민중의 생활과 연계시키는 민중 과학을 이뤄냈다는 점이다.

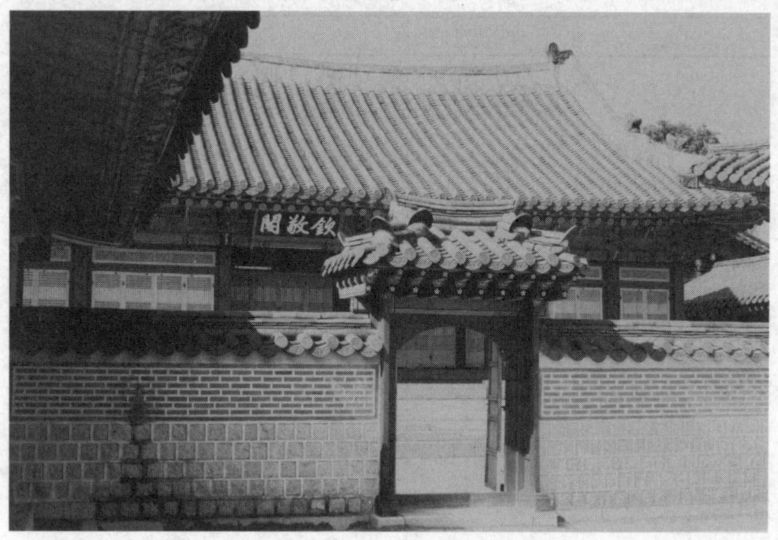

그림 2-7. 세종 시대 과학 문화의 상징인 과학 연구소 자리(세종의 침실 강녕전 바로 옆에 있다)

1434년으로, 훈민정음 창제 9년 전이다. 시계의 발명은 다른 과학기기보다 더 특별한 의미를 갖는다. 바로 객관적이고 보편적인 자연의 세계를 파악하는 장치이기 때문이다. 물론 자동 물시계 발명을 다른 과학 실험으로 연결되지 못해 큰 평가를 받지는 못했지만, 자동 물시계를 통해 얻을 수 있는 규칙성과 과학성은 기계 발명보다 더 정밀하고 엄밀한 훈민정음 문자 창제에 어떤 면으로든 영향을 끼쳤을 것이다.

이런 쾌거는 태조 때부터 수학 공부를 장려했고, 세종의 적극적 의지가 있었기에 가능했다. 수학은 과학의 바탕이기 때문이다. 자격루가 발명되기 3년 전인 1431년, 세종은 명나라에 유학생(김한, 김자안)을 보내어 산법(산수)을 배우게 했다. 그해 실록 3월 2일자 기록을 보면, 이때 세종이 공조판서 정초에게 "우리나라 사람으로서 산수에 밝아서 방원법(方圓法)을 상세하게 아는 자가 드물 것이니, 내

표 2-3. 세종과 장영실의 과학 업적

연도	기계	용도
1423년(세종 5) ↓ 1434년(세종 16) ↓ 1438년(세종 20)	경점지기	첫 번째 물시계
	자격루	두 번째 물시계. 눈금을 보아 시각을 아는 물시계로 스스로 시각을 알려줌. 시각에 따라 종, 징, 북이 울리고 또 인형이 나타나 몇 시인지 알려주는 로봇형 물시계.
	옥루	세 번째 물시계. 해, 달, 별의 움직임에다가 농촌의 계절 변화까지 인형 등을 써서 저절로 나타나게 하는 장치로 시각과 계절을 알 수 있음.
1433년(세종 15)	간의	오늘날의 천문관측기기와 같은 원리로 개량된 천문기기로서 행성과 별의 위치를 정밀하게 측정 가능.
	혼천의	천체의 운행과 위치 그리고 적도 좌표를 관찰하는 데 쓰이던 천체 관측기구. 혼의 또는 선기옥형이라고도 함.
1434년(세종 16)	대간의 소간의	천문 관측기구
1434년(세종 16)	앙부일구	오목 해시계
1434년(세종 16)	갑인자(구리활자)	이천과 함께 구리활자를 제작, '위부인자'라고도 함.
1436년(세종 18)	병진자(납활자)	조선시대 최초의 납활자
1437년(세종 19)	일성정시의	천문기기로 밤과 낮의 시각을 측정할 수 있는 시계(주야측후기).
1437년(세종 19)	규표	태양의 고도와 출몰 측정, 일종의 해시계
1437년(세종 19)	현주일구 천평일구 정남일구	휴대용 해시계
1438년(세종 20)	흠경각	천문 관측기관
1441년(세종 23)	측우기	세계 최초의 비가 내린 양을 재는 기구.
1441년~1442년 (세종 23~24)	수표	서울 청계천과 한강에 설치한 하천 수위 측정계.
1442년(세종 24)	측우기 계량	문종의 아이디어로 비의 양을 정확히 잴 수 있는 통일된 규격을 만듦.

가 문자(한자)를 해득하고 한음에 통한 자를 택하여 중국으로 보내
어 산법을 습득케 하려고 하는데 어떤가” 하고 물으면서, “산법이란
유독 역법에만 쓰는 것이 아니다. 만약 병력을 동원한다든가 토지를
측량하는 일이 있다면, 이를 버리고는 달리 구할 방도가 없으니 원
민생과 김시우로 하여금 통역사 가운데 매우 총명한 자를 선발하여
보고하게 하라”고 지시를 내렸다.27) 단지 수학이 역법과 같은 실용
분야뿐만 아니라 모든 분야에 두루 적용되는 근본 원리로서 쓰임새
가 있음을 지적하고 실제 유학까지 보내 배우게 한 것이다.

세종 시대의 과학이 철저히 민본주의와 연계되었다는 것은 해시
계의 꽃인 ‘앙부일구’를 통해 알 수 있다. 세종 16년(1434) 10월 2일
자 기록을 보면 다음과 같이 언급하고 있다.28)

처음으로 앙부일구를 혜정교와 종묘 앞에 설치하여 일영(日影)을
관측하였다. 집현전 직제학 김돈이 명(銘)을 짓기를,

“모든 시설에 시각보다 큰 것이 없는데, 밤에는 경루가 있으나 낮
에는 알기 어렵다. 구리로 부어서 그릇을 만들었으니 모양이 가마솥
과 같고, 지름에는 둥근 톱니를 설치하였으니 자방(子方)과 오방(午
方)이 상대하였다. 구멍이 꺾이는 데 따라서 도니 겨자씨를 점찍은
듯하고, 도수(度數)를 안에 그었으니 주천(周天)의 반이요, 신(神)
의 몸을 그렸으니 어리석은 백성을 위한 것이요, 각(刻)과 분(分)이

---

27) 受常參, 視事. 上謂工曹判書鄭招曰: 曆書至精, 日用之事, 備載無遺, 但日月食之次, 未
得詳知, 然古人亦或未知, 我國雖未精通, 固無害也. 但我國古稱文獻之邦, 去庚子年, 星山
君李稷獻議, 校正曆法, 今已十二年, 若不精校, 以貽後人之譏, 則不若不行之爲愈, 宜盡心
精校. 我國之人明於算數 詳知方圓之法者蓋寡, 予欲擇解文字通漢音者, 入朝習算何如? 招
對曰: 上敎然矣. 上謂代言等曰: 算法, 非獨用於曆也. 若有起兵量地之事, 則捨是無以他
求, 其令元閔生 金時遇, 選通事之穎悟者以聞. 乃薦司譯院注簿金汗·金自安等, 仍命汗等
習算法(《세종실록》 영인본 3책, 297면).
28) 앙부일구의 복원과 소통의 역사적 가치는 10장 참조.

표 2-4. 조선시대의 시각 구분

子時	丑時	寅時	卯時	辰時	巳時	午時	未時	辛時	酉時	戌時	亥時
밤 11~1	밤 1~3	밤 3~5	새벽 5~7	아침 7~9	낮 9~11	낮 11~1	낮 1~3	낮 3~5	저녁 5~7	밤 7~9	밤 9~11
쥐	소	호랑이	토끼	용	뱀	말	양	원숭이	닭	개	돼지

소소(昭昭)하니 해에 비쳐 밝은 것이요, 길 옆에 설치한 것은 보는 사람이 모이기 때문이다. 지금부터 시작하여 백성들이 만들 줄을 알 것이다"하였다.[29]

앙부일구는 일종의 공중 해시계로 글자 모르는 백성들을 위해 한자 시각 표시와 함께 동물 시각신 그림을 넣은 것이다.[30]

결국 세종 시대의 과학은 서구의 근대적·기계론적 과학이라기보다는 김용운(1987, 77)의 주장처럼 '조화 과학'으로 보는 것이 아주 적절하다. 자연과 조화를 추구하는 일종의 신과학과 같은 맥락이라는 것이다. 따라서 김용운(1987, 79)은 "세종 과학의 특성은 자연과의 조화이며, 정복보다는 온갖 대상이 하나의 유기체를 형성한다는 자각에서 출발하고 있다"고 강조했다.

---

29) 初置仰釜日晷於惠政橋與宗廟前, 以測日影. 集賢殿直提學金墩爲銘曰: 凡所設施, 莫大時也. 夜有更漏, 晝難知也. 鑄銅爲器, 形似釜也. 經設圓距, 子對午也. 竅隨拗回, 點芥然也. 晝度於內, 半周天也. 圖畫神身, 爲愚氓也. 刻分昭昭, 透日明也. 置于路傍, 觀者聚也. 自今伊始, 民知作也(《세종실록》 영인본 3책, 592면).

30) 안타깝게도 여주 영릉, 덕수궁, 창경궁, 여의도 세종 동상 앞, 그 어느 곳의 복원품에도 동물 그림이 없다. 《오마이뉴스》 보도 기사(김영조, 김슬옹 공동 취재, 2007) 참조.

2.5. 인쇄술의 발달과 보급 정책의 기반[31]

우리나라를 이 정도로 발전시킨 가장 큰 힘이 교육에 대한 열정이라고 나라 안팎에서 흔히 말한다. 그보다 더 근본에는 책과 문헌에 대한 열정이 깔려 있는 것이다. 우리나라가 최초의 금속활자와 그 인쇄물을 가지고 있는 것은 상징적인 증거물이다. 세종 임금의 말에 우리나라가 예로부터 '문헌의 나라'라고 일컬어져 왔다는 기록이 있다. 앞서 말한, 수학을 배워오도록 유학생을 명나라에 보내기로 한 날에, "역서(曆書)란 지극히 무척 자세한 것이어서 일상생활에 하는 일들이 빠짐없이 갖추어 기재되어 있으나, 다만 일식·월식의 경위만은 상세히 알 길이 없다. 그러나 이는 옛날 사람들도 역시 몰랐던 모양이다. 우리나라는 비록 이에 정통하지 못하더라도 무방하긴 하나, 다만 우리나라를 예로부터 문헌의 나라로 일컬어 왔는데, 지난 경자년에 성산군(星山君) 이직(李稷)이 역법의 교정을 건의한 지 이미 12년이 되었거니와, 만약 정밀·정확하게 교정하지 못하여 후세 사람들의 웃음거리를 사게 된다면 하지 않는 것만도 못할 것이다. 마땅히 심력을 다하여 정밀히 교정해야 될 것이다"라고 하였던 것이다.

인쇄술에 대한 끊임없는 노력과 그로 말미암은 발전은 출판 보급 정책에 대한 직접적인 바탕이 되었다. 문자는 출판 인쇄 문화가 뒷받침 되지 않는다면 의미가 작아진다. 따라서 인쇄술의 발달과 훈민정음은 밀접한 관련을 맺을 수밖에 없다. 세종은 궁 밖에 있던 인쇄 기관인 주자소를 궁 안으로 옮겨 활자 개량 작업과 서적 출판을 직접

31) 세종 시대의 인쇄 문화와 출판 과정에 대해서는 손보기(1976·1986·2000)의 글 참조.

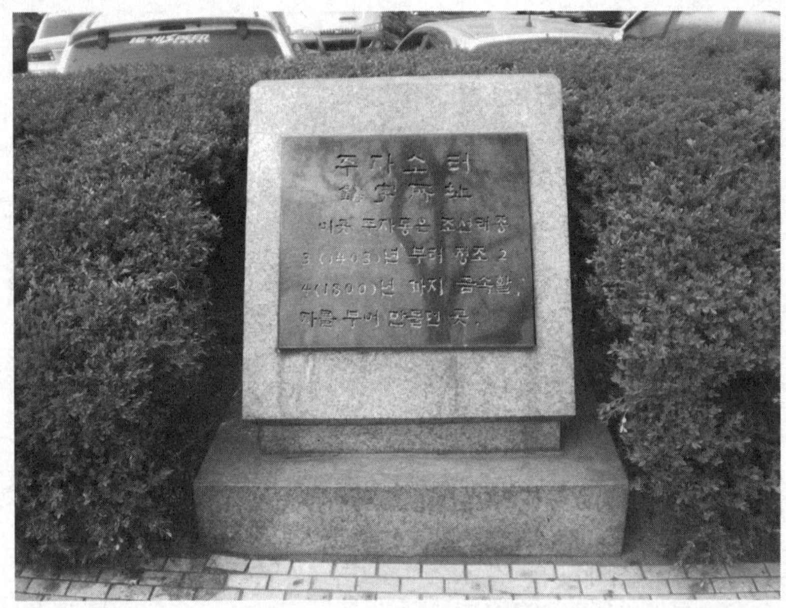

그림 2-8. 주자소 터(지금도 주자소가 있던 서울 충무로 근처를 주자동이라 부른다)

챙기고 이끌었다. 즉위 초인 1421년(세종 3) 3월 24일에 주자소에 술 120병을 내려 주기도 하는 등 자주 술과 고기를 하사하였다고 한다. 이런 행위는 지금 시각으로 보면 군왕으로서 지나치게 섬세한 행위였지만 그만큼 세종에게 인쇄 출판 정책이 시급했음을 보여준다.

이는 세종이 책을 통한 교화를 선호한 데서 비롯되었다. 우선 책은 아무리 쉬운 것이라도 식자층인 양반을 대상으로 한 것이다. 임금 처지에서 보면 하층민뿐만 아니라 양반도 교화의 대상이었다. 하층민 교화는 일종의 다단계 방식을 취하였는데, 먼저 양반을 교화시키고 그 양반이 그 밑에 있는 층을 교화시키도록 하였던 것이다.

세종이 책의 인쇄에 얼마나 관심이 많았는가는 실록의 관련 기사 수에서 금방 드러난다. 모두 147건으로, 재위 기간이 길고 문화가 발달했던 영조 때의 107건, 정조 때의 109건보다 많다. 태종 때가

21건이었으므로 이때 이르러 문화가 활짝 꽃피었음도 알 수 있다.

세종은 출판 인쇄의 근본을 확 바꾸는 효율적이고 실용적인 정책을 폈다. 활자 인쇄를 개선하여 대량 인쇄의 길을 연 것이다. 이전에는 책을 찍는 데 글자를 구리판(동판)에 벌여 놓고 누런 납을 끓여서 부어, 단단히 굳은 뒤에 이를 찍었다. 이런 방식은 납이 많이 들고, 하루에 찍어 내는 것도 두어 장에 지나지 않았다고 한다. 이때 세종이 친히 지휘하여 이천과 윤남급으로 하여금 구리판을 다시 주조하도록 해, 글자의 모양과 꼭 맞게 만들었다. 이렇게 하면 납을 녹여 붓지 않아도 글자가 이동하지 않고 글씨가 더 바르고 똑똑하여 하루에 수십, 수백 장을 찍어 낼 수 있었다고 한다. 《자치통감강목》 등의 역사책은 주자소에서 인쇄하고 집현전에서 교정하여 경자년(1420) 겨울부터 임인년(1422) 겨울에 이르러 일을 끝냈다고 한다.32) 세종이 활자 개선부터 출판까지 총지휘한 셈이다.

1422년 10월 29일에는 변계량에게 인쇄용 글자 개량에 관한 발문까지 짓게 하였다.

주자를 만든 것은 많은 서적을 인쇄하여 길이 후세에 전하려 함이니, 진실로 무궁한 이익이 될 것이다. 그러나 그 처음 만든 글자는 모양이 다 잘 되지 못하여, 책을 박는 사람이 그 성공이 쉽지 않음을 병 되게 여기더니, 영락 경자년 겨울 11월에 우리 전하께서 이를 몹시 고민한 뒤 공조참판 이천에게 명하여 새로 글자 모양을 고쳐 만들게 하시니, 매우 정교하고 치밀하였다. 지신사(知申事) 김익정

---

32) 賜鑄字所酒百二十瓶. 前此印冊, 列字於銅板, 鎔寫黃蠟堅凝, 然後印之, 故費蠟甚多, 而一日所印, 不過數紙. 至是, 上親自指畫, 命工曹參判李蕆 前(小)[少]尹南汲, 改鑄銅板與字樣相準, 不暇鎔蠟, 而字不移, 却甚楷正, 一日可印數十百紙. 上念其功役之勞, 屢賜酒肉. 命印 《資治通鑑綱目》, 令集賢殿正其謬誤, 自庚子冬至壬寅冬乃訖(《세종실록》 영인본 2책, 427면).

과 좌대언(左代言) 정초에게 명하여 그 일을 맡아 감독하게 하여 일곱 달 만에 일이 성공하니, 인쇄하는 사람들이 이를 편리하다고 하였고, 하루에 인쇄한 것이 20여 장에 이르렀다. 삼가 생각하건대, 우리 광효 대왕(태종)이 앞에서 창작하시고, 우리 주상 전하께서 뒤에서 계승하셨는데, 일을 처리하는 도리가 주도면밀함은 그전 것보다 더 나은 점이 있다. 이로 말미암아 글은 인쇄하지 못할 것이 없어, 배우지 못할 사람이 없을 것이니, 문화와 교육의 일어남이 마땅히 날로 앞서 나아갈 것이요, 세도의 높아감이 마땅히 더욱 성해질 것이다. 저 한나라, 당나라 임금들이 단지 재물 이익과 군대 개혁에만 정신을 쏟아, 이를 국가의 급선무로 삼은 것에 비교한다면, 하늘과 땅의 차이뿐만이 아닐지니, 실로 우리 조선 만세에 한이 없는 복이다.33)

위의 발문 내용에서 왜 세종이 인쇄 문화에 그토록 정성을 기울였는지 알 수 있고, 이와 더불어 문자 문화에 관심을 가질 수밖에 없었던 이유도 드러난다. 수많은 한자로 된 책을 보급하면서 그 책들의 진정한 효율성에 대해 많이 고민했을 것이다.

그리고 인쇄는 중앙에서만 한 것은 아니었다. 1427년(세종 9) 《세종실록》 9월 11일자의 기록 "전(前) 판나주목사 황자후가 아뢰기를, 《향약구급방(鄕藥救急方)》을 인쇄하여 외방(外方)에 나누어서 생명을 구제하는 길을 넓히게 하소서" 하니, 드디어 충청도로 보내어 간

---

33) 鑄字之設, 可印群書, 以傳永世, 誠爲無窮之利矣. 然其始鑄, 字樣有未盡善者, 印書者病其功未易就. 永樂庚子冬十有一月, 我殿下發於宸衷, 命工曹參判李葳, 新鑄字樣, 極爲精緻. 命知申事金益精 左代言鄭招, 監掌其事, 七閱月而功訖. 印者便之, 而一日所印, 多至二十餘紙矣. 恭惟我光孝大王作之於前, 我主上殿下述之於後, 而條理之密, 有又加焉者. 由是而無書不印, 無人不學, 文敎之興當日進, 而世道之隆當益盛矣. 視彼漢 唐人主, 規規於財利兵革, 以爲國家之先務者, 不啻霄壤矣, 實我朝鮮萬世無疆之福也(《세종실록》 영인본 2책, 509면).

행하도록 명하였다"34)에서 볼 수 있듯이 지방에서 직접 인쇄하기도
했다.

이 해 7월 13일에는 "평안도·함길도는 농사에 몹시 서툴러 땅의
생산력을 다하지 못하고 있으니, 이제 가히 행할 만한 농사법을 채
택하여, 그들로 하여금 배워 익히고자 하니, 무릇 오곡(五穀)이 토양
의 성질에 적합함과 갈고, 씨뿌리고, 김매고, 거두는 법과 잡곡을 번
갈아 심는[交種] 방법을 모두 각 고을 늙은 농부들에게 물어서 요점
을 모아 책을 만들어 올리도록 하라"고 충청·전라도 감사(監司)에
게 전지(傳旨)하기도 하였다.35)

또한 세종 10년(1428) 윤4월 13일에는 경상도 감사에게도 전지하
기를, "함길도·평안도의 두 도는 토질은 좋건만, 무지한 백성들이
옛 습관에 얽매여, 농사를 잘못 지어 땅의 생산력을 다 이용하지 못
하므로, 가히 시행할 만한 좋은 법을 채용하여 그들로 하여금 전해
익히게 하고자 한다. 도 내의 갈고 심고 매고 거두는 법과 오곡에
알맞은 토양의 성질과 잡곡을 번갈아 심는 방법을 늙은 농부에게
물어서, 요점을 모아 책을 만들어 올리도록 하라. 또 농사에 대한
서적 1천 부를 국고의 양곡으로 종이와 바꿔서 인쇄하여 올리라"고
도 하였다.36)

세종 16년(1434) 7월 2일자를 살펴보면 인쇄술이 크게 개선된 구
체적인 기록이 나온다.

---

34) 前判羅州牧事黃子厚啓: 《鄕藥救急方》, 印出分於外方, 以廣救生之路. 遂命送于忠淸道
   刊行(《세종실록》 태백산사고본 영인본 3책 91면).
35) 傳旨忠淸 全羅道監司: 平安 咸吉道農事其疎, 未盡地力, 今欲採可行之術, 令傳習. 凡五
   穀土性所宜及耕種耘種之法 雜穀交種之方, 悉訪各官老農等, 撮要成書以進(《세종실록》
   영인본 3책, 138면).
36) 傳旨慶尙道監司: 咸吉 平安兩道地品好, 而無知之民, 泥於舊習, 農事齟齬, 未盡地力. 欲
   採可行良法, 使其傳習, 道內耕種耘種之法 五穀土性所宜及雜穀交種之方, 訪之老農, 撮要
   成書以進. 且《農書》一千部, 以國庫米豆, 換紙印進(《세종실록》 영인본 3책, 129면).

지중추원사 이천을 불러 의논하기를, "태종께서 처음으로 주자소를 설치하시고 큰 글자를 주조할 때에, 조정 신하들이 모두 이룩하기 어렵다고 하였으나, 태종께서는 억지로 우겨서 만들게 하여, 모든 책을 인쇄하여 중외에 널리 폈으니 또한 거룩하지 아니하냐. 다만 초창기이므로 제조가 정밀하지 못하여, 매양 인쇄할 때를 당하면, 반드시 먼저 밀[蠟]을 판(板) 밑에 펴고 그 위에 글자를 차례로 맞추어 꽂는다. 그러나 밀의 성질이 본디 부드럽고, 식자한 것이 굳지 못하여, 겨우 두어 장만 박으면 글자가 옮겨 쏠리고 많이 비뚤어져서, 곧 따라 고르게 바로잡아야 하므로, 인쇄하는 자가 괴롭게 여겼다. 내가 이 폐단을 생각하여 일찍이 경에게 고쳐 만들기를 명하였더니, 경도 어렵게 여겼으나, 내가 강요하자, 경이 지혜를 써서 판을 만들고 주자를 부어 만들어서, 모두 바르고 고르며 견고하여, 비록 밀을 쓰지 아니하고 많이 박아 내어도 글자가 비뚤어지지 아니하니, 내가 심히 아름답게 여긴다. 이제 대군들이 큰 글자로 고쳐 만들어서 책을 박아 보자고 청하나, 내가 생각하건대, 근래 북쪽 정벌로 말미암아 병기를 많이 잃어서 구리쇠의 소용도 많으며, 더구나, 이제 공장들이 각처에 나뉘어 있어 일을 하고 있는데, 일이 매우 번거롭고 많지마는, 이 일도 하지 않을 수 없다" 하고, 이에 이천에게 명하여 그 일을 감독하게 하고, 집현전 직제학 김돈, 직전 김빈, 호군 장영실, 이세형, 사인(舍人) 정척, 주부 이순지 등에게 일을 주장하게 맡기고, 경연에 간직한 《효순사실》·《위선음즐》·《논어》 등 책의 글자꼴을 글자 바탕으로 삼아, 주자 20여 만 자를 만들어, 이것으로 하루의 박은 바가 40여 장에 이르니, 글자체가 깨끗하고 바르며, 일하기의 쉬움이 예전에 비하여 갑절이나 되었다.[37]

---

37) 召知中樞院事李蕆議曰: 太宗肇造鑄字所, 鑄大字時, 廷臣皆曰: '難成.' 太宗强令鑄之, 以印群書, 廣布中外, 不亦(違)[偉]歟! 但因草創, 制造未精, 每當印書, 必先以蠟布於板底, 而

이 해 7월 16일, 세종은 "이제 큰 글자의 주자를 주조하였으니 귀중한 보배가 되었다. 나는 《자치통감》을 박아서 중외에 반포(頒布)하여 노인들이 보기 쉽도록 하고자 하는데, 만약 종이 30만 권(卷)만 준비하면 5, 6백 질(秩)을 인쇄할 수 있다. 그 종이와 먹을 준비하는 계책은 승정원에서 마련하라"고 하였다.[38] 이리하여 그 다음 날 "《자치통감》을 인쇄할 종이를 각처에 나누어 만들게 하되, 5만 권은 조지소(造紙所)에서 만들고, 10만5천 권은 경상도에서, 7만8천 권은 전라도에서, 3만3천5백 권은 충청도에서, 3만3천5백 권은 강원도에서, 합하여 30만 권을 만들라"고 지시하였다. 세종은 아예 구체적인 방법까지 지시한다. "닥[楮]은 국고의 쌀로써 바꾸고, 경내(境內)의 중[僧]들을 시켜 종이 뜨는 일을 하게 하되, 의복과 음식을 주고, 쑥대[蒿節]와 밀·보릿짚[麰麥節], 대껍질[竹皮]·삼대[麻骨] 등은 준비하기가 쉬운 물건이므로, 이를 5분(分)마다에 닥 1분을 섞어서 만들면, 종이의 힘이 조금 강할 뿐만 아니라 책을 박기에 적합하고, 닥을 쓰는 것도 많지 않을 것이다"라고 해, 마치 전문 인쇄업자 못지않은 식견을 보여 주었다.[39]

後植字於其上. 然蠟性本柔, 植字未固, 纔印數紙, 字有遷動, 多致偏倚, 隨卽均正, 印者病之. 予念此弊, 曾命卿改造, 卿亦以爲難, 予强之, 卿乃運智, 造板鑄字, 竝皆平正牢固, 不待用蠟, 印出雖多, 字不偏倚, 予甚嘉之. 今者大君等, 請改鑄大字印書以觀, 予念近因北征, 頗失兵器, 銅鐵所用亦多, 矧今工匠分役各處, 務甚繁夥, 然此亦不可不爲也. 乃命藏監其事, 集賢殿直提學金墩 直殿金鑌 護軍蔣英實 僉知司譯院事李世衡 舍人鄭陟 注簿李純之等掌之. 出經筵所藏《孝順事實》·《爲善陰騭》·《論語》等書爲字本, 其所不足, 命晋陽大君瑈書之, 鑄至二十有餘萬字, 一日所印, 可至四十餘紙. 字體之明正 功課之易就, 比舊爲倍(《세종실록》 영인본 3책, 578면).

38) 上曰: 今鑄大字, 爲寶重矣. 予欲印《資治通鑑》, 頒諸中外, 使老人易於觀覽. 若備紙三十萬卷, 則可印五六百件矣, 其紙墨備辦之策, 承政院布置(《세종실록》 영인본 3책, 580면).

39) 命造印《資治通鑑》紙五萬卷于造紙所 十萬五千卷于慶尙道 七萬八千卷于全羅道 三萬三千五百卷于忠淸道 三萬三千五百卷于江原道, 共三十萬卷. 仍傳旨: 楮以國庫米換易, 役境內僧人, 給與衣糧, 如蒿節 麰麥 節竹皮麻骨等物, 因其易備, 每五分交楮一分造之. 非惟紙力稍强, 合於印冊, 用楮亦不多矣(《세종실록》 영인본 3책, 580면).

결국 인쇄도 백성들을 위한 민본주의 차원에서 철저히 효율성을 추구한 것이다. 이렇게 문화 조성이 실질적인 차원으로 있었기에 새로운 문자에 대한 구체적 실현이 가능했다.

2.6. 현실과 이상의 조화, 역학

훈민정음은 철저히 역학의 틀 속에서 창제되었다.[40] 보편성 측면에서는 천지자연의 근본 이치를 음양(모음)오행(자음)의 원리로써 반영하였고, 특이성 측면에서는 생성과 변화, 역동성을 강조하는 '역(변화)' 원리를 반영했다.

이는 거꾸로 따라가면, 역학적 배경이 없었다면 체계적인 문자 고안은 거의 불가능했다는 것이다. 새로운 문자는 단지 몇몇 기호의 재현이 아니라, 복잡한 말소리를 체계적으로 적을 수 있는 고도로 치밀한 문자 시스템이어야 했다. 이러한 문자 체계를 세우고자 다양한 학문적 배경이 필요했으며, 그 가운데서도 역학적 배경이 더욱 요긴하게 작용했던 것이다.

일부 학자들은 훈민정음에 역학을 적용한 것이 억지라고 하지만 결코 그렇지 않다. 그 당시 맥락으로 보면 세 가지 전략 차원에서 이루어진 고도의 과학인 셈이다.

첫째, 실제 자연 현상에 대한 정확한 관찰과 연계시켰다. 〈표 2-5〉를 보면 오행의 적용 원리가 발음기관의 성질과 대체로 들어맞음을 알 수 있다.

둘째, 음운 현상에 대한 과학적 분석과 연계시켰다. 자음은 오행

---

40) 박지홍(1988)의 글과 4장 참조.

표 2-5. 자음의 음양오행론 분류

구분 \ 오음	목청소리 (후음)	어금닛소리 (아음)	혓소리 (설음)	잇소리 (치음)	입술소리 (순음)
초성	ㆆㅎㆅㅇ	ㄱㅋㄲㆁ	ㄷㅌㄸㄴ [ㄹ]	ㅅㅆㅈㅊㅉ [ㅿ]	ㅂㅍㅃㅁ
발음기관 성질	깊고 윤택함	착잡하고 긺	예민하게 움직임	단단하고 부러짐	모지고 합함
발음 성질	허하고 통함	야무지고 실함	구르고 날림	부스러지고 걸림	넓고 큼을 머금음
오행	물	나무	불	쇠	흙
오음	우	각	치	상	궁
사철	겨울	봄	여름	가을	늦여름
방위	북	동	남	서	중앙

원리를 적용하고 모음은 음양 원리를 기본으로 삼았다. 이는 자음의 음운 성질과 모음의 음운 성질을 정확히 파악하여 문자화한 것이다.

셋째, 과학의 탐구 원리와 연계시켰다. '원형자 → 기본자 → 확장자'의 구도는 '원자 → 분자 → 물질'로 나아가는 '보편 → 특수'의 과학 탐구 방식과 일치한다.

이상은 《훈민정음》 해례본에서 저자들이 밝힌 것만을 바탕으로 역학적 배경에 대해 간단히 추려 본 것이다. 여기에 드러나지 않은 역학 원리는 훈민정음 기원설과 더불어 폭넓게 논의되어 왔다. 다시 말하면, 역학적 측면에 접근하는 관점 가운데 하나는 '하도'기원설과 같이 기원설 차원에서 접근하는 방식이 있다.41) 이는 문자의 유래를 따지는 환원적 접근 방식이다. 따라서 이런 관점은 대개 이탁

---

41) 이런 접근 연구사에 대해서는 리득춘(1989)이 핵심을 잘 정리했다. 이탁(1946~1949)이 처음 논의하였으며, 오봉형(1950), 유정기(1968), 이정호(1972), 이성구(1984), 윤덕중·반재원(1983) 등의 논의를 밝혔다. 이 글은 오봉형(1950)의 논의를 자세히 소개하고 있으나 그에 대한 서지사항은 정확히 나와 있지 않다.

표 2-6. 모음자 구성도

기본자				운용	
원형 문자	초출자	재출자	두 글자 합친 글자	ㅣ와 한 글자 어울리기	ㅣ와 두 글자 어울리기
양성 ·	ㅗ ㅏ	ㅛ ㅑ	ㅘ ㆇ	ㅣ ㅐ ㆉ ㅚ ㆌ	ㅙ ㆈ
음성 ―	ㅜ ㅓ	ㅠ ㅕ	ㅝ ㆊ	ㅓ ㅔ ㆋ ㅟ ㆌ	ㅞ ㆋ
중성 ㅣ					
3자	4자	4자	4자	10자	4자
11자			18자		
29자					

(1946~1949)과 같이 훈민정음의 세종 창제설을 부정하게 된다.

이 글에서는 창제의 실질적 배경을 따지는 것이므로 동일한 역학적 배경이라 하더라도 관점을 달리한다. 곧 기원 차원에서 접근하는 것이 아니라 창제의 실질 배경으로 보는 것이다. 역학의 핵심 원리가 《훈민정음》 해례본에 씌어 있으므로 너무도 당연한 접근 전략이다. 그러므로 하도기원설이 일리가 있다면 그것은 해례에서 설명한 역학 논리의 확장이나 근거로 보면 된다.

2.7. 세종의 투철한 역사의식과 통합 학문의 자세

역사가 세종을 만들었지만, 그것은 역사를 두려워하고 역사를 제대로 알려고 했던 세종이었기에 가능했다. 민본주의에 철저했던 세종은 역사의식에 투철했다. 구체적으로, 세종은 역사서 정리와 역사 공부를 게을리 하지 않았다. 즉위 초부터 역사서에 대한 관심이 자주 엿보인다. 중국의 역사책인 《자치통감》을 경학 위주인 경연에서 자주 말할 정도였다. 이 당시에 역사책은 일종의 실용서로, 정통 학

문 분야인 경학과 배치되는 것이었다. 따라서 경연에서 이런 실용서
를 자주 말하는 것은 관례에 어긋나는 것이었고, 비록 군왕이었지만
쉽지 않은 일이었다.

더욱 중요한 것은 세종이 보인 우리 역사에 대한 관심이다. 세종
6년(1424) 11월 4일, "내가 일찍이 《삼국사략》(동국사략)을 보니,
신라에 일식이 있었는데, 백제에서는 쓰지 아니하였고, 백제에 일식
이 있었는데, 신라에서는 쓰지 아니하였다. 어찌 신라에는 일식이
있는데, 백제에는 일식이 없었다 하겠는가. 아마도 사관의 기록이
자상한 것과 소략한 것이 다르기 때문인가 한다"고 말했다.[42]

이런 역사의식은 고대사까지 확대되어 민족에 대한 자주 정신으
로 이어졌을 것이다. 곧 세종 9년(1427) 8월 21일에 "단군과 기자의
묘제를 다시 의논하고, 신라·고구려·백제의 시조의 묘를 세워 치
제(致祭)하는 일을 모두 고제(古制)를 상고하여 상세하게 정하여 아
뢰라"고 예조에 지시를 내렸던 것이다.[43]

또한 세종은 고려의 역사 편찬에 통치 기간 내내 매달렸다. 즉위
하던 해 12월 25일에는 고려 공민왕 이하의 역사 기록이 성노선 등
개국공신들로 말미암아 왜곡되어 실제 기록과 다름을 알고 다시 쓸
것을 지시했다. 이로부터 재위 기간 내내 개정에 개정을 거듭하다
결국 완성을 못 보고 떠났다. 문종 1년(1451)에야 기전체《고려사》
가 완성되고 그 다음해 편년체《고려사절요》가 완성되었던 것이다.

이러한 역사인식은 학문차원에서 뿐만 아니라, 우리 삶과 학문에

---

42) 經筵, 講《詩》《十月篇》至朱傳日月之食, 雖有常度, 王者修德行政, 當食不食, 乃曰:
　　此言誠然矣. 雖然予嘗觀《三國史略》, 有新羅日食而不書百濟, 百濟日食而不書新羅, 安有
　　日食新羅而不食百濟乎? 無乃史官所記, 有詳略之不同歟? 侍講金墩對曰: 然. 抑或有陰晴
　　之不同乎? 安有魯食而齊不食, 齊食而魯不食之理?(《세종실록》영인본 2책, 636면).
43) 傳旨禮曹曰: 檀君 箕子廟制更議. 新羅 高句麗 百濟始祖立廟致祭, 幷考古制, 詳定以聞
　　(《세종실록》영인본 3책, 88면).

대한 통합적 인식이 없으면 어렵다. 통합 학문의 힘이 있었기에 세종은 다양한 학문을 민본주의라는 정치 이념으로 모두 끌어 올릴 수 있었다. 곧 그는 언어학자요, 음악학자요, 과학자요, 정치가였다. 그의 통합 학문 능력은 여러 학문을 넘나든 내력도 중요하지만, 이론과 실천을 함께 중요하게 여겼다는 점에서 뛰어났다. 세종 20년(1438) 12월 15일, 세종은 경연에서 이렇게 말한다.

> 경서와 역사책은 체(본체, 이론—필자 주)와 용(작용, 활용—필자 주)이 서로 필요로 하는 것이니 어느 한쪽으로 기울게 할 수는 없다. 그러나 지금 학자들은 혹시 경서를 연구하는 데 끌려서 사학을 읽지 아니하고, 그 경서를 배우는 자도 혹시는 제자백가의 주석한 것에만 힘쓰고, 본문과 주자(朱子)가 여러 사람의 주석을 모은 것을 연구하지 아니한다.[44]

경서는 경전에 가까운 책들이다. 경전은 무언가의 토대가 되는 뼈대이고 움직이지 않은 이론이다. 이와 달리 역사책은 살아 움직이는 피요 살인 실용적인 것에 해당된다. 이러한 두 가지 흐름이 서로 교차되고 섞여야 하는데, 그 당시 학자들은 경전 연구에만 매달린다는 것이다. 그것도 맥락을 풀어쓴 주자의 풀이보다 좀 더 경직돼 있는 제자백가 풀이에만 매달리니, 세종이 이를 비판한 것이다. 그가 다양한 학문을 넘나들며 훈민정음을 창제할 수 있었던 이유가 다 이런 데서 비롯된 것이다. 따라서 경학파와 끊임없는 갈등이 있었고, 주도면밀한 세종은 창제 전까지 모든 과정을 거의 비밀에 부칠 수밖에 없었을 것이다. 왕의 마음대로 할 수 있는 세상은 아니었기

---

44) 經與史, 體用相須, 不可偏廢. 然今學者或有牽於窮經而不讀史學, 其學經書者, 或騖於諸家輯釋, 而不究本文與朱子輯註(《세종실록》 영인본 4책, 177면).

때문이다.

이렇게 보면 훈민정음 창제와 반포가 이루어지도록 모든 여건이 성숙되고 집중됨을 알 수 있다. 마치 마지막 결승 지점을 향하여 모든 시스템이 차곡차곡 완성되는 느낌을 준다. 이는 세종의 두 가지 능력에서 비롯되는데, 시대를 초월한 대사상가이자 통합학자였으며 또한 시스템을 잘 이용하고 이끈 진정한 지도자란 점이 그것이다.

2.8. 마무리

이제 지금까지 논의한 핵심 내용을 간추려 보자. 새 문자 창제에 필요한 문자학, 음성학, 음운학 등 언어학이 발달되어 있었고 세종은 그런 흐름을 이끈 통합 언어학자였다. 더불어 세종의 특출한 음악 능력과 그 당시의 음악 수준은 문자 창제에 필수적인 음성학적 기반을 마련해 주었다. 또한 인쇄 기술의 발달은 출판 보급 정책의 바탕이 되었고 새로운 문자를 통한 교화정책에 실질적 힘이 되었다. 이렇게 서구보다도 최소 백여 년 앞선 과학 수준은 컴퓨터 원리에 가장 적합한 언어로 입증되는 과학적인 문자를 가능하게 하였다. 동양철학의 핵심인 역학을 과학적이고도 실용적으로 활용하여 과학적 문자 창제의 기틀을 마련하였다.

훈민정음 창제는 세종이라는 특출한 개인에 의존하였지만 그 개인은 단일한 주체가 아니었다. 세종이 과학적이면서도 예술적인, 보편적이면서도 독창적인 문자 창제에 이를 수 있었던 것은, 위와 같은 개별 조건을 통합하고 전략적으로 활용할 수 있었던 학문 능력과 다양한 학자와 제도를 이용할 수 있었던 실질적 힘이 있었기 때문이었다.

■ 참고문헌

《周易》 영인본, 1986, 경인문화사.

강신항, 1987·1990·1999: 증보판, 《훈민정음연구》, 성균관대 출판부.
강창석, 1989, 〈훈민정음의 제작과정에 관한 몇 가지 문제〉,《울산어문
　　　　논집》 5, 울산대 국어국문학과, 21~49쪽.
강호천, 1986, 〈훈민정음 제정의 음운학적 배경 1; 중국·몽고운학을 중심
　　　　으로〉,《청주대 어문논총》 5, 청주대 국어국문학과, 97~121쪽.
공재석, 1967, 〈한글 고전기원설에 대한 고찰〉,《중국학보》 7, 한국중
　　　　국학회 ;《中國言語學》, 신서원, 2002 재수록.
＿＿＿, 1968, 〈한글 고전기원설의 근거가 되는 기일성문설(起一成文
　　　　說)〉,《우리문화》 2, 우리문화연구회.
권오성, 2004, 〈《세종실록》 악보 중 'ㆆ'과 '배'의 고찰〉,《한국음악연
　　　　구》 35, 한국국악학회, 7~24쪽.
권재선, 1994, 《바로잡은 한글-국문자론-》, 우골탑.
권종성, 1987, 《문자학개요》, 평양: 과학백과사전출판사.
김명호, 2005, 《한글을 만든 원리-누구나 아는 한글 아무나 모르는 음
　　　　양오행》, 학고재.
김무림, 2004, 《국어의 역사》, 한국문화사.
김봉태, 2002, 《훈민정음의 음운체계와 글자 모양: 산스크리트·티벳·
　　　　파스파 문자》, 삼우사.
김석득, 1983, 《우리말연구사》, 정음문화사.
공재석·박종국 외, 2001, 《한글 옛 문헌 정보 조사 연구》, 문화관광부.
김대행, 2006, 〈국어생활·국어문화·국어교육〉,《국어교육》 119, 한국
　　　　어교육학회, 1~30쪽.
김석환, 1997, 《훈민정음연구》, 한신문화사.
김슬옹, 2001, 〈훈민정음과 한글 과학성에 대한 교육 전략〉,《교육한
　　　　글》 14, 한글학회.

김슬옹, 2005, 《조선시대 언문의 제도적 사용 연구》, 한국문화사.

______, 2006, 〈'훈민정음'의 명칭 맥락과 의미〉, 《한글》 272, 한글학회, 165~196쪽.

______, 2007, 〈'훈민정음' 문자 만든 원리와 속성의 중층 담론〉, 《한민족문화연구》 21, 한민족문화학회, 95~135쪽.

______, 2007, 《28자로 이룬 문자혁명 훈민정음》, 아이세움.

______, 2008, 〈앙부일구 복원 문제와 언어생활사적 의미〉, 《2008 숙명여대 한국어문화연구소 한민족문화학회 정기학술대회 자료집》.

김영기 편/한은주 역, 1998, 《세종대왕》, 신구문화사.

김영조, 2007, 〈10월 26일 장영실의 날 장영실은 없다〉, 《오마이뉴스》 10월 27일자(김슬옹 공동 취재).

김영환, 2005, 〈전통적 말글 의식에 대한 연구 -한글 창제를 중심으로-〉, 《민족문화논총》 31, 영남대 민족문화연구소, 463~487쪽.

김용운, 1987, 〈한국인의 자연관과 세종 과학〉, 《세종학 연구》 2, 세종대왕기념사업회, 55~79쪽.

김주필, 1991, 〈훈민정음 창제의 언어 내적 배경과 기반〉, 서울대 대학원 국어연구회 편, 《국어학의 새로운 인식과 전개》(김완진 선생 회갑 기념 논총), 민음사, 89~107쪽.

남풍현, 1997, 〈훈민정음의 창제 목적〉, 성재 이돈주 선생 화갑 기념 논총간행위원회 편, 《국어학연구의 새지평》, 태학사.

류 렬, 1961, 〈훈민정음에 반영된 주체적 입장과 주체적 태도〉, 《말과글》 1.

리득춘, 1989, 〈훈민정음 기원의 이설, 하도기원론〉, 《중국조선어문》 5, 중국조선어문잡지사, 11~17쪽.

______, 1999, 〈훈민정음 창제설과 비창제설〉, 《중국조선어문》 2, 중국조선어문잡지사, 14~16쪽.

문효근, 1993, 〈훈민정음 세사 원리〉, 《세종학 연구》 8, 세종대왕기념사업회, 3~282쪽.

박종국, 2003, 〈한글문헌 해제〉, 세종대왕기념사업회.

박지홍, 1988, 〈훈민정음에서 나타나는 역학적 배경〉, 신상순·이돈주·

이환묵 편, 《훈민정음의 이해》, 한신문화사.

반재원·허정윤, 2007, 《한글 창제원리와 옛글자 살려 쓰기》, 역락.

배대온, 2000, 〈훈민정음 창제와 관련하여〉, 《경상어문》 5·6, 경상대 국어국문학과 경상어문학회, 11~23쪽.

성경린, 1986, 《세종 시대의 음악》, 세종대왕기념사업회.

성낙수, 2006, 〈'훈민정음'의 창제 동기에 대하여〉, 《나라사랑》 111, 외솔회, 67~71쪽.

세종대왕기념사업회, 1998, 《세종문화사대계 1: 어학·문학》, 세종대왕 기념사업회.

__________________, 1999, 《세종문화사대계 4: 윤리·교육·철학·종 교》, 세종대왕기념사업회.

__________________, 2000, 《세종문화사대계 2: 과학》, 세종대왕기념 사업회.

__________________, 2001, 《세종문화사대계 3: 정치·경제·군사·외교· 역사》, 세종대왕기념사업회.

__________________, 2001, 《세종문화사대계 5: 음악·미술》, 세종대왕 기념사업회.

손보기, 1976, 《금속활자와 인쇄술》, 세종대왕기념사업회.

______, 1986, 《세종 시대의 인쇄 출판》, 세종대왕기념사업회.

______, 2000, 〈세종 시대의 인쇄 출판〉, 《세종문화사대계 2: 과학》, 세종대왕기념사업회, 83~232쪽.

송방송, 2001, 〈세종조의 새 기보법 창안과 악서 편찬〉, 《세종문화사대 계 5: 음악·미술》, 세종대왕기념사업회, 219~310쪽.

______, 2001, 〈세종조의 신제 악기와 신악 창제〉, 《세종문화사대계 5: 음악·미술》, 세종대왕기념사업회, 311~370쪽.

______, 2001, 〈세종조의 왕립 음악 기관〉, 《세종문화사대계 5: 음악· 미술》, 세종대왕기념사업회, 87~156쪽.

______, 2001, 〈세종조의 율관 제작과 악기 제조〉, 《세종문화사대계 5: 음악·미술》, 세종대왕기념사업회, 157~218쪽.

송혜진, 2001, 〈세종조의 음악 정책과 아악 제정〉, 《세종문화사대계 5:

음악·미술》, 세종대왕기념사업회, 25~62쪽.

심재기, 1974, 〈최만리의 언문관계 반대상소문의 추이〉, 《우리문화》 5, 우리문화연구회.

오봉협, 1950, 〈하도기원의 신주창〉, 《교육통신》 2기[연변, 리득춘(1989) 이 내용과 가치는 자세히 논의하고 있으나 정확한 서지 정보는 나오지 않음].

오종록, 2005, 〈세종 때 과학기술이 발달한 까닭〉, 《(내일을 여는) 역사》 19(봄호), 80~95쪽.

유정기, 1968, 〈훈민정음의 철학적 체계〉, 《동양문화》 6·7, 영남대학교, 179~197쪽.

유창균, 1977, 〈訓民正音과 八思巴字와의 상관성: 훈민정음 기원의 측면〉, 《석계 조인제 박사 환력 기념 논총》, 95~116쪽.

윤덕중·반재원, 1983, 《훈민정음 기원론》, 국문사.

이강로, 1973, 〈훈민정음 창제 이전의 이학 관계의 연구−15세기 전반기의 이문(吏文)을 중심으로−〉, 《논문집》 8, 인천교육대학교, 1~30쪽.

이강희, 2007, 〈八思巴字와 訓民正音의 공통특징−편찬배경과 표음문자 중심으로〉, 《중국어문학논집》 43, 중국어문학회, 169~186쪽.

이기문, 1980, 〈훈민정음 창제의 기반〉, 《동양학》 10, 단국대학교, 388~396쪽.

이동준, 1971, 〈세종대왕의 정음 창제와 철학정신〉, 《세종문화》 47·48·49, 세종대왕기념사업회.

이성구, 1984, 〈훈민정음의 철학적 고찰: 해례본에 나타난 제자원리를 중심으로〉, 《논문집》 8, 명지실업전문대학, 7~53쪽.

이성연, 1984, 〈훈민정음 창제에 관한 몇 가지 문제〉, 《한글》 185, 한글학회, 147~170쪽.

______, 1994, 〈훈민정음 창제 과정에 대한 연구〉, 《한국언어문학》 32, 형설출판사, 65~80쪽.

이숭녕, 1958, 〈세종의 언어정책에 관한 연구: 특히 운서 편찬과 훈민정음 제정과의 관계를 중심으로 하여〉, 《아세아연구》 1·2, 고대 아세아문제연구소, 29~83쪽.

이정호, 1972, 〈훈민정음의 역학적 연구〉, 《논문집》(인문·사회과학편) 11,
　　　충남대학교, 5~42쪽.
이　탁, 1946~1949, 〈언어상으로 고찰한 선사시대의 환하문화의 관계〉
　　　1~6, 《한글》 96·97·98·100·105·106, 한글학회, 8~12쪽(96),
　　　10~19쪽(97), 12~21쪽(98), 24~36쪽(100), 19~34쪽(105),
　　　4~24쪽(106).
임영천, 1974, 〈정음 형성의 배경적 제 여건에 관하여〉, 《사대론문집》 5,
　　　조선대학교, 61~76쪽.
임용기, 1991, 〈훈민정음의 삼분법 형성 과정〉, 연세대 대학원 박사학
　　　위논문.
장사훈, 1982, 《세종조 음악연구: 세종대왕의 음악정신》, 서울대 출판부.
전상운, 1984, 《세종 시대의 과학》, 세종대왕기념사업회.
＿＿＿, 2000, 〈세종 시대의 천문 기상학〉, 《세종문화사대계 2: 과학》,
　　　세종대왕기념사업회, 21~82쪽.
＿＿＿, 2000, 〈세종 시대의 산업 기술〉, 《세종문화사대계 2: 과학》,
　　　세종대왕기념사업회, 407~486쪽.
정　광, 2008, 〈訓民正音 字形의 獨創性－《蒙古字韻》의 八思巴 文字와
　　　의 비교를 통하여〉, 훈민정음과 파스파 문자 Workshop 조직위
　　　원회 편, 《훈민정음(訓民正音)과 파스파 문자(八思巴文字) 국
　　　제 학술 Workshop 논문집》, 한국학중앙연구원, 65~93쪽.
정화순, 1996, 〈음악에 있어서 훈민정음 성조의 적용 실태: 용비어천가
　　　(龍飛御天歌)에 기(基)하여〉, 《청예논총》 10, 청주대 예술문화
　　　연구소, 335~396쪽.
진용옥·안정근, 2001, 〈악리론으로 본 정음창제와 정음소 분절 알고리
　　　즘〉, 《음성과학》 8권 2호, 한국음성과학회, 49~59쪽.
최기호, 1983, 〈훈민정음 창제에 관한 연구: 집현전과 언문반대상소〉,
　　　《동방학지》 36·37, 연세대학교, 531~557쪽.
＿＿＿, 2006, 〈훈민정음 원본의 발견 경위와 언어학적 가치〉, 《세종학
　　　연구》 14, 세종대왕기념사업회, 5~18쪽.
최종민, 2002, 〈우리말과 음악의 소리울림틀 5－훈민정음과 《세종실

록》 32칸악보의 소리묶임틀-〉,《한국음악연구》 31, 한국국악
학회, 451~474쪽.
한명희, 2001, 〈세종조의 음악 사상〉,《세종문화사대계 5: 음악·미술》,
세종대왕기념사업회, 63~86쪽.
한태동, 2003,《세종대의 음성학》, 연세대 출판부.
홍기문, 1946,《정음발달사》 상·하 합본, 서울신문사 출판국.
홍윤표, 2003, 〈훈민정음 명칭과 제자원리에 대한 새로운 해석〉,《이중
언어학회》, 2003년 북경국제학술대회 발표문.

Gari Ledyard, 2008, 〈The Problem of the 'Imitatio of the Old Seal':
Hunminjŏngŭm and ḥPags-pa script〉, 훈민정음과 파스파 문자
Workshop 조직위원회 편,《훈민정음(訓民正音)과 파스파 문자
(八思巴文字) 국제 학술 Workshop 논문집》, 한국학중앙연구원,
11~31쪽.
Junast(照那斯圖), 2008, 〈訓民正音字母與八思巴字的關係〉, 훈민정음과
파스파 문자 Workshop 조직위원회 편,《훈민정음(訓民正音)과
파스파 문자(八思巴文字) 국제 학술 Workshop 논문집》, 한국
학중앙연구원, 39~42쪽.
Rainer Dormels, 2008, 〈訓民正音과 八思巴文字 사이의 연관관계-洪武正
韻譯訓 분석에 따른 고찰〉, 훈민정음과 파스파 문자 Workshop
조직위원회 편,《훈민정음(訓民正音)과 파스파 문자(八思巴文字)
국제 학술 Workshop 논문집》, 한국학중앙연구원, 115~136쪽.

〈Abstract〉

A Study of the Background for Achieving the Goal of Inventing the Hunminjeongeum

This chapter examined closely the actual background for the success of King Sejong in inventing the 'Hunminjeongeum' alphabetic writing system. The invention of this scientific yet artistic, general yet unique alphabet was possible because of Sejong's comprehensive scholarly ability and actual power to employ a variety of scholars and the academic system. The most important background is that linguistics comprising graphemics, phonetics, and phonology essential for the invention of a new alphabetic writing system had been developed and was available at that time, and that Sejong was a scholar of unified linguistics who led such a development flow. The next important background was that the outstanding musical ability of Sejong and the level of music at the time provided the phonetic foundation necessary for the alphabet invention. The development of printing technology provided the basis for the policy of education through publishing and served as the actual power behind the policy of establishing a curriculum based on the new writing system. Furthermore, the science level at the time, which was at least 100 years ahead of the West, made it possible to create a scientific writing system verified to be the language most suitable for the principles of the computer. The principles based on Book of Changes, the foundation of Asian philosophy, provided the framework for the invention of a scientific and practical alphabetic writing system.

Along with this, it was Sejong's outstanding scholarly and political ability in bringing all the aforementioned individual elements together and to use them strategically that provided the most essential background.

Key words: Hunminjeongeum, background, publishing, ability of Sejong, the invention of a new alphabetic writing system

2부

훈민정음의 주요 원리

3장 훈민정음의 명칭

4장 '훈민정음'을 만든 원리와 속성

3장 훈민정음의 명칭

3.1. 문제 설정

지금까지의 각종 연구에 따르면 '훈민정음(訓民正音)'은 새 문자의 특별 공식 명칭이었고, '언문(諺文)'은 일반 속칭 또는 통칭이었다.[1] '훈민정음'은 공식 명칭으로서 새 문자의 의미와 이상을 모두 담고 있었으므로 해설서의 명칭으로도 삼은 것이다.[2]

'훈민정음'이란 명칭 자체는 뜻이 명확하면서도 실제 맥락적 의미는 다양한 해석의 여지가 있으며 각각의 음절 글자(음절자소) 차원으로 보면 아직도 해결이 안 된 중요한 몇 가지 문제도 함의하고 있다.[3] 더욱이 '훈민정음'이 문자의 명칭임에도, '-文(문)'이나 '-字

---

[1] 속칭이냐 통칭이냐 하는 논란이 있지만 비하의 의도나 의미가 아닌 경우는 '통속성'이란 말이 보여주듯 같은 맥락으로 본다.

[2] '훈민정음'의 다중 의미에 대해서는 권재선(1996, 90~94)이 (1) 우리말의 표준음 체계, (2) 글자의 이름, (3) 세종이 지은 글월의 이름, (4) 신숙주, 성삼문 등이 지은 책 이름과 같이 네 가지로 정리한 바 있다.

[3] 허웅(1985, 118)은 '음절 글자'라는 용어를 쓴 바 있다. '음절'은 음운학적 용어이지만, 표의적 음절 단위로 모아쓰는 한글의 특성 때문에 철자법에서 음절 단위를 일컫는 용어가 필요한데, 허웅이 이 용어를 쓴 것이다. 필자(2004)는 이런 음절 글자에 따른 말 만들기를 더욱 부추겨야 함을 주장한 바 있다. '자소'의 개념과 갈래에 대해서는 김상태(2005)가 자세히 정리했다.

(자)'가 아닌, 소리를 뜻하는 '-音(음)'이 붙었는가는 아직도 명쾌하게 해결이 안 되었다. 또한 왜 '교민정음(敎民正音)'으로는 안 했는가를 비롯한 네 글자4) 각각의 전략과 의미는 충분히 밝혀지지 않았다.

세종이 '음' 자뿐만 아니라 각각의 글자를 택한 것은 우연이거나 단순한 문제가 아님은 분명하다. 훈민정음은 창제 과정이나 해설서 내용에 이르기까지 완벽에 가깝다거나 아주 과학적이고 논리적이라는 평가를 받고 있다. 이렇게 문자과학을 주도한 세종이 새 문자 명칭에 대해 무척 고심했음은 능히 짐작하고도 남을 일이다. 이러한 창제자의 명칭 붙이기 차원에서 본다면 세종이 '訓·民·正·音' 글자 하나하나를 허투루 지었을 리 만무하다.

그렇다면 이 명칭을 만든 주체의 처지에서 그 전략은 무엇일까를 따져보는 것이 이 문제를 해결하는 지름길이다. 물론 그러한 전략은 세종이 직접 밝힌 것이 아니므로 관련 문헌의 텍스트 분석으로 접근할 수밖에 없다. 이때 텍스트의 층위는 중층적이다. '훈민정음'이란 이름 자체도 텍스트이고 '훈민정음'이란 책(해례본)도 텍스트이며 그 당시 이외 관련된 문헌들도 모두 테스트로 구성된다.

그렇다면 '음'이란 글자를 택한 동기나 맥락이 어느 하나의 전략 때문이 아닌, 복합적이고 다층적이라는 것을 추론할 수 있다. 훈민정음 자체가 다목적용이었고 그 당시 문화, 정치적으로 복잡한 관계에서 탄생했기 때문이다. 이 명칭에 대한 기존 논의는 복잡성과 다층적 맥락을 주목하지 않고 어느 한 가지 문제로만 보려는 평면적 인식과 해석에 있었다. 우리가 명칭 문제를 필자(2005)가 설정한 담론학과 언어 전략의 차원(김슬옹, 2003)에서 보려는 이유가 거기에 있다.

---

4) '문자'와 '글자'는 같은 명칭으로도 보지만 여기서는 '문자'는 포괄적 명칭으로, '글자'는 음절 단위나 자음자, 모음자 등 분절 단위의 명칭으로 사용한다.

　따라서 이 글은 '훈민정음'의 의미를 세종이 원래 의도한 것 외에도 관련 문헌과 시대 상황이나 실제 쓰인 맥락에 따라 파악할 수 있는 맥락적 의미까지를 아우른다. 이러한 다층적·다면적 의미를 읽어내기 위하여 네 글자 각각의 뜻부터, '왜 그렇게 부르고자 했을까'라는 총체적 맥락, 그 당시 통칭이었던 '언문'과의 관계, 이를 둘러싼 다양한 관계자들의 사회적 맥락에서 따져보는 다중 전략이 필요하다. 이 문제를 소홀히 할 수 없는 이유는, 명칭에 훈민정음 창제의 본질과 원리가 담겨 있다고 보기 때문이다. 따라서 이로써 '훈민정음'의 전반적인 문제를 조망해 볼 수 있다.

　지금까지 이 문제만을 단독으로 다룬 글은 없었다. 진술 가운데 언급하였거나 종합적인 책 저술에서 다루었다. 구체적으로 보면 이정호(1975), 이성구(1985, 44~48), 권재선(1995, 5~7), 유창균(1993, 151~155), 박종국(1994, 85), 김석연(1997, 182), 홍윤표(2003), 박창원(2005, 14), 정우영(2005, 11~15) 등이 언급한 바 있다.[5] 이들 연구사에 대해서는 따로 정리하지 않고 해당 분야에서 다루기로 한다.

　일반적인 명칭 전략으로 보면, 먼저 새 문자 창제가 지니는 의의나 가치, 이상을 담는 목적·목표 세우기 단계가 있었을 것이고, 그 다음으로는 구체적인 글자를 선택하는 단계가 있었을 것이다. 물론 반대일 수도 있다. 새 문자 창제를 어느 정도 마무리한 세종이 새 문자 명칭으로 글자 하나하나와 씨름하는 과정에서 가장 이상적이고도 완벽한 뜻을 담은 네 글자 명칭을 도출해 낼 수 있기 때문이다. 하지만 결과를 보고 추론하는 상황에서는 목표를 세우고 글자를 정하는 일반적인 차례를 좇아 그 명칭 전략과 의미를 추려보는 것이 합리적이다. 그렇게 보았을 때 목적·목표 정하기 전략과 '訓·民·

---

5) 홍윤표(2003)도 이는 아직 문제를 제기하는 선에 머물러 있다고 지적한 바 있다.

正·音' 글자 하나하나를 선택하는 전략은 순차적이면서도 통합적이 었다.

3.2. '훈민정음' 명칭의 일반적 성격과 자리매김

유창균(1993, 153)은 '훈민정음'이란 말이 《훈민정음》 해례본 외에 신숙주의 〈동국정운서(東國正韻序)〉, 《사성통고(四聲通攷)》, 〈홍무정운역훈서(洪武正韻譯訓序)〉, 성삼문의 〈직해동자습서(直解童子習序)〉 등의 공식 문서에 주로 쓰인 예를 근거로, "언문은 속칭으로 통용되고, 훈민정음은 공칭으로 통용된 것"으로 파악한 바 있다. 이런 맥락에서 〈표 3-1〉과 같이 정리한 것은 적절한 견해라고 본다.6)

조선왕조의 공식 기록인 《조선왕조실록》(고종·순조실록 포함)을 보면, '훈민정음'이란 명칭(책 이름 포함)은 15번 나오고 '언문'이란 명칭은 204번 나온다. '훈민정음'은 세종(10번), 세조(3번), 성종(1번), 정조(1번) 순으로 대부분 세종 때 쓰였다. 이런 흐름에 따라 필자(2005)도 '훈민정음'은 문자 창제의 이상을 담은 특별 명칭이고 '언문'은 문자 현실을 담은 통칭이었음을 정리한 바 있다. 또한 홍기문(1946, 46)이 "文字自體가 聲音을 正確히 表示하는 點에 잇서서

표 3-1. 유창균에 따른 훈민정음 명칭의 분류

	입말	글말
속칭	언어(諺語)	언문(諺文)
공칭	국어(國語)	훈민정음(訓民正音)

6) 유창균(1993, 153)은 속칭, 공칭만을 언급하였으나 문맥상 입말, 글말의 잣대를 덧보태 필자가 표로 재구성한 것이다.

正音이요 우리말에 使用되는 點에 잇서서 諺文이다. 要컨대 正音은 文字의 本質을 表示하는 이름이요 諺文은 그 用處를 表示하는 이름이다”라고 지적한 것은 적절하다고 판단된다. 그렇다면 세종 자신은 두 명칭에 대해 어떻게 생각하고 부려 썼을까.

새 문자의 명칭은 창제 완성일인 1443년(세종 25) 12월 30일자 실록 기록에 처음 나온다.

> 이달에 임금께서 친히 언문 28자를 만들었다. 이 글자는 고전을 모방한 것이로되, 쪼개면 초성·중성·종성이 되지만, 이 셋을 합쳐야 글자(음절)가 이루어진다. 무릇 중국 한자나 우리나라 말이나 모두 능히 쓸 수 있으니, 글자가 비록 간결하지만 요리조리 끝없이 바꾸어 쓸 수 있어, 이를 ‘훈민정음’이라 일컫는다.[7]

이 기록은 1446년에 공표한 세종 어지 부분의 핵심 내용만 담겨 있고,《훈민정음》 해례본 전문이 인용되지는 않았다. 새 문자 명칭으로 ‘훈민정음’을 명확하게 제시하고 있지만, 세종 자신이 이 명칭만을 고집했는지 아니면 ‘언문’을 같이 사용했는지가 분명하지는 않다. 그러나 최소한 병행 사용했다고 볼 수 있다. 실록은 사실 기록과 사관들의 주관적 논평으로 이루어졌는데, 이 부분은 사실에 해당되기 때문이다. 그 당시 쓰던 명칭을 그대로 옮겨 놓은 것이라 볼 수 있다. 왜냐하면 사관들이 새 문자에 대해 자세히 모르는 터에 무턱대고 새 문자 명칭으로 ‘언문’을 만들어 썼다고는 보기 어렵기 때문이다. 위 기록은 결국 ‘X를 새로 만들었는데 X의 정식 명칭은 Y

---

7) 是月, 上親制諺文二十八字, 其字倣古篆, 分爲初中終聲, 合之然後乃成字, 凡于文字及本國俚語, 皆可得而書, 字雖簡要, 轉換無窮, 是謂 ‘訓民正音’(《세종실록》 102권, 영인본 4책 533면).

다'라는 짜임새다. 이 구조만으로 보아도 X(언문)는 통칭이요, Y(훈민정음)는 특별 지칭임을 알 수 있다.

보통 새 이름을 지을 때 초기 단계에서 짓는 경우와 맨 나중에 짓는 경우가 있는데, '훈민정음'은 후자일 확률이 높다. 그 이유는 첫째, '훈민정음'은 새 문자의 이상과 목표를 정확하게 담고 있으므로 문자 창제 완성 이후에나 가능한 문제이다. 둘째, '諺(언)-'은 새 문자 창제 이전부터 조선의 입말, 토박이말의 뜻으로 쓰이고 있었으므로 그러한 말을 담는 문자라는 의미로 자연스럽게 '언문'이 형성되었을 것이다.

이러한 가설을 뒷받침해 주는 것은 창제 다음해에 등장하는 새 문자에 대한 실록의 두 번째, 세 번째 기록이다. 두 번째 기록인 1444년 2월 16일자에 따르면, 임금이 1446년 공표되는 해설서 공동 저자들인 최항, 박팽년, 신숙주, 이선로, 이개, 강희안 등에게 《운회》를 언문으로 번역하라는 명령을 내린다. 이때 세종이 '언문'이란 명칭을 직접 사용했는지는 명확하지 않지만, 지시 사항에 대한 기록이므로 '언문'이란 명칭을 직접 썼을 가능성이 높다.

이로부터 사흘 뒤인 2월 20일자 기록에 이르러서야 세종이 직접 '언문'이란 용어를 사용한 기록이 등장한다. 유명한 최만리 상소문을 보면 최만리가 23번, 세종도 5번이나 사용하고 있다. 여기에서 최소한 신하들 사이에 '언문'이란 명칭이 통칭으로 자리 잡았고 창제 당사자인 세종 스스로도 그 명칭을 사용하고 있음을 알 수 있다. 물론 세종이 '언문'이란 표현을 쓴 것은, 최만리가 이 명칭을 그의 상소문에 사용하였고 세종의 답변은 이에 대한 것이었기에 그 정도 썼다고 볼 수도 있다. 이와 달리 최만리는 '훈민정음'이란 말을 한 번도 쓰지 않았는데, 그로서는 '훈민정음'이 지향하는 이상주의적 언어관을 인정하고 싶지 않았을 것이고 그것은 곧바로 공식 명칭에 대한 거부로 나타난 것이다.[8) 이는 최만리 개인의 거부라기보다는 그 당시 훈민정음 반대 세력의 공식적인 거부로 보아야 한다.

그렇다면 1446년에 새 문자 공표문(세종 어제)과 해설서에서 '언문'이란 명칭이 나오지 않는 이유도 설명된다. 이는 다각적으로 해석할 수 있다. 처음으로 발표하는 공식 문서이자 출판물이므로 새 문자 명칭은 당연히 공식 명칭으로 써야 했을 것이다. 임금이 친히 만든 문자요, 천지자연의 조화 속에서 나온 신묘한 문자에 대한 해설에서 감히 신하들이 속칭에 가까운 통칭을 함부로 쓸 수는 없었다. 물론 이 해례본에는 '諺語(언어)'가 7번, '諺(언)'이 9번 나오지만 대부분, 우리말이나 순우리말의 뜻으로 쓰였지 정식 문자의 명칭으로 쓰인 것은 없다. 이렇게 보면 《훈민정음》 해례본 자체에서는 새 문자 명칭으로 '훈민정음'만을 고집하였음을 알 수 있다.

이로써 두 번째 해석을 이끌어 낼 수 있다. 이 해설서에서는 새 문자를 어떻게 부를 것인가보다는 새 문자의 가치와 이상, 정확한 본질적 의미만을 담으려 했던 것으로 보인다. 따라서 '언문'이 새 문자의 온전한 이름은 될 수 없었다. 왜냐하면 새 문자는 백성들이 쉽게 배울 수 있는 문자이면서도, 양반 사대부들에게 꼭 필요한 한자음 표기 수단이기도 했기 때문이다.[9) 다시 말하면 '언문'이란 명칭은 일반 백성들을 위한 문자라는 의미만 있지 훈민정음의 다목적 의도가 담겨 있지 않다. '훈민정음'은 다목적성을 담고 있을 뿐 아니라 그 의미표상이 너무도 정밀하고 간결하다.

---

8) 권재선(1994, 12)은 "일반 유신들과 유생들은 아예 한글을 언문이라 하여 속된 글자로 일컬었고 한글에 따로 고유한 이름을 부여하는 것을 거부하여 '언문(속된 글자)'으로 이름 삼아 일컬었다"고 보았다.

9) 양반 사대부들은 새 문자 덕으로 한자와 한문을 더욱 효율적으로 배우게 되어 피지배층보다 더 새 문자의 혜택을 입은 셈이었다. 양반들이 피지배층보다 언문 분해력, 문식력이 높았다.

새 문자 해설서의 공동 저자들인 8명은 표면적으로, 또는 결과로 보면 세종의 뜻을 충실히 받들었다. 국가 연구소(집현전)에서 자주 사용했던 '언문'을 단 한 번도 사용하지 않았고, 글자라는 말을 사용해야 할 상황에서도 사용하지 않거나 '소리'라는 말을 고집하고 있기 때문이다. 그러나 그들이 친왕파였다 하더라도 그런 통칭을 거부할 필요는 없기 때문에 실제로는 사용했을 가능성이 높다. 그렇다면 왜 해설서에서 단 한 번도 사용되지 않았을까. 아마도 세종이 교열·교정 과정에서 걸러냈을 것이다.

세종은 절대적인 권위의 문자인 한자에서 소외된 조선의 백성들을 위한 민본주의 통치에 충실했다. 그렇다고 해서 소외층만을 위한 문자를 만들지는 않았다. 또한 조선인들의 소리(말)의 특수성에 주목하되, 그러한 특수성을 아우르는 인간 소리의 보편성에도 주목하였다. 결국 세종이 직접 붙인 이 명칭은 새 문자 창제의 가장 현실적인 목적(훈민=교화)과 가장 이상적인 보편적 소리 분석을 바탕으로 한다는 근본 원리(바른 소리, 정음)를 완벽하게 담아낸 이상적인 이름이었다.[10] 이러한 다목적 이상을 담다 보니 꽤 긴 이름이 되었다. 그렇지만 세종은 '주먹쥐고일어서'와 같은 인디언식 이름처럼, 특별한 가치 명명형 이름이 대중적으로 통용되길 고집하지는 않았다. 그래서 '언문'이란 명칭을 즐겨 쓰던 최만리와 벌인 토론에서 '언문'이라고 직접 쓰기도 한 것이다.

이렇게 세종도 사용했던 '언문'은 훈민정음을 느닷없이 깔보려고 나온 이름은 아니었지만, 최초의 반포문과 해설서만큼은 가장 정확

---

10) '정음' 명칭에 대해서는 《석보상절(釋譜詳節)》 서문에서 다음과 같이 명쾌하게 밝히고 있다. "正졍音흠은正졍혼소리니우리나랏마를正졍히반ᄃ기올히쓰논그릴씨 일후믈正졍音흠이라ᄒᄂ니라('정음'은 바른 소리니, 우리나라 말을 바르고 반듯하게 하여 올바르게 쓰는 글이므로 이름을 '정음'이라 하느니라)."

한 실체와 이상만을 담고자 '언문'이란 말을 의도적으로 피해 '훈민정음'이라는 명칭을 사용했던 것으로 보인다.

3.3. 주요 명명 전략과 의미

'훈민정음'은 앞서 말했듯이 새 문자의 뜻과 이상을 모두 담은 이름이다. 그렇다면 네 글자 각각이 의도하는 바가 무엇인가 하는 것이다. 물론 '훈민'과 '정음'처럼 두 글자씩의 의도도 있고, 이는 각각 '훈'과 '민', '정'과 '음'의 개별 글자의 의도와도 맞물려 입체 전략으로 구성된다.

그럼 먼저 어떤 목표나 목적으로 이런 이름을 지은 것인가에 대한 전략부터 살피기로 한다.

3.3.1. 1단계: 목표와 목적, 이상 세우기

새 문자를 만들었다면 당연히 그 이름에 새 문자의 이상이나 목표, 목적 등을 담으려 하는 것이 기본 전략이다. '언문'이란 이름을 쓰고 있었지만, 오늘날처럼 깔본 것이 아니라 하더라도 그 명칭이 새 문자의 복합적인 목적과 이상을 담고 있지 않음은 분명하고, 담을 수도 없었을 것이다. 물론 겉으로는 드러나지 않는다 해도 상징적 의미를 그렇게 부여할 수는 있다. 그러나 세종은 드러나지 않는, 누구나 공감할 수 없는 명칭에 만족할 수 없었다. 새 문자의 이름에 원대한 목표와 이상이 드러나기를 원했다.

결과로 보면 세종은 그러한 전략에 성공했고 만족했으며, 아예 새 문자의 명칭을 책 이름으로 그대로 사용하였다. '훈민정음'을 다음과 같이 풀어 보면 사실, 모든 것이 명쾌하게 풀린다.

가. 문자를 만든 목적은 '훈민'하기 위해서다.
나. 문자를 만든 목표는 '정음'을 실현하기 위해서다.
다. '훈민'이라는 목적을 이루려면 '정음'이라는 목표를 실현할 수
단과 도구가 필요하며, 바로 이 문자가 그것이다.

'훈민정음'은 말 그대로 '민을 가르치기 위한 바른 소리'다. '훈민'은 새 문자의 필요성과 목적을, '정음'은 그것을 이루기 위한 구체적인 목표를 보여 준다. '훈민'을 위한 '정음'인 것이다.

물론 '훈민=정음'은 아니다. 다시 말하면 '정음'이 '훈민'을 위해서만 필요한 것은 아니다. 제대로 된 '훈민'을 위해서는 '정음'이라는 목표 또는 수단이 필요했던 것이다. 거꾸로, '정음'의 목적이 '훈민'에만 있을 필요는 없다. '정음'의 목적은 다양할 수 있는 것이다. 다만 '정음'의 다양한 목적 가운데 '훈민'이 가장 중요한 목적인 것만큼은 분명하다.

따라서 '훈민'은 새 문자의 1차적 목적이 교화임을 보여 주고 있다. 조선왕조의 핵심 정치 이념은 '민(백성)'을 교화하는 것이다. 더욱이 '민' 가운데서도 주 대상이 되는 계층은 '우민'이다. 우매한 백성들을 계도하여 하늘의 뜻이면서 인간 본성의 모범인 임금의 덕에 순응하게 하는 것이 교화다. 그럼에도 '교민정음'이라 하지 않고 '훈민정음'이라 한 것은 새 문자를 통한 구체적인 교화이기 때문이다. '敎訓(교훈)'이라는 쓰임새도 '言語(언어)', '道路(도로)'처럼 뒷글자가 앞글자보다 상대적으로 구체성을 띤다.[11]

---

11) 한문학자 안대회도 '훈육(訓育)' 등의 예를 들어 구체성 차이 정도로 보았다. 물론 이는 보편적, 절대적 차이가 아니다.

홍윤표(1997, 248)는 '교'와 '훈'은 그 의미에 차이가 있다고 보고, '훈'은 수준이 낮거나 신분이 낮은 아랫사람에게 쓰는 한자여서 '교민정음(敎民正音)'이 아닌 '훈민정음(訓民正音)'이란 단어를 썼던 것으로 보았다. 그 증거로 여성들을 대상으로 한 '내훈(內訓)'의 쓰임새를 들었다. '우민'이 주로 글자를 모르는 사람이기 때문에 일리 있는 분석이다. 그러나 우리는 그렇게 보는 것을 지양하고자 한다. '훈민을 위한 정음'이란 말이 모순을 일으킬 수 있고, '정음'의 다목적성을 고려해 볼 때 교화의 대상, '훈민'의 대상을 하층민만으로 좁힐 필요는 없다고 보기 때문이다.

결국 '정음'의 다중 전략을 이해하는 것이 중요하다. '정음'의 의미에 대해서는 홍기문(1946 하, 44~46)이 "편벽된 방언에 대비되는 표준음"으로 파악한 이래, 반재원(2001, 머리말)도 중국 신농 계열의 본음(표준음)을 말하는 것이라 하였고, 강신항(2003)도 '정음'을 "우리말 어음(語音)의 표준음, 새로 개정한 동국정운식 표준 한자음, 당시의 중국 표준음이었던 홍무정운식 한자어음(《홍무정운역훈》의 '正音') 등"으로 파악했다. 정우영(2005, 11~14)은 더 나아가 표준 표기법을 위한 전략으로 보았다.

이렇게 보면 세종은 '훈민정음' 창제 이전부터 쓰였던 '정음'이란 말과 기본 의미를 따온 것이 된다. 그러나 '훈민정음' 문자의 종합적인 성격과 책 내용의 맥락, 실제 쓰임새 등을 고려하면 이는 여러 의미 가운데 하나로만 파악해야 한다. 이 의미대로 '훈민정음'을 풀어 보면 '백성을 가르치기 위한 표준 한자음' 정도가 될 터인데 이는 '훈민'을 위한 문자 창제의 목표나 이상으로는 맞지 않는다. 결국 이런 의미나 논리를 확대 해석하면, 이숭녕(1958)과 같이 훈민정음 창제의 주목적을 한자음 개신을 위한 전제 사업으로 보거나 강길운(1992, 356)처럼 "한글 창제의 동기와 주목적이 백성에게 한글을 보급시켜서 국어를 기술하는 데 있다 하기보다 한자·한문의 학습을 스승 없이 자학자습할 수 있게 하는 데 있었다"고 보는 견해로 귀결된다.

이러한 설정은 여러 목적 가운데 하나일 수는 있으나 주목적은 될 수 없다. 또한 그렇게 한정하는 것은 '훈민'이라는, 정음의 본질적인 목적을 왜곡할 수 있다. 물론 '표준 한자음'이 아니라 '표준음'으로 추상화해서 적용하면 큰 무리는 없다. 한자음뿐만 아니라 순우리말에서도 소통하고자 표준음을 설정할 수 있기 때문이다. 이렇게 보면 세종은 대개 근대화 시기에 설정되는 표준어 규정의 기반을 이미 마련한 셈이다. '훈민정음'의 창제 원리와 실제가 김석득(1983, 21~61)이 분석해 증명한 것처럼, 현대 언어학적 관점으로 보아도 대단히 뛰어난 것인 만큼, 그런 기틀을 마련했다고 보는 것 자체가 크게 놀라운 일은 아니다.

'정음'에서 '정(正)'은 표준이라는 뜻 외에 '바르다, 정확하다, 정곡을 찌른다'라는 중요한 의미도 갖는다. 훈민정음은 천지자연의 소리와 인간의 보편적 소리, 조선인의 소리를 꿰뚫는 통찰을 깔고 있다. 소리를 바르게 분석하여 만든 문자이므로 '바른' 글자요, 그 당시 우리말에 가장 정확한 문자를 만들었으므로 정곡을 찌른 것이다. 이렇게 보면 '정음'은 표준 한자음 정도에 머무르지 않는다. 결국 실제 훈민정음의 쓰임새와 효과를 보면 '표준' 이외의 뜻이 더 중요하게 설정되어 있다.

또한 '정음'은 세종의 음악 정신을 바탕에 깔고 있다. 성경린(1986, 179), 박동근(1993, 281~293)이 지적하였듯이 세종은 음악으로 예(교화)를 이루고자 했는데, 바로 음악의 언어적 완성이 '훈민정음'이다. '예(禮) + 악(樂)' 정신을 '훈민 + 정음'으로 그대로 실현한 것이다. 이렇게 보면 '훈·민·정·음'은 4원 구조이면서 이원 구조(훈민·정음)

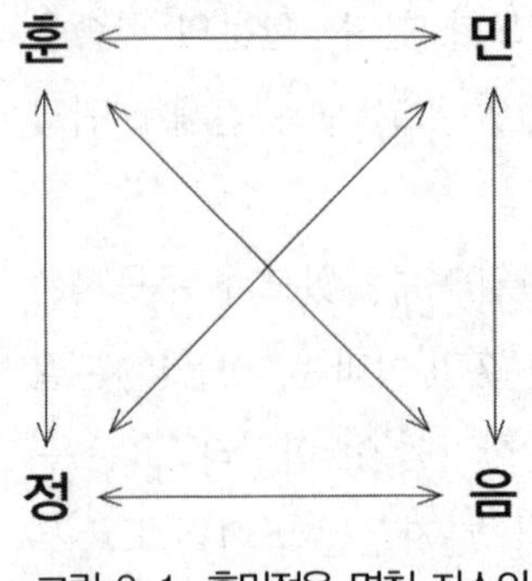

그림 3–1. 훈민정음 명칭 자소의
다층 구조도

인 다층 구조로 이루어진 명칭이다.

〈그림 3–1〉을 보면 '훈민정음'은 여러 층위를 중심으로 서로 입체적으로 구성되었음을 알 수 있다. 곧 과정과 목표의 층위로만 보아도, '백성[民]을 교화[訓]하기 위해 '바른[正]' '음(音, 글자)'이 필요하다'는 것이고 결과로만 보아도, '바른[正] 음(音)이 있기에 백성[民]을 교화[訓]시킬 수 있는' 것이다.

결국 세종은 교화라는 왕조의 통치 이념도 이루고, 진정한 바른 소리와 문자로써 인간의 근원적 소통을 이루려는 과정에서 가장 이상적인 명칭이 필요했고, 그 이름을 '훈민정음'이라 한 것이다. 물론 그 당시 사대부들, 더욱이 최만리와 정창손으로 대표되는 훈민정음 창제의 반대쪽 사대부들은 새 문자가 그들에게 더 절실하고 필요한 과학적인 문자일 수도 있다는 인식을 하지 못하고 피지배층 문자로 한정하여 '언문'으로 못 박았다.

3.3.2. 2단계: 글자 선택, '-音(음)'을 중심으로

'정음'이 창제 이전에 예악 차원에서 쓰이던 말이라 할지라도, 세종이 그것을 모방하거나 그대로 적용했다고 보기는 어렵다. '훈민정음'이라는 새로운 문자 창제를 통해 '정음'의 의미를 확장하거나 새롭게 부여한 것이라 볼 수 있기 때문이다. '정음'이 단독으로 쓰일 때와 '훈민' 다음에 쓰일 때 그 의미 맥락은 다른 것이다. 또한 '훈-민-정-음'으로 합성됨으로써 '훈민', '정음'의 의미는 새로워지는 것이며 또한 네 글자 각각의 의미로 재구성되는 것이다.

세종이 새 문자 이름 네 글자를 어떻게 선택하고 어떤 의미를 부여했는가를 추적하면, '세종은 네 글자 가운데 어떤 것을 먼저 선택했을까, 또는 어느 글자를 가장 중요하게 여겼을까'를 되묻게 된다. 그렇다면 '훈민'보다는 '정음'에 대해 더 고민했을 것이다. '훈민'이 진정한 목적이라 하더라도 이는 《삼강행실도》와 같이 그림으로도 가능한 것이지만 '정음'은 새 문자의 창제 없이는 불가능하기 때문이다. '정음'은 곧 새 문자의 특수성 또는 정체성 그 자체이다.

'정음' 가운데서도 '−음' 자 문제가 가장 큰 고민이었을 것이다. 소리(음운)와 문자의 관계를 현대 언어학 수준 못지않게 인식하고 있던 세종이 문자와 직접 관련된 글자[文, 字]가 아니라 소리 쪽의 글자를 선택했기 때문이다. 그러한 선택의 이유나 의미는 단순한 문제는 아니었을 것이다. 그만큼 '−음'의 실제 맥락적, 담론적 의미는 다양할 수 있고 세종의 전략 또한 여러 가지 측면에서 이루어졌다고 볼 수 있다.

결국 왜 '−문'이나 '−자'가 아니고 '−음'인가 하는 문제인데, 이는 다시 분류해 보면 왜 '−음'인가는 적극 전략이 되고, 왜 '−문'이나 '−자'가 아닌지는 소극 전략이 된다.[12] 그리고 왜 '−문'이 아닌가와 '−자'가 아닌가는 비슷한 문제를 가지고 있지만 자세히 보면 서로 다른 문제이므로 뒤에서 따로 논의하기로 한다.

---

12) 물론 권재선(1998, 9)처럼 '訓民正音'을 '訓民正音之字(백성을 가르치는 표준음의 글자)'의 준말로 보면 이런 논의는 불필요할 수 있다. 그러나 줄임말로 본다 하더라도 공식 명칭인 이상, 단지 본디말을 상정한 준말로 보기 어렵다. 준말이라 하더라도 그 자체의 독립성이 중요하기 때문이다.

1) 적극 전략: 소리 중심을 강조하는 맥락과 의미

'-음'에 대한 앞선 연구는 연구자 개개인으로 보면 대개 특정 측면만을 강조했다. 여기서는 다중 전략, 다양한 의미부여 측면에서 그런 개별 견해를 모두 수용하고 부족한 점을 덧붙이는 방법으로 정리하고자 한다.

첫째는 소리글자임을 나타내기 위해서라고 보는 관점이다. 권재선(1988·1995: 깁고 고친판, 5)은 "한글을 '소리'라 이른 것은 한글은 뜻과는 관계없는 소리의 기호에 불과하므로 바로 소리 그 자체를 뜻하는 것이 되기도 하기 때문이다"라고 하였고, 박종국(1994, 85)도 "창제된 글자가 한자처럼 뜻을 나타내는 뜻글자가 아니고 소리를 적는 소리글자이므로, 소리를 곧 글자로 본 것이다"라고 했다. 김석연(1996, 1) 또한 "입안에서 나오는 소리(phone)를 음의 자질대로 바르게(orthographically) 적을 수 있는 소리글이라는 뜻으로 사용하신 명칭이다. 그렇기 때문에 '소리를 바로 적는 글자[正字]'라 하지 않고 '소리를 음가대로 바로 적는 소리글[正音]'이라고 명명한 것이다"라고 했다. 이런 측면은 범주의 속성을 강조한 계열이다.

두 번째는 소리와 글자의 이치가 하나라는 관점에서 본 것이다. 이정호(1975, 30)는 "訓民正音이 가지고 있는 넓고 깊은 뜻에 비추어, '字'라고 하면 한갓 글자에 지나지 않는 데 比하여 '音'이라고 하면 그 意味하는 바가 더욱 넓고 깊어서, 마치 人間이 天地自然의 소리 즉 聲音이 있으면 반드시 이에 該當하는 天地自然의 文彩 즉 글자가 있다"고 보았다. 박창원(2005, 14)은 "소리의 이치와 문자의 이치는 하나"라는 측면에서 '음' 자를 붙였다고 보았다. 이런 관점은 제자해에서 글자와 소리의 일관성을 부여한 근본 원리를 강조한 것이다.

세 번째, 홍윤표(2003)는 "'國之語音이 異乎中國ᄒᆞ야'는 이미 그 표기수단이 있다. 漢文은 물론이고, 形態部인 '-이'나 'ᄒᆞ야'의 표기 방법도 口訣이 있었던 것이다. 그러나 이것을 '나랏말ᄊᆞ미 중국에 달아'로 말하는 것을 표기할 수 있는 방법은 없었던 것이다. 그래서 그 표기수단으로 '훈민정음'을 창제한 것이고, 그 이름을 '訓民正字'나 '訓民正文'으로 하지 않고 '訓民正音'으로 한 것이다"라고 하여 입말 표기 수단임을 강조하려는 것으로 보았다.[13]

네 번째는 잘못된 명칭으로 보는 견해로, 려증동(2001, 61)은 "세종 임금이 중국황제의 눈을 어둡게 만들기 위하여 일부러 말이 되지 않는 '正音'이라는 엉터리말을 사용했던 것이다"라고 주장했다.

문제는 위와 같은 네 가지 견해나 해석만으로 '-문'이나 '-자'가 아닌 '-음'이 쓰인 맥락이 충분히 설명되는 것은 아니라는 점이다. 위의 견해들이 문제가 있다기보다는 이 견해들을 포괄하면서도 좀 더 풍부한 해석이나 의미 부여가 필요하다.

훈민정음은 소리(음성, 음운)에 대한 과학적 인식과 분석이 있었기에 가능한 문자였다. 조선의 입말뿐만 아니라 표준 한자음까지 적으려면, 인간의 보편적 소리와 그 당시 조선인의 발음의 특수성을 동시에 아우르는 전략이 필요했다. 보편적 소리 분석을 바탕으로 중국 음운 인식과는 다른 독특한 삼분법에 따른 음운 분석이 이를 가능하게 했다. 따라서 훈민정음은 인간의 보편적 소리를 가장 잘 적을 수 있으면서도 그 당시 조선인 소리의 구체성을 가장 잘 반영한 문자였다.

소리의 보편성과 특수성에 대한 양면적 특성에 대한 정확한 인식

---

13) 특정 학술제 발표 논문이라 원문을 구하지 못해 파일을 인용하여 구체적인 쪽수를 제시하지 못한다.

을 보여 주는 글이 바로 아래의 정인지 서문 첫머리 글이다.

> 천지자연의 소리가 있으면 곧 반드시 천지자연의 글자가 있는 법
> 이니, 그러므로 옛 사람이 소리를 따라 글자를 만들어서 그것으로
> 만물의 뜻을 통하고, 그리하여 삼재의 이치를 실어서 뒤 세상 사람
> 이 능히 바꾸지 못하는 까닭이 여기에 있다. 그러나 사방의 풍토가
> 다르고, 말소리도 또한 이에 따라 다르다. 대개 중국 이외의 딴 나라
> 말은 그 소리만 있고 글자가 없어서 중국의 글자를 빌려다가 변통해
> 쓰는데, 이것은 마치 둥근 자루와 모난 구멍의 어긋남과 같으니, 어
> 찌 능히 통달하여 걸림이 없겠는가. 요컨대 다 각각 그 실정에 따라
> 편안하게 할 것이지, 억지로 같게 하여서는 안 될 것이다.[14]

훈민정음은 소리 중심의 음소글자이며, 기본자는 발음 기관과 자
연을 상형화한 상형문자이며, 음운의 자질을 문자로 표상화한 자질
문자이며, 음절 단위로 모아쓸 수 있는 모아쓰기 음절 글자이며, 모
음자는 천지인 상징체를 통해 합성하였고 자음자, 모음자에 음양오
행의 뜻을 담은 상징 문자였다. 로마자나 한자, 일본 글자 등이 어
느 한 범주에 귀속되는 문자인 것과 달리 훈민정음은 어느 한 곳에
도저히 넣을 수 없는 복합적인 범주의 문자이다.

이렇게 다양한 범주에 속한다 하더라도 그 중심은 소리에 대한
바른 인식, 바른 분석이 깔려 있다. 상형문자로서 보이는 성격은 자
음의 성질을 그대로 반영하려는 노력이며, 상징 문자로서 갖는 성격

---

14) 有天地自然之聲, 則必有天地自然之文. 所以古人因聲制字, 以通萬物之情, 以載三才之道,
　　而後世不能易也. 然四方風土區別, 聲氣亦隨而異焉. 蓋外國之語, 有其聲而無其字假中國之
　　字以通其用, 是猶枘鑿之鉏鋙也, 豈能達而無礙乎. 要皆各隨所處而安, 不可强之使同也(《훈
　　민정음》 해례본의 정인지 서문 일부).

은 자연의 소리 실체를 제대로 반영하려는 노력인 것이다.

소리를 강조하려는 전략의 핵심은 바로 '천지자연의 소리가 먼저 있고 문자가 있다'는 발상에 잘 드러나 있다. 인간의 소리가 먼저 있고 문자가 나중에 생겼다는 그런 단순한 시간 인식을 말하는 것이 아니다. 문자가 나중에 생겼다면 소리를 제대로 반영한 글자가 있어야 하는데, 한자는 그 구실을 못하고 있어 소리에 가장 적합한 새로운 문자를 만들었다는 것이다. 이러한 점은 한태동(2003, 2)이 "정음을 지은 목표는 쉬운 한글로 복잡한 한자나 풀이하는 데만 그치지 않고 글자의 모습과 소리가 이탈되어 있는 상태에서 다시 본연의 관계를 되찾아 주어 만물의 속정을 소통하는 소임을 하는 데 있다"고 명쾌하게 푼 바 있다. 한자 때문에 멀어진 소리와 글자의 관계를 제대로 된 문자로, 잘못된 문자로 흐려진 소리의 본질을 복원해 '정음'의 세계를 이루겠다는 것이다. '정음'을 표준 한자음으로 한정할 수 없는 이유가 여기에 있다. 또한 '정음=표준음'으로 한정할 수도 없다. '정음'은 고정된 소리(표준음)라기보다는 소리를 바탕으로 그것을 제대로 구현하기 위한 방법이요, 과정이기 때문이다. 표순이라기보다 표준을 위한 잣대인 셈이다.

이렇게 보면 훈민정음은 '正聲(정성)', '正音(정음)'을 바탕으로 만들어진 문자이면서 정음의 실현을 목표로 삼고 있으므로, 정음 그 자체가 될 수밖에 없다.

또한 소리를 강조한다면 왜 '-聲(성)'이 아니고 '-音(음)'인가 물을 수 있다. 이 두 글자에 대해서는 홍기문(1946, 45)이 《예기》와 《시경》을 근거로 "聲은 要素요 音은 그 要素의 複合인 것"이라고 구별하였다. 그러나 홍기문은 《설문해자》 자체에서도 혼동되고, 실제로도 많이 혼동되고 있음을 들어 그러한 차이의 명확성을 부정하고 있다. 그렇지만 어느 정도의 차이를 부정한 것은 아니다. 이성구

(1985, 44~48)는 두 글자의 차이를 인정하고 '성'과 '음'의 전통적 의미 차이에서 '음'을 선택한 이유를 찾고 있다.《설문해자》,《예기》,《시경》 등의 용례를 근거로 '성'은 성대에서 나오는 소리이고, 그것이 다듬어지거나 음절을 이룬 것이 '음'이라는 것이다. 허재영(1993)은 "정성과 정음의 구별은《예기》에서 비롯되어 자질과 심리인식이라는 특성을 내포한다"고 보고 이러한 예악 사상의 정성과 정음은 훈민정음이라는 새로운 글자체계를 만들어 내는 데 중요한 요소로 작용했다고 보았다.

이상의 논의에서 드러난 '성'과 '음'의 구별은 실제 해례본의 쓰임새에서도 일정하게 나타난다.

(1) 성(聲)

가. ㄱ 牙音, 如君字初發聲('君' 자의 처음에서 나는 소리와 같은데). _〈예의〉

나. 三聲: 初聲, 中聲, 終聲.

다. 四聲: 平聲, 上聲, 巨聲, 入聲.

라. (五聲): (牙聲), 舌聲, (脣聲), (齒聲), 喉聲(괄호 안 용어는 해례본에 나오지 않으나 다른 문헌에는 쓰임).

마. 徵音夏火是舌聲('치' 음은 '여름'이며 '불'이니 이는 혓소리요). _〈제자해〉

바. 有天地自然之聲(천지자연의 소리가 있으면) _〈정인지 서문〉

사. 喉邃而潤, 水也. 聲虛而通. 如水虛明而流通也(목구멍은 깊숙하고 물기가 있으니 '물'에 해당된다. 소리가 비고 거침 없음은 물이 투명하고 밝아 잘 흐르는 것과 같다). _〈제자해〉

아. 有其聲而無其字(그 소리만 있고 글자가 없어서). _〈정인지 서문〉

(2) 음(音)

　가. 五音: 牙音, 舌音, 脣音, 齒音, 喉音.

　나. ㄷ舌音, 如斗字初發聲(ㄷ은 혓소리니 '斗둫' 자의 처음에서
　　　나는 소리와 같은데)

　다. 凡字必合而成音(무릇 글자는 반드시 어울려야 소리가 되니). _〈예의〉

　라. 初終合而成音(첫소리와 끝소리가 어울려 소리를 이루니). _〈제
　　　자해〉

　이로써 보면 '聲(성)'은 소리나는 방법[(1)가, 새]이나 자소 단위의
소리[(1)나], 비분절 음소[(1)다], 자연의 소리[(1)바], 입말 특성의 소
리[(1)아] 등으로 보아 구체적이고 개별적인 소리라는 측면이 강하
다. 이와 달리 '音(음)'은 범주화된 음소[(2)가, 나]나 일정한 관계 속
에 구현되는 음절 단위의 소리[(2)다, 라]를 뜻한다.[15] 따라서 (1)라
와 (2)가가 비슷한 범주로 쓰인 것 같지만 그렇지 않다.

　(1)마의 예가 보여주는 것은 소리 성질(비분절 음소)에 따른 지칭
이며 (2)나는 음소 차원의 지칭이다.[16] 《예기》의 〈악기〉에서도 "무
릇 음악이 일어남은 사람 마음의 움직임에 따라 생기는 것이다. 사
람의 마음이 움직이는 것은 외물에 접촉하여 마음으로 하여금 그렇
게 움직이게 만드는 것이다. 외물에 감촉하여 움직이기 때문에 소리
가 되어 나타나는데 그 소리가 상응하기 때문에 이에 변화가 생기
고 곡조가 되는 것을 음이라 한다(권오순 역해, 1993, 346)"[17]와 같이

---

15) 강신항(2003, 주석 117)은 "初中終三聲, 合而成字(합자해)"의 예를 통해 "훈민정
　　음에서는 초·중·종성과 초·즁·종성자를 동일시한 듯하다"라고 하였다.
16) 익명의 어느 분이 '음', '성'의 성운학적 개념에 대해 지적해 주셨다. '음'은 음소
　　의 의미가 있고 '성'은 음소와 운율소의 성격을 함께 지니고 있다는 것으로, 이
　　분야의 기술은 이런 질정에 힘입은 바 크다.
17) 凡音之起 由人心生也 人心之動 物使之然也 故形於聲 聲相應 故生變 變成方謂之音 比
　　音而樂之及于戚羽 謂之樂.

'음'과 '성'의 차이를 밝히고 있다.

김석연(1997, 182, 주석 2·3)은 '음'은 인지성음이 성도(Vocal Tract)를 통해 생산된 소리를, '성'은 사람의 귀에 들리는 청각상의 음향적 특색으로 구별한 바 있다. 비슷한 한자를 모아 분류하여 풀이해 놓은 왕봉양(王鳳陽, 1993, 309)도 "성은 가장 광범위한, 물체에서 나오는 모든 소리, 귀에 들리는 모든 소리, 노랫소리"이고 '음'은 "선율이 있고 조화롭게 연주되는 소리"로 구별하고 있다. 결국 이러한 차이는 절대적·보편적 차이는 아니겠지만 상대적·일반적 차이는 될 수 있으므로 왜 '성'이 아니고 '음'인가에 대한 맥락적 이해로는 충분하다고 본다. 이렇게 보면 '정성'을 과정으로 '정음'에 이르게 되는 것이므로 '정성'과 '정음'은 순환 관계에 놓이게 된다.

2) 소극 전략: 한자와의 대비

일부에서는 '문자(文字)'가 한자, 한문을 뜻하였으므로 이를 피하기 위해 '−음(音)'을 썼다는 의견을 제시한다.[18] '文＝漢子, 漢文'으로 주로 쓰였으므로 이런 주장은 꽤 설득력이 있다.[19] '훈민정문(訓民正文)'이라고 하면 한문과 혼동을 줄 수 있고, 또 실리적 사대 외교를 펼쳤던 세종은 절대적이고 권위적인 '정' 다음에 '한자'로 오해를 줄 수 있는 '文'을 붙이는 것이 부담스러웠을 것이다.

그러나 '문자'는 좁은 의미로 보면 한자를 뜻하지만 넓게 보면 오늘날의 문자를 뜻한다.

---

18) 한글과 역사를 함께 연구하는 지식문화연구회의 세미나(2005년 2월 20일)에서 필자의 '조선시대 한글 문식력 확장에 대한 연구' 발표에 대해 백승종 교수가 토론 과정에서 이 점을 강조한 바 있다.
19) 해례본에서 '文'이 단독으로 일곱 번 쓰였는데 그 가운데 여섯 번이 한자의 뜻이다.

(1) 예조에서 계하기를, "몽고자학(蒙古字學)이 두 개의 모양이 있으니, 첫째는 위올진이요, 둘째는 첩아월진이라 합니다. 전의 조서(詔書)와 인서(印書)에는 첩아월진을 사용하고, 상시 사용하는 <u>문자</u>(文字)에는 위올진을 사용하였으니, 한쪽만 폐지할 수 없는 것입니다. 지금 생도들은 모두 위올진만 익히고, 첩아월진을 익힌 사람은 적은 편이니, 지금부터는 사맹삭(四孟朔)에 몽학(蒙學)으로서 인재를 뽑을 적에는 첩아월진까지 아울러 시험해서, 통하고 통하지 못하는 것을 나누어 헤아려 위올진의 시험보는 예(例)에 의할 것입니다"라고 하니, 그대로 따랐다(밑줄 필자).[20]

(1)에서와 같이 한자 이외의 문자에도 '문자'라는 말을 써 왔고, '문'이 단독으로 쓰이는 경우에도 한자를 가리킬 때와 일반 문자를 가리킬 때가 있다.

(2) 가. 且半舌之ㄹ, 當用於諺, 而不可用於文(또 반혓소리의 ㄹ은 마땅히 우리말에만 쓸 것이요, 한문에서는 써서는 안 된다). _〈종성해〉

　　나. 六聲通乎文與諺(여섯 소리는 한자와 우리말에 두루 통하되). _〈종성해〉

　　다. ㄹ宜於諺不宜文(ㄹ은 우리말에만 맞고, 한자에는 안 맞는데). _〈종성해〉

　　라. 文與諺雜用則有因字音而補以中終聲者(한자와 우리말을 섞

---

20) 禮曹啓: 蒙古字學有二樣, 一曰偉兀眞, 二曰帖兒月眞. 在前詔書及印書用帖兒月眞, 常行<u>文字</u>用偉兀眞, 不可偏廢, 今生徒皆習偉兀眞, 習帖兒月眞者少. 自今四孟朔蒙學取才, 竝試帖兒月眞, 通不通分數, 依偉兀眞例. 從之(《세종실록》 1423년 2월 4일자).

어 쓸 경우에는 글자 소리에 따라 가운뎃소리나 끝소리로 써 깁는 일이 있으니). _〈합자해〉

마. 文之入則似去聲(한자의 입성은 거성과 비슷하다). _〈합자해〉

(3) 則必有天地自然之文(반드시 천지자연의 문자가 있는 법이니). _〈정인지 서문〉

(2)에서 '文'은 모두 한자를 가리키지만 (3)은 일반적 문자를 가리키면서도 우리의 문자를 가리키고 있다. (3)과 같은 예와 이미 '언문'에서 '-문'이 쓰이고 있는 상황을 고려하면, 중국과 한자 권위 때문에 '文'을 쓰지 않았다는 견해는 반증에 직면하게 된다. 그러나 이는 심각한 반론이 될 수는 없다.

만일 '-文'을 쓰게 되면 두 가지 오해를 살 가능성이 있기 때문이다. 첫째는 '언문'의 의미와 같이 특정 계층만을 위한 문자로 오해를 줄 수 있다. 다시 말하면 한자음 정리를 비롯하여 인간의 보편적 소리를 온전하게 담으려는 목적이 퇴색된다는 점이다. 둘째는 백승종 교수의 지적처럼 중국의 '한문'이라는 문자와 의미에서 충돌할 가능성이 있다. 당대의 바른 문자는 성인의 말씀을 담고 있는 한자이고 (3)과 같은 예외는 있지만 '文'이 '文字'가 아닌 단독으로 쓰이는 경우는 거의 한자를 뜻하기 때문이다. 이런 정치적 오해를 벗어나면서도 바른 문자(한자)를 뛰어넘는 새 문자의 이상을 위하여, 근본 원리를 담고 있는 '音'을 그대로 차용하는 수밖에 없었다.

이렇게 보면, 세종이 '-音'을 선택한 것은 실리적 사대 외교 차원이면서도 훈민정음의 자긍심을 한자 이상으로 끌어올린 현명한 선택이다.

'-文'이 한자와 충돌 문제를 야기한다면 '-字'를 쓰면 되지 않겠느냐고 반문할 수 있다. 그러나 '字'도 '文'보다는 못하지만 한자의 뜻으로 쓰이는 경우가 있다.

(4) 가. 假中國之字以通其用(중국의 글자를 빌려다가 변통해 쓰는데). _〈정인지 서문〉

나. 然皆假字而用(그러나 모두 한자를 빌려 쓰므로). _〈정인지 서문〉

오히려 아래와 같은 예가 위의 반문을 뒷받침하는 근거가 될 수 있다.

(5) 가. 正音之字只卄八(정음의 글자는 스물 여덟뿐이로되). _〈제자해〉

나. 新制二十八字(새로 스물여덟 글자를 만드니). _〈예의〉
正音二十八字(정음 스물여덟 자는). _〈제자해〉

위 예들은 '字'가 훈민정음 글자의 총칭이나 통칭으로 가능함을 보여 준다. 이런 까닭으로 강신항(2003, 주석 8)은 "한자를 '文字'라고 한 데 대하여 한글은 단순히 '字'라고 하였음"이라고 지적한 바 있다. 그러나 (4)에서 든 예와 같이 한자의 뜻으로 쓰이는 경우도 있으므로 설득력은 떨어진다. '字'의 쓰임새는 의외로 폭이 넓다.

(6) 가. 如君字初發聲('君' 자의 처음에서 나는 소리와 같은데). _〈예의〉
나. 如侵字初發聲('侵' 자의 처음에서 나는 소리와 같다). _〈예의〉
다. 有聲無字書難通(소리는 있으나 글자가 없어 글이 통하기 어

렵더니). _〈합자해〉

라. 所以古人因聲制字(그러므로 옛 사람이 소리를 따라 글자
를 만들어서). _〈정인지 서문〉

마. 有其聲而無其字(그 소리만 있고 글자가 없어서). _〈정인
지 서문〉

바. 凡字必合而成音(무릇 글자는 반드시 어울려야 소리가 되
니). _〈예의〉

(7) 가. 以初中終合成之字言之(첫소리와 가운뎃소리와 끝소리가
어울리어 이루어진 글자로 말한다면). _〈제자해〉

나. 初·中·終 三聲, 合而成字(초·중·종성자가 어울려야
글자를 이룬다). _〈합자해〉

(6)의 경우 '字'는 주로 구체적인 음운과 관련된 개별적인 문자를
가리키고 있다. 이와 달리 (7)은 음절 글자의 뜻으로 쓰이고 있음을
알 수 있다.

이처럼 '字'의 폭넓은 쓰임새를 본다면 '훈민정음'을 '훈민정음지
자(訓民正音之字)'의 준말로 본 권재선(1998, 9)의 견해는 일리가 있
다. 이 견해대로라면 왜 '字'를 택하지 않았는가라는 의문은 의미가
없어진다. 택하지 않은 것이 아니라 택한 뒤 생략한 것이기 때문이
다. 그러나 우리는 '훈민정음'을 준말로 보는 견해를 앞서서 피한 바
있다. 아주 중요한 새 문자의 이름을 준말로 삼았다고 보기는 어렵
다. 그 명칭 자체의 상징성과 완결성이 강하기 때문이다. 그렇다면
어떻게 설명해야 하는가.

'字'의 쓰임새가 풍부한 것이 오히려 장애가 되었을 것이다. '훈민
정자(訓民正字)'로 했다면 그 지칭 대상이나 의미는 다양할 터이기

때문이다. 아니면 '정음(正音)'을 위해 "天地自然之文(〈정인지 서문〉)"의 '文'을 택하지 않은 터에 굳이 '字' 자를 거들떠 볼 필요도 없었을 것이다. 그리고 《설문해자》나 비슷한 글자를 모아 놓은 왕봉양의 《고사변》(1993, 289~290)에 따르면 '文'은 상형자와 지사자와 같은 단독체를, '字'는 형성자와 회의자와 같은 합성체를 뜻한다고 보았다. 이러한 전통적인 쓰임새로 본다면 굳이 '文'인가 '字'인가로 보면 '文'이 더 적합하다.

3.4. 마무리

세종은 '훈민정음'이라는 명칭에 새 문자의 취지와 이상을 담아 이름 그 자체로 그러한 의미를 천명하고자 하였다. 따라서 《훈민정음》 해례본에서는 속칭인 '언문'을 철저히 배제하고 공식 명칭 '훈민정음'만을 사용하였다. '훈민정음'이라는 명칭은 목표와 목적 정하기의 첫째 단계와 글자 정하기의 둘째 단계를 거쳐 이루어졌고, 네 글자는 과학적이고 의도적인 전략으로 설정된 것이다. '훈민'은 문자 창제의 목적을 뜻하고 '정음'은 그러한 목적을 이루기 위한 구체적 목표를 뜻한다.

'훈민'은 새 문자가 모든 백성을 대상으로 한 것이지만 특히 하층민을 염두에 둔 민본주의 통치 이념과 목적을 반영한 것이다. '정음'은 보편적 음성과 구체적 입말에 대한 과학적 분석을 바탕으로 다목적용 문자 창제의 구체적 목표를 담은 말이다. '-敎(교)' 대신에 '-訓(훈)'을 택한 것은 문자를 통한 구체적인 교화정책을 반영하고자 이며, '-音(음)'은 소리 중심의 적극 전략과 한자를 뜻하는 '-文(문)'과 충돌을 피하려는 소극 전략에서 선택된 말이다.

　이렇게 보면 '훈민정음'은 통속칭이던 '언문'과는 달리 문자 창제의 다목적성을 가장 간단하고도 명징하게 드러내려는 창제자 세종의 다중 전략이 나타난 공식 명칭이었다는 것을 알 수 있다.

■ 참고문헌

강길운, 1992,《훈민정음과 음운체계》, 형설출판사.

강신항, 2003, 〈정음에 대하여〉,《한국어연구》1.

권오순 역해, 1993,《신역 禮記》, 홍신문화사.

권재선, 1988·1995: 깁고 고친판,《훈민정음 해석 연구》, 우골탑.

_____, 1994,《바로잡은 한글-국문자론-》, 우골탑.

_____, 1996,《국문자론》, 우골탑.

김두루한, 2006, 〈훈민정음을 제대로 알자〉,《나라사랑》111, 외솔회.

김상태, 2005, 〈15세기 국어의 자소체계 연구〉,《한국어학》26, 한국
　　　어학회, 1~23쪽.

김석득, 1987,《우리말 연구사》, 정음문화사.

김석연, 1997, 〈훈민정음의 음성과학적·생성적 보편성에 대하여: 한국
　　　어 교육의 세계화 시대는 훈민정음의 재조명과 부흥책을 촉구
　　　한다〉,《교육한글》10, 한글학회, 181~207쪽.

김슬옹, 2001, 〈훈민정음과 한글 과학성에 대한 교육 전략〉,《교육한
　　　글》14, 한글학회.

_____, 2003, 〈언어전략의 일반 특성〉,《한말연구》13, 한말연구학회.

_____, 2004, 〈한글이름(인명)의 새로운 범주화와 사회적 의미〉,《사
　　　회언어학》12권 2호, 한국사회언어학회.

_____, 2005, 〈언어 분석 방법론으로서의 담론학 구성 시론〉,《사회언
　　　어학》13권 2호, 한국사회언어학회.

_____, 2005,《조선시대 언문의 제도적 사용 연구》, 한국문화사.

_____, 2006, 〈조선시대 한글 문식력 확장에 관한 연구〉,《지식문화연
　　　구회 발표문》, 지식문화연구회.

려증동, 2001,《배달글자》, 한국학술정보.

박동근, 1993, 〈훈민정음에 나타난 예악(禮樂)과 정음(正音)·정성(正
　　　聲) 사상과의 관계〉, 춘허 성원경 박사 화갑 기념 논총 간행위
　　　원회 편,《한중음운학논총》1, 서광학술자료사.

박종국, 1994,《국어학사》, 문지사.

박창원, 2005,《훈민정음》, 신구문화사.

반재원, 2001,《한글과 천문》, 한배달.

성경린, 1986,《세종 시대의 음악》, 세종대왕기념사업회.

유창균, 1993,《훈민정음 역주》, 형설출판사.

이성구, 1985,《훈민정음 연구》, 동문사.

______, 1986, 〈훈민정음 해례의 '聲 音 字'의 의미〉,《봉죽헌 박붕배 박사 회갑 기념 논문집》, 배영사.

이숭녕, 1958, 〈세종의 언어정책에 관한 연구: 특히 운서 편찬과 훈민정음 제정과의 관계를 중심으로 하여〉,《아세아연구》 1·2, 고대 아세아문제연구소.

이정호, 1975,《훈민정음의 구조원리: 그 역학적 연구》, 아세아문화사.

임홍빈, 1999, 〈훈민정음의 명칭에 대한 한 가지 의문〉,《세종성왕육백돌》, 서울: 세종대왕기념사업회, 283~288쪽;《우리말에 대한 성찰 1》, 태학사, 2005, 745~753쪽 재수록

정우영, 2005, 〈국어 표기법의 변화와 그 해석: 15세기 관판 한글문헌을 중심으로〉,《한국어학》 26, 한국어학회, 293~326쪽.

최기호, 1983, 〈훈민정음 창제에 관한 연구: 집현전과 언문반대상소〉,《동방학지》 36·37, 연세대학교.

최종민, 2003, 〈훈민정음과 세종악보의 상관성 연구〉, 상명대 박사학위 논문.

한글학회, 1998,《훈민정음 별책》, 해성사.

한태동, 2003,《세종대의 음성학》, 연세대 출판부.

허 웅, 1985,《국어 음운학》, 샘문화사.

허재영, 1993, 〈훈민정음에 나타난 성운학의 기본 개념〉, 춘허 성원경 박사 회갑 기념 논총 간행위원회 편,《한중음운학논총》, 서광학술자료사.

홍기문, 1946,《정음발달사》 상·하, 서울신문사출판국.

홍윤표, 1997, 〈훈민정음은 왜 창제하였나?〉,《함께여는 국어교육》 32(여름호), 전국국어교사모임, 245~258쪽.

홍윤표, 2003, 〈훈민정음 명칭과 제자원리에 대한 새로운 해석〉, 《이중언어학회》, 2003 북경국제학술대회 발표문.
　　　, 2008, 〈訓民正音의 '與文字不相流通'에 대하여〉, 서울대 대학원 국어연구회 편, 《李崇寧, 現代國語學의 開拓者》, 태학사, 767~785쪽.

王鳳陽 著/王柱蘭, 張克 編輯, 1993, 《古辭辨》, 長春 : 吉林文史出版社.

〈Abstradt〉

The Context and Meaning of the Name,
'訓民正音(Hunminjeongeum)' entitled by King Sejong

The strategy and meaning of the official name, 'Hunminjeongeum (訓民正音)' entitled by King Sejong has been written in this chapter. In the view of discourse and strategy, 'Hunminjeongeum(訓民正音)' contains multiple strategies the character itself by King Sejong. The first one is to make a final goal, '訓民(Hunmin)' "For the instruction of the people" and '正音(Jeongeum)' "proper sounds (orthophonic alphabet)" to achieve it. The second one is to choose each four characters of it. Especially, the reason that King Sejong selected the last character 'eum(音)' "sound", not 'mun(文)' "script symbol" is the one of his elaborative strategies, meaning that the new script designed mostly according to the sound. As above are King Sejong's scientific and political strategies for officially announcing the new script, faced the phases of the times that only male members of the aristocracy learn Chinese Characters and the common people is illiterate. King Sejong also completed the harmonization the sound and the letter through '正音(Jeongeum)'.

Key words: Hunminjeongeum, King Sejong, sound(音), strategy, discourse, entitled, syllabic character

4장 '훈민정음'을 만든 원리와 속성

4.1. 머리말

'훈민정음'을 만든 원리는 《훈민정음》 해례본 '제자해'에 〈표 4-1〉과 같은 구조로 집중 풀이되어 있다. 이러한 제자해를 이해하는 방식은 그 당시 세종과 공동 연구자들의 시각을 충실하게 받아들이거나 오늘날의 시각으로 재해석하는 전략이 있을 것이다. 물론 두 가지가 모두 필요하고, 어떤 시으로 두 전략을 접매하느냐도 중요하다.

그렇다면 제자해가 설명하는 실체를 그대로 보여주면서도 오늘날의 시각으로 어떻게 자리매김하느냐가 문제다. 지금까지의 훈민정음 연구에서 그런 점은 충분히 이루어졌지만 제자해가 보여주는, 문자

표 4-1. 제자해의 설명 구조

총괄	각 글자 풀이		관계 풀이	마무리
글자를 만든 원리	초성자를 만든 원리와 소리바탕	초성자와 중성자의 관계	초성자와 중성자, 종성자의 관계	갈무리 노래
	중성자를 만든 원리와 소리바탕			
	종성자 설명 없음			

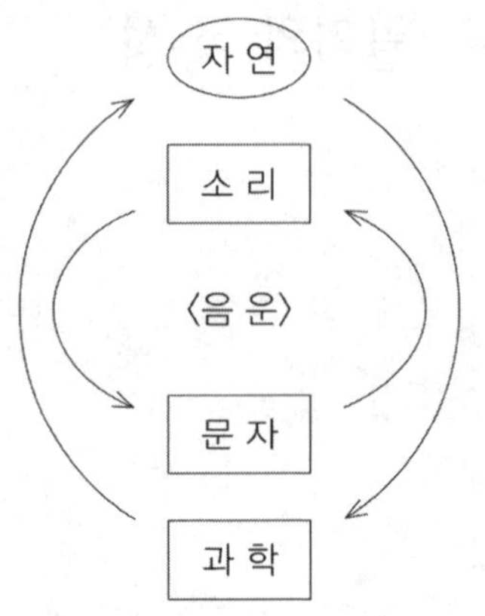

그림 4-1. 훈민정음 속성 층위 구조도

를 만든 중층 원리는 온전하게 드러나지 않거나 어느 한 시대의 시각으로 치우친 경우가 대부분이다.

또한 대중 소통 담론에서는 '훈민정음'을 '소리 문자', '음운 문자', 아니면 '자질 문자'와 같이 어느 한 범주로 묶다 보니, 실체와 더욱 멀어지기도 했다. 분류는 전략이고 분류하는 사람들의 관점이 담기게 마련이므로, 이를 옳다 그르다 할 수는 없다. 다만, 훈민정음의 속성은 그런 하나의 범주나 명칭만으로는 온전히 설명해 내기 어렵다는 것이다. 따라서 훈민정음을 제대로 이해하려면 담론식 언어 분석 방법론에 따른 접근이 필요하다.[1] 지금 우리는 15세기 '훈민정음'의 문자 실체를 거의 그대로 이어받으면서도, '한글'이란 새로운 이름으로 부려 쓰고 있기 때문이다.

랑케식의 실증주의 역사관으로는 제자해가 담고 있는 15세기 학자들의 논리를 있는 그대로 존중하려는 전략이 필요하고, E. H. 카식의 상대주의 역사관으로는 오늘날의 시각으로 적절히 재해석해내는 전략이 필요하다. 따라서 이 장은 거시적 맥락에서 복합적이고 중층적인 문자의 성격을 드러내기에 집중할 것이다.

이런 전략을 위해 제자해의 핵심 주제어인 '자연'을 바탕 층위로 놓고, 현대 관점으로 재해석하고 종합 판단하는 담론의 최종 층위를 '과학'으로 설정한다. 이중 전략에 따라《훈민정음》해례본에서 창제 주체들이 의도한 전략을 그대로 보여주면서도, 지금 시각으로 살

---

1) 이 방법론에 대해서는 필자(2005, 43~68)가 종합 정리한 바 있다.

핀 문자 만든 원리의 실체를 제대로 규명해 보자는 것이다. 이러한 배치는 훈민정음의 실체를 새로운 각도로 드러내는 효과가 있다.

4.2. 문자를 만든 원리의 중층성이 갖는 의미

훈민정음의 창제 원리와 속성을 보여주고자 속성의 층위를 여섯으로 나눈다(〈그림 4-2〉). 문자를 만든 가장 근본적인 원리 또는 출

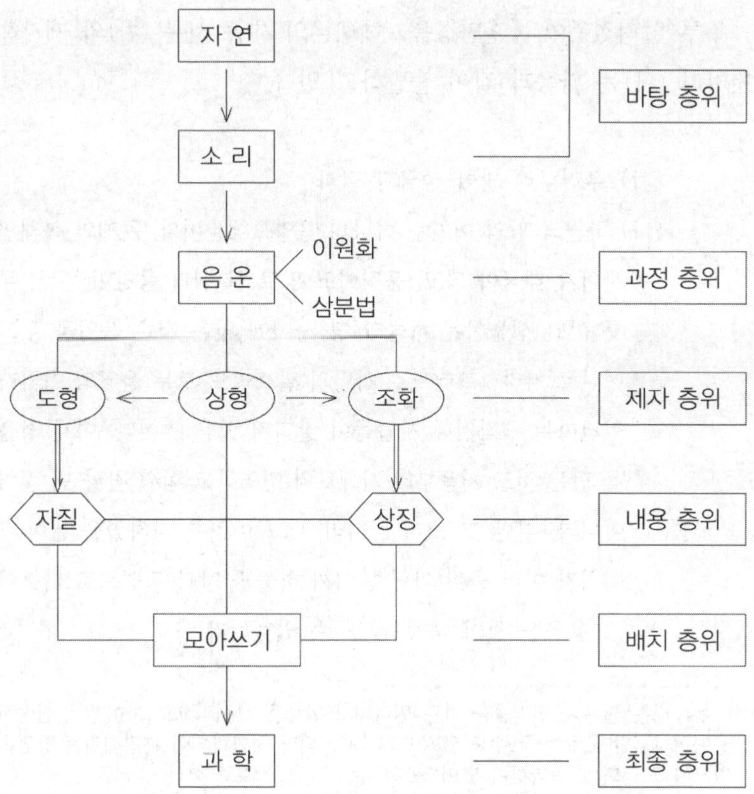

그림 4-2. 중층적인 훈민정음의 성격을 드러내는 제자 상황도

발 지점을 '바탕 층위'로 놓고, 문자 시스템이 완성된 마지막 단계를
'최종 층위'로 놓는다.2) 근본 원리(바탕 층위)를 실현하려는 첫 단계
를 과정 층위로 놓는다. 그 다음, 실제로 문자를 만든 과정을 제자
층위로 놓고, 제자에 따른 성질과 상징 의미를 부여하는 내용 층위,
음절 단위로 모아쓰는 층위를 배치 층위로 놓고, 그 다음이 마지막
과학 층위로 둔다.

4.2.1. 바탕 층위: 자연과 소리

두루 알려졌듯이, 《훈민정음》 해례본의 세종 서문 (가)와 제자해
첫머리 (나)는 다음과 같이 출발하고 있다.

(가) 우리나라 말이 중국과 달라

(나) 하늘과 땅의 이치는 하나의 음양오행뿐이다. 곤괘와 복괘의
    사이가 태극이 되고, 움직이고 멎고 한 뒤가 음양이 된다. 무
    릇 어떤 생물이든 하늘과 땅 사이에 있는 것은 음양을 두고
    어디로 가랴? 그러므로 사람의 말소리도 모두 음양의 이치가
    있건마는 생각건대 사람들이 살피지 않을 뿐이다. 이제 정음
    을 만든 것도 처음부터 지혜로써 경영하고 힘써 찾아 낸 것이
    아니라, 다만 그 소리에 따라서 그 이치를 다하였을 뿐이다.
    이치가 이미 둘이 아닌즉 어찌 하늘과 땅과 귀신으로 더불어
    그 운용을 같이 하지 않을 수 있겠는가?3)

---

2) '층위'라는 말은 훈민정음을 만든 원리의 복합성을 분석적으로 보여주는 전략적
   용어이다. '단계'로 바꿀 수도 있지만, 그렇게 되면 정형화되어 분명해지는 장점은
   있으나 도식화의 위험성이 있어 '층위'라는 말을 쓰기로 한다.
     강창석(1992), 이성연(1994), 김주필(1999) 등은 훈민정음의 창제 과정을 단계
   별로 파악했다.

세종 서문 첫머리에서는 '우리말이 중국말과 다르다'는 언어 모순을 먼저 지적했고, 제자해에서는 천지자연의 이치를 근본으로 삼았다. 이렇게 출발지점은 다르지만, 두 측면은 동전의 양면과 같이 연관되어 있다. 똑같이 '자연' 또는 '자연스러움'을 지적한 공통점이 있기 때문이다. (가)가 자연과 현실의 특이성을 강조한 것이라면 (나)는 보편성을 강조한 것이다. 공통성에 주목하는 보편성은 특이성에 배치되지만, 차이에 주목하는 보편성은 특수성과 같은 몸(자연)의 서로 다른 측면이 된다. 바탕 층위의 핵심은 문자의 보편성을 확보하기 위한 것이다.

사대주의 정치로부터 자유롭지 않은 군왕이 어떤 이유에서건 중국의 문자를 극복한다는 것은 어려운 일이었다. 이 문제를 해결하고자 세종은 세 가지 전략을 구사하였다. 극복 차원에서 가장 소극적이면서 현실적인 첫 번째 전략은 훈민정음 자체를 사대주의와 부합하게 하는 전략이다. 새 문자의 창제 동기나 목적에 한자음 정리와 한문을 익히는 중간 매개체의 구실을 포함시킴으로써 사대주의에 어느 정도 부합시켜 놓았다.4)

두 번째 소극적인 전략은 정치적 사대주의와 문화의 자주성을 구별하는 것이다. 물론 이때의 정치와 문화는 좁은 의미로 썼다. 넓게

---

3) (가) 國之語音異乎中國

　(나) 天地之道, 一陰陽五行而已. 坤復之間爲太極, 而動靜之後爲陰陽. 凡有生類在天地之間者, 捨陰陽而何之. 故人之聲音, 皆有陰陽之理, 顧人不察耳. 今正音之作, 初非智營而力索, 但因其聲音而極其理而已. 理旣不二, 則何得不與天地鬼神同其用也.

4) 최만리의 반대 상소는 정통 사대주의자로서의 이견을 담은 것이지만, 또 한편으로 보면 세종의 실용 사대주의 전략을 인정하지 않아서이기도 하다. 새 문자의 창제는 정통 사대주의자들에게 '경악'에 가까운 혁명이었다. 비록 그들은 하늘과 인간의 본성을 탐구하는 성리학자였지만 그들이 추구하는 바는 인간 학문으로서의 성리학이라기보다는 오로지 선진 중국의 성리학이었다. 성리학은 사대주의의 수단이 되었다. 그러니까 세종에게는 사대주의보다 성리학이 먼저였지만 최만리 쪽에서는 성리학보다 사대주의가 먼저였다. 훈민정음 창제는 사대주의자들의 삶의 원리, 생존 조건을 송두리째 뒤흔드는 사건이었던 것이다.

보면 문화 정책도 정치 행위의 일종이기 때문이다. 다만, 세종이 명나라와 맺은 관계에서 정치적 사대는 적극 실천했지만, 문화만큼은 철저히 자주 전략을 구사하였으므로 분리 전략에 따라 보자는 것이다.

세 번째로 가장 적극적인 전략은 중국의 문자와 대립된 조선의 문자가 아니라, 아예 대립을 벗어난 문자를 만드는 것이다. 그것이 바로 보편적인 소리의 세계에 바탕을 두면서, 그것을 최대한 반영한 자연의 문자를 만드는 전략이었다. 바탕 층위에서는 바로 이 세 번째 전략이 아주 중요하다는 것이다.

그렇다면 천지자연에 흐르는 보편 법칙, 이 세상 그 어디에든 적용할 수 있는 한결같은 법칙을 찾아내야 했다. 제자해 첫머리는 보편성 전략에 따라 소리와 문자의 바탕을 천지자연에서 찾고 있음을 보여주고 있다. 사람의 말소리는 모든 생물들과 마찬가지로 공통점이 있으니 그것이 '음양오행'이라는 것이다. 그 이치에 따라 새 문자를 만들었더니 '천지 신(귀신)도 알아보는 글자'가 되었다(何得不與天地鬼神同其用也).5) 천지자연의 이치를 따라 만든 문자를 천지자연의 신이 알아보는 것은 너무도 당연하다는 논리다. 자연과 인간의 바탕, 뿌리를 기본 원리로 삼아 문자를 만든다면 그 문자가 어찌 천지자연의 보편적인 문자가 되지 않겠는가라고 해서 태어난 문자가 훈민정음이다.

좀 더 구체적으로 얘기하면, 천지자연의 소리 이치를 담은 문자가 훈민정음이라는 것이다. '음양오행'은 자연의 주요 이치이기도 하고, 그 이치를 보여주는 핵심 장치이기도 하다. 김동소(2003, 30)는 이러한 음양오행에 따른 의미부여가 "중세 한국어와 정음 문자

---

5) 위 제자해에 나오는 "鬼神"은 오늘날의 귀신이 아니라 천지자연의 신이라 볼 수 있다. 그런데 여기서 쓰인 '귀신'은 시간을 넘나드는 기운인 '귀'와 자연을 움직이는 기운인 '신'을 말한다. 곧 자연의 신이다.

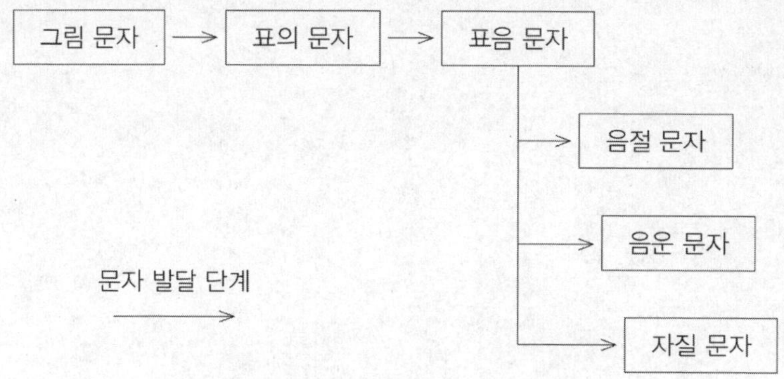

그림 4-3. 문자 발달 단계에 따른 분류

의 실체를 파악하는 데 걸림돌이 되기도 한다"고 했지만, 다른 관점으로 보면 걸림돌이 아니라 디딤돌이다. 음양오행론은 억지로 붙인 설명이 아니라, 문자 창제의 주요 원리 그 자체이기 때문이다.

자연과 신은 우리 사람에게 생각과 뜻을 주고받을 수 있는 독특한 소리를 주었다. 이미 있는 자연의 다양한 소리 가운데 하나라고도 볼 수 있다. 그렇다면 그 소리의 이치에 가장 잘 맞아떨어지는 문자를 만들 수 있는가가 핵심 관건인데, 세종은 그 점을 성공시킨 것이다. 또한, 단지 조선의 문자 문제를 해결하는 데 그치는 것이 아니라 사람다운 삶에 꼭 필요한 인간의 문자, 천지자연의 소리를 그대로 포용하는 생태(자연) 문자를 만들려고 했다.

그렇다면 〈그림 4-3〉[6]과 같은 문자 범주에 관한 분류는 수정될 필요가 있다.

이는 훈민정음을 '자질 문자'라 하여 영어와 같은 '음운 문자'와 구별하고 있지만 문제는 일본의 음절 문자나 영어의 음운 문자 모두

---

6) 서울대학교 국어교육연구소, 2002, 《문법》(고등학교 문법 교과서), 교육인적자원부, 39쪽.

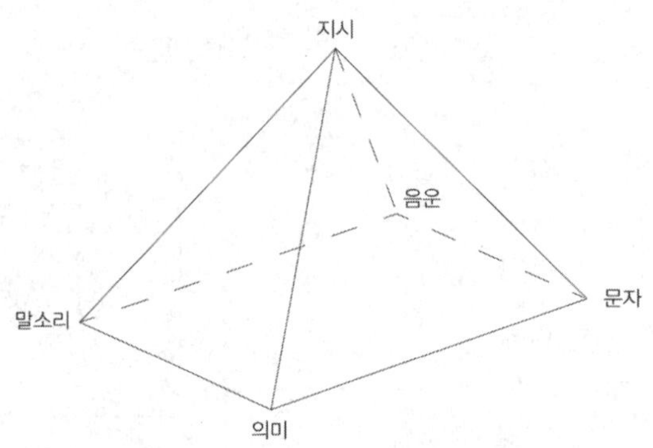

그림 4-4. 소리·문자·음운 관계도

를 '표음 문자'로 묶었다는 점이다.[7] 한자와 같은 표의 문자와 대비한 관점에서는 일리가 있으나, 이는 소리와 문자에 대한 지나친 추상적 인식에서 나온 분류다. 진정한 소리 문자는 훈민정음(한글)밖에 없다. 그러니까 '소리 문자'라는 용어를 음운 문자, 음절 문자, 자질 문자 등을 싸잡아 가리키는 상위어로 쓸 것이 아니라, 훈민정음만을 가리키는 용어로 써야 한다. 문자는 사람의 말소리를 적는 기호인데 그것을 가장 폭넓게 제대로 적을 수 있는 문자는 훈민정음밖에 없기 때문이다.[8] 이러한 인식이나 담론은 흔히 민족적 우월주의로 비칠 수 있지만, 여기서는 보편주의의 관점에서 접근한 것이다.

좀 더 충분한 논증은 훈민정음 특성의 전반적인 설명에서 증명될 수 있는 것이지만, 여기서는 문자의 이상주의에 가까운 '일자일음주의' 측면에서만 논의하기로 한다. 물론 문자라는 것이 말소리를 그

---

7) 최현배(1927, 2)는 "우리 한글의 세계문자상 지위"를 논하며, '일자일음'의 소리
글로 "로마자, 한글 같은 것"으로 분류한 바 있다. 이희승(1946, 8)도 영어와 한글
을 '단음 문자(자모 문자)'로 분류한 것으로 보아 이는 관습적으로 내려온 것이라
볼 수 있다.
8) 필자는 '훈민정음' 명칭을 설명하면서 소리 중심의 문자전략과 범주를 설명한 바
있다(3장 참조). 논의의 맥락과 차원은 다르다.

대로 담아내는 것은 아니다. 〈그림 4-4〉에서 보듯 '음운' 단계를 거쳐야 한다. 더욱이 음운 문자의 경우, 당연히 이러한 음운화 단계가 있으므로 고정된 문자를 만들어 낼 수 있는 것이다.

그런데 말소리(음운)와 문자의 대응관계가 거의 일치하는 것은 훈민정음이 제일이다. 읽기와 쓰기의 연계성을 강화하려면 한 글자가 한 음운을 나타내는 것이 이상적인데, 문자는 단지 음운을 적는 수단일 뿐만 아니라 다시 읽어야 하는 대상이기 때문이다. 한글은 몇 가지 예외는 있으나 한 음운이 한 문자로 표현되고(/a/-/ㅏ/), 거꾸로 한 문자는 한 음운(/ㅏ/-/a/)으로 나타난다(9장 참조). 이 원리가 지켜지면 배울 때 좋고 표기법을 세우는 데 많은 장점이 있다. 또한 정보 기기의 음성인식에서도 놀라운 효과를 발휘할 수 있다. 실제로 어떤 휴대전화에서 음성으로 이름과 번호를 검색할 수 있는 것은 이런 특성 때문에 더욱 정확하게 가능하다. 우리나라에 대중적으로 잘 알려진 한글 예찬론자인 미국의 다이아몬드(Jared Diamond, 1994)와 존 맨(John Man, 2000, 91~117)은 한글의 이런 특성을 설명하려고 문자와 음운 관계가 아주 약한 영어 알파벳의 모순을 논했다.

말소리(음성, voice)는 자연의 수많은 소리(sound)의 일부이다. 훈민정음은 그 특성을 가장 잘 살렸기에 자연문자요, 생태문자인 것이다. 이런 관점에서 보면 우주 자연, 천지 만물의 자연스런 흐름을 그대로 반영한 문자이므로 바로 천지 만물을 관장하는 신과 더불어

표 4-2. 자음의 음양오행론 분류

구분\오음	목청소리 (후음)	어금닛소리 (아음)	혓소리 (설음)	잇소리 (치음)	입술소리 (순음)
초성	ㆆ ㅎ ㆅ ㅇ	ㄱ ㅋ ㄲ ㆁ	ㄷ ㅌ ㄸ ㄴ [ㄹ]	ㅅ ㅆ ㅈ ㅊ ㅉ [ㅿ]	ㅂ ㅍ ㅃ ㅁ
오음	우	각	치	상	궁

표 4-3. 훈민정음의 음률도(한태동, 2003, 171)

	궁	우	변상	상	각	변치	치
불탁(不濁)	ㅁ 몽	ㅇ	△	ㅅ	ㅇ	ㄹ	ㄴ
전청(全淸)	ㅂ 봉	ㆆ		ㅈ	ㄱ		ㄷ
차청(次淸)	ㅍ 퐁	ㅎ		ㅊ	ㅋ		ㅌ
전탁(全濁)	ㅃ	ㆅ		ㅆ ㅉ	ㄲ		ㄸ
기준모음	ㅏ	·	ㅗ	ㅓ	ㅡ	ㅜ	ㅣ

부려 쓰는 것과 마찬가지라고 할 수 있다. 영어 알파벳과 같은 음운 문자는 소리의 성질을 간접적으로 반영한 것에 지나지 않지만 훈민정음은 직접 연관을 맺고 있기에 소리 문자라는 특별 명칭이 필요한 것이다.

더 나아가 훈민정음은 소리의 이치를 따랐기에 음률의 이치까지 담게 되었다. 《훈민정음》 해례본에서는 〈표 4-2〉처럼 음의 배치를 분명히 밝혀 놓았지만, 대다수 학자들은 이를 오행에 따른 관습적 배치로만 여겼다. 그러나 한태동은 〈표 4-3〉과 같이 정확한 음률이 적용되었음을 입증하였다.

이렇게 천지자연의 문자가 되기 위해서는 모든 시스템이 거의 완벽에 가까워야 했다. 그러한 핵심 전략을 따져보기로 한다.

4.2.2. 과정 층위: 음운

훈민정음이 말소리의 세계를 제대로 담아 낼 수 있게 된 것은 근본적으로 말소리를 정확히 관찰하여 분석해 냈기 때문이다. 결국, 천지자연의 문자를 만들기 위한 세밀한 과정이 바로 '과정 층위'인 것이다.

여기서 독특한 점은 이분법과 이원적 삼분법의 철저한 결합을 시도했다는 점이다.9) 이분법은 자음과 모음의 분절을 문자화한 것을 말한다. 이원적 삼분법은 음운은 초성, 중성, 종성으로 삼분법으로 나누되 문자는 초성자와 종성자를 같게 만듦으로써 이원화했다는 점이다. 모두 상식화된 담론이지만, 전체적인 복합 층위의 담론화를 위해 자판 문제를 들어 설명하기로 한다. 삼분법에 따라 문자를 배열한 자판을 이른바 '세벌식 자판'이라 부른다. 이 자판은 삼분법의 실체를 철저히 자판에 배열한 것이다. 이와 달리 '두벌식'은 자음, 모음의 이분법에 삼분법의 이원적 요소를 반영한 것이다. 세벌식과 두벌식은 모두 훈민정음의 서로 다른 속성을 이용하였는데, 오늘날의 두벌식 표준화는 훈민정음의 이런 중층적인 속성 때문에 이루어진 것이라 볼 수 있다.

물론 세종이 삼분법을 문자 창제의 주요 원리로 삼은 것은 임용기(1991)가 강조했듯이 탁월한 식견이었고, 훈민정음이 가진 폭넓은 음역의 원동력이 된 셈이다. 그렇다면 이런 가정이 가능하다. 세종이 일본에서 태어나 똑같은 여건에 있었다면 '훈민정음'과 같은 문자를 만들어내는 것은 불가능하다는 것이다. 일본의 음절 문지는 일본말의 소리 세계가 그렇게 단순하기 때문에 나온 것이다. 조선 겨레는 치밀하고 과학적인 문자를 갖기 이전에, 자연의 풍부한 소리를 담아낼 수 있는 말소리를 지니고 있었다. 우리나라 말처럼 '초·중·종' 삼분법으로 발달되어 있는 언어는 드물다. 훈민정음이 아주 폭넓은 소리의 세계를 구현하는 문자가 될 수 있었던 것은 이미 말소리 자체가 섬세하게 발달되었기 때문이다. 이러한 삼분법은 보편적인 자음·모음의 이분법과는 또 다른, 소리 문화의 특수성에 해당된다.

결국 보편성과 특수성의 조화가 훈민정음이었다. 중국의 한자나

____

9) '삼분법'이란 용어는 임용기(1991)가 본격적으로 쓰기 시작했다. '이원적 삼분법'이란 용어는 필자가 여기서 처음 쓴 것이다.

일본의 가나는 특수성 차원, 곧 문화상대주의 입장에서는 흠잡을 데 없는 문자이지만 보편성을 확보할 수 없는 문자인 것이다.

4.2.3. 제자 층위와 내용 층위

천지자연의 문자를 만들 수 있는 기본 시스템이 과정 층위를 통해 구축되었다면, 이에 따른 실제 문자 설계가 필요하다. 이러한 제자 층위 또한 천지자연의 문자를 실현하기 위한 치밀한 설계에 따라 이루어졌다. 핵심 원리는 상형 원리와 입체 도형 원리, 조화 원리이다. 이러한 세 원리로써 음운의 성질과 상징 의미가 부여된다. 음운의 성질과 상징 의미는 내용 층위지만 형식과 긴밀한 관계를 갖기 때문에 각각 도형 원리, 조화 원리와 함께 설명하기로 한다.

1) 상형 원리

《훈민정음》 해례본의 제자해는 "정음 스물여덟 자는 각각 그 모양을 본떠서 만들었다(正音二十八字各象其形而制之)"고 하여 훈민정음이 '상형'에서 비롯함을 천명하고 있다. 사실 거의 모든 문자는 방식이나 맥락이 달라서 그렇지 상형적 요소를 안고 있다. 그렇기 때문에 상형 자체가 문제가 아니라 무엇을, 어떻게, 왜 상형하느냐가 중요하다.

그렇기 때문에 문자에 대한 대중 담론에서 한자는 상형문자, 훈민정음은 비상형문자로 분류하는 맥락은 일리는 있지만 오해의 여지가 있다. 굳이 문자 범주에 따라 이름을 붙인다면 훈민정음도 상형문자로 볼 수 있기 때문이다. 물론 훈민정음은 상형문자로서 갖는 특징보다 더 중요한 다른 특징이 있기 때문에 상형문자로 분류하지

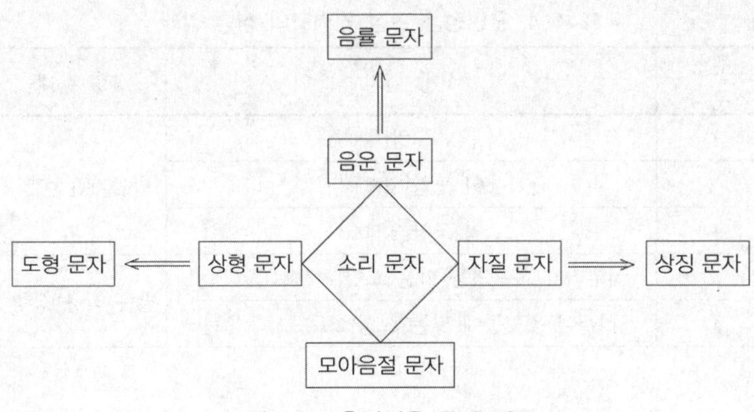

그림 4-5. 훈민정음 문자 범주

않기도 하지만, 그렇다고 상형문자가 아니라고 못 박을 필요는 없다는 것이다.

한자의 경우, 상형문자보다는 기본 상형문자를 이리저리 합쳐 만든 회의자나 지사자가 더 많이 쓰이고 있다. 그런데 훈민정음은 문자 전체가 상형에 바탕을 두고 있다. 원형 문자가 상형문자이고 나머지 문자도 거기에 획을 더한 것이니, 결국은 상형문지의 원리에 바탕이 있는 것이다. 물론 한자와 훈민정음은 상형 방식의 근본이 다르다. 한자는 일단 자음과 모음이 분리되지 않은 상태에서 사물이나 생각의 형태를 일일이 상형한 것이지만, 훈민정음은 자음과 모음이 분리된 상태에서 특정 요소만을 상형했기 때문이다. 그리고 훈민정음은 자음자와 모음자의 상형 방식이 사뭇 다르다.

먼저 자음자를 보면, 한자는 고정된 모습을 본뜬 것이지만 훈민정음은 움직이는 과정(발음 작용)까지도 나타냈다. 단순하게 본뜬 것이 아니라 고도의 기하학적 추상성을 살려 상형했음을 보여준다. 혀뿌리가 목구멍을 막는 모양도 수십 가지 방식이 있을 수 있지만 직선만을 활용하여 아주 간결하게 추상화했다. 정밀한 관찰과 분석 없이

표 4-4. 훈민정음 초성 원형자의 상형 갈래

원형 문자	상형 원리	상형 갈래
ㅇ	목구멍 모양[象喉形]	발음기관 상형
ㅅ	이 모양[象齒形]	
ㅁ	입 모양[象口形]	
ㄱ	혀뿌리가 목구멍을 막는 모양[象舌根閉喉之形]	발음 작용 상형
ㄴ	혀끝이 윗잇몸에 닿는 모양[象舌附上腭之形]	

는 불가능한 상형 방식이다. 오늘날처럼 음성을 관찰하거나 분석할 수 있는 엑스레이 기계(모노그래프, 소노그래프)가 있었던 것도 아닌데 어떻게 그렇게 정밀한 분석을 할 수 있었는가에 대한 점은 현대 음성과학 쪽에서 훈민정음을 많이 연구해 온 한태동(2003), 김석연 (Sek Yen Kim-Cho, 2001)이 세세하게 밝혔다.

이러한 상형 전략이 결국 말소리의 특징을 제대로 반영하려는 전략과 맞아떨어졌다는 데 더욱 중요한 의미가 있다. 이런 전략의 효용성은 훈민정음을 몰랐던 서양의 음성 전문가, 전화를 발명한 벨의 아버지로 말미암아 간접적으로 입증되었다. 알렉산더 멜빌 벨(Alexander Melville Bell)이 1867년에 펴낸 《보이는 음성: 보편 알파벳 과학》 (*Visible Speech: The science of Universal Alphabetics*)이란 책에서 발음기관과 발음 작용을 상형한 문자야말로 가장 이상적이라는 것을 밝힌 것이다. 그리고 훈민정음이 이 업적을 훨씬 앞서 이룬 것임을 포스(Frits Vos)라는 네덜란드의 언어학자와 맥콜리(J. D. McCawley)라는 미국의 언어학자가 세상에 널리 드러냈다.[10]

---

10) 필자는 1996년 미국 시카고 대학에서 지금은 고인이 된 맥콜리 교수를 직접 만나 설명을 들은 바 있다. 그리고 이 맥락에 대해서는 박영준·시정곤·정주리·최경봉(2002, 271~282)이 아주 쉽고 자세하게 밝혀 놓았다.

표 4-5. 모음 원형자의 상형

갈래 특징		원형 문자		소리 성질
하늘	하늘의 둥근 모양	양성	·	혀가 오그라들고 깊은 소리
땅	땅의 평평한 모양	음성	―	혀가 오그라들지 않고 얕은 소리
사람	사람의 서 있는 모양	중성	ㅣ	혀가 조금 오그라들고 깊지도 얕지도 않은 소리

다음으로 모음자의 경우는 발음기관이나 발음 작용을 본뜬 것은 아니지만 자연의 실체를 상형한 것만은 틀림없다. 자음자와 모음자의 상형 방식을 달리했다는 것 또한 중요한 특징이다. 소리 나는 방식이 다르다면 당연히 상형 방식도 달라야 하기 때문이다. 자음자의 발음은 발음기관과 밀접한 관련을 맺고 있어 발음기관과 연관된 상형을 한 것이지만, 모음자는 특정 발음기관의 구체적 형상과 직접 관련은 없기 때문에 자음과 같은 방식으로 상형하지 않았다. 따라서 모음자는 원형 문자를 자연 요소에서 세 자, 우주 만물의 근원이자 핵심 요소인 하늘과 땅, 사람(삼재)을 점과 직선으로 상형화했다.

이러한 상형에는 두 가지 의미가 있다. 하나는 가장 간단한 점과 직선만으로 모음의 실체를 드러내려는 전략이고, 또 하나는 우주 자연의 원리를 담겠다는 정신적 의도가 담긴 것이다. 따라서 한자의 사람 인(人) 자는 사람이 허리를 굽히고 있는 옆모습을 그대로 상형했지만 훈민정음은 일직선(ㅣ)으로 상형했다. 모음자는 최소한의 문자만 상형해서 나머지 글자들을 합성하는 방식을 취함으로써 다양한 모음 발음이 복잡한 문자로 상형되는 것을 막았다.

복잡성을 피하면서도 다양한 모음자 구성이 가능한 핵심 원리는 천지인 삼분법과 아래아(·) 상형에 있다. 삼분법으로 상형했기에 다양한 모음을 규칙적으로 생성할 수 있었다. 아래아는 기본자이면서 생성 문자이자 횡단 문자였다. 가장 중요한 하늘을 상징했으면서도 초출자, 재출자 기본 모음뿐만 아니라 거의 모든 모음에 다 쓰였기 때문이다. 통시적으로 보면 다른 문자를 생성하게 해놓고 스스로는 사라진 생성 촉진 문자였다. 자형은 1세기도 안 돼 짧은막대형으로 바뀌었고 그 자체도 다른 음운으로 대부분 흡수·변형되었기 때문이다. 이 문자가 음운적으로나 문자적으로 확고하고 대단히 중요했다면 아무리 필체에 문제가 있다 하더라도 그렇게 쉽게 사라지거나 흡수될 리 없다. 이렇게 보면 아래아는 음운 기호의 구실보다는 문자 생성자의 구실이 더 컸던 것으로 보인다.

아래아 자체는 현대 맞춤법 표준안이 공표된 1933년까지도 살아남아 종종 쓰였지만, 다른 모음자 구성소로 쓰인 아래아는 아주 빨리 바뀐 셈이다. 왜 그렇게 되었는지 정확하게 규명은 안 되지만 미루어 짐작하기는 어렵지 않다.

점에서 짧은 획으로 바뀐 것은 음가 문제와 표기의 편의성 문제가 맞물린 결과로 볼 수밖에 없다. 점을 찍는 방식이 복잡한 모음을 적는 데 어려움을 주었을 것이다. 그렇다고 처음부터 현대 모음자처럼 만들었으면 아마도 이렇게 조직적인 모음자가 되지는 못했을 것이다. 훈민정음 저자들은 이러한 아래아를 총알에 비유했다. 그야말로 총알처럼 천지사방으로 날 수 있어 입체적으로 쓰였다.[11]

2) 도형 원리와 자질 부여

흔히 훈민정음을 도형(그래픽) 문자라고 한다. 보통 점과 선과 면

---

11) 呑擬於天聲最深 所以圓形如彈丸(제자해의 갈무리 노래). 아래아를 총알에 비유한 문자학적 배경은 문효근(1993)의 글 참조.

으로 이루어진 것을 도형이라 한다면, 역시 모든 문자는 도형이다. 그렇지만 한자나 영어 알파벳을 도형 문자라고 하지는 않는다. 훈민정음을 도형 문자라고 하는 것은 도형으로서의 독특한 특징과 그로 말미암은 문자 효과가 있기 때문이다.

세종은 이 원리를 적용하는 과정에서 기존의 문자나 문양 등의 도형적 요소를 많이 참고했을 것이다. 그래서 정인지는 《훈민정음》 해례본에 "모양을 본떴으되 글자는 옛 전자를 닮았고(象形而字倣古篆)"라고 밝혔다. 이 밖에 훈민정음 창제 사실을 알린 《세종실록》의 기록(세종 25년 12월, "其字倣古篆")과 그 다음 해의 최만리 반대 상소문(《세종실록》, 세종 26년 2월, "字形雖倣古之篆文") 등에서도 이미 언급되었고 최종 《훈민정음》 해례본에도 적혀 있는 것으로 보아, 그 당시 학자들에게는 일반화된 담론이었던 듯하다. 그래서 자세한 설명이 없었을 것이다.[12] 이는 일찍이 공재석(1967)이 지적했듯이, 당연히 그 당시 보편적 문자인 한자에 관한 것으로 보아야 한다.

레드야드(Ledyard, 1965)와 같이, "古篆(고전)"을 "蒙古篆字(몽고전자)"로 해석하여 몽고의 옛 문자인 파스파 문자를 모방한 것으로 보는 견해는 적절하지 않다. 이는 다음과 같이 확대 재생산 되고 있는데, 매우 중요한 시사성을 띤 문제로 발전하였으므로 기사문 전체를 인용한다.

훈민정음, 몽골문자 표절인가 아닌가

UNESCO 세계문화유산으로도 등재된 민족의 고유문자 훈민정음(訓民正音)이 몽골의 파스파(八思巴) 문자를 표절했다는 주장이 나왔다. 생김새도 유사하거니와 시대적 정황과 사료들이 이를 뒷받

---

12) 조규태(2000, 128)의 지적과 같이 '사대교린'에 대한 외교적 책략이 작용했다고 볼 수도 있을 것이다.

침한다는 것이다.

미국 컬럼비아대 게리 레드야드 명예교수, 파스파 문자 전문가인 중국사회과학원 주나스트 교수, 오스트리아 비엔나대 라이너 도멜스 교수 등 파스파 문자 전문가들이 한글과 파스파 문자의 유사성을 학문적으로 짚어냈다.

17일 한국학중앙연구원이 '훈민정음과 파스파 문자 국제 학술 워크숍'을 열었다. 한글이 파스파 문자를 모방했다고 주장하는 외국학자들과 훈민정음을 연구한 국내학자들이 논쟁했다.

도멜스 교수는 조선시대 학자들의 과거시험용 교과서 격인 《고금운회거요》의 자모운이 '몽고자모운음'과 상당 부분 일치한다는 데 주목했다. 《홍무정운역훈》의 서문, 《사성통해》 등 고서에서도 파스파 문자로 표기된 《몽고운략》의 사례들을 증거로 제시했다.

이를 토대로 "고려시대와 조선 초기 사람들이 당대 《고금운회거요》의 음을 읽을 때 몽고운을 보조수단으로 이용했다는 것을 충분히 짐작할 수 있다"고 짚었다. "조선 초기에도 파스파 문자로 쓰인 운서가 중국어 학습시 공개적으로 또는 몰래 계속해서 사용됐을 것"이라는 주장이다. 표음문자 없이 중국어를 학습하는 것은 불가능에 가까웠을 것이라는 상식으로 이 문제를 풀어나갔다.

도멜스 교수는 훈민정음을 독창적인 문자라고 공표한 것은 의도적이었을 것이라고 잠정 결론지었다. "조선 사람들은 중국어를 배우는 데 몽고 문자를 참조해야 한다는 사실을 부끄럽게 여겼을 것"이라면서 "중국 한자의 발음을 표기하는 편리한 수단인 파스파 문자를 포기하는 대신 새로운 표음 문자를 만들어낸 것"이라고 추측했다.

레드야드 교수는 1966년 이래 줄곧 '한글 표절'을 주장했다. "훈민정음이 파스파 문자의 제정에 직접 영향을 받았고 문자도 파스파 문자의 것을 모방했다는 생각은 외국 문자학계에서 상식으로 통한다"는 것이다. 파스파 문자 전문가인 몽골인 주나스트 교수도 같은 생각을 전했다.

한글 연구자인 고려대 정광 명예교수는 그러나 한글과 파스파 문자의 형태상 유사함을 근거로 "표절"이라 단정할 수는 없다고 반박했다. "훈민정음의 자형(字形)은 발음기관과 천지인 삼재를 본뜬 상형문자"라면서 티베트 문자(서장문자)를 변개해 만든 파스파 문자와 차별했다.

정 교수는 자모의 외관상 한글의 초성자와 파스파 문자 사이에 유사점이 있다는 점은 인정했다. 'ㄱ', 'ㄲ', 'ㄷ', 'ㄹ' 등 자모와 닮은 꼴 글자가 파스파 문자에서도 발견된다는 점을 알고 있다는 것을 전제로 "태생적으로 다른 두 글자의 유사성은 우연의 일치로 보인다"고 해석했다.

한편, 한국학중앙연구원은 파스파 문자로 한자의 표준음 발음을 표시한 세계 유일의 운서 《몽고자운(蒙古字韻)》 원본의 사진 제판, 복사본을 출판했다.

_윤근영 기자, 《뉴시스》, 2008년 11월 18일자

위 기사에서 논의하고 있는 핵심 내용들은 일리가 있다. 그렇지만 모방이요, 표절이라고 보는 것은 옳지 않다. 문자는 짜임새(시스템)요, 맥락이다. 모방과 표절이 아니라는 증거는, 성급한 결론 같지만 〈그림 4-2〉(135쪽)가 그 증거다. 문자를 만든 과정과 그 결과인 짜임새로 보면, 결코 특정 문자를 모방했다는 논의는 할 수 없다. 이는 민족주의 차원의 옹호가 아니라 객관적·보편적 분석을 통한 변론이다.

다만 그 당시 조선과 몽고의 오랜 관계는 몽고어와 파스파 문자에 대한 깊은 연구로 이어졌을 것이고, 훈민정음 창제 과정에 많은 영향을 끼쳤을 것이다.[13] 이런 점에 본격적으로 주목한 사람은 고

재휴(1938)이다. 고재휴는《훈민정음》해례본 원본이 발견되기 2년 전 논문에서, 그 당시 논란이 되고 있었던 고전 모방설에 대해 언급하면서, 훈민정음이 파스파 문자를 모방한 것은 아니지만 연구 과정에서 파스파 문자에 대한 연구 노력이 있었을 것이라는 것을 다음과 같이 논증하였다.

正音制定當時 卽 世宗大王前後 高麗째브텨 蒙古語學運動이 漢學運動에 次하야 輕視티 못할만치 相當 普及되야써씀으로 諺文制定에 蒙古字도 硏究하고 諺文에 適用하랴고 努力하야쓸것만은 足히 豫想할수잇는 事實이다. 그리고 全혀 蒙古語學運動이 朝鮮에 조곰도 普及되디 아니하야쓰면 蒙古字起源이란 說은 한 개 好流者의 空論에 不過할 것이다. 그러나 蒙古語硏究가 相當 普及되얏다 하면 具體的 學理的으로는 고만두고라도 抽象的이나마 蒙古字起源이 안이엿든가라는 豫想도 할수업는 것이 안이다. 그럼으로 諺文制定當時에 잇서서 蒙古語學運動이 어느程度까지 普及되얏든가를 紹介함은 將次 蒙古語硏究者로하야곰 參考가 될디며 學徒로서 徒勞가 안일 것이다(고재휴, 1938, 5~6).

또한 역사 기록만 보더라도 고려 희종 2년인 1206년부터 몽고 태조 원년 연호를 쓰고 있으니 훈민정음 창제(1443)까지는 무려 237년, 두 세기가 넘는다. 이로부터 고려사에는 교류에 견주어 매우 적은 기록이지만, 몽고 문자에 대한 기록이 두 번 나온다.

임술년에 원나라 사신이 오니 왕이 조서를 선의문에서 맞이하였

---

13) 훈민정음과 파스파 문자에 대한 집중 검토는 '訓民正音 制定과《몽고자운》의 파스파字'라는 주제의 국제 워크숍으로 한국학중앙연구원에서 2008년 11월 18~19일에 열렸다. 정광(2008) 외의 서지목록(부록) 참조.

는데 그 글은 새로 만든 몽고 글자를 써서 아는 사람이 없었다. 사자가 이르기를 "임유간(사람이름) 때문에 아뢰었던 화태피를 구하는 것이라"고 하였다.[14]

　임신년에 원나라가 파견한, 몽고 글자를 가르치는 이망고대(사람이름-필자 주)가 왔다.[15]

첫 번째 기록은 여몽 연합군이 일본 정벌을 준비하는 과정에서 나온 사건이다. 파스파 문자가 1263년에 반포되었으니 10년 뒤의 사건이다. 파스파 문자는 몽골어뿐만 아니라 중국어, 티베트어, 산스크리트어, 투르크어 등 다른 나라의 말을 적는 데 사용되었으므로, 몽고가 고려말을 적거나 고려와 소통할 때도 사용했음을 보여주는 기록이다. 두 번째 기록은 그로부터 23년 뒤의 기록으로, 몽골 문자 교육이 계속 시도되었음을 보여준다.

조선 초기는 몽골과의 단절이 중요한 시기였지만, 실용성을 중요하게 여긴 세종이 대표적인 표음 문자, 그것도 한사와의 관계 속에서 만들어진 파스파 문자를 매우 중요한 모델로 연구했음은 당연한 일이다. 그리고 앞서 말한 '글자의 형태는 비록 옛날의 전자를 모방했을지라도' 부분은 글자를 만드는 방식에 관한 논의이므로, 특정한 글자체의 모방을 설명한 것이 아니라 글자 만드는 방법에 대해 말한 것으로 보아야 한다.

따라서 한자와 관련시킨 두 가지 설로 압축된다. 하나는 공재석(1967)이 치음으로 언급한 송나라 정초가 지은 《통지》에 나오는 〈기일

---

14)　壬戌元使來王迎詔于宣義門其文用新制蒙古字人無識者使者云: "因林惟幹所奏求火熊皮也[《고려사》 27권, 원종 3년(1273)].

15)　壬申元遣蒙古字敎授李忙古大來[《고려사》 31권, 충렬왕 4년(1295)].

성문도〉에서 자획의 입체적 배치를 모방했다는 설이다.16) 이는 세종이 이 책을 많이 보았을 것이라는 징후가 분명하고 특정 자소의 입체적 배치가 훈민정음 핵심 원리와 비슷하므로 설득력이 있다. 두 번째는 유창균(1966)이 제기한 '육서' 기원설이다.17) 훈민정음 기본자가 획더하기(가획)와 합체 방식으로 문자를 확장하는 방식이 한자의 육서 원리(상형, 지사, 회의, 형성, 가획, 가점)에서 비롯되었다는 것이다.

더욱이 오늘날처럼 다양한 필기구에 따라 가능한 시대가 아니었으므로 도형화 과정은 붓으로 이룰 수 있는 필체와 밀접한 관련을 맺을 수밖에 없다. 몸에 대한 해부가 금기인 상황에서 발음기관을 상형한다는 발상 자체도 창의적이지만, 이러한 도형 자체는 보편성을 띠고 있으므로 기존의 문자와 필체 방식을 모방했다는 자의적 해석의 빌미가 되기도 한다. 이런 측면 때문에 끊임없는 기존 문자 모방설이 나오게 된 것이다.

모방설을 군이 부정할 필요는 없다. 모방설을 인정한다 해도 그것은 부분적인 요소나 특정 방식을 모방한 것이고, 전체로 보면 모방이라고 하기 어렵다.《훈민정음》해례본 집필자들이 세종의 창작품임을 천명하면서도 서슴없이 '모방'이란 말을 쓴 것은 전체적인 창의적 문자 창제에 큰 문제가 되지 않는다고 보았기 때문이다. 그리고 도형화의 최종 결과에서 모방의 한계를 벗어날 수 있었던 것은 바로 도형화 자체가 하나의 과학적 시스템을 이루기 때문이다. 또한 그런 시스템은 소리와 음운의 과학적 재현이 가능하게 했다. 한자는 우리가 잘 알다시피 온갖 도형 요소의 집합체이지만 도형이란 말 자체를 붙이지 않는다. 그것은 도형이 가지는 일반적 특징인 간결함과 체계가 없기 때문이다.18) 그 당시 세종이 많이 참고했을 것이라고 추측

---

16) 공재석(1967)이 제기한 뒤 홍윤표(2003)가 다시 강하게 제기했다.
17) 육서 기원설은 안병희(1990), 안명철(2004)로 변형되어 이어졌다.

되는 몽골 문자 또한 그런 특징이 없다. 그렇다면 '과학'으로 표상되는 훈민정음이 갖는 도형적 특징을 간단하게 짚어보자.

훈민정음은 최소한의 원형 문자를 설정하고 확장해 나가는 방식을 택했고 이 과정에서 도형의 기본 요소를 도입하였다. 〈표 4-6〉과 같이 가장 기본적인 선과 원으로 원형 문자를 만들었다. 평면의 네모와 세모도 이런 기본 도형의 확장으로 볼 수 있다. 마치 컴퓨터가 두 가지 요소(이진법)로 끝없이 확장해 나가는 방식과 같은 생성의 원리를 그대로 적용한 것이다. 도형을 확장하고 응용하는 원리는 규칙성을 띠거나 과학적 배치를 이루는데, 그에 따른 훈민정음의 핵심 전략은 획더하기와 합체 방식이다.

먼저 자음자의 경우 〈표 4-7〉과 같이 가획 원리를 적용하여 12자를 확장함으로써 모두 17자의 기본자를 얻었다. 여기서 이체자는 가획의 원리를 전혀 적용하지 않았다는 것이 아니라, 같은 계열의 문자들과 다른 성격을 가지고 있다는 것이다. 예를 들면 꼭지이응은 생긴 것은 목소리 글자들과 같은 계열이지만 소리로서는 기역과 같은 계열

표 4-6. 훈민정음에 사용된 기본 도형

갈래				예
점				·
선	직선	가로	긴	—
			짧은	-
		세로	긴	∣
			짧은	∣
	사선			\
원				○

18) Hans Jensen(1969, 214)도 "훈민정음은 가장 간단한 도형적 시스템(the simplest geometrical shapes)을 갖추고 있고, 또한 음운적 가치(phonetic value)가 완전히 다르므로, 한자와 비슷한 요소가 있다 하더라도 그것은 우연(accidental)에 지나지 않는다"고 언급한 바 있다.

이다. 소리 성질에 따라 어금닛소리는 목청소리에서 이어져 나는 것이므로 목청소리의 동그라미에 꼭지(획)를 더하여 만들었다. 소리 나는 과정을 반영하다 보니 박쥐(이것과 저것을 함께 포함하는) 같은 기호가 되었다. 반설음과 반치음도 가획의 원리를 벗어난 것은 아니지만, 가획의 의미가 없고 소리 성질이 특이하기 때문에 특별한 명칭과 더불어 이체자라 한 것이다. 곧 다른 가획자는 획을 더함으로써 거센소리가 되고 원형 문자와 논리적 관계에 놓이게 되지만 이들 반설음과 반치음은 그렇게 논리 정연하게 자리매김을 할 수 없다.

합체 방식에서 자음자는 나란히 합치는 병서를 들 수 있다. 〈표 4-7〉에서 볼 수 있듯이, 같은 글자를 합치는 '각자병서'와 다른 글자를 합치는 '합용병서'가 있다.

다음으로, 모음자는 먼저 합체 방식 〈표 4-8〉을 적용하여 네 글자를 얻었다. 하늘(•)이 중심이므로 하늘과 땅, 하늘과 사람을 합체하

표 4-7. 자음자 확장에 따른 구성도

기본 문자			운용(응용) 문자		
원형 문자	가획자	이체자	병서		연서
			각자병서	합용병서	
아음 ㄱ	ㅋ	ㆁ	ㄲ		
설음 ㄴ	ㄷㅌ	ㄹ	ㄸ		(ㄹ)
순음 ㅁ	ㅂㅍ		ㅃ	ㅴ, ㅵ, ㅄ, ㅶ	봉,몽,퐁,뽕
치음 ㅅ	ㅈㅊ	ㅿ	ㅆㅉ	ㅺ, ㅼ, ㅳ, ㅄ	
후음 ㅇ	ㆆㅎ		ㆅ(ㆀ,ㄴㄴ)	ㅄ, ㅶ	
5자	9자	3자	6자(8자)	10자	5자
기본 문자 17자			병서 16자		연서 5자
초성 23자(25자, ㆀ·ㄴㄴ 포함)			14자(ㄹ 포함 15자)		
실제 쓰인 34자(봉 포함)(37자 ㆀ·ㄴㄴ포함)					3자(몽·퐁·뽕)
모두 37자(40자, ㆀ·ㄴㄴ·ㄹ 포함)					

표 4-8. 모음자 구성도

기본자			운용		
원형 문자	초출자	재출자	두 글자 합친 글자	ㅣ와 한 글자 어울리기	ㅣ와 두 글자 어울리기
양성	·	ㅗ ㅏ	ㅛ ㅑ	ㅘ ㆇ	ㅣ ㅐ ㅚ ㆉ	ㅙ ㆈ
음성	─	ㅜ ㅓ	ㅠ ㅕ	ㅝ ㆊ	ㅓ ㅔ ㅖ ㅟ ㆌ	ㅞ ㆋ
중성	ㅣ					
3자	4자	4자	4자	10자	4자
11자			18자		
29자					

였다. 먼저 하늘과 땅을 합체하여 두 글자를 얻었다. '하늘땅(ㅗ)'과 '땅하늘(ㅜ)'이 그것이다. 말 그대로 'ㅗ'는 하늘이 위요, 땅이 밑이고 'ㅜ'는 땅이 위요, 하늘이 밑이다. 다음으로 하늘과 사람을 합체하니, '사람하늘'이면 'ㅏ', '하늘사람'이면 'ㅓ'가 되었다. 이 네 자는 하늘과 땅에서 처음 합체해 나왔다고 하여 '초출자'라 불렀다.

'ㅛ ㅑ ㅠ ㅕ'는 문자로 보면, 'ㅗ ㅓ ㅏ ㅜ'에서 각각 획(·)을 하나씩 더한 격이 되었지만, 《훈민정음》 해례본에서 설명은 'ㅣ'에서 시작하여 사람(ㅣ)을 겸하였으니 '두 번째 나옴(재출자)'이라고 되어 있다. 이는 도형의 원리보다는 소리 특징을 반영해 설명한 것이다. 곧 'ㅛ ㅑ ㅠ ㅕ'는 'ㅗ ㅏ ㅜ ㅓ'와 혀 위치나 높낮이가 같지만, 사람을 상징하는 'ㅣ'와 결합한 겹모음임을 밝힌 것이다.[19]

이 밖에도 모음 글자 두셋을 어울러 새로운 모음 글자를 다음과 같이 소개하고 있다.

---

19) 리의도(1984, 170)는, "初出/再出"은 소리에 대한 언급으로 보아, 각각 '홑남/거듭남(홑홀소리/겹홀소리)'으로, "初生/再生"은 글자에 대한 언급으로 보아 '처음 남/두 번째 남(처음 난 글자/두 번째 난 글자)'으로 옮긴 바 있다.

한 글자로 된 가운뎃소리(글자)가 ‘ㅣ’와 서로 어울린 것이 열이
니 ‘ㅣ ㅓ ㅚ ㅐ ㅟ ㅔ ㆆ ㅒ ㅖ ㅖ’가 이것이요, 두 글자로 된
가운뎃소리(글자)가 ‘ㅣ’와 서로 어울린 것이 넷이니, ‘ㅙ ㅞ ㆇ
ㆉ’가 이것이다.[20] ‘ㅣ’가 깊고, 얕고, 닫히고, 열리는 소리에 두루
능히 서로 따를 수 있는 것은, (‘ㅣ’는) 혀가 펴지고 소리가 얕아서
입을 여는 데 편하기 때문이나, 또한 사람이 만물을 여는 데에 참여
하고 도와 통하지 않은 바 없음을 볼 수 있다.

모음자는 〈표 4-8〉과 같이 두 글자 합친 글자로 4자, ‘ㅣ’와 한
글자가 어울려 만들어진 글자 10자, 두 글자와 어울려 만들어진 글
자 4자 모두 18자를 풀어 보이고 있다. 결국 기본 11자까지 합치면
모두 29자가 된다.

한편 자음자의 배치는 철저하게 대칭 구조를 적용하여, 기본 글
자와 글자 사이의 관계도 논리적이 되고 전체 문자 배치 또한 과학
적인 구조를 띠게 되었다.[21] 사실 기본 도형만으로 기호를 만든다
면 저절로 대칭이 될 수밖에 없다. 기본 자모음자 28자 가운데, 대
칭 원리가 적용되지 않은 글자는 ‘ㅋ’ 자가 유일하다. 자음자를 대
칭 방식별로 분류해 보면 〈표 4-10〉과 같다.

이제 모음자의 기본 11자를 살펴보면, 한 글자 내부 대칭은 물론 11
자가 완전한 입체 구도를 형성하며 짜임새(시스템) 대칭[22]을 이루고
있다. 〈그림 4-6〉[23]에서 보듯 한 글자 상하, 좌우 대칭과 복합 대칭으

---

20) 운용자 ‘ㅣ’는 초출자 ‘ㅓ’와 다르다. 운용자 ‘ㅣ’는 이중모음이지만 ‘ㅓ’는 단
  모음이다.
21) 디자인 차원에서 본 훈민정음의 대칭 문제는 한재준(1996, 58), 이혜숙(2005)이
  논의한 바 있다. 여기서는 이들 논의를 보완하고 시스템 대칭을 새로 보탰다.
22) ‘짜임새 대칭’이란 말은 필자가 처음 쓴 말이다. 전체 구조 차원에서 조직적인
  대칭을 이루고 있음을 뜻하는 말이다. 시스템 대칭이라고 부를 수 있다.
23) 이러한 훈민정음도는 앞서 말했듯이, 《주역》의 〈하도〉에 영향을 받은 것으로 보

표 4-10. 자음 기본자 대칭 갈래

갈래		예
한 글자 대칭	좌우 대칭	ㅂㅎㆆㅇㅅㅈㅊㅿ
	상하 대칭	ㄷㅌ
	대각선 대칭	ㄱㄴ
	대각선 좌우상하 대칭	ㅁㅍㅇ
	대각선 좌우상하 역대칭	ㄹ
두 글자 대칭		ㄱㄴ

로 구성되었다. 이와 같은 복합 대칭은 자음자, 모음자가 마찬가지인데, 정희성(1994)이 지적한 바와 같이, 21세기 입체 첨단 수학인 위상학(topology)의 원리와 맞아 떨어진다. 한 글자를 같은 자리에서 90도 단위로 회전시키면 새로운 글자가 만들어지기 때문이다.

자음과 모음을 확연하게 다른 형체로 상형한 것도 일종의 과학적 배치이다. 영어와 같은 서양 알파벳과 달리 훈민정음은 다른 부류는 확연히 길라지게, 같은 부류끼리는 비슷한 모양을 띠게 해서 자음과 모음의 합리적 배합을 가능하게 했고 눈에 잘 띄어 좀 더 쉽게 배울 수 있는 길을 열어 놓았다. 특히 이러한 구도는 컴퓨터 자판의 문자 입력에서 대단히 뛰어난 효율성을 제공한다.[24]

인다. '하도' 기원설과 연구사적 맥락은 리득춘(1989)이, '훈민정음도'란 말은 이정호(1972, 99~110)가 자세히 설명한 바 있다.

표4-9.《周易》卷首〈易本義圖〉6쪽(保景文化社 影印本, 1986)

24) 김완진(1996, 425)은 자음자와 모음자의 제자 원리가 다른 점을 "제자의 기본이

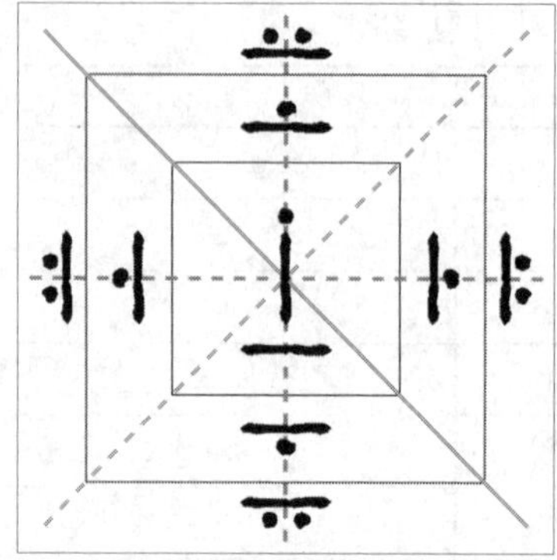

그림 4-6. 모음 기본자의 짜임새 대칭

이렇게 문장의 도형화 원리와 음운 자질의 밀접한 관련성 때문에 앞서 말했듯이, 고등학교 문법 교과서에서도 '자질 문자'라고 부르는 것이 일반화되었다. 자질 문자론은 샘슨(Sampson, 1985)이 특정 명칭(feature script)으로 명명한 이래 일반화된 담론이지만 반론도 만만치 않다.25) 대표적인 견해로 안명철(2004)은 훈민정음을 자질 문자로 못 박으면 오히려 훈민정음의 실체를 제대로 이해하지 못하게 하는 걸림돌이 될 수도 있다는 관점 아래, 자질 문자만으로 볼 수 없는 여러 측면을 세밀하게 논증하고 있다. 필자도 미시적 관점에서는 그런 지적에 동의한다. 그러나 거시적으로 보면 시각을 달리한다. 문자 하나하나를 검증하듯이 음운 자질을 반영했느냐 안 했느냐 따지는 것보다는 시스템 차원에서 보자는 것이다.

전체적으로 본 문자 개체의 구성과 문자와 문자의 배치, 배열이 소리의 성질을 반영하려는 의도에 따라 이루어졌다는 점은 반대론자도 부정하지 못하는 사실이다. 다만, 자질 문자로만 한정하지 말자는 것이다. 우리가 훈민정음을 자질 문자로 보는 것은 훈민정음이 완벽한 자질 문자임을 얘기하려는 것이 아니라 다른 문자에 견주어

이렇게 자음자와 모음자의 경우 각각 다른 기준에 따라 이룩된다는 것이 과연 자연스러운 일이었을까를 반성케 한다"고 부정적으로 본 바 있다.

25) 김정대(2004, 362~363)가 지적하였듯이, 그러한 특성은 샘슨 이전부터 지적되어 온 것이다. 그러나 샘슨이 이를 특정 범주의 명칭으로 더욱 강조하여 일반 담론화한 것은 의미 있는 일이다. 외국 학자들의 자질 문자 반대 논의는 같은 글(368~372쪽)에 자세히 소개돼 있다.

그런 점이 두드러진 특징임을 밝히는 것이다. 자질 문자다, 아니다가 중요한 것이 아니라 왜 그런 범주를 부여하느냐가 중요하다.

3) 조화 원리와 상징 의미

성리학의 핵심은 '조화'이다. 자연과 인간의 조화, 인간끼리의 조화, 인간 본성과 삶의 조화 등이 그것이다. 철저한 신분제 아래에서 이런 철학이 가능했던 것은 신분제 자체가 인간 사회의 조화를 위한 장치로 보았기 때문이다. 새 문자 창제가 세종에게는 조화를 이루는 중요한 수단이었던 것과 달리 이를 반대하는 최만리 등의 정통 사대주의파들에게는 조화를 깨는 위험한 도구로 인식되었다.

훈민정음 제자 원리에 적용된 조화 원리는 크게 세 가지 전략으로 이루어졌다. 첫째는 소리와 문자의 조화이고, 둘째는 문자 기호 자체의 조화로, 앞에서 설명한 도형의 대칭 원리가 대표적이며 셋째는 음양오행 이치에 따른 상징적 의미의 부여이다. 물론 오늘날의 시각으로는 상징적 의미로 보았지만, 그 당시 창제 주체자들에게는 실체적 진실에 가까운 의미였다. 첫째, 둘째 측면은 앞에서 논의되었으므로 여기서는 셋째 측면을 중심으로 살펴보기로 한다.

훈민정음이 현대 언어학으로 보아도 손색이 없는 과학적인 체계가 된 것은 자연에 대한 정확한 관찰이 있었기에 가능했다. 자연, 곧 인간의 소리에 가장 충실한 문자로 만들려는 전략 자체가 조화의 가장 큰 흐름이고 핵심 원리이다. 자연의 이치에 순응하는 것이 가장 큰 조화 정신이기 때문이다. 세종은 조화 정신을 실현하고자 음양오행이라는 자연의 이치를 끌어들였다. 또한 가장 조화로운 소리를 살리다 보니 저절로 음악의 가락, 음률과 같은 언어가 되었다.

특히 자음에는 오행을, 모음에는 음양을 적용해 자음과 모음의 완

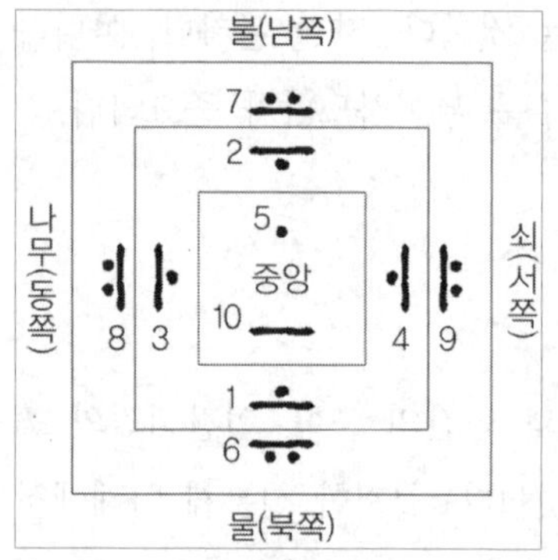

그림 4-7. 가운뎃소리의 수와 음양오행

벽한 조화를 이루도록 했다. 앞서 말했듯이 문자 도형을 자음자, 모음자로 확연하게 달리한 것도 조화를 위한 전략이다. 진정한 조화는 각각의 특이성을 살리면서도 서로 잘 어울리는 것이기 때문이다.

〈표 4-11〉에서 보면 오행, 오음, 사철, 방위 등의 상징 의미가 허투루 부여된 것이 아님을 알 수 있다. 이를테면 목청소리는 목구멍 깊숙한 곳이니 '깊고 윤택'하고 '허하고 통한다'. 마치 유유히 흐르는 '물'과 같고 봄을 준비하는 겨울의 깊음과 같다. 겨울이니 방위로는 북쪽의 의미가 있다. 이와 같이 오행의 의미를 적용한 것은 자연과 소리의 조화를 추구하려는 전략이기도 하고 상징적 의미를 부여한 것도 된다.

한편 모음자에는 음양의 이치 외에 수리적 배치와 의미를 부여하고 있다. 숫자로 의미를 부여함으로써 자음자에 견주어 유동적인 모음자의 체계를 좀 더 짜임새 있게 하려는 의도가 보인다. 《훈민정음》 해례본에서 한 설명을 차례대로 정리하면 〈표 4-12〉와 같다.

위 설명을 입체 그림으로 그려 보면 〈그림 4-7〉과 같이 열 개의 모음이 그야말로 정형화된 기하 구조로 배치됨을 알 수 있다. 숫자의 완벽함과 일치함으로써 다른 말보다 더 풍부하고 복잡한 모음의 세계를 일목요연하게 잡아낸 것이다. 수리적 의미는 동양의 고전적 생각이며 이를 새로운 문자에 구체적으로 반영한 것은 세종의 창의성이다.

이러한 역철학적 의미 부여에 대해서는 많은 논란이 이어졌다. 훈민정음의 이론적 또는 철학적 배경이 유학을 더욱 발전시킨 '성리학'이라는 것은 두루 알려진 사실이다. 세종은 성리학의 핵심 분

표 4-11. 자음의 음양오행론 분류

오음 / 구분	목청소리 (후음)	어금닛소리 (아음)	혓소리 (설음)	잇소리 (치음)	입술소리 (순음)
초성	ㆆㅎㆅㅇ	ㄱㅋㄲㆁ	ㄷㅌㄸㄴ [ㄹ]	ㅅㅆㅈㅊㅉ [△]	ㅂㅍㅃㅁ
발음기관 성질	깊고 윤택함.	착잡하고 긺.	예민하게 움직임.	단단하고 부러짐.	모지고 합함.
발음 성질	허하고 통함.	야무지고 실함.	구르고 날림.	부스러지고 걸림.	넓고 큼을 머금음.
오행	물	나무	불	쇠	흙
오음	우	각	치	상	궁
사철	겨울	봄	여름	가을	늦여름
방위	북	동	남	서	중앙

야인 심성론에서 민본주의를 끌어냈고, 이기론을 통해서는 천지자연의 이치를 끌어내 새 문자 창제의 원리와 의미로 삼았다. 이기론의 뿌리는 유학의 3대 경전 가운데 하나인 《주역》(역경)이다. 이에 따라 훈민정음에 세세한 역학적 의미를 부여했는데, 이러한 철학적 배경과 의미부여에 내해 힉게에서는 상반된 평가가 있어왔다. 부정하는 쪽에서는 그러한 의미부여는 견강부회의 논리이며 비합리적인 중세적 세계관이라고 했다.[26] 그러나 당대의 논리로

---

26) 이상백(1957, 25)은 "다만, 음양오행설과 방위, 음계의 교변(交變)에 의한 설명에 이르러서는 당시에는 신묘·심오하다고 생각했겠지만, 오늘날 우리로 볼 것 같으면, 혹은 번쇄(煩鎖), 혹은 부회(附會), 한갓 논리의 유희에 빠진 느낌이 없지도 않으니, ……"라고 평가했고, 김영환(1987)도 음운론과 성리학적 세계관을 별개로 보아야 한다는 전제 아래, 비합리적인 '중세적 언어관'으로 보았다. 리득춘(1993, 187)은 "훈민정음은 형이상학적인 입장에 서서 언어의 생성원리와 조직 원리를 중국의 음양오행설로 설명하고 있다. 《훈민정음》 해례의 삭사들은 이미 만들어진 문자에 억지로 이러한 이론을 들씌움으로써 자기들의 관념론적 사상과 사대주의적 입장을 드러내고 있다. 중국음운학 자체가 일찍 그러한 입장을 표현하고 있었는데 그들은 그것을 일층 더 내디디어 조선 문자의 창제에 적용하였던 것이다"라고 하며 같이 부정적 관점을 내세웠다.

표 4-12. 기본 모음으로 풀이한 음양·오행·방위

ᅩ	天一生水之位	하늘(천)에서 생겨나니, 하늘의 수로는 1(일)이고 물(수)이 생겨나는(생) 자리다.
ᅮ	地二生火之位	땅(지)에서 생겨나니, 땅의 수로는 2(이)이고 불(화)이 생겨나는(생) 자리다.
ᅡ	天三生木之位	하늘(천)에서 생겨나니, 하늘의 수로는 3(삼)이고 나무(목)가 생겨나는(생) 자리다.
ᅥ	地四生金之位	땅(지)에서 생겨나니, 땅의 수로는 4(사)이고 쇠(금)가 생겨나는(생) 자리다.
ᆞ	天五生土之位	하늘(천)에서 생겨나니, 하늘의 수로는 5(오)이고 흙(토)이 생겨나는(생) 수이다.
ᅭ	地六成水之數	땅(지)에서 생겨나니, 땅의 수로는 6(육)이고 물(수)이 이루어지는(성) 수이다.
ᅲ	天七成火之數	하늘(천)에서 생겨나니, 하늘의 수로는 7(칠)이고 불(화)이 이루어지는(성) 수이다.
ᅧ	地八成木之數	땅(지)에서 생겨나니, 땅의 수로는 8(팔)이고 나무(목)가 이루어지는(성) 수이다.
ᅣ	天九成金之數	하늘(천)에서 생겨나니, 하늘의 수로는 9(구)이고 쇠(금)가 이루어지는(성) 수이다.
ᅳ	地十成土之數	땅(지)에서 생겨나니, 땅의 수로는 10(십)이고 흙(토)을 이루어내는(성) 수이다.
ᅵ	獨無位數	홀로 자리와 수가 없는 것은 무극의 정수와 음양오행의 정기가 묘하게 어울리어 엉긴 것으로서, 본디 일정한 자리와 성수를 가지고 논할 수 없기 때문이다.

보면 긍정성이 더 강하다.

그러한 긍정성에 대해 그동안 많은 학자들이 논의해 왔는데, 이를 두 가지 측면으로 압축해 볼 수 있다. 먼저 김석득(1983, 11~12)은 성리학의 우주론과 그에 따른 유기체론 차원에서 긍정적으로 보았다.

동양철학의 근간을 이루는 태극 음양오행설은 동양 사람의 우주관이요, 자연관이기도 하다. 조선조의 국어학자는 이와 같은 철학관을 가지고, 모든 현상을 우주 창조의 본체론적(ontological)인 입장에서 보았다. 그리하여, 형이하학적인 문제를 역이론이라고 하는 형이상학적인 법칙으로 처리했던 것이다. 그들은 인간은 하나의 대우주에서 생성된 소우주로 보고, 소우주인 인간의 마음과 기운의 작용으로 말미암아 생성된 음성과 문자도 또한 그것대로의 소우주로 보았다. 그리고 이 소우주들은 대우주의 법칙의 지배를 받는 상호 유기적인 구조 관계로 이해 처리했던 것이다.

둘째는 아예 현대 언어학에 버금가는 언어적 요소로 보는 것이다. 이근수(1994, 84)는 "음성학과 결부시킨 역철학이 쓸모없는 군더더기가 아닌 중요한 언어 자질"이라고 보았다. 허웅(1996, 52)도 "일찍이 우리는 인간의 소리를 철학의 체계에까지 승화시킨 국민을 다른 데서 보지 못했다. 현대 서양 음운학은 구체적인 소리의 배후에 존재하는 추상적인(심리석인) 소리가 있음을 알아냈다. 그러나 7들은 이 소리의 질서가 우주의 질서에까지 도달할 수 있음을 보지는 못하고 있다"고 했다. 최상진(1997, 89) 또한 "훈민정음 철학적 언어 이론은 음소와 문자소의 언어단위를 음양오행적 자질론으로 그 근거를 마련한 것"으로 평가하고 있다. 따라서 자연스럽게 상징 의미가 부여될 수밖에 없고, 그에 따라 조화의 원리는 완성되는 것이다.

이 밖에도 끝소리 글자를 따로 만들지 않고 첫소리 글자를 그대로 사용한 것은 순환이라는 자연의 원리를 적용한 조화의 극치라고 할 수 있다.

4.2.4. 배치 층위: 모아쓰기

자음과 모음을 분리하고 다시 초성·중성·종성으로 나누어 문자를 만들었지만 이러한 개체 요소를 어떻게 배치할 것인가는 아주 중요하고도 골치 아픈 문제였을 것이다. 그렇지만 배치 문제가 《훈민정음》 해례본에서 설명이 안 된 것으로 보아 지금 우리가 예상하는 것만큼 어려운 문제는 아니었을 수도 있다. 현대 학자들은 자음자와 모음자를 모두 가로로만 쓰는 풀어쓰기 문제를 가지고 고민하기도 했지만,[27] 샘슨(Sampson, 1985)을 비롯한 많은 학자들이 지적했듯이 한자쓰기의 전통을 따랐다고 한다면 세종 당대에는 오히려 큰 문제가 아니었을 것이다.

또한 배치의 중심이 되는 모음자 자체가 수평과 수직으로 단순 이원화되어 있는데, 이는 이미 자음자와 모음자의 기본 배치가 구조 차원에서 어느 정도 결정되어 있었음을 의미한다. 자음자, 모음자를 고안한 뒤에 음절 문자 단위의 배열이 생각된 것이라기보다는, 음절 문자 단위의 배치와 자·모음자의 고안은 함께 고민되었을 것이며, 동시에 이루어진 작업으로 볼 수 있다는 것이다.[28] 이런 점은 더 중요한 의미가 있다. 절대적인 세로쓰기 문화에서 수평과 수직에 따

---

27) 한때 타자기가 발명되고 한글 기계화 문제가 대두되었을 때, 세종이 훈민정음을 가로 풀어쓰기로 만들지 않은 것이 최대 실수라는 얘기까지 나온 적이 있었다. 주시경과 최현배가 한글 풀어쓰기에 상당한 공력을 기울였던 것은 그 때문이다. 이제는 모아쓰기가 가독성 차원에서 뛰어나고, 컴퓨터의 발달로 풀어쓰기 문제가 대두되지 않아 이런 논의는 역사의 뒤안길로 사라졌다.

28) 모아쓰기는 문자 영역이 아니라 표기 영역이라는 지적이 있지만 문자 영역으로 보아야 한다. 시스템 관점에서 보았을 때 훈민정음은 모아쓰기를 전제로 하고 있고 모아쓰기를 이루었을 때 온전한 가치가 있기 때문이다. 김주필(1999, 주석 4)은 모아쓰기를 문자 영역이 아닌 표기 영역으로 본다 하더라도 과학적이라 지적하였다.

른 균형 배치를 이룸으로써 마치 세로쓰기 시대에 적응하면서도 가로쓰기 시대를 예비한 듯한 결과를 이루어 냈다는 점이다. 결국 훈민정음은 가로건 세로건 종횡무진 부려 쓸 수 있는 가변성, 가독성 높은 문자 시스템이 되었다.

일본 문자가 하나의 음절이 하나의 자소로 설정된 통음절 문자라면, 훈민정음은 하나의 음절이 자음, 모음으로 분리되는 분리음절 문자이다. 물론 이는 일본 문자와 구별하려는 전략이 아니라 영어와 같은 음운 문자와 구별해내기 위한 전략이다. 영어 문자는 음절이 고려되지 않은 문자지만 훈민정음은 음절을 고려한 문자이기 때문이다. 영어는 모아쓰려야 쓸 수 없는 단선 평면 문자이지만 훈민정음은 모아쓰기와 풀어쓰기가 다 가능한 입체 문자이다. 세종은 한자의 모아쓰기와 같은 전통 관습에도 크게 벗어나지 않으면서도 독창적이고 간결한 모아쓰기를 개발하여 문자의 효율성을 한층 더 높였다.[29]

이러한 모아음절 글자의 장점은 자음과 모음을 결합하여 생성 가능한 음절 글자가 많은, 과학적 원리의 실용성을 보여주는 예가 된다. 현대 자모음만 보더라노 생성될 수 있는 음절 글자는 11,172자나 된다.

받침 없는 음절자: 19(첫소리 글자)×21(가운뎃소리 글자)= 399자

받침 있는 음절자: 399×27(끝소리 글자)= 10,773자

_모두 11,172자

15세기의 자음자와 모음자는 현대말보다 훨씬 많으므로 생성 가능한 글자 수도 더욱 많다. 15세기 자음자를 나타낸 〈표 4-7〉(156쪽)

---

29) 훈민정음은 세종의 철저한 통합 전략이 있었기에 가능했다. 특히 이상과 현실의 통합, 보편성과 특수성의 통합이 두드러진다.

과 모음자를 나타낸 〈표 4-8〉(155쪽)을 기준으로 계산해 보면,

받침 없는 음절자: 34자×29자= 986자
받침 있는 음절자: 986자×34자= 33,524자

물론 실제 쓰임을 고려하지 않은 결과지만 무려 33,524자나 된
다.[30] 그만큼 다양하고 폭넓은 소리를 적을 수 있는 가능성이 큰
것이다. 훈민정음을 세계 모든 언어의 발음기호로 삼아야 한다는 몇
몇 학자나 단체들의 주장은 이런 측면에서 꽤 설득력이 있다.
　결국 자음과 모음이 만나 순환 대칭 입체 구조를 형성한 것은 과
학의 극치다. 곧 자음에 모음을 결합하고 다시 자음을 결합하는 방식
에서 체계적인 구조를 이루게 하였다. 앞서 말했듯이, 정희성(1994)은
이를 위상수학 원리로 설명한 바 있다. 특히 초성에 중성을 결합하는
방식이 위상 구조로 설계되었다는 것이다. 쉽게 말하면 'ㅏ'를 90도
씩 회전시키면 'ㅜ, ㅓ, ㅗ' 등이 생성되는데, 이는 최소 공간에서
최대 음절을 생성하는 원리로 이어진다.

4.2.5. 최종 층위: 과학

'과학'이란 용어는 다양한 뜻으로 쓰인다. 그렇다면 '훈민정음은
과학적인 글자이다'라고 말하려면 '과학'의 뜻부터 정확히 자리매김
을 해야 한다.[31] 그리고 나서 그 잣대로 '훈민정음'의 특성을 논의

---

30) 이 숫자는 초성 자음자, 모음자, 종성 자음자를 고정시킨 상태의 음절자 수이다. 변정
　용(1996)은 초·중·종성자 생성 가능성까지 열어 두면 무려 약 399억(39,856,772,340)
　의 음절자를 생성할 수 있다는 것을 컴퓨터로 계산하여 증명한 바 있다.
31) 필자(2001)는 훈민정음은 '과학적 문자'가 아니라 '문자과학'이라고 논의하였다.
　훈민정음의 과학성을 교육 차원에서 다룬 이 책 9장 참조.

해야 옳을 것이다.[32]

'과학'은 크게 네 가지로 갈라볼 수 있다. 첫째는 자연과 대립되는 인위적·물리적 속성을 갖는 과학이다. 기술이나 공학으로 환치되는 과학을 말한다. 둘째는 실체로서의 과학이다. 자연현상을 연구하는 학문을 말한다. 셋째는 방법론으로서의 과학이다. 체계적이고 합리적인 절차와 방법을 말한다. 넷째는 보편성을 갖는 과학이다. 누구에게나 이해와 설득이 가능한 보편적 지식의 대상을 말한다. 여기서 말하는 '과학' 층위는 둘째, 셋째와 넷째 측면의 '과학' 모두를 아우른다.

훈민정음은 자연의 소리를 가장 합리적이고 정확하게 문자에 반영했다는 점에서는 주로 둘째 과학 특성에 해당된다. 이는 상형 원리와 도형화의 원리로 설명이 되었다. 또한, 훈민정음은 만든 과정과 실제 결과가 체계적이고 합리적이라는 측면에서 셋째 과학 특성을 드러낸다. '원형 문자 → 기본 문자 → 응용 문자'와 같은 확장 과정이 논리정연하다. 최소한의 요소로 최대한의 응용 효과로 나아가는 것도 과학의 원리다. 앞에서 설명한 대칭 원리도 과학성의 대표적인 예다. 이른바 초성자, 중성자, 종성자를 합쳐 음절 단위로 모아쓰는 훈민정음만의 독특한 모아쓰기도 자음과 모음의 문자과학을 실현한 예가 된다. 아무리 잘 만든 자음자, 모음자라 하더라도 그것이 적절히 배치되지 않으면 의미가 없다. 세종은 한자처럼 모아씀으로써 새로운 문자 창제에서 오는 충격을 최소화하고 '초·중·종' 삼분법으로 된 우리말의 표기를 최대한 간결하게 하는 효과를 거두었다. 모아쓰기의 과학적 특성은 생성 가능한 음절 글자의 수가 많

---

[32] 이에 관한 논의는 무성하지만, 실제로 이 문제를 직접 다룬 글은 그리 많지 않다. 정희성(1994, 3~222), 김석연(1997, 181~207), 김주필(1999, 191~230) 그리고 실용 과학 차원에서는 필자(2001, 31~65)가 논의한 바 있다.

다는 데서 증명이 된다. 합자해의 모아쓰기 전략 때문에 오늘날 우리는 엄청난 수의 글자를 만들어 낼 수 있게 되었다.

여기서 문제가 되는 것은 앞에서 논의한 역철학의 적용 문제를 과학 측면에서는 어떻게 볼 것인가이다. 이 자체는 분명 비과학 측면이 강하지만 앞에서 설명한 바와 같이 자연의 소리를 최대한 반영하여 문자를 만들기 위한, 또는 실용 가능성이 높은 문자를 만들기 위한 전략으로 보자는 것이다. 거시적 관점 또는 담론 차원에서 보았을 때 하나의 과학 시스템을 이루기 위한 전략이라 볼 수 있다.

결국, 훈민정음의 과학 특성은 정보화 시대에 이르러 그 진가를 여지없이 발휘하고 있다. 인간 과학의 최고 집적물이 컴퓨터라면, 그리고 그 컴퓨터에 가장 잘 어울리는 문자가 한글이라면 '훈민정음=과학'이라는 등식이 결코 과장이 아님을 알 수 있다. 휴대전화에서 가장 합리적인 문자 구현이 가능한 것도 그 때문이다.

이렇게 보면 28자의 간결한 글자 안에 천지자연의 원리를 싸안으면서도 과학의 세계를 구축해 놓았다. 《훈민정음》 해례본 공동 저자들이 제자해 마무리에서 "아아, 정음이 만들어지매 천지만물의 이치가 모두 갖추어지니, 신기롭기도 하구나. 이는, 아마도 하늘이 성스러운 임금님의 마음을 열으사 그 손을 빌려 주심인저!"[33]라고 한 이유는 거기에 있다. 자연의 이치를 제대로 재현하다 보니 과학이 된 것이며, 이런 놀라운 결과 앞에서 그들은 차분해야 할 제자 원리 설명의 마무리에서 흥분을 감추지 않은 것이다.

---

33) 吁. 正音作而天地萬物之理咸備, 其神矣哉. 是殆天啓聖心而假手焉者乎

4.3. 마무리

훈민정음의 문자 범주는 다층적이고 복합적이다. 훈민정음이 뛰어난 독창성과 실용성을 갖춘 핵심 이유는 바로 그런 속성에 있다. 이런 관점에서 보면 어느 한 범주, 특히 다른 문자와 비슷하거나 영향을 받았다는 점으로는 독창성에 이의제기를 할 수 없다. 문자는 짜임새요, 시스템이기 때문이다. 훈민정음은 '자연'을 바탕으로 하여, '과정 층위'에서는 자음과 모음의 이분법, 초·중·종성의 삼분법을 따랐고 '제자 층위'에서, '도형·상형·조화'의 원리를 적용했다. '내용 층위'에서는 '자질'과 '상징' 특성과 의미를 부여하고 '배치 층위'에서 '초·중·종'을 통한 모아쓰기를 함으로써 '최종 층위'에서 '문자 과학'을 이루어냈다.

이렇게 독창성을 강조하는 것을 국수주의로 모는 사람이 있다. 그러나 훈민정음(한글)의 독창성을 강조함은 객관적 실체와 진실을 드러내는 것뿐이다. 세계 그 어떤 문자가 이렇게 다층적이고 복합적인가. 굳이 민족주의 잣대라면 열린 민족주의일 뿐이다. 세종이 자연과 인간에 충실하려는 전략으로 보면 인류 보편주의라고 할 수 있을 것이다.

■ 참고문헌

강신항, 1984·1990: 증보판, 《훈민정음연구》, 서울: 성균관대 출판부.

강창석, 1992, 〈15세기 음운 이론의 연구〉, 서울대 박사학위논문.

고재휴, 1938, 〈언문의 기원설과 몽고어학운동의 개황〉, 《정음》 23, 조선어학연구회, 5~9쪽.

공재석, 1967, 〈한글 고전기원설에 대한 고찰〉, 《중국화보》 7, 한국중국학회.

권재선, 1992, 《훈민정음의 표기법과 음운-중세 음운론》, 서울: 우골탑.

김동소, 2002·2003, 《중세 한국어 개설》, 서울: 한국문화사.

김무식, 1993, 〈훈민정음의 음운체계 연구〉, 경북대 박사학위논문.

김민수 외, 1997, 《외국인의 한글 연구》, 서울: 태학사.

김봉태, 2002, 《훈민정음의 음운체계와 글자 모양: 산스크리트·티벳·파스파 문자》, 삼우사.

김상돈, 1997, 〈훈민정음의 삼분적 요소에 대하여〉, 《한국어학의 이해와 전망》, 서울: 박이정.

김석득, 1971, 〈훈민정음 해례의 언어학적 분석; 이원론적인 변별적 자질론 및 언어철학적 이해〉, 《한글학회 50돌 기념논문집》, 한글학회.

______, 1983, 《우리말연구사》, 서울: 정음문화사.

김석연, 1997, 〈훈민정음의 음성과학적·생성적 보편성에 대하여: 한국어 교육의 세계화 시대는 훈민정음의 재조명과 부흥책을 촉구한다〉, 《교육한글》 10, 한글학회, 181~207쪽.

______·송용일, 2000, 〈훈민정음의 재조명과 조음 기관의 상형 관계〉, 《한국어정보학》 2, 국어정보학회, 34~56쪽.

김슬옹, 2001, 〈훈민정음과 한글 과학성에 대한 교육 전략〉, 《교육한글》 14, 한글학회, 31~65쪽.

______, 2003, 〈언어전략의 일반 특성〉, 《한말연구》 13, 한말연구학회, 85~104쪽.

김슬옹, 2005, 〈언어 분석 방법론으로서의 담론학 구성 시론〉,《사회언어학》 13권 2호, 한국사회언어학회, 43~68쪽.

______, 2006a, 〈'훈민정음'의 명칭 맥락과 의미〉,《한글》 272, 한글학회, 165~196쪽.

______, 2006b, 〈훈민정음 해례본의 '우리나라와 말글' 명칭 번역 담론-표준 공역을 제안하며〉,《언어과학연구》 39, 언어과학회, 27~54쪽.

______, 2006c, 〈訓民正音(해례본)의 간행 책으로서의 담론과 교육 전략〉,《한국어문학연구》 47, 한국어문학연구학회, 119~147쪽.

김영환, 1987, 〈'해례'의 중세적 언어관〉,《한글》 198, 한글학회, 131~158쪽.

______, 2005, 〈전통적 말글 의식에 대한 연구-한글 창제를 중심으로-〉,《민족문화논총》 31, 영남대 민족문화연구소, 463~487쪽.

김완진, 1975, 〈훈민정음의 자음자와 가획의 원리〉,《어문연구》 7·8 합병호, 한국어문교육연구회, 서울: 일조각 ;《음운과 문자》, 서울: 신구문화사, 1996, 186~194쪽 재수록.

______, 1996, 〈훈민정음 제자 경위에 대한 새 고찰〉,《김철준 박사 회갑 기념 사학논총》, 서울: 지식산업사 ;《음운과 문자》, 서울: 신구문화사, 1996 재수록.

______, 1996, 〈훈민정음 창제의 제단계〉, 日本KOREA學硏究會 編,《第1次 KOREA學 學際交流세미나 論文集》, 黑龍江朝鮮民族出版社, 25~31쪽.

김익수, 1956, 〈주자의 역학과 훈민정음 창제와의 관련성 연구〉,《경기어문학》 7, 경기대학교.

김정대, 2004, 〈외국학자들의 한글에 대한 평가 연구〉,《국어학》 41, 국어학회, 329~383쪽.

김정수, 1990,《한글의 역사와 미래》, 서울: 열화당.

김주필, 1999, 〈한글의 과학성과 독창성〉,《국제고려학회 논문집》 1, 국제고려학회, 191~230쪽.

김진아, 1983, 〈훈민정음 창제당시 한글 문자꼴의 연구〉, 이화여대 석사학위논문.

김차균, 1995, 〈현대 언어학과 집현전 음운학파의 전통〉,《논문집》 45,

충남대 인문과학연구소, 243~284쪽.

렴종률·김영황, 1982, 《훈민정음에 대하여》, 평양: 김일성종합대학출판사.

류 렬, 1947, 《원본 훈민정음풀이》, 조선어학회.

리득춘, 1989, 〈훈민정음 기원의 이설, 하도기원론〉, 《중국조선어문》 5.

______, 1993, 《한조언어문자관계사》, 서광학술자료사.

리의도, 1984, 〈훈민정음의 중성에 대한 새로운 해석〉, 《한글》 186, 한글학회, 151~172쪽.

문효근, 1974, 〈정음 초기 문헌의 역리적 직관적 성점 설명〉, 《인문과학》 31, 연세대 인문과학연구소, 1~45쪽.

______, 1993, 〈훈민정음 제자 원리〉, 《세종학 연구》 8, 세종대왕기념사업회, 3~282쪽.

______, 1998, 〈훈민정음의 형체학적 풀이: 'ㅇ'의 형체를 밝히기 위하여〉, 《동방학지》 100, 연세대 국학연구원, 185~238쪽.

박영준·시정곤·정주리·최경봉, 2002, 《우리말의 수수께끼》, 김영사.

박지홍, 1998, 〈훈민정음에서 나타나는 역학적 배경〉, 신상순·이돈주·이환묵 편, 《훈민정음의 이해》, 서울: 한신문화사.

박창원, 2005, 《훈민정음》, 서울: 신구문화사.

반재원, 2002, 《한글의 세계화 이대로 좋은가》, 서울: 도서출판 한배달.

변정용, 1996, 〈한글의 과학성〉, 《함께 여는 국어교육》 26(가을호), 전국국어교사모임.

소광섭, 2001, 〈우리말과 음양오행의 인지과학적 특성〉, 《창작과비평》 114(겨울호), 창작과비평사, 362~386쪽.

신상순·이돈주·이환묵, 1988, 《훈민정음의 이해》, 서울: 한신문화사.

안명철, 2004, 〈훈민정음 자질문자설에 대하여〉, 《어문연구》 123, 한국어문교육연구회, 43~60쪽.

안병희, 1990, 〈훈민정음의 제자원리에 대하여〉, 《강신항 교수 회갑 기념 논집》, 서울: 태학사.

______, 1992, 《국어사 연구》, 서울: 문학과지성사.

우메다 히로유키, 1997, 〈훈민정음의 문자론적 의의〉, 《한글새소식》 297, 한글학회.

유창균, 1966, 〈동국정운 연구 서설〉, 《동양문화》 5, 영남대 동양문화
　　　연구소, 21~69쪽.

이강희, 2007, 〈八思巴字와 訓民正音의 공통특징−편찬배경과 표음문자
　　　중심으로〉, 《중국어문학논집》 43, 중국어문학회, 169~186쪽.

이광호, 1988, 〈훈민정음 '신제28자'의 성격에 대한 연구〉, 《배달말》 13,
　　　배달말학회, 47~66쪽.

이근수, 1994, 〈훈민정음의 언어철학적 분석〉, 《인문과학》 1, 홍익대학
　　　교, 83~102쪽.

이상백, 1957, 《한글의 기원−훈민정음 해설》, 서울: 통문관.

이성구, 1987, 〈《훈민정음해례》의 河圖 이론과 中聲〉, 《열므나 이응호
　　　박사 회갑 기념 논문집》, 한샘, 281~304쪽.

＿＿＿, 1993, 〈《訓民正音解例》에 나타난 '天'과 '地'의 의미〉, 《논문
　　　집》 17, 명지실업전문대학, 1~21쪽; 《韓中音韻學論叢》 1, 춘허
　　　성원경 박사 화갑 기념 논총 간행위원회, 1993, 123~140쪽 재
　　　수록.

이승재, 1991, 〈훈민정음의 언어학적 이해〉, 《언어》 16권 1호, 한국언
　　　어학회.

이성연, 1994, 〈훈민징음 창제 과정에 대한 연구〉, 《한국어문학》 32,
　　　형설출판사, 65~80쪽.

이정호, 1972, 〈훈민정음도에 대하여〉, 《백제연구》 3, 충남대 백제연구
　　　소, 99~110쪽.

＿＿＿, 1972, 〈훈민정음의 역학적 연구〉, 《논문집》(인문·사회과학편)
　　　11, 충남대학교, 5~42쪽.

이현복, 1981, 《국제 음성 문자와 한글 음성 문자−원리와 표기법》, 서
　　　울: 과학사.

이혜숙, 2005, 〈디자인으로서의 한글과 다자이너로서의 세종〉, 국민대
　　　테크노디자인 전문대학원 식사학위논문.

이환묵, 1988, 〈훈민정음의 제자원리〉, 신상순·이돈주·이환묵 편, 《훈
　　　민정음의 이해》, 서울: 한신문화사.

이희승, 1946, 〈문자사상 훈민정음의 지위〉, 《한글》 94, 한글학회, 4~13쪽.

임용기, 1991, 〈훈민정음의 삼분법 형성 과정〉, 연세대 대학원 박사학
　　　위논문.
장영길, 2001, 〈훈민정음 자소체계와 음성자질체계의 조응 관계〉, 《동
　　　악어문논집》 37, 동악어문학회, 1~22쪽.
정　광, 2008, 〈訓民正音 字形의 獨創性－《蒙古字韻》의 八思巴 文字와
　　　의 비교를 통하여〉, 훈민정음과 파스파 문자 Workshop 조직위
　　　원회 편, 《훈민정음(訓民正音)과 파스파 문자(八思巴文字) 국
　　　제 학술 Workshop 논문집》, 한국학중앙연구원.
정희성, 1994, 〈훈민정음의 창제 원리를 위한 과학 이론의 성립〉, 《한
　　　글》 224, 한글학회, 193~222쪽.
조규태, 2000, 《번역하고 풀이한 훈민정음》, 서울: 한국문화사.
최상진, 1997, 〈훈민정음의 언어유기체론에 대하여〉, 《논문집》 26, 경
　　　희대학교, 79~96쪽.
최현배, 1927, 〈우리 한글의 세계 문자상 지위〉, 《한글 동인지》 1권 1호,
　　　조선어학회, 54~56쪽.
＿＿＿, 1940·1982, 《한글갈》, 서울: 정음문화사.
최형인·이성진·박경환, 1996, 〈훈민정음 해례본 글꼴의 기하학적 구성
　　　에 관한 기초 연구〉, 《새국어생활》 6권 2호, 국립국어연구원,
　　　36~64쪽.
한글학회 편, 1998, 《훈민정음》 별책, 서울: 해성사.
한재준, 1996, 〈훈민정음에 나타난 한글의 디자인적 특성에 관한 연
　　　구〉, 《디자인학연구》 17, 한국디자인학회, 57~58쪽.
한태동, 2003, 《세종대의 음성학》, 서울: 연세대 출판부.
허호익, 2004, 〈훈민정음의 천지인 조화의 원리와 천지인 신학의 가능
　　　성 모색〉, 《신학과 문화》 13, 대전신학대학교, 226~252쪽.
홍기문, 1946, 《정음발달사》 상·하, 서울: 서울신문사 출판국.
홍윤표, 2003, 〈훈민정음 명칭과 제자원리에 대한 새로운 해석〉, 《북경
　　　국제학술대회 발표문》, 이중언어학회.
황병오, 1994, 〈훈민정음 '자방고전(字倣古篆)'에 대한 한 시론〉, 한국
　　　외대 석사학위논문.

후쿠이 레이, 2006, 〈훈민정음의 문자론적 성격〉, 《세종학 연구》 14, 세종대왕기념사업회, 121~131쪽.

나카무라 간(中村完), 1995, 《訓民正音の世界》, 創學出版.

G. K. Ledyard. 1966. "The Korean Language Reform of 1446 : The Origin. Background. and Early History of the Korean Alphabet." Dissertation. University of California. Berkeley. Cat. No. 6608333. University Microfilms International. Ann Arbor.

G. Sampson. 2000. *WRITING Systems : A linguistic introduction*. London : Hutchinson Publishing Group ; (신상순 역, 1995, 《세계의 문자 체계》, 서울: 한국문화사)

Gari Ledyard, 2008, 〈The Problem of the 'Imitatio of the Old Seal' : Hunminjŏngŭm and ḥPags-pa script〉, 훈민정음과 파스파 문자 Workshop 조직위원회 편, 《훈민정음(訓民正音)과 파스파 문자 (八思巴文字) 국제 학술 Workshop 논문집》, 한국학중앙연구원.

H. Jensen. Trans by G. Unwin. 1969. *Sign, Symbol and Script*. New York: G. P. Putnam's Sons.

J. Diamond.1994. "Writing Right." *Discover*. June ; (이현복 간추려 옮김, 〈바른 글자살이〉, 《한글새소식》 8, 한글학회) ; 이광호, 〈올바른 표기법〉, 《말글생활》 2(가을호), 말글사, 1994 재수록.

J. Man. 2000. *ALPHA BETA : How 26 Letters Shaped The Western World*. John Wiley & Sons. Inc ; (남경태 역, 2003, 《세상을 바꾼 문자 알파벳》, 서울: 예지)

Junast(照那斯圖), 2008, 〈訓民正音字母與八思巴字的關係〉, 훈민정음과 파스파 문자 Workshop 조직위원회 편, 《훈민정음(訓民正音)과 파스파 문자(八思巴文字) 국제 학술 Workshop 논문집》, 한국학중앙연구원.

Rainer Dormels, 2008, 〈訓民正音과 八思巴文字 사이의 연관관계–洪武正韻譯訓 분석에 따른 고찰〉, 훈민정음과 파스파 문자 Workshop 조직위원회 편, 《훈민정음(訓民正音)과 파스파 문자(八思巴文字)

국제 학술 Workshop 논문집》, 한국학중앙연구원, 115~136쪽.

Sek Yen Kim-Cho. 2001. *The Korean Alphabet of 1446 : Exposition, OPA, the Visible Speech Sounds, Annotated Translation, Future Applicability Hwun Min Ceng Um.* Humanity Books & AC Press(아세아문화사).

〈Abstract〉

The Multiple Discourse on the principle and property of Hunminjeongeum made by Sejong

This chapter indicates the multiple property of the Korean Alphabet, Hunminjeongeum and the complex principles of creating of discourse meaning mentioned in 'Jejahae(制字解)' of Hunminjeongeum. We regard the principle of Hunminjeongeum as circular vein from fundamental stratum which reflects natural sound as it is to final stratum which is integrated one of science. We classified the discourstic meanings of Hunminjeongeum as the fundamental stratum, and the process stratum, the creative stratum, the contents stratum, the writing stratum, last stratum. We regard the fundamental stratum as the strategy of reflecting 'nature and sound' as it is, process stratum as universality insurance through dualizing consonant and vowel's and actualizing distinctiveness through dividing into three parts of choseong(初聲, consonant), jungseong(中聲, vowel) and jongseong(終聲, consonant). We regard the creative stratum as three principles of hieroglyphic, graphic, harmony. The contents stratum is consisted of symbolism meaning for the oriental philosophy that sound-feature endowment that is reflected phoneme character and in order to persuit harmony. The writing stratum regards choseong, jungseong and jongseong as strategy of writing at a time for the one character. These complex character system regards that it is constructed one of science so we regard the last stratum as 'science'.

Due to these systematization of stratums and complexing arrangement, we could wholly reveal the character property of Hunminjeongeum. Therefore, limiting the existing Hunminjeongeum of category of character as phoneme character, natural character etc. is found out one-sided view recognition.

We found that Hunminjeongeum is the complex character which has the characteristic of the most important phoneme character and hieroglyphic, graphic, natural and syllabic letter character together.

Key words: Hunminjeongeum(Haeryebon), Korean Script, discourse, paradigm, disposition, nature, science, hieroglyphic, graphic, harmony

3부

《훈민정음》 해례본의 번역과 대중화

5장 《훈민정음》 해례본의 '우리나라와 말글' 명칭 번역

5.1. 머리말

《훈민정음》 해례본의 번역에서 '우리나라'와 '우리 말글' 명칭은 단순히 번역 문제를 넘어 훈민정음 창제 배경이나 목적, 가치 등을 자리매김하는 데 대단히 중요하다.

그동안 《훈민정음》 해례본 번역이 거듭되어 그 성과가 꽤 축적되어 왔고 그러한 성과는 대단한 것이지만, 대다수 번역들이 박창원(2005)처럼 앞선 번역의 계보를 밝히지 않아 계보에 따른 연구 성과로 보기에는 한계가 따른다. 물론 대부분 역주를 밝히고는 있지만 주석에서 번역사는 배제되었으므로, 서로 다른 번역은 관점의 차이에 따른 해석의 다양성으로 보아야 한다. 따라서 이 글은 번역 시기나 순서에 따른 문제보다는 다양한 번역에 대한 비교·검토에 치중하고 해당 번역어의 대안을 제시할 것이다.[1] 또한 특정 어휘에 대한 번역 문제를 담론화함으로써 올바른 번역의 방향과 더불어 《훈

---

[1] 본 계보 연구를 위해 앞선 모든 번역문을 전산처리하여 일일이 대조 검토하였다. 《훈민정음》 해례본 전문에 대한 표준 공역을 위한 전략이다.

민정음》 해례본의 제대로 된 해석 방향도 설정할 수 있을 것이다.

여기서 제시하는 대안은 필자의 특별한 견해라기보다는 축적돼온 업적의 종합 정리에 가까운 것으로, 일종의 표준 번역 시안이 되는 셈이다. 이제는 그동안 번역 업적의 가치와 활용성을 높이고자 표준 공역이 필요하기 때문이다. 학술 차원에서는 다양한 번역이 존재하는 것이 미덕이겠지만, 교육과 정책 차원에서는 그러한 성과를 한 차원 더 끌어올리는 의미에서 표준 공역이 절실한 것이다. 《훈민정음》 해례본이 세계문화유산이듯 그 번역 또한 공동의 문화유산이기 때문에 가장 이상적인 번역으로 그 가치를 높여야 한다.

이러한 취지에 따라 이 글에서는 '우리나라와 말글'의 명칭 번역 문제를 집중 검토하기로 한다.

5.2. 《훈민정음》 해례본의 번역사와 번역 연구사

5.2.1. 《훈민정음》 해례본의 번역의 역사

그동안 전문 번역(일부는 전문 번역에 준함)이 이루어진 기본 서지를 출판 연도별로 배열하면 다음과 같다.

> 방종현, 1940, 《조선일보》 연재 기사(7.30~8.4.), 조선일보사.
> 방종현, 1946, 《훈민정음(1945)》(원본 해석), 진학출판협회.
> 홍기문, 1946, 《正音發達史》 상·하 합본, 서울신문사 출판국.
> 류 렬, 1946, 《원본 훈민정음 풀이》, 조선어학회.[2]

---

2) 책에는 '류열'로 명기되어 있으나 다른 저술과 표기의 일관성을 위해 '류렬'로 쓴다.

류 렬, 1947, 《원본 훈민정음 풀이》, 보진재.

류 렬, 1948, 《풀이한 훈민정음》, 보신각.[3]

전몽수·홍기문, 1949, 《訓民正音 譯解》 조선어문고 1책, 평양: 조선어문연구회.

김윤경, 1954, 《조선문자급어학사》, 동국문화사.[4]

김민수, 1957, 《註解 訓民正音》, 통문관.

강신항, 1974·1995: 증보판, 《譯註 訓民正音》, 신구문화사.

서병국, 1975, 《新講 訓民正音》, 경북대 출판부.

박병채, 1976, 《譯解 訓民正音》, 박영사.

박종국, 1976, 《주해 훈민정음》 문고본, 정음사.

김석환, 1978, 《현토주해 훈민정음》, 보령: 활문당.

박지홍, 1979, 《풀이한 훈민정음》, 과학사.

렴종률·김영황, 1982, 《훈민정음에 대하여》, 김일성종합대학출판사.

박지홍, 1984, 《풀이한 훈민정음-연구·주석》, 과학사.

이성구, 1985, 《訓民正音 研究》, 동문사.

이정호, 1986, 《국문영문 해설 역주 훈민정음》, 보진재.

권재선, 1988·1995: 깁고 고친판, 《훈민정음 해석 연구》, 우골탑.

강길운, 1992, 《訓民正音과 音韻體系》, 형설출판사.

유창균, 1993, 《訓民正音 譯註》, 형설출판사.

이근수, 1995, 《訓民正音 新研究》, 보고사.

한글학회(허웅), 1998, 《訓民正音(영인본)》 별책, 해성사.[5]

---

3) 책에는 '유열'로 명기되어 있으나 다른 저술과 표기의 일관성을 위해 '류렬'로 쓴다.

4) '朝鮮文字及語學史'는 1938년에 조선기념도서출판관에서 처음 나왔고, 1946년에 진학출판협회[국립중앙도서관 서지정보(한글 변환)에는 '운학출판협회'로 오기되어 있다. 한자 표기는 震學出版協會]에서 증보했으나, 해례본 번역이 더해진 것은 1954년판에서이다.

5) 이 영인본은 원본과 크기, 제본 방식이 같은 것으로 잘 알려져 있다. 별책으로 해제와 번역 전문을 펴냈는데, 이는 그 당시 한글학회 허웅 회장이 기존 번역문을

조규태, 2000, 《번역하고 풀이한 훈민정음》, 한국문화사.

박창원, 2005, 《훈민정음》, 신구문화사.

강규선·황경수, 2006, 《훈민정음연구》, 청운.

1950년 전의 초기 판본에서는 홍기문(1946), 류렬(1948)의 번역을 비교 대상으로 삼았다. 공적 기록에 따르면 최초의 번역은 '방종현(1940)'이 한 것이지만, 김민수(1985), 이상혁(2005)의 계보 연구를 보면, '방종현(1940)'이 실제로는 '홍기문(1940)'의 이름을 빌려 발표했다는 것이 드러났기 때문이다. 그것은 방종현(1946) 스스로 밝혔으므로 틀림없어 보인다. 따라서 최초의 번역은 방종현(1940·1946: 재판)이 차명을 벗고 실명으로 밝힌 '홍기문(1940, 방종현 차명)'의 것인 셈이다.[6]

이 글에서는 초기 번역자를 존중하는 뜻에서 공식적으로 출판된 홍기문(1946)의 번역을 최초 번역문으로 설정·비교한다.[7] 방종현(1946), 전몽수·홍기문(1949)의 번역 등은 이에 준했으므로(별 차이 없음) 따로 인용하지 않는다.

두루 참고하여 집필하였다고 한다. 이 작업을 도왔던 현 한글학회 성기지 출판부장의 증언에 따른다.

6) 문제는 원본의 발견 못지않게 중요한 최초 번역 발표를 왜 차명 방식으로 했는가도 규명이 되어야 하는데, 이 점은 제대로 밝혀지지 않았다. 다만 여기서는 그 점을 자세히 논하지 않는다. 필자의 조금 다른 의견은, 방종현의 학문적 업적과 홍기문과의 관계 등을 고려해 보면 방종현(1940)의 번역을 단순한 차명으로 보기 어렵다는 것이다. 다시 말하면, 공동 연구의 결과로 보아야 한다는 것이다. 따라서 최초의 번역을 홍기문·방종현(1940)이 한 것으로 설정하는 절충안을 제시하고 싶다.

7) 물론 서지학적으로 보면 각 판본별로 그 섬세한 차이를 따져야 한다. 그러나 여기서는 번역자에 따른 번역문의 차이 규명이 목적이므로 그런 접근은 다른 글로 돌린다. 류렬의 세 판본의 섬세한 비교는 서지학의 몫이므로 여기서는 최종 판본을 비교 대상으로 삼는다.

5.2.2. 《훈민정음》 해례본의 번역 연구사

《훈민정음》 해례본 번역 자체에 대한 연구는 다음과 같다.

> 김동언, 1985, 〈훈민정음 국역본의 번역시기 문제〉, 《한글》 189, 한글학회.
>
> 김민수, 1985, 〈훈민정음 해례의 번역에 대하여〉, 《말》 10, 연세대 한국어학당.
>
> 박지홍, 1979, 〈한문본 훈민정음의 번역에 대하여〉, 《한글》 164, 한글학회.
>
> 박지홍, 1987, 〈훈민정음을 다시 살핀다: 번역을 중심으로〉, 《한글》 196, 한글학회.
>
> 이상혁, 2005, 〈홍기문과 원본 《훈민정음》의 번역에 대하여〉, 《한국학연구》 23, 고려대 한국학연구소.
>
> 정우영, 2005, 〈훈민정음 언해본의 성립과 원본 재구〉, 《국어국문학》 139, 국어국문학회.
>
> 최세화, 1997, 〈훈민정음 해례 후서의 번역에 대하여〉, 《동국어문학》 9, 동국대 국어교육과.

김동언(1985), 정우영(2005)은 《훈민정음》 해례본의 최초 번역인 언해본의 번역 시기를 논증했고, 김민수(1985), 이상혁(2005)은 최초 번역자와 초기 번역의 계보를 따졌다. 박지홍(1979·1987)은 주요 구절 번역 문제를 집중 조명하였고, 최세화(1997)는 정인지 서문만의 번역 문제를 다루었다.

'우리 말글'의 명칭에 대해서는 이상혁(1998), 백두현(2004), 필자

(2005ㄴ)가 집중적으로 다룬 바 있는데, 명칭 번역 문제와 관련해서는 백두현(2004, 117~133)이 더욱 집중 논의하였다.

5.3. 번역 담론

번역 방식은 직역과 의역으로 나눌 수 있으나, 가장 이상적인 번역은 직역과 의역이 서로 긴장 관계로 이루어진 것이다. 번역은 새로운 창작이 아니라는 점에서 최대한 직역하려는 노력이 있어야 한다. 또한 번역은 원문을 사진 찍듯이 그대로 옮겨 놓는 일 대 일 대응이 아니라, 번역문이 문화적·해석적 욕구를 위한 것이라는 측면에서 의역을 지향해야 한다. 어찌 보면 모순인 듯한 이러한 대립 전략의 역설적 결과물이 이상적인 번역 방향이다.[8] 따라서 번역문의 문화적 맥락을 무시하는 지나친 직역도 문제이고, 원문의 맥락을 무시하는 지나친 의역도 문제이다. 직역 맥락을 통해서는 원 텍스트에 대한 성실한 접근과 객관적 해석을 담아내야 하고, 의역 맥락을 통해서는 왜 옮기고자 하는지, 그로써 우리는 무엇을 얻고자 하는지가 제대로 실현되어야 한다.

이렇게 직역과 의역의 긍정성을 살리려는 노력은 직역과 의역 공존에 따른 모순이나 어설픈 동거가 아니라 번역의 본질적 필요성을, 또는 번역의 이상과 현실을 동시에 이루려는 일관된 담론일 뿐이다. 결과적으로 보면 대체로 직역과 의역 정신을 모두 살리려는 전략으

---

8) 이는 "한문고전의 번역은 직역과 의역이 모두 필요하다. 직역은 원문의 정확한 뜻을 이해하는 데 도움이 되고, 의역은 그 자체가 하나의 창작으로서 감상의 대상이 될 수 있다(심경호, 2004, 63)"와 같이 직역과 의역을 서로 다른 텍스트 변용으로 설정하는 맥락과는 다르다. 한 텍스트 안에서 직역과 의역의 의도를 최대한 살려야 한다. 한문 번역 문제는 안대회(2006)의 글 참조.

로 나아가야겠지만, 때로는 직역으로, 때로는 의역으로 번역하는 전략도 필요하다. 기존의 번역문을 이러한 관점에서 접근하여 비교·분석할 것이다.

그리고 이 장에서 비교하고자 하는 번역 텍스트들은 동시대 같은 맥락에서 이루어진 것이 아니다. 따라서 단순한 비교 분석은 무의미할 수 있다. 후대의 번역은 앞선 번역을 참조한 산물이기는 하지만, 시대적 배경을 고려하면 단지 번역의 옳고 그름, 또는 어떤 번역이 더 나은 번역인가에 대한 가치 판단을 넘어서 풍부한 번역의 의미를 읽어낼 수 있다. 바로 이런 점에 유의할 것이다.

번역이 이루어지는 주요 요소는 낱말 차원에서 보면, 1차로는 문장 층위에서, 2차는 문맥 층위에서, 3차는 맥락(저술 당시의 시대적 상황과 번역 당시의 시대적 상황) 층위에서 이루어진다. 세 층위에서 일치하는 것도 있지만 문장 층위에서 이루어진 번역이 문맥 층위에서 바뀔 수 있으며, 맥락 층위에서 바뀔 수도 있다. 물론 세 층위가 평면상의 대립 층위는 아니다. 동시에 작동하는 역동적 관계 층위이다. 결국 낱말 하나하나가 담론의 대상이 된다고 할 수 있다.

5.4. '우리나라' 명칭의 번역에 대하여

우리나라(조선)를 일컫는 말로는 '國(1번)', '大東(1번)', '東方(2번)' 들이 나온다. 서로 다르게 쓰고 있는 만큼, 번역은 그 맥락을 최대한 살리도록 해야 한다.

(1) <u>國</u>之語音, 異乎<u>中國</u>, 與文字不相流通(〈서문〉).9)

(2) 有聲無字書難通 一朝制作侔神工 <u>大東</u>千古開矇矓(〈합자해 마무

리 노래〉).

(3) 吾東方禮樂文章, 侔擬華夏(〈정인지 서문〉).

(4) 夫東方有國, 不爲不久, 而開物成務之大智, 蓋有待於今日也歟(〈정
인지 서문〉).

위의 예들을 보면 우리나라를 가리키는 말이 서로 다르게 쓰였다
는 점을 알 수 있다. (1)의 '國-'은 복합어(國之語音)의 구성소로 쓰
였지만, '중국'이란 명칭과 대비하여 쓰였음을 주목할 만하다. (2),
(3)을 함께 견주어 보면 《훈민정음》 해례본에서는 '국(國) ↔ 중국
(中國)', '동방(東方) ↔ 화하(華夏)'의 대립을 분명히 하고 있으므로
각각의 맥락을 세밀하게 따져볼 필요가 있다.

이에 대한 실제의 번역 흐름은 다음과 같다.

[1] 國之語音, 異乎中國, 與文字不相流通(〈서문〉).

홍기문 나라의 말이 中國과 달리서 文字로 더부러 서로 流通치 못
하매

류　렬 우리 나라 말이 중국과 달라 한자와는 서로 잘 트이지 아
니하므로,[10]

김윤경 원문 누락

김민수 나랏말이 중국(中國)과 달라, 한자(漢字)와 서로 통하지
아니하므로,

강신항 우리나라 말소리가 중국과 달라서 한자와는 서로 통하지

---

9) 아래 인용문의 모든 밑줄은 필자가 강조하고자 그은 것이다.

10) '우리 나라/우리나라'와 같은 띄어쓰기의 차이는 번역 원문의 원 문맥을 중요하
게 여기는 뜻에서 통일하지 않고 그대로 인용한다.

않으므로

서병국 <u>나랏말</u>이 中國과 달라서, 漢文字와 서로 通하지 않으므로,

박병채 <u>우리 나라의 말</u>은 중국과 달라서 한자(漢字)와는 서로 통하지 않으므로

박종국 <u>우리 나라 말</u>이 중국과 달라, 그 한자와는 서로 잘 통하지 아니하므로,

김석환 <u>우리나라 말</u>이 중국과 달라서 한자와 서로 통하지 못한다.

박지홍 <u>우리 나라의 말(쌈)</u>은 중국의 말과 달라서, 한자와는 서로 잘 통하지 아니한다.

렴종률 · 김영황 <u>우리나라의 말소리</u>가 중국말과 다르므로 한자로는 그것을 나타낼 수 없다.

이정호 <u>우리 나라의 말소리</u>가 중국과 달라서 한문 글자 가지고는 서로 잘 통하지 못하기 때문에

이성구 <u>우리나라의 말</u>이 중국과 달라서, 중국의 한자와는 서로 통하지 않으므로,

강길운 <u>나랏 말씀</u>이 中國과 달라 文字와 더불어 서로 通하지 아니하므로

유창균 <u>나라의 말소리</u>가 중국(中國)과 달라서, 문자(文字)와 더불어 서로 유통(流通)하지 못함으로,

권재선 <u>나라의 말소리</u>가 중국보다 달라 문자(漢子)와 서로 흘러 통하지 않으므로

이근수 <u>우리 나라의 말</u>이 중국과 달라서, 한자와는 서로 통하지 않으므로

한글학회 <u>우리 나라 말</u>이 중국과 달라 한자와는 서로 잘 통하지 아니한다.

조규태 <u>우리 나라의 말</u>이 중국[말]과 달라서 한문과 서로 통하지

아니하므로

박창원 국어가 중국어와 달라서 (중국의) 문자로 서로 통하지 않는다.

강규선·황경수 우리나라의 말이 중국과 달라서 한자와는 서로 통하지 않으므로

'나라-' 계열은 직역 위주의 번역이고 '우리-' 계열은 의역 위주의 번역이다. 직역을 옳게 여기는 쪽의 논리는, '국(國)'을 '아국(我國)'이라 표현하지 않은 점과 이 문맥에서는 주로 '국↔중국'의 대응 측면에 충실해야 한다는 점을 보았기 때문이다. 세종은 그동안 잘 알려졌듯이, 정치적으로는 사대주의 현실과 적절히 타협하되 문화적으로는 조선의 정체성과 독자성을 분명히 하려는 이중적 전략을 시도하였다. 따라서 이 표현은 그 당시 중국과 조선의 현실 관계를 반영한 것이다. 그렇다면 '우리-'라는 표현은 그때의 실정을 반영하지 못한, 과도한 민족의식을 부여한 표현으로 볼 수 있다.

그러나 의역의 관점으로 본다면 '우리나라'라는 표현을 쓸 수밖에

표 5-1. '國之語音'의 번역 비교

번역어	번역자
우리나라의 말	박병채, 박지홍, 이성구, 이근수, 조규태, 강규선·황경수
우리나라말	류렬, 김석환, 한글학회
우리나라의 말소리	렴종률·김영황·김영황, 이정호
우리나라 말소리	강신항
나랏말	김민수, 서병국
나랏말씀	강길운
나라의 말소리	유창균, 권재선
국어	박창원
없음	김윤경

없다. 비록 '우리-[我國-]'라는 표현은 쓰지 않았지만 문맥에서 우리말과 중국말을 대조하고 있는 것이 분명하기 때문이다. 그러므로 '우리-'라는 표현을 쓴다고 해서 그것을 과도한 민족의식으로 여길 필요가 없다. 조선의 입말이 중국의 입말과 다르기 때문에 중국의 글말로는 통하지 않는다는 맥락이므로, '우리나라의 말소리가 중국과 달라 한자로는 서로 통하지 아니한다'가 적절하다. '國之語音'을 '우리나라의 말소리'로 옮기고자 하는 것은 입말 측면을 더욱 강조하는 '語音'이란 표현 때문이다.

박창원(2005)이 제시한 '국어'를 피하고자 하는 전략은 '국어'가 당시에 쓰이던 말이기는 하나, 번역 맥락에서는 근대 이후의 '국어'라는 말로 오해를 줄 가능성이 있기 때문이다.11) 그리고 오늘날의 '국어'는 입말과 글말을 아울러 가리키는 측면이 강해, 입말 성격을 분명히 하는 원문 맥락에는 맞지 않는다.

'동방'의 경우는 의외로 적절한 번역어를 찾기 어렵다. 먼저 실제 쓰임을 보자.

[2] 吾東方禮樂文章, 侔擬華夏(〈정인지 서문〉).

> **홍기문** 우리 東方은 禮樂·文物이 中夏에 견주되
> **류 렬** 우리 나라는 도덕, 예술, 문화가 중국에 겨누되,
> **김윤경** 우리 나라의 禮樂과 文物이 中國에 비길 만하나
> **김민수** 우리 나라는 예악(禮樂) 문물(文物)이 중국에 비길만 하되,
> **강신항** 우리 동방은 예악, 문장 등 문물제도가 중국과 견줄 만하나
> **서병국** 우리 東方은 禮樂 文物이 大中華와 비길만 하나,

---

11) 국어의 뜻 넓이에 대해서는 김수열(2004)의 글 참조.

박병채 우리 나라는 도덕·예설·문화가 중국과 견줄 만하나,

박종국 우리 나라는 예악(禮樂) 문장(文章)이 중국과 견줄 만하나,

김석환 우리나라는 예악문물이 중국에 비길만하나

박지홍 우리 동방은 예악과 문장이 중국과 동등하게 비겨진다.

렴종률·김영황 우리나라의 례악문물이 중국과 대등하지만

이정호 우리 나라의 예악과 문장이 중국과 같이 비기지만,

이성구 우리 나라의 예악(禮樂)과 문물 제도가 중국에 비겨 다를 바 없으나,

강길운 우리 동방은 예악(禮樂)과 문장(文章)이 중국에 비길만 하나

유창균 우리 동방(東方)은 예악(禮樂)과 문물(文物)이 화하(華夏)에 견주어 다를 바가 없으나,

권재선 우리나라(吾東方)는 예(禮)와 음악(樂)과 문화(文化)가 중국(華夏)과 흡사한 수준이나

이근수 우리 나라의 예악(禮樂)과 문물 제도가 중국과 견줄 만하나,

한글학회 우리 나라의 예악괴 문장이 중국에 비길 만하나,

조규태 우리 나라는 예악과 문장이 중국[華夏]에 견줄 만하나,

박창원 우리 동방은 예악 문장 등은 중국과 대등한 수준에서 비교할 만하나,

강규선·황경수 우리 동방에는 禮樂과 文物이 중국과 비교할 만하나

'동방'이란 말은 '해동(海東)', '대동(大東)'과 더불어 중국에 대비되는 지역적 특수성과 역사적 시원성, 문화의 특수성을 강조하는 우리나라 명칭이다. [2]에서 '동방'으로 그대로 옮긴이들은 아마도 적절한 번역어를 찾기 어려운 데다가, 요즘도 드물긴 하지만 '동방예의지국'과 같이 쓰이는 용어이므로 '동방'이란 말을 그대로 쓴 듯하

표 5-2. '東方' 1의 번역 비교

번역어	번역자
동방	홍기문, 강신항, 서병국, 박지홍, 강길운, 유창균, 박창원, 강규선·황경수
나라	류렬, 김윤경, 김민수, 박병채, 박종국, 김석환, 이정호, 이성구, 권재선, 이근수, 한글학회, 조규태

다. '나라'를 택한 이들은 '동방'이란 말이 특별한 의도를 가지고 쓰기 전에는 '나라'와 같은 말이고, 실제 자주 쓰이는 말이 아니므로 '나라'를 그대로 사용하였다.

그런데 이 낱말은 [3]과 연계하여 번역어를 설정하면 더 명확하다.

[3] 夫東方有國, 不爲不久, 而開物成務之大智, 蓋有待於今日也 歟(〈정인지 서문〉).

홍기문 大抵 東方에 나라가 잇슴이 오래지 안 한 것 아니언만은 開物成務의 큰 智慧는 大槪 오늘에 기다림이 잇든것이온저.

류 렬 대저 우리 땅에 나라 있음이 오래 아니됨은 아니로되, 문물을 열으시고 일을 이루하실 큰 슬기가 대개 오늘날을 기다림이 있음인저,

김윤경 대저 東方에 나라가 있음이 오라지 않음이 아니로되 開物成務의 大智는 대개 오늘을 기다림이라 할찐저.

김민수 대저 이 땅에 나라가 있은 지 오래지 아닌 것은 아니언만 개물성무(開物成務)의 큰 지혜가 대개 오늘을 기다림이 있음인저.

강신항 대저 동방에 나라가 있음이 오래 되지 않음이 아니나, 개물 성무의 큰 지혜는 대개 오늘을 (즉 세종이 나타나실 때

까지를) 기다리고 있었음인지!

서병국 大抵 東方에 나라 있음이 오래지 않음이 아니나, 開物成務의 큰 智慧가 大槪 오늘을 기다림이 있음이었던가(있음인지)!

박병채 대저 의 땅에 나라가 있음이 오래 되지 않음이 아니지만, 만물을 열으시고 일을 이룩하실 큰 슬기가 대개 오늘을 기다리고 있었던 것이 아니든가!

박종국 대저 동쪽에 나라 있음이 오래지 아닌 것은 아니나, 만물의 뜻을 개통하여 천하의 사무를 성취함의 큰 지혜가 대개 오늘날을 기다림이 있음인저.

김석환 대저 우리 동방에 나라가 있음이 오래지 않음은 아니로되 사물을 개척하고 일을 이루는 큰 지혜는 대개 오늘을 기다림이 있을진저

박지홍 대저, (우리) 동방에 나라가 생기고 (나라를) 다스림에 있어 오래 되지 아니하지 않지만, 문물을 창조하시고 사업을 성취시켜 주시는 큰 슬기는 아마도 오늘을 기다림이 계심인저!(=오늘을 기다려서 나타나셨도다!)

렴종률·김영황 원문 누락.

이정호 대저 우리 동녘 땅에 나라가 있은 지 오래 되지 아니함이 아니지만 만물을 열어 놓고 그 일을 성취하는 큰 지혜는 대개 오늘날을 기다림이 있었구나!

이성구 대저 동방의 이 땅에 나라가 있은 지 오래 되었지만, 만물을 열고[開物] 그 일을 성취하는 큰 지혜는 대개 금일(今日)을 기다림이 있었도다.

강길운 대저 동방에 나라가 있음이 오래 되지 않음이 아니나, 만물을 개발하고 하려는 것을 완전히 이룩하는 큰 지혜는 대개 오늘을 기다림이 있었음인가.

유창균 무릇 <u>동방</u>에 나라가 있은 지 오래지 아님이 아니언마는
　　　　개물(開物)과 성무(成務)의 큰 슬기는 오늘을 기다리고 있
　　　　었던 것이 아니겠는가?

권재선 <u>우리나라(東方)</u>에 나라 있음이 오래지 아님이 아니나 문
　　　　물(物)을 열고 이루어 내는 크나 큰 지혜는 오늘을 기다려
　　　　있게 되었도다.

이근수 대저 <u>의 땅</u>에 나라가 있음이 오래 되지 않음이 아니지만
　　　　만물을 열으시고 일을 성취하는 큰 지혜는 대개 오늘을 기
　　　　다리고 있었던 것이 아니던가!

한글학회 대저 <u>우리 땅</u>에 나라 있음이 오래 되지 아니함이 아니
　　　　지만 문물을 열고 일을 이룩할 큰 슬기는 아마 오늘날을
　　　　기다림이 있음인저.

조규태 대저 <u>동방</u>에 나라가 있은 지가 오래지 않은 바가 아니로
　　　　되, 만물을 열어 일을 이루는 큰 지혜는 대개 오늘을 기다
　　　　리고 있었음이로다.

박창원 대저 <u>동방</u>에 나라가 있음(세워진 것)이 오래 되지 않음이
　　　　아니나, 개물성무(開物成務)의 큰 지혜는 대개 오늘을(즉
　　　　세종이 나타나실 때까지를) 기다리고 있었구나!

강규선·황경수 대저 <u>우리나라</u>에 나라 있음이 오래지 않음이 아니
　　　　나 개물 성무의 큰 지혜가 대개 오늘을 기다림이 있음인가!

　　[3]은 대부분 "東方"의 중의성 때문에 문맥에 따라 다채롭게 번역
되었다. 곧 '동방'은 원래 지역성을 띤 겨레 이름인데, [3]에서는 지
역성과 나라 이름이 동시에 드러나기 때문이다. 따라서 [2]와 [3]의
문맥 의미와 일관성을 살리는 번역어로 '동방'을 그대로 쓰는 것이
적절할 것이다.[12] 지금 전혀 쓰이지 않는 말도 아니고, 원 문맥도

표 5-3. '東方' 2의 번역 비교

번역어	번역자
동방	홍기문, 강신항, 서병국, 강길운, 유창균, 조규태, 박창원
동쪽	박종국
우리 동방	김석환, 박지홍
우리 땅	류렬, 한글학회
이 땅	김민수, 박병채, 이근수
동방의 이 땅	이성구
우리 동녘 땅	이정호
우리나라	권재선, 강규선·황경수
생략	렴종률·김영황

살리는 효과가 있다.

그렇다면 '大東'을 '東方'과 견주어 어떻게 옮길 것인지가 문제가 된다. 다음으로 살펴볼 "有聲無字書難通 一朝制作侔神工 大東千古開矇矓(소리는 있으나 글자가 없어 글이 통하기 어렵더니, 하루 아침에 지으심이 신의 조화 같으셔서)"이라는 합자해의 표현은 입말과 글말의 차이를 소리와 문자의 관계로 더욱 넓게 바라보면서, 장대한 역사를 지닌 우리나라(대동)가 문자 없는 오랜 어두운 역사를 청산하게 된 사실에 대한 가슴 벅찬 감회를 노래한 것이다.

[4] 大東千古開矇矓(〈합자해 마무리 노래〉).

홍기문 <u>東편쌍</u> 千古에 어두움 여삿다.

---

12) 이는 전적으로 언어과학회 선생님들의 조언에 따른 것이나. 필자는 '배달겨레'라고 옮겼으나, 이 말은 지나친 의역이라는 지적을 받았고 필자도 동의하였다. 또한 익명의 어느 분이 '동방'이란 말을 그대로 쓰는 것이 좋겠다는 의견을 제시해 주었다. 또 '조선'은 당대의 시대적 맥락으로 보면, 매우 적절하지만 오늘날의 분단 맥락('조선'은 북한의 공식 명칭)으로 보면 '동방'이 더 알맞다고 판단하였다.

류 렬 <u>우리 나라</u> 길이 길이 어두움을 여셨네.

김윤경 <u>大東</u>의 千古에 어둠을 열도다.

김민수 <u>이 나라</u> 천고(千古)에 어두움 열렸다.

강신항 <u>우리나라</u> 오랜 역사에 어둠을 깨우치셨네.

서병국 <u>大東 땅</u> 千古에 어두움을 열었다.

박병채 <u>이 나라</u> 길이길이 어두움이 열렸다.

박종국 <u>우리 나라[大東]</u> 천고(千古)에 어두움을 열도다.

김석환 <u>이나라</u> 천고에 어두움이 열렸도다

박지홍 <u>우리 나라</u>에 영원토록 어둠을 가셨구나.

렴종률·김영황 <u>우리 나라</u>의 오랜 력사에 어두움을 깨쳤도다.

이정호 <u>거룩한 우리 나라</u> 오랜 날의 눈어둠 밝히 열어 뜨겠네.

이성구 <u>우리 나라</u> 오랜 역사에 비로소 어둠이 열렸구나.

강길운 <u>우리나라</u>의 오랜 역사에 어둠을 깨우치셨다.

유창균 <u>대동(大東)</u> 천고(千古)에 어두움을 열도다.

권재선 <u>우리나라</u> 만세에 장님 없앴네.

이근수 <u>이 나라</u> 오랜 역사에 어두움이 열렸네.

한글학회 <u>우리 나라</u> 영원토록 어둠을 가셨도다.

조규태 <u>우리 나라</u> 오랜 역사에 어두움을 열었도다.

박창원 (이로써) <u>우리나라</u> 오랜 역사가 어둠에서 깨어나게 되었다.

강규선·황경수 <u>우리나라</u> 유구한 역사에 몽매함을 여셨네.

    ‘大東’의 번역은 대부분 ‘우리나라’로 옮김으로써 ‘東方’의 번역과 같다. 다르게 옮긴 경우는 ‘대동’으로 그대로 옮긴 예 외에는 ‘거룩한’이란 수식어를 넣은 이정호의 번역이 유일하다.

    이 구절은 앞서 말했듯이, 우리나라가 문자 없는 오랜 역사의 어둠에서 새 문자로써 밝음이 열렸다는 뜻이다. 따라서 이 표현은 나

표 5-4. '大東'의 번역 비교

번역어	번역자
대동	김윤경, 유창균
대동 땅	서병국
우리나라	류렬, 강신항, 박종국, 박지홍, 렴종률·김영황, 이성구, 강길운, 권재선, 한글학회, 조규태, 박창원, 강규선·황경수
이 나라	김민수, 박병채, 김석환, 이근수
거룩한 우리나라	이정호
동편땅	홍기문

라의 뜻보다는 '겨레'의 뜻이 강하다. '나라'라는 말은 특정 시기의 정치적 색깔이 강한 말이지만 '겨레'는 장구한 역사의식이 투영된 말이다. 다만 '동방'과 관련된 낱말임을 고려하여 '동방겨레'로 옮기는 것이 적절하다. 그리고 '어두움을 열었다'는 번역은 지나친 생략 때문에 반대 의미로 해석될 가능성이 많아 옳지 않다. 한글학회의 '어둠을 가셨다'는 표현도 어색하다. '어둠을 열어젖힌' 것이다. 따라서 '우리 동방겨레 아주 오랜 역사의 어둠을 열어젖혔도다'라는 번역이 가장 적절하다.

이상 번역 양상을 번역자별로 모아 보면 〈표 5-5〉(200쪽)와 같다. 이 같은 번역에서 드러난 문제점은 원문에 담긴 나라와 겨레 명칭의 섬세한 차이를 제대로 구별하지 않고, 현대의 감각으로만 번역했다는 점이다. 박창원(2005)이 원문 차이를 구별해 번역하고는 있으나, 현대 맥락(국어)과 원문 맥락(동방)을 각각 지향하고 있어 일관성이 없어 보인다.

표 5-5. '우리나라' 명칭의 번역 비교

번역	國之語音	大東	東方 1	東方 2
홍기문	나라의 말	東편쌍	우리 東方	東方
류 렬	우리나라말	우리나라	우리나라	우리 땅
김윤경	원문 누락	원문 누락	우리나라	東方
김민수	나랏말	이 나라	우리나라	이 땅
강신항	우리나라 말소리	우리나라	우리 동방	동방
서병국	나랏말	大東	우리 東方	東方
박병채	우리나라의 말	이 나라	우리나라	이 땅
박종국	우리나라 말	우리나라[大東]	우리나라	동쪽
김석환	우리나라 말	이나라	우리나라	동방
박지홍	우리나라의 말(쌈)	우리나라	우리 동방	(우리) 동방
렴종률 김영황	우리나라의 말소리	우리나라	우리나라	원문 누락
이정호	우리나라의 말소리	거룩한 우리나라	우리나라	우리 동녘 땅
이성구	우리나라의 말	우리나라	우리나라	동방의 이 땅
강길운	나랏 말씀	우리나라	우리 동방	동방
유창균	나라의 말소리	대동(大東)	우리 동방(東方)	동방
권재선	나라의 말소리	우리나라	우리나라(吾東方)	우리나라(東方)
이근수	우리나라의 말	이 나라	우리나라	이땅
한글학회	우리나라 말	우리나라	우리나라	우리 땅
조규태	우리나라의 말	우리나라	우리나라	동방
박창원	국어	우리나라	우리 동방	동방
강규선 황경수	우리나라의 말	우리나라	우리 동방	우리나라

5.5. '우리 말글'의 명칭에 대하여

《훈민정음》 해례본에는 우리 말글에 관한 명칭이 '訓民正音' 제목 포함 3번, '正音' 8번, '國語' 2번, '諺語' 7번, '諺' 9번, '方言' 2

번, '俚語' 2번 나온다. '훈민정음'은 제목으로 두 번 쓰인 것을 제외하면 공식 명칭으로는 한 번 쓰였다. 그렇게 보면《훈민정음》해례본에서는 문자 명칭이 '정음'으로 쓰인 것이고 일상생활에서는 주로 '언문'으로 쓰인 셈이다. 보통 '정음'을 '훈민정음'의 준말로 여기나, '언문'과 같은 독립된 명칭으로 보아야 한다. '언문'이 대중적인 통칭이고, '훈민정음'은 특별 공식 명칭, '정음'은 일반 공식 명칭이었던 듯하기 때문이다.

5.5.1. '訓民正音'과 '正音' 번역에 대하여

'훈민정음'은 모두 그대로 옮겼으므로 번역에서는 문제가 발생하지 않는다. 다만 '정음'은 반 정도가 '훈민정음'으로 바꿔 부르고 있는데 이는 잘못이다. '정음'의 명칭을 살려 주어야 한다. '정음'은 문자 고유 명칭이면서 오늘날의 '표준어' 성격이 강하다. 또한 박종국처럼 '한글'로 바꿔 옮기는 것도 옳지 않다. '훈민정음'으로 옮긴 이 가운데 서병국, 렴종률·김영황은 때로는 '정음'으로 옮기기도 했다.

표 5-6. '正音'의 번역 비교

번역어	번역자
정음	홍기문, 류렬, 김윤경, 강신항, 박지홍, 이정호, 강길운, 유창균, 권재선, 한글학회, 조규태, 박창원, 강규선·황경수
훈민정음	김민수, 서병국, 김석환, 렴종률·김영황, 박병채, 이성구, 이근수,
한글	박종국

5.5.2. '諺語'의 번역에 대하여

'諺語'의 번역은 문맥에 따라 번역을 달리해야 하는 문제도 있고, 직접 관련된 '國語', '諺'의 번역과 상호 관계를 어떻게 설정하느냐도 문제가 된다.

'훈민정음'은 언어의 보편성과 특수성을 철저히 반영하고 있다. 사실 보편성과 특수성은 모순된 성질이 아니고 한 개체의 복합적 성격이다. 곧 인간의 소리는 인간 또는 자연 보편의 소리 특성과 조선인, 조선 지역이 갖는 소리의 특수성을 함께 지닌 것이다. 구체적인 문자 시스템으로써 이러한 복합적 성격을 어떻게 이루는가는 결코 쉽지 않은데, 훈민정음의 문자 시스템은 그런 점을 제대로 구현해 냈다.

'언(諺)'이 붙은 말은 그 당시 조선말의 특수성을 드러내는 말이다. 따라서 '언어(諺語)'는 일반 백성들이 쓰는 토박이말 또는 고유어에 가깝고 주로 입말 차원에서 쓰였다.13) '諺'은 문맥에 따라 우리 글말(새 글자)도 되고 입말도 된다. 다만 '諺語'를 고유어라고 하면 지나치게 어원 중심이다. 그냥 보통 붙박이 백성들이 쓰는 말이라는 뜻이므로 '토박이말'로 옮기는 것이 적절하다. '諺'은 문맥에 따라 입말이면 '토박이말'로, 글말이면 '언문'으로 옮겨야 한다. 단, 한자말과 대비시키는 입말의 경우는 '우리 토박이말'이라 옮긴다.

먼저 '諺語'의 경우를 보자. 대부분 같은 뜻으로 쓰였고 또 그렇게 옮겼으므로 '諺語' 1, 2만 보도록 한다.

[5] ㄷ如**볃**爲彆, ㄴ如**군**爲君, ㅂ如**업**爲業, ㅁ如**땀**爲覃, ㅅ如諺語·**옷**爲衣, ㄹ如諺語**실**爲絲之類(〈종성해〉).

홍기문 ㄷ는 **볃**이 彆됨과 갓고 ㄴ는 **군**이 君됨과 갓고 ㅂ는 **업**이

---

13) 백두현(2004)은 '언'이 추상적 차원에서 중국 한어에 대립되는 우리말(현대의 국어)을 뜻하고, '언어'는 더 구체적 상황에 쓰인 우리말 어휘를 가리킨 것으로 '우리말의 낱말(토박이말)'이라는 뜻을 지닌다고 보았다.

業됨과 갓고 ㅁ는 땀이 覃됨과 갓고 ㅅ는 諺語로 옷이 衣됨과 갓고 ㄹ는 諺語로 실이 絲됨과 가튼 類인바

류 렬 ㄷ은 별의 끝소리가 되고, ㄴ은 군의 끝소리가 되고, ㅂ은 업의 끝소리가 되고, ㅁ은 땀의 끝소리가 되고, ㅅ은 옷의 끝소리가 되고, ㄹ은 실의 끝 소리가 되는 따위와 같으니라.

김윤경 ㄷ은 별이 彆이 되고 ㄴ은 군이 君이 되며 ㅂ은 업이 業이되고 ㅁ은 땀이 覃되며 ㅅ은 國語 옷이 衣되고 ㄹ은 國語 실이 絲되는 따위와 같다.

김민수 ㄷ은 별(彆)의 받침이 되고, ㄴ은 군(君)의 받침이 되고, ㅂ은 업(業)의 받침이 되고, ㅁ은 땀(覃)의 받침이 되고, ㅅ은 옷(衣)의 받침이 되고, ㄹ은 실(絲)의 받침이 되는 따위와 같다.

강신항 ㄷ은 별이 彆(별의 종성 ㄷ)됨과 같고, ㄴ은 군이 君(군의 종성 ㄴ)됨과 같고, ㅂ은 업이 業(업의 종성 ㅂ)됨과 같고, ㅁ은 땀이 覃(땀의 종성 ㅁ)됨과 같고, ㅅ은 우리말로 옷이 衣(옷의 종성 ㅅ)됨과 같으며, ㄹ은 우리말로 실이 絲(실의 종성 ㄹ)됨과 같은 따위다.

서병국 ㄷ은 별이 彆됨과 같고, ㄴ은 군이 君됨과 같고, ㅂ은 업이 業됨과 같고, ㅁ은 땀이 覃됨과 같고, ㅅ은 國語(固有語)의 옷이 衣됨과 같으며, ㄹ은 國語의 실이 絲됨과 같은 따위이다.

박병채 ㄷ는 별(彆)의 끝소리와 같고, ㄴ는 군(君)의 끝소리가 되며, ㅂ는 업(業)의 끝소리와 같고, ㅁ는 땀(覃)의 끝소리가 되며, ㅅ는 우리 말 옷[衣]의 끝소리가 되며, ㄹ는 우리 말 실[絲]의 끝소리가 되는 따위와 같은 것이다.

박종국 ㄷ은 '별'이 볋(彆)이 되고 ㄴ은 '군'이 군(君)이 되고, ㅂ은 '업'이 업(業)이 되고, ㅁ은 '땀'이 담(潭)이 되고, ㅅ은 우리말[諺語]로 '옷'이 의(衣)가 되고, ㄹ은 우리말로 '실'이 사(絲)가

되는 따위와 같으니라.

김석환 ㄷ은 볃(彆)의 받침이 되고 ㄴ은 **군**(君)의 받침이되고 ㅂ은 **업**(業)의 받침이 되고 ㅁ은 **땀**(覃)의 받침이 되고 ㅅ은 속말로 **옷**(衣)의 받침이 되고 ㄹ은 속말로 **실**(絲)의 받침이 되는 것 따위와 같다.

박지홍 (소리로 말하면) ㄷ은 **볃**(彆)의 끝소리와 같고, ㄴ은 **군**(君) 의 끝소리와 같고, ㅂ은 **업**(業)의 끝소리와 같고, ㅁ은 **땀**(覃) 의 끝소리와 같고, ㅅ은 우리말의 **·옷**(衣)의 끝소리와 같으며, ㄹ은 우리말의 **실**(絲)의 끝소리와 같은 따위이다.

렴종률·김영황 〈ㄷ〉는 〈**볃**〉이 됨과 같고 〈ㄴ〉는 〈**군**〉이 됨과 같고 〈ㅂ〉 는 〈**업**〉이 됨과 같고 〈ㅁ〉는 〈**땀**〉이 됨과 같고 〈ㅅ〉는 우리 말로 〈**·옷**〉이 됨과 같고 〈ㄹ〉는 우리 말에서 〈**실**〉이 됨과 같다.

이정호 ㄷ은 **볃**(彆)의 끝소리가 되고, ㄴ은 **군**(君)의 끝소리가 되고, ㅂ은 **업**(業)의 끝소리가 되고, ㅁ은 **땀**(覃)의 끝소리가 되고, ㅅ 은 우리말인 **·옷**(衣)의 끝소리가 되고, ㄹ은 우리말인 **실**(絲)의 끝소리가 되는 따위와 같다.

이성구 'ㄷ'이 '**볃**'(彆)의 종성이 되고, 'ㄴ'이 '**군**'(君)의 종성이 되고, 'ㅂ'이 '**업**'(業)의 종성이 되고, 'ㅁ'이 '**땀**'(覃)의 종성이 되며, 'ㅅ'이 우리말[諺語]의 '**·옷**'[衣]의 종성이 되고, 'ㄹ'이 우리말[諺語] 의 '**실**'[絲]의 종성이 되는 따위와 같다.

강길운 'ㄷ'는 '**볃**'이 彆이 됨과 같고, 'ㄴ'는 '**군**'이 君이 됨과 같고, 'ㅂ'는 '**업**'이 業이 됨과 같고, 'ㅁ'는 '**땀**'이 覃이 됨과 같고, 'ㅅ' 는 우리말의 '**·옷**'이 衣가 됨과 같고, 'ㄹ'는 우리말의 '**실**'이 絲 가 됨과 같은 따위이다.

유창균 ㄷ은 **볃**이 彆됨과 같고, ㄴ은 **군**이 君됨과 같고, ㅂ은 **업**이 業 됨과 같고, ㅁ은 **땀**이 覃됨과 같고, ㅅ은 언어(諺語)의 **·옷**이 衣됨과 같고, ㄹ은 언어의 실이 絲됨과 같다.

권재선 ㄷ는 〈볃〉과 같은데 〈彆〉이고, ㄴ는 〈군〉과 같은데 〈君〉이고, ㅁ는 〈땀〉과 같은데 〈覃〉이고, ㅅ은 우리말의 〈옷〉과 같은데 〈衣〉이고, ㄹ은 우리말의 〈실〉과 같은데 〈絲〉인 따위다(ㅂ에 대한 부분 누락, 원문 70쪽).

이근수 ㄷ이 볃(彆)의 종성이 되고, ㄴ은 군(君)의 종성이 되고, ㅂ이 업(業)의 종성이 되고, ㅅ이 우리 말 ·옷(衣)의 종성이 되며, ㄹ은 우리 말 실(絲)의 종성이 되는 따위와 같다(ㅁ에 대한 설명 누락, 원문 110쪽).

한글학회 ㄷ은 (한문의) 彆의 끝소리가 되고, ㄴ은 (한문의) 君의 끝소리가 되고, ㅂ은 (한문의) 業의 끝소리가 되고, ㅁ은 (한문의) 覃의 끝소리가 되고, ㅅ은 우리말의 '옷'의 끝소리가 되고, ㄹ은 우리말의 '실'의 끝소리가 되는 것과 같은 따위이니라.

조규태 'ㄷ'은 '볃'이 되고['볃'의 끝소리가 되고], 'ㄴ'은 '군'이 되고, 'ㅂ'은 '업'이 되고, 'ㅁ'은 '땀'이 되고, 'ㅅ'은 순우리말의 '옷[衣]'이 되고, 'ㄹ'은 토박이말의 '실[絲]'이 됨과 같다.

박창원 (종성의 예를 들면) 'ㄷ'은 '볃(의 'ㄷ')'이 '彆(의 종성)'이 되는 것과 같고, 'ㄴ'은 '군(의 종성 'ㄴ')'이 '君(의 종성)'이 되는 것과 같고, 'ㅂ'은 '업(의 종성 'ㅂ')'이 '業(의 종성)'이 되는 것과 같고, 'ㅁ'은 '땀(의 종성 'ㅁ')'이 '覃(의 종성)'이 되는 것과 같고, 'ㅅ'은 우리말로 '옷(의 'ㅅ')'이 '衣(의 종성)'이 되는 것과 같고, 'ㄹ'은 우리말로 '실(의 종성 'ㄹ')'이 '絲(의 종성)'이 되는 것과 같은 유형이다.

강규선·황경수 ㄷ은 볃이 彆이 되고 ㄴ은 군의 君이 됨과 같고 ㅂ은 업이 業됨과 같고 ㅁ은 땀이 覃됨과 같고 ㅅ은 우리말로 옷이 衣(옷의의 훈인 옷의 종성 ㅅ)됨과 같으며 ㄹ은 실이 絲(실사의 訓)됨과 같은 것이다.

'언어'는 나머지 예에서도 보듯 '토박이말'이란 말이다.

(5) 初聲二字三字合用並書, 如諺語·짜爲地, 짝爲隻, ·뽐爲隙之類(〈합자해〉).

(6) 各自並書, 如諺語·혀爲舌而·혀爲引, 괴·여爲我愛人而괴·여爲人愛我, 소·다爲覆物而쏘·다爲射之之類(〈합자해〉).

(7) 中聲二字三字合用, 如諺語·과爲琴柱, ·홰爲炬之類(〈합자해〉).

(8) 終聲二字三字合用, 如諺語흙爲土, ·낛爲釣, 둙·빼爲酉時之類(〈합자해〉).

(9) 諺語平上去入, 如활爲弓而其聲平, :돌爲石而其聲上, ·갈爲刀而其聲去, ·붇爲筆而其聲入之類(〈합자해〉).

'언어'로 그대로 옮긴 것은 원문에 충실하려는 의도도 있겠지만 초기 번역의 한계로 보인다. 한자 혼용이나 병용을 하지 않으면 의미 전달에 문제가 있기 때문이다. '우리말'로 옮긴 것은 우리말에 대한 잘못된 보기를 적용한 오류다. 지금도 일부에서 토박이말을 우리

표 5-7. '諺語' 1·2의 번역 비교

번역어	번역자
언어(諺語)	홍기문, 유창균
국어	김윤경, 서병국('諺語' 1은 '固有語'를 괄호 병기함)
우리말	강신항, 박병채, 박종국, 박지홍, 렴종률·김영황, 이정호, 이성구, 강길운, 권재선, 이근수, 한글학회, 박창원, 강규선·황경수('諺語' 2의 번역은 생략)
순우리말-토박이말	조규태
속말	김석환
빠뜨림	류렬, 김민수

말로 지칭하는 잘못과 같다. 우리말은 토박이말도 있고 외래말도 있다. '우리 글자'라고 하면 '한글'을 지칭하지만 '우리말'은 당연히 외래말도 포함한다. '국어'도 같은 맥락으로 보아 적절하지 않다. '속말'은 '세속에서 쓰이는 말'이라는 뜻으로 일리는 있으나, '언어'의 일부 속성만을 강조하는 격이라 적절하지 않다. 조규태(2000)가 가장 적절히 옮겼으나 '諺語' 1과 '諺語' 2를 '순우리말'과 '토박이말'로 구별하여 옮긴 맥락이 이해가 되지 않는다. 모두 '토박이말'로 옮기는 것이 적절하다.

5.5.3. '-諺-'의 번역에 대하여

'언'의 경우는 '文與諺'과 같이 '문'과 대립 구조로 쓰인 것과 그렇지 않은 예로 나눌 수 있다. 첫 번째 예를 보자.

[6] 六聲通乎文與諺(〈종성해 마무리 노래〉).

> 홍기문 六聲은 文과諺 어듸나 通하되
> 류 렬 여섯 자는 한문에나 우리 말에 두루 쓰고,
> 김윤경 六成은 國語와 漢文에 通하되
> 김민수 여섯 자는 한자나 우리 글에 두루 쓰고,
> 강신항 여섯 소리(六音, ㄱㅇㄷㄴㅂㅁ)는 한자와 우리말에 함께
>   쓰이되
> 서병국 여섯 소리는 漢字와 우리 말에 두루 通하고
> 박병채 여섯 소리는 한문이나 우리 말에 두루 쓰이나
> 박종국 여섯 소리[六聲]는 한자에나 우리말에 두루 쓰고,
> 김석환 여섯자는 한자와 우리말에 두루 쓰고

박지홍 여섯 소리는 <u>한문과 우리말</u>에 두루 통하나,

렴종률·김영황 6성은 <u>우리말과 한자</u>가 어데서나 통하되

이정호 여섯 소리는 <u>한자(漢字)나 우리말</u>에 통하여 쓰고,

이성구 (ㄱ, ㅇ, ㄷ, ㄴ, ㅂ, ㅁ의) 여섯 글자는 <u>한자와 우리말</u>에
　　　함께 쓰나,

강길운 六聲(ㄱ ㅇ ㄷ ㄴ ㅂ ㅁ)은 <u>한자와 우리말</u>에 함께 쓰이되,

유창균 여섯 성(聲)은 <u>한자어나 고유어</u>나 두루 통하되

권재선 이 여섯은 통한다. <u>한문, 우리말</u>

이근수 여섯 소리는 <u>한자와 우리말</u>에 함께 쓰이되

한글학회 여섯 소리는 <u>한자와 우리말</u>에 두루 통하되,

조규태 여섯소리[ㄱㄴㄷㅁㅂㅇ]는 <u>한자어나 우리말</u>에 두루 통하되,

박창원 여섯소리(ㄱㅇㄷㄴㅂㅁ)는 <u>한자와 우리말</u>에 함께 쓰이되

강규선·황경수 여섯 소리는 <u>한자와 우리말</u>에 두루 통하고

〈표 5-8〉과 같이 대부분 '한자와 우리말'로 옮겼다. 하지만 한자
는 글말, 우리말은 입말의 성격이 강하므로 적절하지 않다. 예문의
표현은 입말과 글말을 비교하거나 대조하는 맥락이 아니라, '여섯
소리[ㄱ, ㄴ, ㄷ, ㅁ, ㅂ, ㅇ]'에 관한 글자가 한자말과 토박이말 표기
에 두루 쓰인다는 말이다. 소리 성질에 따른 표기법을 염두에 둔 것
이므로, 최종적으로는 글말 차원에서 말한 것이다.

따라서 '한자말과 토박이말 표기'라고 의역을 하든가, 아니면 '한
자와 언문'과 같이 그 당시뿐만 아니라 근대 초기까지 쓰인 통칭,
'언문'을 살려 써야 한다. '언문'을 살리는 것은 '훈민정음'이나 '정음'
을 '한글'로 옮기지 않고 그대로 살린 맥락과 같다. '언문'을 비칭으
로만 여기는 기존의 통념을 바로잡는 의미도 있다. 굳이 신세대 독
자를 염두에 두어야 한다면 '언문(한글)' 정도로 처리하면 될 것이다.

표 5-8. "-文與諺"의 번역 비교

번역어	번역자
文과 諺	홍기문
한문과 우리말	류렬, 박지홍
한자나 우리 글	김민수
한자와 우리말	강신항, 서병국, 김석환, 이성구, 강길운, 이근수, 한글학회, 박창원, 강규선·황경수
한문이나 우리 말	박병채
國語와 漢文	김윤경
우리말과 한자	렴종률·김영황
한자(에)나 우리말	박종국, 이정호, 조규태
한자어나 고유어	유창균
한문, 우리말	권재선

다음의 두 번째 번역도 비슷한 맥락이다.

[7] 文與諺雜用則有因字音而補以中終聲者, 如孔子ㅣ魯ㅅ:사룸之類(〈합자해〉).

홍기문 文과 諺을 석거 쓰자면 字音을 쌀아서는 中聲이나 終聲으로써 補足할 것이 잇스니 孔子ㅣ魯ㅅ:사룸의 類와 가트니라.

류 렬 한문과 우리말을 섞어 쓸 적에는 글자 소리를 따라 가운뎃소리나 끝소리로써 깁는 일이 있으니, 『孔子ㅣ』, 『魯ㅅ:사룸』 따위와 같으니라.

김윤경 漢文과 國語를 섞어 쓰려면 字韻에 따라서 中聲이나 終聲으로 깁는 일이 있다. 가령 孔子ㅣ, 魯ㅅ:사룸 따위와 같다.

김민수 한자와 우리말을 섞어 쓰려면, 자음(字音)에 따라 중성이나 종성으로써 보충하는 일이 있다. 가령, 〈孔子ㅣ 魯ㅅ:사롬〉의 유와 같다.

강신항 한자와 한글을 섞어 쓸 경우에는 위에 오는 한자음에 따라서 한글의 중성(글자)이나 종성(글자)을 보충하는 일이 있으니, 가령 '공자(孔子)ㅣ노(魯)ㅅ:사롬'이라고 쓰는 따위와 같다.

서병국 漢字와 한글(諺字)을 섞어 쓰는 데는 곧 字音에 따라서 中聲이나 終聲으로써 補充하는 일이 있으니, 假令 '孔子ㅣ, 魯ㅅ:사롬' 따위와 같다.

박병채 한자와 우리 글자를 섞어 쓰는 데는 위에 오는 한자음에 따라 가운뎃소리나 끝소리로 보충하는 일이 있는데, 〈孔子ㅣ〉〈魯ㅅ:사롬〉 따위와 같은 것이다.

박종국 한자와 우리말을 섞어 쓸 적에는 자음(字音)에 따라서 〈우리말〉의 가운뎃소리 〈글자〉나 끝소리 〈글자〉로 써 깁는 일이 있으니, 가령, '孔子ㅣ' '魯ㅅ:사롬' 따위와 같으니라.

김석환 한자와 우리말을 섞어 쓰려면 글자의 음에 따라 중성이나 종성으로써 보충하는 일이 있으니 가령 『孔子ㅣ 魯ㅅ:사롬』의 따위와 같다

박지홍 한문과 우리 글을 섞어 쓸 때는 글자의 음에 따라서 중성이나 종성으로써 보충하는 일이 있으니, 〈孔子ㅣ 魯ㅅ:사롬〉의 따위와 같다.

렴종률 · 김영황 한자와 우리 글자를 섞어쓰면 한자의 음에 따라서는 중성이나 종성으로 보충할것이 있으니 〈孔子ㅣ〉와 〈魯ㅅ:사롬〉 같은것이다.

이정호 한자와 우리말을 섞어 쓸 경우에는 글자의 음에 따라 가운뎃소리나 끝소리로써 보충하는 일이 있으니, 이를테면

孔子ㅣ魯ㅅ:사룸 따위와 같다.

이성구 <u>한문과 우리말</u>을 섞어 쓸 경우에는 한문 글자의 음(音)에 따라서 중성과 종성을 가지고 보충해 주는 일이 있으니, '孔子ㅣ魯ㅅ:사룸'이라고 쓰는 따위와 같다.

강길운 <u>한문과 우리말</u>을 섞어 쓸 경우에는 위에 오는 한자음에 따라서 (정음의)중성·종성을 보충한 것이 있으니, '孔子ㅣ魯ㅅ:사룸' 따위와 같다.

유창균 <u>문(文)과 언(諺)</u>을 섞어 쓰면, 글자의 음에 따라서는 중성이지마는 종성으로써 보완(補完)해야 할 것이 있는 바, 〈孔子ㅣ魯ㅅ:사룸〉으로 하는 따위와 같다.

권재선 <u>한문(漢文)과 우리말</u>을 섞어 쓰면 글자 소리에 의해서 중성(中聲)이나 종성(終聲)으로 깁는 것이 있는데, 예컨대, 〈孔子ㅣ魯ㅅ:사룸〉의 따위와 같다.

이근수 <u>한자와 우리말</u>을 섞어 쓰는 경우에는 위에 오는 한자음에 따라서 한글의 중성이나 종성으로써 보충하는 일이 있으니, 〈공사(孔子)ㅣ魯ㅅ:사룸〉이라고 쓰는 따위와 같은 것이다.

한글학회 <u>한자와 우리말</u>을 섞어 쓸 경우에는 글자 소리에 따라 가운뎃소리나 끝소리로써 깁는 일이 있으니, '孔子ㅣ魯ㅅ:사룸' 따위와 같다.

조규태 <u>한자와 우리말</u>을 섞어 쓴다면, 한자의 음으로 인하여 가운뎃소리나 끝소리로 보완해야 하는 것이 있으니, '孔子ㅣ魯ㅅ:사룸' 등과 같다.

박창원 <u>한자와 한글</u>을 섞어 쓸 경우에는 (앞에 오는) 한자음에 따라서 (국어의 문법형태소가) 중성이나 종성으로 보충되는 일이 있으니, 가령 〈孔子ㅣ魯ㅅ:사룸〉이라고 쓰는 따위와 같다.

강규선·황경수 <u>한자와 한글</u>을 섞어 사용한즉, 글자의 소리에 인하
여 글자의 음을 보충하는 것이 중성이나 종성에 있으니 예를
들면, 공자(孔子) ㅣ 노(魯) ㅅ:ㅅㅏ룸이라고 쓴 것들과 같다.

'-文與諺([6])'과 마찬가지 맥락으로 번역문 가운데서는 '한자와
한글' 또는 '한자와 우리 글자'가 가장 적절하지만, [6]과 같은 논리
로 '한자와 언문'이 더 적절하다.

위의 경우는 글말 차원에서 중국 한자와 조선 언문을 비교하는
것이지만 다음 두 예는 입말 차원의 비교다.

표 5-9. '文與諺-'의 번역 비교

번역어	번역자
문과 언	홍기문, 유창균
한문과 우리말	류렬, 이성구, 권재선, 강길운
한문과 우리 글	박지홍
漢文과 國語	김윤경
한자와 우리말	김민수, 박종국, 김석환, 이정호, 이근수, 한글학회, 조규태
한자와 한글	강신항, 서병국, 박창원, 강규선·황경수
한자와 우리 글자	박병채, 렴종률·김영황

[8] 且半舌之ㄹ, 當用於諺, 而不可用於文(〈종성해〉).

홍기문 쏘 半舌音의 ㄹ는 맛당히 <u>諺語</u>에나 쓸 것이요 <u>文字</u>에는 쓸
수 업는 것이니

류　렬 또 반혓소리의 ㄹ은 마땅히 <u>우리 말</u>에는 쓰일찌나 <u>한문</u>에
는 쓰지 아니 할찌니,

김윤경 또 半舌音 ㄹ은 마땅히 國語에 쓸 것이요 漢文에는 쓸 수
없다.

김민수 또, 반설음(半舌音) ㄹ은 마땅이 우리 말에나 쓸 것이요,
한자음에는 쓸 수가 없는 것이다.

강신항 또 반혓소리인 ㄹ음은 마땅히 우리말의 종성에나 쓸 것이
지 한자(漢子의 종성)에는 쓸 수 없다.

서병국 또 半舌音의 ㄹ은 마땅히 우리말에나 쓸 것이요. 漢字(終
聲)에는 쓸 수가 없는 것이다.

박병채 또 반혓소리 ㄹ는 마땅히 우리 말에서 쓰고 한자(漢字)의
끝소리에는 쓸 수 없는 것이다.

박종국 또 반혓소리의 ㄹ은 마땅히 우리말에나 쓰일 것이요, 한자
음에는 쓰이지 않음이라.

김석환 또 반혀소리 ㄹ은 마땅히 우리말이나 쓸것이요 한자음에
는 쓸수 없는 것이니

박지홍 또 반혓소리의 ㄹ은 마땅히, 우리 토박이말에서(만) 쓸 것
이며, 한문에서는 써서는 안 된다.

렴종률·김영황 또 반혀소리의 〈ㄹ〉은 마땅히 우리 말에나 쓸것
이며 한자에는 쓰지 않을것이다.

이정호 또 반 혓소리의 ㄹ은 마땅히 우리말에 쓸 것이요, 한문
글자의 음에 써서는 안 된다.

이성구 그리고 반설음(半舌音)의 'ㄹ'은 마땅히 우리말에만 쓰고
한문 글자의 음(音)에는 쓸 수 없으니,

강길운 또 반혓소리인 'ㄹ'는 마땅히 우리말에나 쓸 것이지 한자
에는 쓸 수 없다.

유창균 또 반설음(半舌音)의 ㄹ은 마땅히 언(諺)에 쓸 것이며, 문
(文)에는 쓸 수 없는 것이다.

권재선 또 반설음(半舌音)의 ㄹ는 마땅히 <u>우리말</u>에 써야 하고 <u>한문(漢文)</u>에는 쓸 수 없다.

이근수 또한 반혓소리의 ㄹ은 마땅히 <u>우리말</u>에만 쓰고 <u>한자의 종성</u>에는 쓸 수 없는 것이다.

한글학회 또 반혓소리의 ㄹ은 마땅히 <u>우리말</u>에만 쓸 것이요, <u>한문</u>에서는 써서는 안 된다.

조규태 또 반혓소리 'ㄹ'은 <u>우리말</u>에는 당연히 쓰이나, <u>한문[중국말]</u>에는 쓸 수 없다.

박창원 또 반혓소리 ㄹ은 마땅히 <u>우리말</u>에나 쓸 것이지 <u>한자(의 종성)</u>에는 쓸 수 없다.

강규선·황경수 또 半舌音의 ㄹ은 응당 <u>우리말</u>에나 쓸 것이지 <u>한문</u>에는 사용이 불가하다.

〈표 5-10〉을 보면, 원문에서 입말 차원의 한자음을 '문'으로 표기해 번역자들이 이 글자를 어떻게 옮겨야 할지 갈등을 겪었음을 보여 주고 있다. 《훈민정음》 해례본의 저자들은 토박이말과 한자의 대립 구도에만 신경을 썼거나, 간결한 표현 구도(-於諺,-於文)와 문맥에 따른 구별을 시도하고 언어학적 엄밀성에 따른 용어 선정에는 신경을 덜 쓴 듯하다. 그렇다 하더라도 번역에서는 엄밀성을 회복해야 하며, 따라서 번역어 가운데서는 '우리말-한자음'이 가장 적절한 번역이다. 다만 앞에서 논의한 대로 '우리말' 대신에 '토박이말'로 옮기는 것이 더 적절하다.

---

14) 똑같이 한자의 종성이라 했더라도 '종성'을 노출해서 번역하느냐 안 하느냐는 중요한 문제다. 다만 여기서는 위 실제 예문으로 보였으므로 도표에서는 굳이 구별하지 않는다.

표 5-10. 'ㄹ'-'於諺'-'於文'의 번역 비교

번역어	번역자
언어-문자	홍기문
우리말-한문	류렬, 권재선, 한글학회, 조규태(한문에 '중국말' 병기), 강규선·황경수
국어-한문	김윤경
우리말-한자(의 종성)14)	강신항, 서병국, 렴종률·김영황, 강길운, 이근수, 박창원
우리말-한자(의 끝소리)	박병채
우리말-한자음	김민수, 박종국, 김석환
우리말-한문글자의 음	이정호, 이성구
토박이말-한문	박지홍
언-문	유창균

[9] 諺之四聲何以辨(〈합자해 마무리 노래〉).

홍기문 諺에는 四聲을 어찌케 기릴까

류 렬 <u>우리말</u>의 네 소리는 이어 분변할 것인가,

김윤경 <u>國語</u>의 四聲은 어떻게 가르나

김민수 <u>우리 말</u>의 사성은 어떻게 가리나.

강신항 <u>우리말</u>에선 사성(四聲)을 어떻게 가리나?

서병국 <u>우리말</u>의 四聲은 어떻게 가리나?

박병채 <u>우리 말</u>의 사성은 어찌 분별할 것인가?

박종국 <u>우리말</u>의 사성(四聲)은 어이 분별하느뇨.

김석환 <u>우리말</u>의 사성은 어떻게 분간할꼬

박지홍 <u>우리 토박이말</u>의 4성은 무엇으로써 구별할 것인가?

렴종률·김영황 <u>우리 말</u>에서 사성을 어떻게 가릴까

> 이정호 <u>우리말</u>의 사성(四聲)은 무엇으로 가리나?
>
> 이성구 <u>우리말</u>의 사성(四聲)은 무엇으로 분별할 것인가?
>
> 강길운 <u>우리말</u>의 사성은 어떻게 가리는가?
>
> 유창균 <u>언(諺)</u>의 사성은 무엇으로 분별할까.
>
> 권재선 <u>우리말</u> 사성은 어떻게 아나?
>
> 이근수 <u>우리말</u>의 사성은 어떻게 구별한 것인가?
>
> 한글학회 <u>우리말</u>의 사성은 무엇으로 가릴까?
>
> 조규태 <u>우리말</u>의 사성은 무엇으로 분별할까?
>
> 박창원 <u>우리말</u>에선 사성(四聲)이 어떻게 변별되는가?
>
> 강규선·황경수 <u>우리말</u>의 사성은 어떻게 나뉘는가.

이 경우는 상황이 복잡하다. 글말은 중국 한자와 조선 언문이 확연히 다르고 구분되지만, 입말의 경우는 '중국말'과 '우리말'이 선명하게 구별되지 않는다. '우리말'에서 한자말 발음이 '조선' 쪽보다 '중국' 쪽 표준에 기대고 있기 때문이다. 현대말에서는 한자어 '學校'에 대한 '학교', 순우리말 '어머니'의 '어머니' 모두 우리말이지만 [8], [9]와 같은 상황에서는 '우리말'에서 한자말이 제외된 것이다. 결국 토박이말을 가리키는 것인데, 그렇다고 '토박이말'이나 '고유어'로 옮기면 중국말과 대비시키는 맥락이 잘 드러나지 않는다. 따라서 '우리말'과 '토박이말'을 절충하여 '우리 토박이말'로 옮기는 것이 적절하다.

'-諺-'은 비슷한 맥락으로 쓰였으므로 다음의 예만 검토하기로 한다.

> [10] 戌閭用於<u>諺</u>衣絲(〈종성해 마무리 노래〉).

> 홍기문 戌은웃 閭는싈 <u>諺語</u>의 그終聲.

류 렬 『·옷』과 『실』의 ㅅㄹ 우리말에 쓸 뿐이라.

김윤경 戌閻는 國語의 終聲만 쓰도다.

김민수 ·옷과 실의 ㅅㄹ은 우리 글에만 쓴다.

강신항 ㅅ(戌)과 ㄹ(閻)은 우리말의 옷(衣)과 실(絲) 종성으로만
　　　　쓰이네.

서병국 ㅅ(戌) ㄹ(閻)은 우리말 옷·실에 쓴다.

박병채 옷과 실의 ㅅ·ㄹ은 우리 말에만 쓴다.

박종국 ㅅ(戌)·ㄹ(閻)은 우리말 옷[衣]·실[絲]에 쓰도다.

김석환 옷과 실의 ㅅ ㄹ은 우리말에 만 쓴다

박지홍 ㅅㄹ은 우리말 옷·실 등에만 쓰인다.

렴종률·김영황 〈ㅅ〉은 〈옷〉, 〈ㄹ〉은 〈실〉의 우리 말의 종성이 된다.

이정호 ㅅ과 ㄹ은 우리 말의 옷과 실에 쓰이네.

이성구 'ㅅ(戌)'과 'ㄹ(閻)'은 우리말의 '옷[衣]'과 '실[絲]' 같은 경
　　　　우에만 쓰네.

강길운 'ㅅ(戌)·ㄹ(閻)'는 우리말의 '옷·실(의 종성)'에 쓰인다.

유창균 戌괴 閻는 고유어의 옷과 실에 쓴다.

권재선 ㅅㄹ는 〈옷〉, 〈실〉 우리말 종성

이근수 ㅅ(戌)과 ㄹ(閻)은 우리말의 옷(衣)과 실(絲) 종성으로만
　　　　쓰이네.

한글학회 ㅅ과 ㄹ은 우리말의 '옷'과 '실'에 쓰인다.

조규태 'ㅅ'과 'ㄹ'은 우리말의 '옷'과 '실'에 쓰인다.

박창원 ㅅ(戌)과 ㄹ(閻)은 우리말의 옷(衣)과 실(絲) 등의 종성
　　　　으로만 쓰인다.

강규선·황경수 ㅅ ㄹ은 우리말의 옷과 실(衣, 絲)에 사용한다.

〈표 5-11〉을 보면 대부분 '우리말'로 옮겼음을 알 수 있지만, 이때

표 5-11. '-諺-'의 번역 비교

번역어	번역자
諺語	홍기문
우리말	류렬, 강신항, 서병국, 박병채, 박종국, 김석환, 박지홍, 렴종률·김영황, 이정호, 이성구, 강길운, 권재선, 이근수, 한글학회, 조규태, 박창원, 강규선·황경수
우리글	김민수
국어	김윤경
고유어	유창균

는 중국말과 대비시키는 맥락보다는 그야말로 '토박이말'로 된 낱말을 가리킨다. 그러므로 번역된 용어 가운데서는 '고유어'가 가장 적절하고, 이런 경우는 원문에 충실하여 '토박이말'로 옮기는 것이 적절하다.

5.5.4. '國語' 번역에 대하여

'국어'는 "…… 然韻書字母唯一 且國語雖不分輕重 …… ·一起ㅣ聲於國語無用"에서와 같이 두 번 쓰였다. 이 둘을 다르게 번역한 경우는 강규선·황경수(2006)가 '국어-우리말'로 옮긴 예밖에 없으므로 첫 번째 예만 보이기로 한다.

[11] 然韻書字母唯一, 且國語雖不分輕重, 皆得成音(〈종성해〉).

> 홍기문 韻書의 字母는 오즉 하나요 쏘 우리말도 비록 輕重을 區別치는 안하되 모다 音을 이룰 수는 잇스니
> 류 렬 그러나 운서에의 첫소리는 하나 뿐이요, 또 우리 나라 말에서는 비록 가벼운 소리와 무거운 소리를 나누지 아니하더라도 다 소리를 이룰 수 있나니,

김윤경 韻書의 字母는 한 가지 뿐이요 國語에도 輕重을 가르지 아니하나 다 소리를 이룰 수 있으니

김민수 운서의 자모(字母)는 오직 하나뿐이요, 또 우리 말에서는 그 경중을 가르지 않더라도, 다 음을 이룰 수 있다.

강신항 중국 운서의 자모에서는(이를 구별하지 않고) 하나로 하였고, 또한 국어(글자)에서도 경·중을 나누지 아니하나 모두 소리를 이룰 수 있다.

서병국 그러나 韻書의 字母는 오직 하나요, 또 國語에서는 비록 輕重을 나누지 않더라도, 다 소리를 이룰 수 있으나,

박병채 운서의 자모에는 오직 하나뿐이고, 또 우리 말에서 비록 가볍고 무거운 소리를 나누지 아니 하더라도 소리를 이룰 수 있는 것이다.

박종국 그러나 운서(韻書)의 자모(字母)는 한 가지 뿐이니, 또 우리 나라 말에서는 비록 가벼운 소리와 무거운 소리를 가르지 아니하나 다 소리[音]를 이룰 수 있느니라.

김식환 운서의 자모는 하나뿐이요 또 우리말에는 그 경중을 가리지 않더라도 자음을 이룰 수 있다.

박지홍 그러나 운서의 자모에서는 오직 하나이며, 또한 우리 나라 말에서는 가볍고 무거움을 나누지 않고서도 (ㄹ만으로써) 모두 말소리를 이룰 수 있다.

렴종률·김영황 그러나 운서의 자모는 오직 하나다. 우리 말도 무거운 음과 가벼운 음을 가르지 아니하나 모두 음을 이룰수 있다.

이정호 운서(韻書)의 자모(字母)는 오직 하나 뿐이다. 또 우리말에서는 가볍고 무거운 것을 가리지 않고 다 소리가 될 수 있지만,

이성구 중국운서(韻書)의 자모(字母)는 오직 하나만 있다. 또 우

리말에서는 비록 반설경음(半舌輕音)과 반설중음(半舌重音)을 구분하지 않고서도('ㄹ' 하나만으로) 다 말소리를 이룰 수 있지만,

강길운 중국운서의 자모에서는 하나로 하였고, 또한 국어에서는 비록 경·중을 나누지 아니하나 모두 音을 이룰 수 있다.

유창균 운서(韻書)의 자모는 오직 하나 뿐이다. 또 국어에서는 비록 경과 중을 구별하지 않더라도 모두 능히 음을 이룰 수 있으며,

권재선 그러나, 운서(韻書)의 자모(字母)에는 오직 하나 뿐이고, 또 서울말(國語)에서도 비록 경음과 중음을 나누지 아니하나 모두 소리를 이룰 수 있다.

이근수 중국 운서의 자모에서는 오직 하나 뿐이고 또 우리 국어에서는 비록 가볍고 무거운 것을 나누지 아니하더라도 소리를 이룰 수 있는 것이다.

한글학회 그러나 운서의 자모는 오직 하나뿐이다. 또 우리말에서는 가볍고 무거움을 나누지 않고서도 다 소리를 이룰 수 있으나,

조규태 운서의 자모에는 오직 하나뿐이며, 또 국어에서는 비록 가볍고 무거운 것을 구별하지 않더라도 모두 소리를 이룰 수 있다.

박창원 중국 운서의 자모에서는 (이를 구별하지 않고) 하나로 하였다. 또한 국어에서도 경·중을 나누지 아니하였으나 모두 소리를 이룰 수 있다.

강규선·황경수 그러나 운서의 字母는 오직 하나다. 단 국어에서도 비록 輕·重을 나누지 않아도 대개 음을 이룬다.

대체로 '우리말'로 번역했으나 이는 적절하지 않다. '언어'와 쓰임

표 5-12. '國語' 1·2의 번역 비교(단일어는 같게 번역한 경우)

번역어	번역자
국어	김윤경, 강신항, 서병국, 강길운, 유창균, 조규태, 박창원
우리 국어	이근수
우리 나라 말	류렬, 박종국, 박지홍
우리말	홍기문, 김민수, 박병채, 김석환, 렴종률·김영황, 이정호, 이성구, 한글학회
서울말	권재선
국어-우리말	강규선·황경수

새가 같다고 보아 그렇게 옮긴 듯하다. 문맥에서는 그렇게 보기 어렵기 때문이다. 이 말은 《동국정운》의 다음 예에서 보듯, 주로 중국 표준 한자음과 대비하는 맥락에서 쓰였다.[15]

> 우리나라 말소리도 그러한 맑고 흐린 성질이 구별되는 것은 중국(자음)과 다를 바 없으므로, 우리나라 한자음에서만 홀로 흐린 소리가 없으니 어찌 이런 이치가 있겠는가. 이것은 맑고 흐림의 변화다. 우리나라 말소리는 사성이 매우 분명한데 …… 우리말에서는 계모음 즉 ㅋ 음을 많이 쓰나, 우리나라 한자음에는 다만 쾌(夬) 자의 한 음뿐이니 이것이 더욱 우스운 일이다.[16]

권재선(1988)이 "'國'은 '나라[國]'의 뜻과 '서울[京]'의 뜻이 있는데, 여기서는 '서울'의 뜻으로 보았다. 여기서 말하는 '국어(國語)'는 '서울말'로 '정음(正音)' 곧 표준어(標準語)와 같은 뜻으로 쓰고 있다는 것이다. 국어(國語)가 '서울말'과 '정음(正音)'의 뜻임은 '벼두리

---

15) '국어'의 맥락적 의미에 대한 세밀한 검토는 백두현(2004, 127)의 글 참조.
16) 我國語音 其淸濁之辨 與中國無異也 而於字音獨無濁聲 豈有此理 此淸濁之變也 語音則 四聲甚明 …… 國語多用溪母 而字音則獨快之一音而已 此尤可笑者也(《동국정운》 서문).

시골말[邊野之語]'과 '아이들말[兒童之語]'에 대립되는 뜻에서 쓰인 점
에서 알 수 있다"고 주석을 단 것은 일리가 있다. 그러나 오늘날의
표준어 개념과 정확히 일치하는 것이 아니고, 표준 중국 한자음과
대비한 데서 '나라'의 뜻을 소홀히 할 수 없으므로 오늘날의 어휘인
'서울말'로 번역하기에는 무리가 따른다.《훈민정음》해례본은 표준
을 만들려는 준비서일 수도 있기 때문이다.

　따라서 '國之語音'을 '우리나라 말소리'로, '國語'는 '우리나라 말'
로 옮기는 것이 적절하다.

5.5.5. '方言俚語' 번역어에 대하여

　이 구절은 "文之入則似去聲方言俚語萬不同"라고 하여 중국 한문
과 대비하여 설명하는 과정에서 쓰였다.

　　[12] 方言俚語萬不同(〈합자해 마무리 노래〉).

　　　　홍기문 方言과 俚語가 萬가지 다르매
　　　　류　렬 사투리와 상말이 각각 모두 다르나,
　　　　김윤경 方言과 俚語가 萬가지 달라서
　　　　김민수 방언과 이어(俚語)가 만가지 다르나,
　　　　강신항 방언과 이어(俚語)가 모두 다르매
　　　　서병국 方言과 俚語가 모두 같잖아
　　　　박병채 고장말과 상말이 각각 모두 다르나
　　　　박종국 방언(方言)과 이어(俚語)가 만가지나 모두 다르나,
　　　　김석환 방언과 이어가 만가지로 달라서
　　　　박지홍 방언과 민간말이 모두 (중국과) 같지 않아서

렴종률·김영황 사투리와 속된말이 서로 같지 않아서

이정호 우리말의 일상어(日常語)가 만 가지로 같지 않아

이성구 지방말과 상말이 여러 가지로 제각기 달라서,

강길운 방언(한자어)과 이어(俚語: 우리말)가 모두(발음이 서로) 다르고,

유창균 방언(方言)과 이어(俚語)가 제각기 다르매,

권재선 지방 말은 곳곳마다 같지 아니 해

이근수 방언과 상말(俚語)이 각각 모두 다르네.

한글학회 사투리와 속된말이 모두 같지 않아서,

조규태 우리 나라 말과 세속의 말이 (중국말과) 전혀 달라,

박창원 방언과 이어(俚語)가 모두 다르매

강규선·황경수 지방의 말이나 저속한 말은 매우 달라서

이 낱말은 앞서 말했듯이, 중국말과 비교하는 상황에서 쓰인 것이다. '방언'은 그 당시 조선말을 가리킨다.[17] '이어'도 속된말이라기보다는 우리나라 말을 낮춰 부른 발이므로, 세속의 말 또는 일상어 정도가 알맞다. 1443년 언문 창제를 알리는 실록 기록에서도 "是月 上親制諺文二十八字 其字倣古篆 分爲初中終聲 合之然後乃成字 凡干文字及本國俚語 皆可得而書 字雖簡要 轉換無窮 是謂 '訓民正音'(이달에 임금이 친히 언문 28자를 지었는데, 그 글자가 옛 전자를 모방하고, 초성·중성·종성으로 나누어 합한 연후에야 글자를 이루었다. 무릇 문자에 관한 것과 이어에 관한 것을 모두 쓸 수 있고, 글자는 비록 간단하고 간결하지마는 전환하는 것이 무궁하니, 이것을 훈민정음이라고 일렀다), 世宗莊憲大王實錄卷第一百二終"이라고 하여 한자(문자)에 대비시키면서 '본국이

---

17) 조규태(2000, 47, 주석 51)의 글 참조.

표 5-13. '方言俚語'의 번역 비교

번역어	번역자
방언과 이어	홍기문, 김윤경, 김민수, 강신항, 서병국, 박종국, 김석환, 강길운, 유창균, 박창원
사투리와 상말	류렬
고장말과 상말	박병채
방언과 민간말	박지홍
방언과 상말(俚語)	이근수
사투리와 속된말	렴종률·김영황, 한글학회
우리말의 일상어	이정호
지방말과 상말	이성구
지방 말	권재선
우리 나라 말과 세속의 말	조규태
지방의 말이나 저속한 말	강규선·황경수

어'라고 하고 있다. '방언'과 비슷한 말인 셈이다. 백두현(2004, 121)은 '방언'을 "지방의 언어", '이어'를 "지방의 언어 + 세간에서 쓰는 속된 언어"로 구별한 바 있다. 결과적으로 '방언이어'는 "중국의 한어에 대한 상대어로서 우리말을 총칭하는 용어"로 규정하였다. 적절한 지적이다.

그러므로 '방언'과 '이어'는 두 가지 말을 가리킨 것이라기보다는 한자말이나 한자에 대비되는 우리나라 토박이말의 토속성과 일상성을 강조하려고 연어 구조로 표현한 것이다. 그러므로 한글학회처럼 '방언과 이어가 다르다'는 식은 오역이다. "우리나라 말과 속된 말"로 옮긴 것도 잘못이다. 속된말 또한 우리나라 말이므로 논리 구조로도 맞지 않는다. 결국 '우리나라 세속말이 중국말과 달라'가 적절한 번역이다. 다음의 정인지 서문에 쓰인 경우도 마찬가지다. "吾東方禮樂文章, 侔擬華夏. 但方言俚語, 不與之同. 學書者患其旨趣之難曉"로, 이는 '우리 동방의 예악과 문장이 중국 문화와 거의 비길 만

하나, 다만 우리나라 세속말이 중국과 같지 않아서, 글을 배우는 이들이 그 뜻 깨치는 것의 어려움을 근심하고, 옥사를 다스리는 이는 그 곡절의 통하기 어려움을 괴로워하고 있다'는 뜻이다.

5.6. 번역자별 종합 비교

이상으로, 논란이 되거나 문제가 되는 열세 항목과 번역 대안어를 번역자별로 종합하면 다음과 같다.

    홍기문 1.나라의 말 / 2.우리 東方 / 3.東方 / 4.東편쌍 / 5.정음 / 6.諺語 / 7.文과諺 / 8.文과 諺 / 9.諺語 / 10.諺 / 11.諺語 / 12.우리말 / 13.方言과 俚語

    류 렬 1.우리 나라 말 / 2.우리 나라 / 3.우리 땅 / 4.우리 나라 / 5.정음 / 6.누락 / 7.한문에나 우리 말 / 8.한문과 우리말 / 9.우리 말 / 10.우리밀 / 11.우리말 / 12.우리 나라 말 / 13.사투리와 상말

    김윤경 1.원문 누락 / 2.우리 나라 / 3.東方 / 4.大東 / 5.정음 / 6.國語 / 7.國語와 漢文 / 8.漢文과 國語 / 9.國語–漢文 / 10.國語 / 11.國語 / 12.國語 / 13.方言과 俚語

    김민수 1.나랏말 / 2.우리 나라 / 3.이 땅 / 4.이 나라 / 5.훈민정음 / 6.누락 / 7.한자나 우리 글 / 8.한자와 우리말 / 9.우리말–한자음 / 10.우리 말 / 11.우리 글 / 12.우리 말 / 13.방언과 이어(俚語)

    강신항 1.우리나라 말소리 / 2.우리 동방 / 3.동방 / 4.우리나라 / 5.정음 / 6.우리말 / 7.한자와 우리말 / 8.한자와 한글 / 9.우

리말-한자 / 10.우리말 / 11.우리말 / 12.국어(글자) / 13.
방언과 이어(俚語)

서병국 1.나랏말 / 2.우리 東方 / 3.東方 / 4.大東 땅 / 5.훈민정음 /
6.國語(固有語) / 7.漢字와 우리 말 / 8.漢字와 한글(諺字) / 9.
우리말-漢字 / 10.우리말 / 11.우리말 / 12.國語 / 13.方言과
俚語

박병채 1.우리 나라의 말 / 2.우리 나라 / 3.이 땅 / 4.이 나라 /
5.훈민정음 / 6.우리 말 / 7.한문이나 우리 말 / 8.한자와
우리 글자 / 9.우리 말-한자 / 10.우리 말 / 11.우리 말 /
12.우리 말 / 13.고장말과 상말

박종국 1.우리 나라 말 / 2.우리 나라 / 3.동쪽 / 4.우리 나라[大
東] / 5.한글 / 6.우리말[諺語] / 7.한자에나 우리말 / 8.한
자와 우리말 / 9.우리말-한자음 / 10.우리말 / 11.우리말 /
12.우리 나라 말 / 13.방언(方言)과 이어(俚語)

김석환 1.우리나라 말 / 2.우리나라 / 3.우리 동방 / 4.이나라 / 5.훈
민정음 / 6.속말 / 7.한자와 우리말 / 8.한자와 우리말 / 9.우
리말-한자음 / 10.우리말 / 11.우리말 / 12.우리말 / 13.방언
과 이어

박지홍 1.우리 나라의 말(쌈) / 2.우리 동방 / 3.(우리) 동방 / 4.우
리 나라 / 5.정음 / 6.우리말 / 7.한문과 우리말 / 8.한문과
우리 글 / 9.토박이말 / 10.우리 토박이말 / 11.우리말 / 12.
우리 나라말 / 13.방언과 민간말

렴종률 · 김영황 1.우리나라의 말소리 / 2.우리나라 / 3.원문 누락 /
4.우리 나라 / 5.훈민정음 / 6.우리 말 / 7.우리말과 한자 /
8.한자와 우리 글자 / 9.우리 말-한자 / 10.우리 말 / 11.우리
말 / 12.우리 말 / 13.사투리와 속된말

이정호 1.우리 나라의 말소리 / 2.우리 나라 / 3.우리 동녘 땅 / 4.거룩한 우리 나라 / 5.정음 / 6.우리말 / 7.한자(漢字)나 우리말 / 8.한자와 우리말 / 9.우리말-한문 글자 / 10.우리말 / 11.우리 말 / 12.우리말 / 13.우리말의 일상어(日常語)

이성구 1.우리나라의 말 / 2.우리 나라 / 3.동방의 이 땅 / 4.우리 나라 / 5.훈민정음 / 6.우리말[諺語] / 7.한자와 우리말 / 8.한문과 우리말 / 9.우리말-한문 글자 / 10.우리말 / 11.우리말 / 12.우리말 / 13.지방말과 상말

강길운 1.나랏 말씀 / 2.우리 동방 / 3.동방 / 4.우리나라 / 5.정음 / 6.우리말 / 7.한자와 우리말 / 8.한문과 우리말 / 9.우리말-한자 / 10.우리말 / 11.우리말 / 12.국어 / 13.방언(한자어)과 이어(俚語: 우리말)

유창균 1.나라의 말소리 / 2.우리 동방(東方) / 3.동방 / 4.대동(大東) / 5.정음 / 6.언어(諺語) / 7.한자어나 고유어 / 8.문(文)과 언(諺) / 9.언(諺)-문(文) / 10.언(諺) / 11.고유어 / 12.국어 / 13.방언(方言)과 이어(俚語)

권재선 1.나라의 말소리 / 2.우리나라(吾東方) / 3.우리나라(東方) / 4.우리나라 / 5.정음 / 6.우리말 / 7.한문, 우리말 / 8.한문(漢文)과 우리말 / 9.우리말-한문(漢文) / 10.우리말 / 11.우리말 / 12.서울말(國語) / 13.지방 말

이근수 1.우리 나라의 말 / 2.우리 나라 / 3.이 땅 / 4.이 나라 / 5.훈민정음 / 6.우리 말 / 7.한자와 우리말 / 8.한자와 우리말 / 9.우리말-한자 / 10.우리말 / 11.우리말 / 12.우리 국어 / 13.방언과 상말(俚語)

한글학회 1.우리 나라 말 / 2.우리 나라 / 3.우리 땅 / 4.우리 나라 / 5.정음 / 6.우리말 / 7.한자와 우리말 / 8.한자와 우리말 / 9.우

리말-한문 / 10.우리말 / 11.우리말 / 12.우리말 / 13.사투리와 속된말

조규태 1.우리 나라의 말 / 2.우리 나라 / 3.동방 / 4.우리 나라 / 5.정음 / 6.순우리말-토박이말 / 7.한자어나 우리말 / 8.한자와 우리말 / 9.우리말-한문[중국말] / 10.우리말 / 11.우리말 / 12.국어 / 13.우리 나라 말과 세속의 말

박창원 1.국어 / 2.우리 동방 / 3.동방 / 4.우리나라 / 5.정음 / 6.우리말 / 7.한자와 우리말 / 8.한자와 한글 / 9.우리말-한자 / 10.우리말 / 11.우리말 / 12.국어 / 13.방언과 이어(俚語)

강규선·황경수 1.우리나라의 말 / 2.우리 동방 / 3.우리나라 / 4.우리나라 / 5.정음 / 6.우리말 / 7.한자와 우리말 / 8.한자와 한글 / 9.우리말-한문 / 10.우리말 / 11.우리말 / 12.국어 / 13.지방의 말이나 저속한 말

표 5-14. 번역 대상 총목록

차례	《훈민정음》 해례본	대안 번역어
1	國之語音(예의 서문)	우리나라의 말소리
2	吾東方禮樂文章(〈정인지 서문〉)	동방
3	夫東方有國(〈정인지 서문〉)	동방
4	大東千古開矇矓(〈합자해 마무리 노래〉)	(우리) 동방겨레
5	正音	정음
6	ㄹ如諺語실爲絲之類(〈종성해〉)	토박이말
7	六聲通乎文與諺(〈종성해 마무리 노래〉)	한자와 언문
8	文與諺雜用則有因字音而補以中終聲者(〈합자해〉)	한자와 언문
9	且半舌之ㄹ, 當用於諺, 而不可用於文(〈종성해〉)	토박이말-한자음
10	諺之四聲何以辨(〈합자해 마무리 노래〉)	우리 토박이말
11	戌閭用於諺衣絲(〈종성해 마무리 노래〉)	토박이말
12	且國語雖不分輕重, 皆得成音(〈종성해〉)	우리나라 말
13	方言俚語萬不同(〈합자해 마무리 노래〉)	우리나라 세속말

위와 같이 내적 분석을 검토해 보면 정도에 차이는 있으나 대체로 일관성과 맥락성이 부족함을 알 수 있다. 가장 큰 문제는 원문의 다양성을 살리지 못한 점과 자체 기준이 불분명한 것이다.

5.7. 마무리

세종과 정인지를 비롯한 《훈민정음》 해례본의 저자들은 2년이 넘는 공동 연구 끝에 대단히 치밀하고 섬세한 새 문자 해설서를 펴냈다. 그 당시 조선과 조선말을 가리키는 용어들에 그들 나름대로의 언어관을 담아냈다. 따라서 맥락에 따른 섬세한 쓰임새를 고려하여 현대말로 옮겨야 한다. 더욱이 서로 다른 어휘나 용어라면 다르게 쓰인 맥락을 가능한 한 정확히 반영하여 현대말로 옮겨야 한다. 이는 번역이 직역과 의역의 가치를 동시에 구현하려는 노력으로 이루어진다는 관점에 따른 것이다.

따라서 '國之語音'과 '國語'는 그 당시 시대적 맥락과 현대 맥락을 함께 고려하여 '우리나라 말소리', '우리나라 말'로 옮기는 것이 적절하다. 이에 견주어 지역 특수성을 강조한 '東方'은 '동방'으로, '大東'은 '동방겨레'로 옮기는 것이 적절하다.

또한 '諺語'는 '토박이말'로 옮기는 것이 적절하다. '諺'은 '文'과 대립된 글말 차원의 쓰임새에서는 '언문'으로, 입말 차원에서 중국말과 대비시키는 맥락에서는 '우리나라 말', 일반 백성의 말로 쓰일 때는 '토박이말'로 옮기는 것이 적절하다. 단, 중국말과 대비시키면서 토박이말을 가리킬 때는 '우리 토박이말'로 옮긴다. '方言俚語'는 '우리나라 세속말'로 옮겨야 한다.

학문적 차원에서는 다양한 번역이 많을수록 좋지만 정책과 교육 차원에서는 표준 공역이 필요하다. 이러한 전제 아래, 훈민정음 문자와 책의 문화적 가치를 한층 더 높이고자 표준 공역이 절실한 시기가 되었고, 일단 필자는 세종 서문의 표준 공역 시안을 다음 장에서 제시하였다.

■ 참고문헌

번역 원 텍스트

홍기문, 1946, 《정음발달사》 상·하 합본, 서울신문사 출판국.

방종현, 1946, 《훈민정음(1945)》(원본 해석), 진학출판협회.

전몽수·홍기문, 1949, 《훈민정음역해》 조선어문고 1책, 평양: 조선어문
　　　연구회.

류 렬, 1947, 《원본 훈민정음 풀이》, 보진재.

＿＿＿, 1948, 《풀이한 훈민정음》, 보신각.

김윤경, 1954, 《조선문자급어학사》, 동국문화사.

김민수, 1957, 《주해 훈민정음》, 서울: 통문관.

강신항, 1974·1995: 증보판, 《역주 훈민정음》, 서울: 신구문화사.

서병국, 1975, 《신강 훈민정음》, 대구: 경북대 출판부.

박병채, 1976, 《역해 훈민정음》, 서울: 박영사.

박종국, 1976, 《주해 훈민정음》 문고본, 서울: 정음사.

김석환, 1978, 《현토주해 훈민정음》, 보령: 활문당.

박지홍, 1979, 《풀이한 훈민정음》, 서울: 과학사.

윤덕중·반재원, 1983, 《훈민정음 기원론》, 서울: 국문사.

박지홍, 1984, 《풀이한 훈민정음−연구·주석》, 서울: 과학사.

렴종률·김영황, 1982, 《훈민정음에 대하여》, 평양: 김일성종합대학출판사.

이정호, 1986, 《국문영문 해설 역주 훈민정음》, 서울: 보진재.

권재선, 1988·1995: 깁고 고친판, 《훈민정음 해석 연구》, 대구: 우골탑.

강길운, 1992, 《훈민정음과 음운체계》, 서울: 형설출판사.

유창균, 1993, 《훈민정음 역주》, 서울: 형설출판사.

이근수, 1995, 《훈민정음 신연구》, 서울: 보고사.

한글학회, 1998, 《훈민정음》 별책, 서울: 해성사.

조규태, 2000, 《번역하고 풀이한 훈민정음》, 서울: 한국문화사.

반재원, 2001, 《한글과 천문》, 서울: 한배달.

박창원, 2005, 《훈민정음》, 서울: 신구문화사.

강규선·황경수, 2006, 《훈민정음연구》, 서울: 청운.

일반 참고문헌

권재선, 1998, 《훈민정음 글월의 구성 분석적 이해》, 대구: 우골탑.

김동언, 1985, 〈훈민정음 국역본의 번역시기 문제〉, 《한글》 189, 한글 학회, 123~145쪽.

김민수, 1985, 〈훈민정음 해례의 번역에 대하여〉, 《말》 10, 연세대 한 국어학당, 19~45쪽.

김수열, 2004, 〈'국어(國語)'의 뜻넓이와 유래〉, 《자하어문논집》 19, 상명대학교, 77~101쪽.

김슬옹, 2005a, 〈조선왕조실록의 '언문'관련 어휘 국역문제와 검색 개 선 방안 찾기〉, 《48회 전국 국어국문학 학술대회 논문집(국어 국문학 학문 후속세대를 위하여)》, 국어국문학회(경원대학교).

______, 2005b, 《조선시대 언문의 제도적 사용 연구》, 서울: 한국문화사.

______, 2005c, 〈언어 분석 방법론으로서의 담론학 구성 시론〉, 《사회 언어학》 13권 2호, 43~68쪽.

______, 2006, 〈'훈민정음'의 명칭 맥락과 의미〉, 《한글》 272, 한글학 회, 165~196쪽.

박종국, 1996, 《한국어발달사》, 서울: 정음사.

박지홍, 1979, 《한문본 훈민정음의 번역에 대하여》, 《한글》 164, 한글 학회, 629~654쪽.

______, 1984, 《풀이한 훈민정음》, 서울: 정음사.

______, 1987, 《훈민정음을 다시 살핀다: 번역을 중심으로》, 《한글》 196, 한글학회, 341~353쪽.

박창원, 2005, 《훈민정음》, 신구문화사.

백두현, 2004, 〈우리말(한국어) 명칭의 역사적 변천과 민족어 의식의 발달〉, 《언어과학연구》 28, 언어과학회, 115~140쪽.

심경호, 2004, 〈원전연구와 고전 텍스트의 현대적 변용〉, 《동양한문학 연구》 20, 동양한문학회, 53~70쪽.

안대회, 2006, 〈조선 후기 이중 언어 텍스트와 그에 관한 논의들〉, 《대동한문학》 24, 대동한문학회, 203~232쪽.

이근수, 1987: 개정판, 《조선조의 어문정책 연구》, 홍익대 출판부.

이상혁, 1998, 〈언문과 국어의식〉, 《국어국문학》 121, 국어국문학회, 55~72쪽.

＿＿＿, 2005, 〈홍기문과 원본 《訓民正音》의 번역에 대하여〉, 《한국학 연구》 23, 235~253쪽.

정우영, 2005, 〈훈민정음 언해본의 성립과 원본 재구〉, 《국어국문학》 139, 국어국문학회.

최명재, 1994, 〈훈민정음의 '異乎中國'에 관한 고찰〉, 《어문연구》 81·82, 179~185쪽.

최세화, 1997, 〈훈민정음 해례 후서의 번역에 대하여〉, 《동국어문학》 9, 동국대 국어교육과, 1~6쪽.

〈Abstract〉

The discourse of translation on the term of 'Korea and the Language' based on *Hunminjeongeum Haeryebon* for the standard translation

This chapter indicates the idea of the standard translation about 'Korea and the language' through the various ways of translation based on *Hunminjeongeum Haeryebon*. The standard translation is needed for the education and the policy, though the various ways of translation could be needed for the other researches.

This chapter shows some cases of the translation about the words below:

(1) "國之語音(Gukjieoeum)" and "國語(Gugeo)" is supposed to be translated into 'Korean spoken language' or 'Korean language' on the basis of Joseon Dynasty.

(2) "東方(Dongbang)" is supposed to be translated into 'Dongbang (동방)', "大東(Daedong)" into 'Dongbang-gyeore'.

(3) "諺語(Eoneo)" must be translated into 'the original Korean word'.

(4) We translate "諺" as 'Eonmun(언문)' in contrast with "mun(文)"

of Chinese Character. If not such situation, in the context on contrast with Chinese word, we translate "諺" as 'the Korean language' and 'the Korean language used by the people'. In special case of the contrast with Chinese, we translate "諺" with 'the original Korean word'.

(5) "方言俚語(Bangeonieo)" must be translated into 'our mundane word'.

These translations is in according to the view that we must reflected concurrently the literal translation and the free translation for the proper translation.

Key words: standard translation, Hunminjeongeum Haeryebon, education, policy, Korean language, Joseon Dynasty

6장《훈민정음》해례본 세종 서문의
표준 공역 시안

6.1. 머리말

훈민정음을 해설한《훈민정음》해례본의 제대로 된 수용과 소통을 위해서 제대로 된 현대 번역이 있어야 하는 것은 두말할 필요가 없게 되었다. 따라서 필자는 5장에서, 학문적 접근이 아닌 국어정책이나 교육 차원에서《훈민정음》해례본 표준 공역의 필요성을 역설하고 그 가운데서 '우리나라'와 '우리 말글'의 명칭에 대한 표준 공역 시안을 제시한 바 있다. 이 장에서는 그런 취지를 발전시켜,《훈민정음》해례본 가운데 세종 서문[1]의 표준 공역 시안을 먼저 제시하기로 한다.[2] 학문적 차원의 개인 번역안을 제시하는 것이 아니라 기존 번역을 좀 더 발전시켜 표준 공역의 대안을 제시하는 것이므로 '표준 공역 시안'이라 하였다.

---

[1] 國之語音 異乎中國, 與文字 不相流通 故愚民 有所欲言而終不得伸其情者多矣予. 爲此憫然. 新制二十八字欲使人人易習. 便於日用耳.

[2] 세종 서문은 일일이 밝히기 어려울 만큼 많이 인용되고 있다. 꼭 교과서 번역으로 인용되는 것이 아니라 이 장에서 살피는 여러 번역들이 이해관계나 인용자의 취향에 따라 다른 텍스트로 인용되고 있다.

결국 이 장은 서문 번역의 계보를 정리, 비교하여 어느 번역이 표준 공역으로 적절한가를 검증하는 것이다.《훈민정음》 해례본 원본 발견 이후에 나온 주요 번역은 모두 비교하였고, 고등학교 국어 교과서에 실려 있는 번역도 함께 살폈다.[3) 여기서 검토하는 모든 예문은 번역자들 각각의 계보를 철저히 밝힌 것은 아니지만, 나름대로의 색깔이 분명하다. 공역안 관점에서는 글쓴이만의 색깔을 드러낼 필요가 없다. 가장 좋은 번역이 있다면 선택하면 되고, 교과서 번역이 문제가 없으면 그것을 받아들인다는 것이 이 장의 주요 전략이다.

논의의 중복을 막고자 번역사 정리와 번역의 관점 등은 5장과 같이 하되, 전몽수·홍기문(1949), 서울대 국어교육연구소(2002), 반재원·허정윤(2007)의 번역 들을 추가하였다.[4) 비교 검토할 번역 텍스트는 다음과 같다.

> 홍기문, 1946,《正音發達史》(上·下 合本), 서울신문사 출판국.
>
> 류 렬, 1947,《원본 훈민정음 풀이》, 서울: 보진재.
>
> 진몽수·홍기문, 1949,《訓民正音 譯解》조선어문고 1책, 평양: 조선어문연구회.
>
> 김윤경, 1954,《조선문자급어학사》, 서울: 동국문화사.[5)
>
> 김민수, 1957,《註解 訓民正音》, 서울: 통문관.

---

3) 필자의 관심은《훈민정음》 해례본 전문에 대한 표준 공역 시안을 제시하는 데 있다. 모든 번역안의 비교 검토는 마쳤으나, 분량 문제로 특정 명칭 번역안, 세종 서문, 정인지 서문, 예의와 해례 등 단계적으로 진행할 수밖에 없다. 정인지 서문까지는 논문으로 제시하고, 예의와 해례는 단행본으로 제시할 것이다.

4) 앞선 번역 검토(5장 참조)에서 전몽수·홍기문(1949)을 빠뜨린 것은 실수였다. 홍기문(1948)의 번역과 같은 번역으로 착각하였다. 실제로 검토해 본 결과, 홍기문(1948)의 번역보다 더 보수적인 표현이 많이 발견된다. 나누어 집필하는 과정에서 번역 부문은 전몽수가 주도한 듯싶다.

5) '朝鮮文字及語學史'는 1938년에 조선기념도서출판관에서 처음 나왔고 1946년에 증보(진학출판협회)되었으나, 해례본 번역이 증보된 것은 1954년판에서이다.

강신항, 1974 · 1995: 증보판, 《譯註 訓民正音》, 서울: 신구문화사.

서병국, 1975, 《新講 訓民正音》, 대구: 경북대 출판부.

박병채, 1976, 《譯解 訓民正音》, 서울: 박영사.

박종국, 1976, 《주해 훈민정음》 문고본, 서울: 정음사.

김석환, 1978, 《현토주해 훈민정음》, 보령: 활문당.

박지홍, 1979, 《풀이한 훈민정음》, 서울: 과학사.

렴종률 · 김영황, 1982, 《훈민정음에 대하여》, 평양: 김일성종합
　　대학출판사.

이정호, 1986, 《국문영문 해설 역주 훈민정음》, 서울: 보진재.

이성구, 1985, 《訓民正音 研究》, 서울: 동문사.

권재선, 1988 · 1995: 깁고 고친판, 《훈민정음 해석 연구》, 대구:
　　우골탑.

강길운, 1992, 《訓民正音과 音韻體系》, 서울: 형설출판사.

유창균, 1993, 《訓民正音 譯註》, 서울: 형설출판사.

이근수, 1995, 《訓民正音 新研究》, 서울: 보고사.

한글학회, 1998, 《訓民正音(영인본)》 별책, 서울: 해성사.

조규태, 2000, 《번역하고 풀이한 훈민정음》, 서울: 한국문화사.

서울대 국어교육연구소, 2002, 《고등학교 국어》 하, 서울: 교육인
　　적자원부.

박창원, 2005, 《훈민정음》, 서울: 신구문화사.

강규선 · 황경수, 2006, 《훈민정음 연구》, 서울: 청운.

반재원 · 허정윤, 2007, 《한글 창제원리와 옛글자 살려 쓰기》, 서
　　울: 역락.

　　최초의 번역은 언해본의 언해 번역이므로, 이를 바탕으로 현대
번역을 비교 분석하였다. 《훈민정음》 해례본 발견 이후의 최초 번

역은 방종현(1940)이 했으나 여기에 세종 서문과 예의는 빠져 있다. 《훈민정음》 해례본 발견 직후라 '해례' 부분에 치중해서 그랬던 듯하다. 김윤경(1954)도 세종 서문은 다루지 않았다.6) 영문 번역으로는 레드야드(Gari Keith Ledyard, 1966, 224), 이정호(1972·1986:개정판, 영문, 30), 김석연(Sek Yen Kim-Cho, 2001, 198) 등의 것을 검토하고 참고하였으나 직접 분석 대상으로 삼지는 않았다.

5장에서 밝힌 표준 공역안의 핵심 기준을 좀 더 보완하여 제시하면 다음과 같다.

첫째, 직역의 장점과 의역의 장점을 결합시킨다.7) 따라서 그 당시 상황을 객관적으로 보여주면서도 오늘날 수준에서 제대로 이해할 수 있는 용어나 표현을 사용한다.

둘째, 기존 번역에서 가장 잘된 번역을 최대한 참고하거나 그대로 따온다. 경우에 따라서는 여러 번역을 결합 또는 절충할 수도 있다. 기존 번역자의 노력과 창의성은 존중하지만 최초 번역을 제외하고는 공동 유산인 표준 번역의 과정으로 볼 수 있으므로 이런 전략이 효율적이다.

셋째, 괄호 처리를 통한 번역 방식은 불가피한 경우를 제외하고는 사용하지 않는다. 소통에 불편을 줄 수 있기 때문이다.

---

6) 방종현(1940)을 둘러싼 최초의 번역 문제는 김민수(1983), 이상혁(2005), 필자(2006, 30)의 글 참조. 또한 김윤경(1954)이 서문 번역을 다루지 않았기 때문에 실제로 이 장의 번역 비교 대상으로는 등장하지 않는다.
7) '직역'의 의미는 두 가지다. 첫째는 원문의 자구적 의미나 지시적 의미를 최대한 정확히 반영한다는 뜻이고, 둘째는 원 텍스트가 쓰인 당대의 쓰임새를 가장 충실하게 반영한다는 뜻이다.
 의역은 당시나 지금의 시대적·사회적 조건을 충분히 고려한 맥락적 의미를 바탕으로 옮기는 것이다. 따라서 문맥적 의미를 중심으로 오늘날의 이해와 소통을 고려하면 직역과 의역을 함께 살피는 효과를 얻을 수 있을 것이다.

세종 서문의 번역에 대한 종합 검토는 김근수(1996), 홍윤표(2003), 박창원(2005) 등에 따라 이루어졌다. 김근수(1996)는 세종 서문에 대해 홍기문, 김민수, 이정호 외 번역자 미상의 두 번역 전문을 간단하게 검토하였다. 많은 번역 가운데 위의 것만을 검토한 맥락은 나와 있지 않다. 홍윤표(2003)는 서문만의 논의는 아니지만, 훈민정음의 제자 원리를 논하는 과정에서 "國之語音 異乎中國 與文字 不相流通"의 번역 문제를 매우 깊게 검토하였다.

박창원(2005)은 문제되는 구절에 한해, 주요 선행 번역을 비교 분석하였다. 이는 기존 번역을 전부 검토한 것은 아니지만 번역 계보를 종합 검토한 최신 번역안8)이다. 다만 번역안의 대중성보다는 학문적 엄밀성을 추구하다 보니, 괄호 처리한 것이 많아 공역안으로 삼기에는 무리가 있다. 물론 대중적 공역 시안이 학문적 번역과 대립된 것은 아니다. 대중적 공역 시안은 당연히 학문적 번역을 바탕으로 한 것이다. 다만 공역안에서는 개성적 관점보다 대중적인 소통의 관점을 더 중요하게 여긴다는 뜻이다.

가장 최근에 이루어진 번역은 재야 훈민정음 연구가인 반재원·허정윤(2007)에 따라서이다.

우리나라의 말이 중국말과 달라서 한자로는 서로 잘 통하지 못하므로 한자를 모르는 일반 백성들이 자기 의사를 전달하고 싶어도 글로 표현할 수 없는 사람이 대부분인지라 내가 이를 가엾게 여겨 새로 스물여덟 글자를 만들었으니 일반 백성들이 이 글을 쉽게 배워

---

8) 국어가 중국어와 달라서 (중국의) 문자로 서로 통하지 않는다. 그래서 (한자를 배우지 못한) 어리석은 백성이 말하고자 하는 바가 있어도 결국 그 뜻을 펴지 못하는 이가 많다. 내가 이것을 안타깝게 여겨 새로 28자를 만들어, (이것은) 백성들이 (문자를) 쉽게 익히게 하여 일상생활을 편하게 하고자 한다.

서 앞으로 일상생활에 편하게 쓰게 하고자 하노라.

이 번역은 서문을 쉽고 풍부하게 옮기려는 전략은 돋보이나 번역 계보를 밝히지는 않았다. 따라서 개별 번역 비교에서 다루기로 한다.

6.2. 세종 서문의 현대 번역 비교와 공역 시안

세종 서문을 세 부분으로 나눠, 먼저 그동안의 번역을 순서대로 제시하고, 준표준안이라 볼 수 있는 교과서 번역은 끄트머리에 덧붙여 비교·검토하기로 한다.9) 첫 구절은 다음과 같다.

國之語音, 異乎中國, 與文字不相流通.

언　해　나랏말ᄊᆞ미 中듕國귁에 달아 文문字쫑와로 서르 ᄉᆞᄆᆞᆺ디 아니ᄒᆞᆯ씨(방점 생략, 띄어쓰기 필자)

홍기문　나라의 말이 中國과 달러서 文字로 더부러 서로 流通치 못하매

류　렬　우리나라 말이 중국과 달라 한자와는 서로 잘 트이지 아니하므로,

전몽수·홍기문　나라의 말이 중국에 달라서 한문자로서 서로 유통치 못하매

김민수　나랏말이 중국(中國)과 달라, 한자(漢字)와 서로 통하지 아니하므로,

강신항　우리나라 말소리가 중국과 달라서 한자와는 서로 통하지

---

9) 원문 그대로 제시하였으나 일부 띄어쓰기는 조정되었다.

않으므로

서병국 나랏말이 中國과 달라서, 漢文字와 서로 通하지 않으므로,

박병채 우리나라의 말은 중국과 달라서 한자(漢字)와는 서로 통하지 않으므로

박종국 우리나라 말이 중국과 달라, 그 한자와는 서로 잘 통하지 아니하므로,

김석환 우리나라 말이 중국과 달라서 한자와 서로 통하지 못한다.

박지홍 우리나라의 말(쌈)은 중국의 말과 달라서, 한자와는 서로 잘 통하지 아니한다.

렴종률·김영황 우리나라의 말소리가 중국말과 다르므로 한자로는 그것을 나타낼 수 없다.

이정호 우리나라의 말소리가 중국과 달라서 한문 글자 가지고는 서로 잘 통하지 못하기 때문에

이성구 우리나라의 말이 중국과 달라서, 중국의 한자와는 서로 통하지 않으므로,

권재선 나라의 말소리가 중국보다 달라 문자(漢子)와 서로 흘러 통하지 않으므로

강길운 나랏 말씀이 中國과 달라 文字와 더불어 서로 通하지 아니하므로

유창균 나라의 말소리가 중국(中國)과 달라서, 문자(文字)와 더불어 서로 유통(流通)하지 못함으로,

이근수 우리나라의 말이 중국과 달라서, 한자와는 서로 통하지 않으므로

한글학회 우리나라 말이 중국과 달라 한자와는 서로 잘 통하지 아니한다.

조규태 우리나라의 말이 중국[말]과 달라서 한문과 서로 통하지

　　아니하므로

　　박창원 국어가 중국어와 달라서 (중국의) 문자로 서로 통하지 않
　　는다.

　　강규선·황경수 우리나라의 말이 중국과 달라서 한자와는 서로
　　통하지 않으므로

　　반재원·허정윤 우리나라의 말이 중국말과 달라서 한자로는 서로
　　잘 통하지 못하므로

　　교과서 우리나라 말이 중국과 달라 한자와는 서로 통하지 아니하
　　여서

"國之語音, 異乎中國, 與文字不相流通."은 분명하고도 단순 명쾌
한 뜻을 전달하고 있는 듯하지만, 여러 맥락이 중의적으로 표현되
었기 때문에 복잡하여 번역이 쉽지 않다. 곧 구어와 문어의 관계,
명나라와 조선의 관계, 중국말과 조선 방언의 관계, 한자를 아는
이와 모르는 이의 관계와 그로 말미암은 문제가 복합적으로 내포
되어 있다.

　물론 표현 의도는 분명하다. 중국의 구어와 조선(또는 우리)의 구
어가 다르므로, 중국의 구어에 적합한 한자와는 서로 통할 수 없다
는 것이다. 이때 '서로[相]'라는 것은 구어(조선)가 문어(중국)와 통
하지 않는다는 것과, 그로 말미암아 문어(한자)를 아는 자와 모르는
자가, 글자로는 서로 통할 수 없다는 의미를 함께 지니고 있다. 따
라서 이 다음 구절에서 한자를 모르는 이들의 의사소통 문제가 자
연스럽게 나오는 것이다. 이런 관점에서 중요한 구절별로 검토하기
로 한다. 먼저 '國之語音'을 어떻게 옮겼는가를 보기로 한다.[10]

---

10) 5장에서 '國之語音'의 번역을 논의하면서 "우리나라 말소리가 중국과 달라 한자
　　로는 서로 통하지 아니한다."로 제안한 바 있다. 이때는 '國'의 번역 문제를 다루면

표 6-1. '國之語音'의 번역 비교

번역어	번역자
우리나라의 말	박병채, 박지홍, 이성구, 이근수, 조규태, 강규선·황경수, 반재원·허정윤
우리나라말	류렬, 김석환, 한글학회, 교과서
우리나라의 말소리	렴종률·김영황, 이정호
우리나라 말소리	강신항
나랏말	김민수, 서병국
나랏말쑴	강길운
나라의 말소리	유창균, 권재선
국어	박창원

'國(국)'에 대해서는 5장에서 그 당시 시대적 맥락과 현대 맥락을 함께 고려하여 '우리나라'로 옮기는 것이 적절하다고 논의한 바 있다. 여기서는 '語音(어음)'을 '말소리'로 옮기는 것이 적절한가에 대해 생각해본다.

이때의 '어음'은 글말에 대비되는 입말의 특성을 강조하려는 것이다. 이 말을 어떻게 옮겨야 할 것인가는 언해본에서 '말'이 아닌 '말쑴'으로 옮긴 맥락에 실마리가 있다고 본다. 이에 대해서 이현희 (1990, 624)는, "김영신(1974), 박지홍(1979·1984)에서는 '말쑴'을 '추상적인 말(langue와 비슷함)'을, '말'은 '구체적인 말(parole과 비슷함)'을 뜻한다고 파악하였으나, 이숭녕(1986)에서는 그 관계를 정반대로 파악하였다"고 정리한 바 있다. 필자가 다시 검토해 보니, 이숭녕(1986, 238)은 선행 연구에 대한 언급 없이 여러 문헌과 다양한 쓰임새를 검토한 뒤, '말'은 '言語一般'으로, '말쑴'은 "行使面으로서 發語의 音聲을 주로 삼는다"고 했다. 구체와 추상의 상대적인 관계로 본다면 이

서 관련 문장 번역안을 제시한 것이므로, '우리나라 명칭' 문제 외에는 자세히 논의하지 않았다.

숭녕의 견해가 더 타당하다고 본다. 김영신(1974), 박지홍(1979)이 든 '말씀'의 예도 '방울 소리'와 같은 구체적인 소리를 가리킨 것이다. 그러나 '말씀'도 '말'보다는 특정 상황(높임이나 겸손)에서 쓰이므로 구체성이 더 강하다. 다만 이러한 구분이 엄밀하고 일관된 것은 아닌데, '말' 앞에 '거짓말'과 같이 수식어가 오면 '말'은 구체성을 띠기 때문이다.

문제는 이러한 '추상성·구체성'의 관계 파악만으로는 언해본의 번역자들이 '어음'을 왜 '말씀'으로 옮겼는지가 충분히 해명되지 않는다. 따라서 이런 근거 외에 강신항(2003)이 밝힌 정음 전략으로 볼 때 필자는 '말소리'로 옮기는 것이 가장 정확한 번역이라고 제안하였다(5장 참조). 그런데 특정 명칭이 아닌 서문 전체의 맥락을 고려해 보면, '어음'을 '말소리'로 옮길 필요가 없다고 본다. '어음'이 '말소리'라는 의미를 분명히 담고 있음에도, 언해본 번역자들이 굳이 '말씀'으로 옮긴 것은 앞에서 언급한 중국과의 관계, 구어와 문어와의 관계 등이 복합적으로 담겨 있고 그로 말미암은 문맥적 의미를 살리려는 전략으로 볼 수 있기 때문이다.

그렇다면 굳이 '어음'의 번역을 '말소리'로 고집할 필요가 없게 된다. 오늘날의 '말' 또한 구어의 의미와 '한국말'과 같은 개별 언어의 의미도 담고 있다. 더욱이 '우리나라의 말'과 '우리나라 말'을 같은 맥락으로 보면 교과서 번역뿐만 아니라 기존 번역의 대부분이 '-말'의 번역을 따르고 있으므로, 굳이 다른 표준 번역안을 제시할 필요가 없다.[11]

---

11) 강신항(1987·2003: 7판, 주석 3)도 "語音"에 대하여, "음성보다는 음운을 뜻하는 것으로 봄이 좋을 듯함. 그러나 여기 문맥으로 보아서는 개별 언어의 하나인 우리의 '말'로 볼 수도 있음. '훈민정음언해'에서는 '國之語音'을 '나랏말씀'으로 번역하였으므로 '말씀'이 특정 언어(langue)를 가리킨 것으로 볼 수 있음"이라고 밝혔다.

이 밖에 '中國'은 문맥에서 '中國之語音(중국지어음)'의 준말이라 볼 수 있으므로 대부분의 기존 번역과 같이 '중국말'로 옮길 수 있으나, 원문과 언해본에서 모두 간결하게 '중국'으로만 표현하였고, 선언문이 주는 간결성의 효과(잉여성이나 중복 피하기)를 고려하여 '중국말'로 옮기지 않는다.

다음으로는 '文字'를 어떻게 옮길 것인가가 문제다. 이때의 '문자'가 '한자'를 가리키는 권위적인 표현이라는 점은 일반화된 견해이다. 그렇다고 무조건 '文字=漢字'로 동일시할 필요는 없다. 엄격히 말하면, '文字≥漢字'와 같은 관계이기 때문이다. 분명한 것은 이때의 '文字'는 오늘날의 '문자' 의미와는 다른 것이다. 따라서 앞 구절의 "중국과 다르다"는 표현으로 보아 '문자'로 옮겨도 크게 문제되는 것은 아니다. 그러나 오늘날의 '문자' 쓰임새와 혼동을 피하기 위해서라도, 대다수의 견해에 따라 구체적인 '한자'로 옮기는 것이 적절하다. 다만 이때의 한자를 '중국의 한자'로 못 박는 것(박창원)은 적절하지 않다. 입말은 중국과 조선을 가르는 경계선이 명확하지만, 글말의 한자는 중국 한자로 한정한다고 보기 어렵다. 또한 이때의 '한자'는 '중국의 한자'라기보다는 중국 구어에 적합한 한자 문어라는 의미이기 때문이다. 곧 그 당시에 중국뿐만 아니라 조선에서 사용하던 한자까지 가리키면서 중국말에 적합한 문어를 강조한 표현이다. '한문'

표 6-2. '文字'의 번역 비교

번역어	번역자
문자	홍기문, 강길운, 유창균, 권재선, 박창원(중국의-)
한자	김민수, 강신항, 박종국, 김석환, 박지홍, 렴종률·김영황, 이성구, 이근수, 한글학회, 강규선·황경수, 반재원·허정윤, 교과서
한문	조규태
한문자	전몽수·홍기문, 서병국
한문 글자	이정호

은 주로 어절이나 문장 구조로 한정되는 의미로 쓰여 적절하지 않다. 개별 글자까지 포괄해야 하기 때문이다. 따라서 '한문'을 포괄하면서도 문자의 의미를 지닌 '한자'로 옮기는 것이 적절하다.

홍윤표(2003)는 '문자'를 기존 번역과는 아주 다르게 '國之語音이 異乎中國ㅎ야'와 같이 식자층이 쓰던 구결식 '한문구'로 옮겼다. 이는 기존 번역의 '입말(우리나라 말)이 글말[文字]과 다르다'는 식의 모순된 표현으로 보아 아래와 같이 입말끼리의 불일치로 번역해야 논리적 모순이 없다는 것이다.

우리나라 말이 중국과 달라서, 우리나라 말이 한문구를 써서 말하는 것과 서로 통하지 않기 때문에, 이런 까닭으로 한문을 모르는 어리석은 백성이 말하고자 할 바가 있어도 한문을 모르니 능히 말할 수가 없다(홍윤표, 2003, 11)

이는 훈민정음 창제의 구체적인 동기 가운데 중요 요인인 구결식 인이 사용 모순에 주목한 독특한 관점이지만 공역으로 삼기에는 협소한 번역이라고 본다. 여기서 말하는 입말과 글말의 불일치 문제는 세종 서문의 해설이라 볼 수 있는 정인지 서문의 내용과 훈민정음 창제 동기의 복합성으로 볼 때, 한자나 한문을 이용한 구결식 언어 생활 모순 외에도 한자(문자) 사용으로 말미암은 근본적인 모순을 함께 가리키기 때문이다.

그리고 이때의 '한자'는 비교 대상으로서 그리고 소통 수단으로서 갖는 의미를 함께 지니고 있다. 원문에서 '與-'는 그런 이중적인 의미와 그 당시 동아시아에서 공통으로 쓰이던 소통 수단의 의미가 담겨 있는 것이다. 그런데 언해본에서 쓰인 조사 '-와'는 지금과 마찬가지로 비교 대상의 의미가 강하다. 그런데 소통 수단으로 보아

'-로'로 옮기면(렴종률·김영황, 반재원·허정윤), '서로'를 한자 모르는 이와 아는 이의 계층 상호 관계로 좁혀 오해할 여지가 있다.

따라서 대다수 번역과 교과서 번역대로 '-와'로 옮기는 것이 적절하다. 아래와 같이 '아니하여서'보다는 '않으므로'를 택한 것은, 그것이 더 자연스런 표현이라 보았기 때문이다. 문장 종결 서술어에서만 고어체를 따르고 그 밖의 표현은 최대한 일상 현대어로 옮기려는 전략에 따랐다(뒤에서 다시 서술).

> **공역 시안** 우리나라 말이 중국과 달라 한자와는 서로 통하지 않으므로

그 다음 구절은 다음과 같이 번역되었다.

> 故愚民, 有所欲言, 而終不得伸其情者, 多矣.

언 해 이런 젼ᄎ로 어린 百빅姓성이 니르고져 홇 배 이셔도 ᄆᆞ촘내 제 ᄠᅳ들 시러 펴디 몯ᄒᆶ 노미 하니라(방점 생략, 띄어쓰기 필자)

홍기문 어리석은 百姓들은 말하고 시픈 바이 잇건만 마침내 그 뜻을 펼 수 업는 者가 만흔지라

류 렬 백성이 말하고자 하는 바 있어도 마침내 제 뜻을 펴지 못하는 사람이 많은지라.

전몽수·홍기문 어린 백성들이 말하고 싶은 바이 있어도 마침내 제 뜻을 能히 펴지 못할 者가 많다.

김민수 백성이 말하고자 할 바가 있어도, —의사(意思)를 표현(表現)하려 하건만, 제 말을 표기(表記)하기에 알맞은 글자가

없기 때문에- 제 뜻을 잘 펴지 못하는 사람이 많더라.

강신항 일반 백성들은 말하고자 하는 바가 있어도 마침내 제 뜻을 펼 수 없는 사람이 많다.

서병국 (漢字를 익히지 못한) 어리석은 百姓이 말하고자 하는 바가 있어도, 마침내 (제 말로 意思를 表記함에 알맞는 文字가 없어) 제 뜻을 잘 펴지 못하는 사람이 많더라.

박병채 백성들이 말하고자 할 것이 있어도 마침내 제 뜻을 잘 나타내지 못하는 사람이 많다.

박종국 어리석은 백성이 말하고자 할 바가 있어도 마침내 제 뜻을 잘 펴지 못하는 사람이 많은지라.

김석환 그러므로 어리석은 백성들이 말하고 싶은 바가 있어도 마침내 그 뜻을 펴지 못하는 이가 많다.

박지홍 그러므로, 어리석은 백성들이 (제 생각을) 전하고자 하는 일이 있어도 마침내 제 생각을 (말쌈으로) 얻어내어 (글자로) 펴지 못하는 사람이 많으니라.

럼종률·김영황 따라서 한자를 모르는 배성들은 말을 하고 싶은 것이 있어도 자기의 뜻을 글로 쓰지 못하고 있다.

이정호 무식한 백성들이 말하고자 하는 바 있어도 마침내 그 뜻을 펼 수 없는 사람이 많다.

이성구 글을 배우지 않은 백성들은 말하고자 하는 바가 있어도 마침내 제 뜻을 글로 나타내지 못하는 자가 많다.

권재선 어리석은 백성이 말을 하고자 하는 바가 있어도 끝끝내 제 뜻을 펴지 못하는 사람이 많다.

강길운 이런 까닭으로 어리석은 百姓이 말하고자 할바가 있어도 마침내 제뜻을 펴내지(얻어펴지) 못하는 사람이 많으니라.

유창균 어리석은 백성이 말하고 싶어 하는 바가 있어도, 끝내 제 뜻을 펴지 못할 사람이 많도다.

이근수 글을 배우지 않은 일반 백성들은 말하고자 하는 바가 있어도 마침내 제 뜻을 충분히 펼 수 없는 사람이 많다.

한글학회 이런 까닭으로 어리석은 백성들이 말하고자 하는 바 있어도 마침내 제 뜻을 펴지 못하는 사람이 많다.

조규태 글 모르는 백성들이 말하고 싶은 바가 있어도, 끝내 제 생각을 펴지 못할 사람이 많다.

박창원 그래서 (한자를 배우지 못한) 어리석은 백성이 말하고자 하는 바가 있어도 결국 그 뜻을 펴지 못하는 이가 많다.

강규선·황경수 글을 배우지 않은 백성들은 말하고자 하는 바가 있어도 마침내 제 뜻을 충분히 펼 수 없는 사람이 많다.

반재원·허정윤 한자를 모르는 일반 백성들이 자기 의사를 전달하고 싶어도 글로 표현할 수 없는 사람이 대부분인지라

교과서 이런 까닭으로 어리석은 백성이 말하고자 하는 바가 있어도 마침내 제 뜻을 펴지 못하는 사람이 많다.

이 구절에서 핵심 문제는 '愚民'을 어떻게 옮기느냐이다. 크게 다섯 가지 계열의 번역이 있다.

〈표 6-3〉을 보면, '愚(우)'를 직역한 '어리석은 백성' 계열이 가장 많다. '우민(愚民)'은 '훈민(訓民)'과 대응되는 말이다. 다시 말하면 가르쳐 교화시켜야 할 대상이다. 이는 가르침의 반대 상황이므로, 배워야 하는 상황이고 더 근본적으로는 모르는 상황이다. 배우지 못하고 무식하면 대체로 어리석을 수밖에 없다(1장 참조). 그렇다면 직역을 해서 '어리석은 백성'이라고 한다고 해서 큰 문제는 없다. '어리석은'이 오늘날의 의미와 크게 다르지는 않은데 그 당시 어리석은 사람이나 오늘날 어리석은 사람이나 모두 가르침의 대상인 것

표 6-3. '愚民'의 번역 비교

번역어	번역자
어리석은 백성	홍기문, 박종국, 서병국(한자를 익히지 못한-), 김석환, 박지홍, 강길운, 유창균, 권재선, 한글학회, 박창원(한자를 배우지 못한-), 교과서
무식한 백성	이정호
글 배우지 않은 백성, 글을 모르는	이근수, 조규태(글을 모르는)
한자를 모르는 백성	렴종률·김영황, 반재원·허정윤, 박창원[(한자를 배우지 못한)]
백성	류렬, 김민수, 강신항(일반-), 박병채

만은 분명하기 때문이다. '무식한 백성'은 현대 표현으로는 지나치게 직설적이고 부정적이다.

'글 모르는' 계열은 의역 중심이거나 심층 의미를 너무 파고든 셈이다. 세종은 글자 모르는 백성의 상황을 염두에 둔 것이지만, 우리는 이 서문의 서시적 담론을 주목해야 한다. 훈민정음은 글자를 모르는 백성들로 하여금 글자를 깨우치게 하려는 것이 주목적이 아니고, 현실적으로는 왕의 뜻이요, 성리학적으로 보면 인간의 본성이나 하늘의 뜻인 교화를 위해 필요했던 것이다. 따라서 교화 대상임을 강조한 '우민'의 의미를 살려 주어야 한다.

다음으로 "글을 배우지 않은"이란 표현은 무지 문제보다는 교육 문제를 더 부각시키므로 적절하지 않다. 문제는, 이때의 '글'이 '한자'를 뜻하므로 "한자를 모르는"으로 구체화시킬 것인가이다. 충분히 가능하지만, '우민'을 한 단계 구체화시킨 상황에서 더 구체화시키는 것은 지나친 의역이라고 본다. 그러므로 표준 공역안으로는 '어리석은' 계열이 더 적절하다.

표 6-4. '情'의 번역 비교

번역어	번역자
뜻	언해, 홍기문, 류렬, 전몽수·홍기문, 김민수, 강신항, 서병국, 박병채, 박종국, 김석환, 렴종률·김영황, 이정호, 이성구, 강길운, 유창균, 권재선, 이근수, 한글학회, 박창원, 교과서
생각	박지홍, 조규태
의사	반재원·허정윤

　다음으로는 "情(정)"을 어떻게 옮기느냐이다. 세 가지 계열이 있다. 대부분의 현대 번역이 언해와 같이 '뜻'으로 옮겼다. '뜻'은 15세기나 오늘날이나 그 쓰임새가 비슷하다. '의미, 마음, 생각' 등과 같이 포괄적으로 쓰이기 때문이다. 여기서는 문맥상 단순한 화자의 의도나 언어의 의미 정도가 아니다. 그래서 원문에서도 '意(의)'가 아닌 '情(정)'을 쓴 듯하다. 자신의 처지나 생각, 의도를 언어로 표현할 수 없는 구체적인 상황을 뜻한다. 그러므로 이를 '생각'으로 번역하면 지나치게 의미를 좁히는 것이 된다. '의사'도 전달 내용으로 한정하는 의미가 있어 적절하지 않다. 따라서 언어의 의미, 언중의 처지, 마음, 생각 등을 포괄할 수 있는 '뜻'으로 옮기는 것이 합리적이다.

　다음으로 원문의 '故(고)'를 옮긴 '이런 까닭으로(교과서, 강길운, 한글학회)'를 살릴 것인가이다. 이 표현은 언해본에서 '고'를 "이런 젼ᄎ로"라고 직역한 데서 비롯된 것이다. 앞 표현에서 서술형이 마침형으로 끝나면, 이 표현이나 '그래서(박창원), 그러므로(김석환, 박지홍)' 등의 접속 부사 표현을 써야 한다. 그러나 앞 표현은 "않으므로"와 같이 비종결어미로 끝났으므로 이는 남는 표현이다. 따라서 강조 차원에서 살리는 것은 의미가 있으나 그럴 만한 필연적인 이유는 없으므로 생략하기로 한다.

　다음으로 문제되는 표현은 '終(종)'에 해당하는 '마침내'이다. 일부 번역에서 이를 생략한 경우도 있지만, 대단히 중요한 표현 요소이므로 생략은 적절하지 않다. 한자에 대한 또는 한자에 접근하는 절대적 한계를 뜻하기 때문이다. 물론 한자 문제 이전에 신분 문제가 내재되어 있지만, 여기서는 문자의 한계로 말미암은 언어 문제를 드러낸 것이다. 대부분 '마침내'로 옮겼는데, 이는 요즘 쓰이는 말인 탓도 있겠으나 근본적으로 언해본 번역에서 비롯된 표현이다. 유창균과 조규태의 '끝내', 권재선의 '끝끝내', 박창원의 '결국' 등을 제외하고는 거의 다 이 표현을 사용하고 있다. '마침내'라는 부사는 긍정적 상황(도달)이나 부정적 상황(헤어짐)에 모두 사용될 수 있는 부사이기에 큰 무리는 없어 보인다. 다만 '마침내'가 긍정적인 상황에서 더 많이 쓰이므로, 부정적 상황에서 주로 쓰이는 '끝내'라는 말이나 이를 더욱 강조한 '끝끝내'라는 낱말이, 의미로 보나 어감으로 보나 더 적합하다.

> **공역 시안** 어리석은 백성이 말하고자 하는 바가 있어도 끝내 제 뜻을 펴지 못하는 사람이 많으니라.

서문 마지막 부분인 "予, 爲此憫然, 新制二十八字, 欲使人人易習, 便於日用耳"는 다음과 같이 번역되었다.

> **언 해** 내 이를 爲윙ㅎ야 어엿비 너겨 새로 스믈여듧 字쫑를 밍ㄱ노니 사름마다 히여 수비 니겨 날로 뿌메 便뼌安한킈 ㅎ고져 홇ᄯᆞ른미니라(방점 생략, 띄어쓰기 필자)
>
> **홍기문** 내가 이를 爲해서 딱하게 녀기어 새로 스물여덜의 글짜를 맨들엇노니 사람들로 하야금 쉽사리 이키어 日用에 便케 하고자 할쑨이니라.

류 렬 내이를 위하여 딱하게 여겨 새로 스물여덟 글자를 만드노니. 사람마다 하여금 쉬이 익혀서 날로 씀에 편하게 할 따름이니라.

전몽수·홍기문 내가 이를 爲해서 憫然히 여기여 새로 스물여덟 글자를 만드노니, 사람마다 하여금 쉬 익히어 날로 씀에 便케 하고자 할 뿐이다.

김민수 내 이를 딱하게 여기어, 새로 스물여덟 글자를 만들었으니, 사람들로 하여금 쉬 익히어, 날마다 쓰는데 편하게 할 뿐이다.

강신항 그래서 내가 이를 딱하게 여기고 새로 스물여덟 글자를 만들었는데, 이는 사람들로 하여금 쉽게 익혀 나날이 쓰기에 편토록 하고자 할 따름인 것이다.

서병국 내가 이를 딱하게 여기어, 새로 스물여덟 글자를 만드나니, 사람들로 하여금 쉽게 익혀, 나날이 쓰기에 편하게 하고자 할 따름이다.

박병채 내가 이를 위하여 딱하게 여겨 새로 스물여덟 글자를 만들어 놓으니 백성들이 모두 쉽게 익히어 나날이 쓰는 데 편하게 하고자 할 따름이다.

박종국 내 이를 딱하게 여기어, 새로 스물여덟 글자를 만드노니, 사람마다 하여금 쉬이 익혀서 날마다 쓰기에 편하게 하고자 할 따름이니라.

김석환 내가 이것을 매우 딱하게 여기어 새로 스물여덟글자를 만들어 내노니 사람마다 쉽게 익히어 나날의 소용에 편리하도록 함에 있나니라.

박지홍 (임금인) 나는 이들을 불쌍하게 생각하여 새로 (정음) 스물여덟 자를 만들었는데, (이는 오직) 모든 사람들이 쉽게 익히어, 날로 씀에 편하게 하고자 함이니라.

렴종률·김영황 나는 이에 대하여 딱하게 생각하여 새로 28글자를 만들었으니 모든 사람들로 하여금 이것을 쉽게 익히고 날마다 쓰는데서 불편이 없게 하려고 할뿐이다.

이정호 내가 이것을 가엽게 생각하여 새로 二十八자를 만들었으니 사람마다 쉬 익히게 하여 날로 씀에 편하게 하고자 할 뿐이다.

이성구 내가 이것을 가엾게 여겨서 새로 스물여덟 글자를 만들었으니, 사람들로 하여금 쉽게 익혀서 일상생활에 사용하는 데에 편하게 하고자 할 따름이다.

권재선 내가 이것을 불쌍하게 여겨 새로 스믈 여덟 자를 만드나니 사람들로 하여금 쉽게 익혀 날로 씀에 편하게 하고자 할 따름이니라.

강길운 내가 이것을 위하여 가엽게 여겨 새로 스물여덟字를 만드니 사람마다 하여금 쉽게 익혀 날로 쓰매 便安케 하고자 할 따름이니라

유창균 내 이들을 딱하게 여겨, 새로 스물여덟의 글자를 만드는 것이니, 사람들로 하여금 쉽게 익히어 날마다 씀에 편리케 하고자 할 따름이로다.

이근수 그래서 내가 이를 딱하게 여겨 새로 스물여덟 글자를 만들었으니 사람들로 하여금 쉽게 익혀서 나날이 쓰는 데에 편하게 하고자 할 따름이다.

한글학회 내가 이것을 가엽게 생각하여 새로 스물여덟 글자를 만드니, 모든 사람들로 하여금 쉬이 익혀서 날마다 쓰는 데 편하게 하고자 할 따름이니라.

조규태 내가 이를 딱하게 여겨, 새로 스물여덟 글자를 만드니, 사

람들로 하여금 쉽게 익혀 날마다 씀에 편하게 하고자 할 따름이다.

박창원 내가 이것을 안타깝게 여겨 새로 28자를 만들어, (이것은) 백성들이 (문자를) 쉽게 익히게 하여 일상생활을 편하게 하고자 한다.

강규선·황경수 내가 이것을 안타깝게 여겨 새로 28자를 만들어 백성들이 문자를 쉽게 익히게 하여 일상생활을 편하게 하고자 한다.

반재원·허정윤 내가 이를 가엾게 여겨 새로 스물여덟 글자를 만들었으니 일반 백성들이 이 글을 쉽게 배워서 앞으로 일상생활에 편하게 쓰게 하고자 하노라.

교과서 내가 이것을 가엾게 생각하여 새로 스물여덟 글자를 만드니, 모든 사람들로 하여금 쉽게 익혀서 날마다 쓰는 데 편하게 하고자 할 따름이다.

먼저 '憫(민)'을 어떻게 옮길 것인가가 문제다. 〈표 6-5〉와 같이 네

표 6-5. '憫'의 번역 비교 현황

번역어	번역자
딱하게	홍기문, 류렬, 김민수, 강신항, 서병국, 박병채, 박종국, 김석환, 렴종률·김영황, 유창균, 조규태
가엾게	이정호, 이성구, 강길운, 한글학회, 반재원·허정윤, 교과서
불쌍하게	박지홍
안타깝게	박창원, 강규선·황경수

표 6-6. '안타깝다·가엾다·불쌍하다·딱하다'의 관계

주체	←	→	대상
세종			백성
안타깝다	가엾다	불쌍하다	딱하다

가지 계열의 번역이 있다. 이 가운데 '딱하게' 계열이 가장 많고, 교과서는 '가엽게' 계열을 택하고 있다. 일단 언해본의 '어엿비'라는 번역을 거쳐 접근하는 것이 적절하겠지만, 이 낱말의 의미 변화 때문에 크게 도움이 되지는 않는다. 일단 네 낱말의 기본 뜻풀이는 다음과 같다.

> 딱하다: 사정이나 처지가 애처롭고 가엾다.
>
> 가엽다(가엾다): 마음이 아플 만큼 딱하고 불쌍하다.
>
> 불쌍하다: 처지가 가엾고 애처롭다.
>
> 안타깝다: 뜻대로 되지 아니하거나 보기에 딱하여 애타고 답답하다.
>
> _《표준국어대사전》 온라인

사전 풀이만 보더라도 네 어휘의 풀이가 순환하거나 복합적인 만큼 의미 경계의 쓰임새 차이를 엄밀하게 판별하기가 어렵다. 다만 인식 주체(세종)와 대상(백성) 관계로 볼 때 다음과 같은 정도 차이를 보인다.

'안타깝다'가 인식 주체 위주의 정서 표현이라면 '딱하다'는 인식 대상 위주이다.12) 그렇다면 세종의 처지를 강조하려면 '안타깝다'라는 표현이 가장 적절하고, 백성들의 처지를 강조하려면 '딱하다'는 표현이 가장 적절하다. 물론 이때의 '민'은 세종의 인식 태도나 정서를 표현한 것이지만, 문제는 그런 인식을 촉발하는 백성들의 처지도 강조되었다는 점이다. 백성들이 어리석다[愚民]는 표현과 대응을 이루는 표현이기 때문이다. 이런 비슷한 쓰임새가 《조선왕조실록》[정조 15권, 1983년(정조 7, 계묘, 청 건륭(乾隆) 48년) 3월 12일 두 번째 기사(밑줄 필자)]에도 보인다.

---

12) 지인들과 50여 명의 학생들 조사와 토론을 거쳐 이런 구도 설정에 대해 어느 정도 자신감은 얻었으나 객관적인 논문으로 완성하지는 못했다. 다른 논문으로 돌린다.

보은의 동몽(童蒙) 안월성(安月城)이 산봉우리에 불을 질렀다. 금
위영에서 그의 목을 베어 백사장에다 내걸자고 청하니, 임금이 좌의
정 홍낙성에게 이르기를,

"먼 지방의 <u>어리석은</u> 백성들이 국법을 모르고 망령되이 범한 것
이니, 어찌 딱하지 않은가?"

하자, 홍낙성이 아뢰기를,

"시원스럽게 국법을 시행하여 후일을 징계해야 합니다."

하니, 임금이 말하기를,

"국법이 엄중하기는 하나, 아무것도 모르는 어리석은 백성이 모
르고 망령되이 저지른 것이니, 지금 극형을 시행하더라도 어떻게 후
일의 폐단을 막을 수 있겠는가? 포도청으로 하여금 처리하게 하라."

하였다.[13]

위의 예에 따르면 백성들은 어리석기에, 글자를 모르기에, 신분의
한계 때문에 딱한 처지에 놓일 수밖에 없는 것이다. 곧 이는 한자를
모르는 어리석은 백성들에 대한 군왕의 감정을 표현한 것인데, 임금
을 만백성의 어버이로 보았던 처지에서 드러낸 정서적 표현으로 볼
수 있고, 또 정치적으로는, 민본주의 차원의 제도적 배려 의식이라
고 볼 수 있다. 따라서 세종의 정서를 반영하면서도 백성들의 처지
를 강조한, 교과서의 '가엾게'라는 표현이 가장 적절하다.

다음으로 '人人(인인)'에 대한 번역을 보자. 여기에서 새 문자 사
용 대상이 '백성[民]'에서 '사람[人]'으로 이동했음을 주목할 필요가

---

13) 報恩童蒙安月城放火竈頭 禁衛營啓請梟示沙場 上謂左議政洪樂性曰: 遐方愚氓 不知國
法, 妄自觸犯, 豈非憫然乎? 樂性奏: 宜快正王法, 以懲日後. 上曰: 國法非不嚴重, 而蠢爾
愚民, 不知而妄犯. 今雖加以一律, 安能杜日後之弊乎? 其令捕廳處之(태백산사고본 15책
15권 35장 A면, 영인본 45책 358면).
　*우맹(愚氓)은 우민과 같은 말이다.

표 6-7. 'ㅅㅅ'의 번역 현황 비교

번역어	'안타깝다·가엾다·불쌍하다·딱하다'의 어휘 관계 번역자
사람들	홍기문, 류렬, 전몽수·홍기문, 김민수, 강신항, 서병국, 박종국, 김석환, 박지홍(모든~), 렴종률·김영황(모든~), 이정호, 이성구, 강길운, 유창균, 권재선, 이근수, 한글학회(모든~), 조규태, 교과서
백성들	박병채, 박창원, 강규선·황경수, 반재원·허정윤(일반~)

있다. 이는 문자 창제의 동기가 하층민에서 촉발되었을지라도, 나중에는 모든 계층을 대상으로 삼고 있음을 보여 주는 것이다. 훈민정음은 재판을 받을 때, 한자를 모르는 하층민뿐만 아니라 죄인들을 다스리는 지배층에게도 모두 필요한 문자였으며, 더 나아가 "천지자연지문"의 보편 문자를 지향했던 것인데, 이러한 대상의 포괄성을 보여주는 표현이 바로 '인인'이다. 따라서 대다수의 번역처럼 '사람들'로 옮겨야 한다.

박창원(2005, 28)은 '인인'을 최만리 반대 상소문을 근거로 일반 백성이 아닌 사대부를 포함한 모든 백성, 곧 '임금을 포함한 전 조선인'으로 보았다. 그린데도 '백성들'이라고 옮긴 것은 적절하지 않다. 언해문의 '어린 빅셩'에서 알 수 있듯이 '백성'이란 말은 사대부를 포함하는 개념으로 보기 어려우며 보통 양인인 평민 수준의 일반 백성을 가리킨다.

다음은 "日用(일용)"을 어떻게 옮기는가이다. '일용'을 '일상생활'로 옮기는 것은 적절하지 않다. '날마다'의 의미보다 협소해지면서 훈민정음의 포괄적 목적이 문제되기 때문이다. 그동안 훈민정음의 창제 동기와 목적에 대한 수많은 논의에서 드러났듯이, 훈민정음은 다목적용으로 창제되었다. 그 모든 목적을 '일상생활' 범주로 묶을 수도 있지만 그러면 일상 담화로서의 실용성이 지나치게 부각된다. 따라서 언해본의 번역을 존중하여, '날마다, 나날이, 날로' 가운데

표 6-8. '日用'의 번역 현황 비교

번역어	번역자
날마다	류렬, 전몽수·홍기문, 김민수, 렴종률·김영황(모든-), 강길운, 유창균, 권재선, 한글학회, 조규태, 교과서
나날이	강신항, 서병국, 박병채, 김석환(나날의 소용), 이근수
날로	언해, 박지홍, 이정호
일상생활	이성구, 박창원
일용	홍기문

하나를 택하면 된다. 가장 많이 쓰였으면서 교과서 번역이기도 한, '날마다'를 고르는 데 머뭇거릴 이유가 없다. 따라서 이 부분의 번역은 교과서 번역을 그대로 따르되, 문체만 바꾼다.

> **표준 공역 시안** 내가 이것을 가엾게 여겨 새로 스물여덟 글자를 만드니, 모든 사람들로 하여금 쉽게 익혀서 날마다 쓰는 데 편하게 하고자 할 따름이니라.

마지막으로, 종결 어미를 고어체로 택하는 이유는 선언문의 권위와 고전 문헌의 분위기를 살리기 위해서이다. 이는 직역이니 의역이니 하는 문제와는 차원이 다르다. '-다' 문체는 익히 알려진 대로 1930년 이후에 일반화된 현대의 표준 문체이고,[14] 현대말로 번역하더라도 의미와 소통 문제에 영향을 끼치지 않는 '-니라' 체는 고전 텍스트의 번역 의도를 살리는 적절한 표현이다. 또한 초등학교 고학년 이상이면 받아들이는 데 문제가 없으므로 더욱 괜찮은 문체라고 보았다.

---

14) 1920년대, 1930년대의 신문을 확인하면 쉽게 알 수 있다.

6.3. 최종 시안과 마무리

필자가 공역 시안을 제시하게 된 것은 앞선 번역자들의 고뇌와 피땀 덕임은 두말할 필요가 없다. 공역 시안이라는 이름으로 앞선 업적에 누가 되는 것은 아닌지 두렵다. 다만 공역 시안은 앞선 업적이 있기에 가능하고, 그 업적을 대중적인 차원에서 더욱 빛을 발하게 하는 것이라 확신한다.

이상의 번역을 종합 검토하여 〈표 6-9〉와 같이 세 안을 제시하기로 한다. 첫 번째 안은 부분 검토에서 필자가 최종 선택한 시안이고, 두 번째 안은 교과서 번역에서 종결 어미체만 바꾼 것이며, 세 번째 안은 교과서 번역이다.

이 시안이 표준 공역을 위한 공론의 계기가 된다면 가장 좋겠으

표 6-9. 《훈민정음》 세종 서문의 표준 공역 시안 종합

표준 공역 시안 1	표준 공역 시안 2	표준 공역 시안 3 (교과서 번역)
우리나라 말이 중국과 달라 한자와는 서로 통하지 않으므로 어리석은 백성이 말하고자 하는 바가 있어도 끝내 제 뜻을 펴지 못하는 사람이 많으니라. 내가 이것을 가엾게 여겨 새로 스물여덟 글자를 만드니, 모는 사람들로 하여금 쉽게 익혀서 날마다 쓰는 데 편하게 하고자 할 따름이니라.	우리나라 말이 중국과 달라 한자와는 서로 통하지 아니하여서 이런 까닭으로 어리석은 백성이 말하고자 하는 바가 있어도 마침내 제 뜻을 펴지 못하는 사람이 많으니라. 내가 이것을 가엾게 생각하여 새로 스물여덟 글자를 만드니, 모돈 사람들로 하여금 쉽게 익혀서 날마다 쓰는 데 편하게 하고자 할 따름이니라.	우리나라 말이 중국과 달라 한자와는 서로 통하지 아니하여서 이런 까닭으로 어리석은 백성이 말하고자 하는 바가 있어도 마침내 제 뜻을 펴지 못하는 사람이 많다. 내가 이것을 가엾게 생각하여 새로 스물여덟 글자를 만드니, 모든 사람늘보 하여금 쉽게 익혀서 날마다 쓰는 데 편하게 하고자 할 따름이다.

나, 더 이상의 견해를 여기서 밝히는 것은 시안 개인 제안자로서 격을 넘어서는 것이므로, 이 시안으로써 무엇을 어떻게 할 것인가는 후차적인 문제로 남겨 둔다.

■ 참고문헌

번역 원 텍스트

강규선·황경수, 2006, 《훈민정음 연구》, 서울: 청운.

강길운, 1992, 《訓民正音과 音韻體系》, 서울: 형설출판사.

강신항, 1974·1995:증보판, 《譯註 訓民正音》, 서울: 신구문화사.

권재선, 1988·1995:깁고 고친판, 《훈민정음 해석 연구》, 대구: 우골탑.

김민수, 1957, 《註解 訓民正音》, 서울: 통문관.

김석환, 1978, 《현토주해 훈민정음》, 보령: 활문당.

김윤경, 1954, 《조선문자급어학사》, 서울: 동국문화사.

렴종률·김영황, 1982, 《훈민정음에 대하여》, 평양: 김일성종합대학출판사.

류 렬, 1947, 《원본 훈민정음 풀이》, 서울: 보진재.

박병채, 1976, 《譯解 訓民正音》, 서울: 박영사.

박종국, 1976, 《주해 훈민정음》, 문고본, 서울: 정음사.

박지홍, 1979, 《풀이한 훈민정음》, 서울: 과학사.

박창원, 2005, 《훈민정음》, 서울: 신구문화사.

반재원·허정윤, 2007, 《한글 창제원리와 옛글자 살려 쓰기》, 서울: 역락.

서병국, 1975, 《新講 訓民正音》, 대구: 경북대 출판부.

서울대 국어교육연구소, 2002, 《고등학교 국어》 하, 서울: 교육인적자
　　　원부.

유창균, 1993, 《訓民正音 譯註》, 서울: 형설출판사.

이근수, 1995, 《訓民正音 新研究》, 서울: 보고사.

이성구, 1985, 《訓民正音 研究》, 서울: 동문사.

이정호, 1986, 《국문영문 해설 역주 훈민정음》, 서울: 보진재.

전몽수·홍기문, 1949, 《訓民正音 譯解》 조선어문고 1책, 평양: 조선어
　　　문연구회.

조규태, 2000, 《번역하고 풀이한 훈민정음》, 서울: 한국문화사.

한글학회, 1998, 《訓民正音(영인본)》 별책, 서울: 해성사.

홍기문, 1946, 《正音發達史》 (上·下 合本), 서울신문사 출판국.

일반 참고문헌

강신항, 1987·2003: 7판, 《수정증보 훈민정음 연구》, 서울: 성균관대
　　　출판부.

______, 2003, 〈'정음(正音)'에 대하여〉, 《한국어 연구》 1, 7~25쪽.

김근수, 1996, 〈世宗親製訓民正音序의 國譯에 대한 考察〉,[15] 《한국학
　　　연구》 42, 한국학연구소, 3~14쪽.

김동언, 1985, 〈훈민정음 국역본의 번역시기 문제〉, 《한글》 189, 한글
　　　학회, 123~145쪽.

김민수, 1985, 〈訓民正音(解例)의 번역에 대하여〉, 《말》 10, 연세대 한
　　　국어학당, 19~45쪽.

김슬옹, 2005a, 〈조선왕조실록의 '언문'관련 어휘 국역문제와 검색 개
　　　선 방안 찾기〉, 《48회 전국 국어국문학 학술대회 논문집(국어
　　　국문학 학문 후속세대를 위하여)》, 국어국문학회(경원대학교,
　　　5.28~29).

______, 2005b, 《조선시대 언문의 제도적 사용 연구》, 서울: 한국문화사.

______, 2006, 〈훈민정음 해례본의 '우리나라와 말글' 명칭 번역 담론―표
　　　준 공역을 제안하며〉, 《언어과학 연구》 39, 언어과학회, 27~54쪽.

______, 2007a, 〈훈민정음 창제 동기와 목적에 대한 중층 담론〉, 《사회
　　　언어학》 15권 1호, 한국사회언어학회, 21~45쪽.

______, 2007b, 《28자로 이룬 문자혁명 훈민정음》, 서울: 아이세움.

김영신, 1974, 〈고등학교 고전 교재에 대한 어학적 고찰〉, 《한글》 154,
　　　한글학회, 64~86쪽.

박종국, 1996, 《한국어발달사》, 서울: 정음사.

박지홍, 1979, 〈어제 훈민정음을 통해 본 15세기 국어학자들의 언어의
　　　식〉, 《사대논문집》 6, 부산대학교, 23~40쪽.

______, 1979, 〈한문본 훈민정음의 번역에 대하여〉, 《한글》 164, 한글
　　　학회, 629~654쪽.

---

15) 차례 제목에는 "國譯世宗親製訓民正音序考"로 되어 있다.

박지홍, 1987, 〈훈민정음을 다시 살핀다: 번역을 중심으로〉, 《한글》 196, 한글학회, 341~353쪽.

방종현, 1940, 〈原本 訓民正音의 發見〉, 《조선일보》 연재 기사(7.30~8.4), 조선일보사.

______, 1946, 《(原本 解析) 訓民正音》, 진학출판협회.

백두현, 2004, 〈우리말(한국어) 명칭의 역사적 변천과 민족어 의식의 발달〉, 《언어과학연구》 28, 언어과학회, 115~140쪽.

서울대 국어교육연구소, 2002, 《고등학교 국어 (하) 교사용 지도서》, 교육인적자원부.

이상혁, 2005, 〈홍기문과 원본 '訓民正音'의 번역에 대하여〉, 《한국학연구》 23, 고려대 한국학연구소, 235~253쪽.

이숭녕, 1986, 〈'말'과 '말씀'의 意味識別에 對대하여-'나랏말ᄊᆞ미…'의 解析을 머금고-〉, 《동천 조건상 선생 고희 기념 논총》, 개신어문연구회, 221~238쪽.

이응백, 1990, 〈世宗大王의 訓民正音 御制序文의 再吟味〉, 《어문연구》 68, 일조각, 450~458쪽.

이정호, 1972·1986:개정판, 《국문·영문 해설 역주 훈민정음》, 보진재.

이현희/서울대 대하원 국어연구회 편, 1990, 《"훈민정음," 국어 연구 어디까지 왔나》, 동아출판사, 615~631쪽.

장태진, 1988, 〈훈민정음 서문의 담화구조〉, 이동림 편, 《꼭 읽어야 할 국어학 논문집》, 집문당, 433~451쪽.

정우영, 2005, 〈훈민정음 언해본의 성립과 원본 재구〉, 《국어국문학》 139, 국어국문학회, 75~113쪽.

진영환, 1966, 〈御製 訓民正音 序文의 새로운 解釋-國子 創製의 目的이 무엇인가를 爲하여-〉, 《논문집》 21권 2호, 대전공업전문학교, 13~25쪽.

최명재, 1994, 〈훈민징음의 '異乎中國'에 관한 고찰〉, 《어문여구》 81·82, 한국어문교육연구회, 179~185쪽.

최세화, 1989, 〈世宗御製訓民正音 序文에 대해〉, 《어문연구》 17권 4호, 한국어문교육연구회, 420~421쪽.

홍윤표, 2003, 〈훈민정음 명칭과 제자 원리에 대한 새로운 해석〉(북경 국제학술대회 발표문), 이중언어학회(파일본).

Gari Keith Ledyard, 1966, "The Korean language reform of 1446 : the origan, background, and early history of the Korean alphabet", Thesis(Ph.D.)-Univ. of California.

Sek Yen Kim-Cho, 2001, *The Korean Alphabet of 1446, Hwun Min Ceng Um*, 서울: Humanity Books & AC Press(아세아문화사).

〈Abstract〉

The Comparative Study of Translation and Proposal for Standard Translation of the Preface by Sejong in the *Hunminjeongeum Haeryebon*

This chapter presents a proposal for standard translation of the preface by Sejong in the *Hunminjeongeum Haeryebon*. As a first step in presenting a proposal for standard translation of the full text of the *Haeryebon*, this chapter presents a proposal for standard translation of the preface, the most important and popular text. Accordingly, this chapter first examined the existing principal translations, twenty-three of them. These were compared with the government textbook translation *High School Korean II*, considered to be a semi-standard translation. Through this process, a proposal for standard translation was obtained as follows.

ulinala mal-i jungguggwa dalla hanja-waneun seolo tonghaji anh-eumeulo eoliseog-eun baegseong-i malhagoja haneun baga iss-eodo kkeutnae je tteus-eul pyeoji moshaneun salam-i manh-eunila. naega igeos-eul ga-yeobsge yeogyeo saelo seumul-yeodeolb geuljaleul mandeuni, modeun salamdeullo ha-yeogeum swibge ighyeoseo nalmada sseuneun de pyeonhage hagoja hal ttaleum-inila.

　(우리나라 말이 중국과 달라 한자와는 서로 통하지 않으므로 어리석은 백성이 말하고자 하는 바가 있어도 끝내 제 뜻을 펴지 못하는 사람이 많으니라. 내가 이것을 가엾게 여겨 새로 스물여덟 글자를 만드니, 모든 사람들로 하여금 쉽게 익혀서 날마다 쓰는 데 편하게 하고자 할 따름이니라.)

(The speech of our country, being different from those of China, cannot be expressed with Chinese characters. Therefore, there are many people, simple commoners, despite wanting to have their say, who are unable to fulfill their desire. Finding this pitiful, I am creating anew twenty-eight characters, no more than to make it convenient for all people to easily learn and use them everyday.)

Key words: tandard translation, Hunminjeongeum Haeryebon, King Sejong, Preface by Sejong

4부

《훈민정음》 해례본의 가치와 교육

7장 《훈민정음》 해례본의 간행 담론과 교육

7.1. 문제 설정

《훈민정음》 해례본(원본)은 한국의 국보 70호이기도 하지만 1997년에 국제연합교육과학기구(UNESCO)에서 세계문화유산으로 등록한 책이기도 하다. 이는 보편적 가치를 인정받고 있는 셈이다. 그리고 1989년 6월에 유엔의 문맹퇴치 공로상이 '세종대왕상(The King Sejong Prize)'으로 명명되며 이 책의 핵심 저자이면서 '훈민정음' 창제자인 세종의 공로는 세계에 확실하게 공인되었다.

문자와 책이 모두 인류의 보편적인 평가를 받고 있는 셈이다. 그러나 《훈민정음》 해례본에 대한 대중의 인식은 낮다. 이 책을 단지 문자의 해설서(매뉴얼) 정도로만 인식한 탓도 있을 것이고 《훈민정음》 해례본의 소통 방식에 문제가 있어서이기도 하다. 원본은 한문인 데다 각종 책의 부록식으로 영인되어, 일반적으로 접근 자체가 어렵다. 또한 대중을 위한 번역이 중요한데도 기존 번역의 대부분이 학술적 차원에서 그친 탓도 있다. 그래서 5장과 6장에서 기존 번역을 모두 검토하여 교육과 정책 차원에서 표준 공역을 제안하고 그 대안의 일부를 제시하였다.[1]

또한 훈민정음 교육에 관한 기존의 연구는 주로 훈민정음의 문자 원리나 문법, 우수성, 과학성에 초점을 두었지, 《훈민정음》 해례본 텍스트 자체에 주목하지 않았다.[2] 따라서 이 장에서는 《훈민정음》 해례본 원본의 단순 서지 정보뿐만 아니라 이와 관련된 역사적 맥락을 자세히 살펴보기로 한다.

7.2. 《훈민정음》 해례본의 형태와 구조 담론

7.2.1. 완성과 간행 시기 담론

책의 기본은 간행 서지사항이다. 일반인들이 훈민정음의 창제일과 책 완성일, 간행일 등을 혼동하는 경우가 많고, 학교 현장에서도 제대로 못 가르치고 있다.

세종이 왕위에 오른 지 25년째인 1443년 음력 12월 30일, 그러니까 양력으로는 1444년 1월이다. 이날 사관들은 《세종실록》에 "이달에 임금이 친히 언문 28자를 지었는데, 그 글자가 옛 전자를 모방하고, 초성·중성·종성으로 나누어 합해야 글자를 이루었다. 무릇 한자로 된 글과 우리말에 관한 것을 모두 쓸 수 있고, 글자는 비록 간단하지마는 전환하는 것이 무궁하니, 이것을 훈민정음이라고 일렀다"는 기록을 남긴다.[3] 이는 새 문자의 기본자만큼이나 단출한 기

---

1) 이 밖의 번역은 한글학회 공역(1998)을 중심으로 여러 번역을 참조하여 다듬은 것이다.
2) 강귀정(2006), 필자(2001), 서완석(1963), 송혜숙(1985), 허재영(1994)의 글 참조.
3) 是月, 上親制諺文二十八字, 其字倣古篆, 分爲初中終聲, 合之然後乃成字, 凡干文字及本國俚語, 皆可得而書, 字雖簡要, 轉換無窮, 是謂 《訓民正音》(世宗莊憲大王實錄卷第一百二終, 태백산사고본 33책 102권 42장 A면, 영인본 4책 533면).

록이지만 훈민정음의 본질을 정확히 전하고 있다.

이 기록을 통해 우리는 두 가지 중요한 사실을 알 수 있다. 하나는 정확한 창제 날짜가 나와 있지 않다는 것이고, 또 하나는 창제 과정이 비밀이었다는 사실이다. 실록의 기록은 그 성격에 따라 세 가지로 나뉜다. 사건이 일어난 날에 따른 날짜별 사건 기록과 달별로 뭉뚱그린 달별 종합 기록, 그리고 사관의 의견을 담은 논평 기록이 그것이다. 곧 문자 창제를 알리는 기록은 "是月(이달에)"이라고 하였으므로 달별 기록이다. 정확한 날짜별 기록이 아닌 것은 문자 창제를 공식적으로 선언하는 특별한 행사를 가질 수 없었기 때문이다. 또한 문자 창제가 물건 발명처럼 어느 순간에 마무리되는 성질도 아니므로, 특정 날짜로 못 박을 수 없었을 것이다. 그렇다고 12월에 창제가 마무리되었다는 것을 부정할 수는 없다. 다만 날짜는 알 수 없으므로, 12월 30일을 상징적 창제일로 정하는 것은 무리가 없다.

이로부터 3년 뒤, 정확히 2년 9개월 뒤인, 세종 28년(1446) 음력 9월 29일에 사관들은 "이달에 《훈민정음》이 완성되었다"며 새 문자 해설서로, 문자의 실체를 이 세상에 자세히 전하는 책(해례본)이 완성되었음을 알렸다. 이 기록에서는 《훈민정음》 해례본의 내용 가운데 세종이 지은 본문과 해설 책임자인 정인지가 지은 서문을 별다른 논평 없이 그대로 옮겨 적었다. 이렇게 사관들은 문자 이름(1443)이기도 하고, 책 이름(1446)이기도 한 '훈민정음'을 만천하에 알린 것이다.

물론 《훈민정음》 해례본은 이 기록의 20일쯤 전인 음력 9월 상한에 완성되었다. 정인지가 책 끄트머리에 "정통 십일 년 구월 상한, 자헌대부·예조판서·집현전대제학·지춘추관사·세자우빈객 신 정인지 절하며 머리를 조아려 삼가 씀"이라고 간곡히 밝히고 있기 때문이다. 그러니까 다시 정리해 보면, 음력 1443년 12월 30일에 훈민정음 새 문자의 뼈대가 완성되었음을 알 수 있다. 그 뒤로 여덟 신하에게 풀이를 시켜 책이 완성된 것이 1446년 음력 9월 10일쯤이다. 물론 1443년에 완성된 새 문자의 뼈대가 무엇인지는 기록되어 있지 않다. 다만 1446년에 나온 《훈민정음》 해례본을 보면 세종의 서문과 예의 부분이 기본 뼈대이므로 그 부분은 1443년에 완성된 것으로 본다. 이는 정인지가 임금이 이미 집필해 놓은 뼈대에 자신들이 해례 부분을 덧붙인 것이라 말하고 있기 때문이다.

또 뼈대 부분이 1443년(음력, 양력은 1444년)에 완성되었다고 짐작할 수 있는 증거는 《훈민정음》 해례본이 완성되기 전인 1445년 음력 4월 5일에 권제, 정인지, 안지 등이 언문과 한자를 섞어 지은《용비어천가》열 권을 바쳤기 때문이다. 새 문자의 뼈대가 완성되지 않았다면 불가능한 작업이다. 뼈대가 아주 논리정연하게 완성되어 있었기에 이를 응용하여 창작(《용비어천가》)까지 가능했던 것이다.

이보다 앞선 1444년 음력 2월 16일, 다시 말하면 창제 사실을 알린 지 2개월 16일 만에, 세종은《훈민정음》해례본의 핵심 저자들인 최항, 박팽년, 신숙주, 이선로, 이개, 강희안 등에게《운회》(중국의 음운학 책)를 언문으로 번역하게 하였다. 더불어 세 왕자들(세자, 진안대군 이유, 안평대군 이용)까지 동원하여 관장하게 하였다. 더욱 놀라운 것은 세종이 그 번역 일에 대하여 일일이 교열·교정을 보았다는 것이다. 그리고 그들이 번역을 잘하여 상을 거듭 주고 부상도 후하게 주었다고 실록에 전하고 있다.[4]

---

4) 命集賢殿校理崔恒, 副校理朴彭年, 副修撰申叔舟·李善老·李塏, 敎寧府注簿姜希顔 等, 詣議事廳, 以諺文譯《韻會》, 東宮與晉陽大君瑈·安平大君瑢, 監掌其事. 皆稟睿斷, 賞賜稠重, 供億優厚矣[1444년 2월 16일(병신), 《세종실록》 103권 001 4집 542면]. "皆稟睿斷, 賞賜稠重, 供億優厚矣"를 남한 국역본은 "모두가 성품이 예단(睿斷)하므로 상(賞)을 거듭 내려 주고 공억(供億)하는 것을 넉넉하고 후하게 하였다"고 옮

이런 맥락으로 보아, 1443년 창제 공포 당시 거의 완벽한 문자 시스템을 갖추고 있었던 것이다. 세종이 일일이 검토를 하였다니 임금과 함께 한 작업이었다. 최초의 번역이니 창제자가 함께 할 수밖에 없었을 것이다. 이런 과정을 거쳐《훈민정음》 해례본은 더욱 충실하고 체계적으로 완성될 수 있었다.

해례본 간행 날짜 기록은 실록에는 정확히 나와 있지 않다. 1446년 음력 9월 29일자에 "是月, 訓民正音成"이라고만 기록되어 있기 때문이다. 곧 "이달에 훈민정음 책이 만들어졌다"라고만 나와 이달 언제인지는 알 수 없었다. 려증동(1990)은 이때의 "成(성)"은 간행이나 반포를 뜻하는 것이 아니라 필사본 정도의 책을 만들어낸 것이라고 주장한다. 훈민정음 창제 과정이 비밀이었다면, 또한 책을 세상에 발표하는 방식도 거창하지는 않았을 것이므로 매우 일리 있는 추론이다.

다행히 1940년에 해례본 원본이 발견되어 간행 날짜를 대략 알게 되었다. 해례본 정인지 서문에 "정통 11년 9월 상한"이라는 간기가 기록되어 있기 때문이다. 이 단행본의 간행 날짜는, 국가의 공식 기록이었으므로, 중국과 사대 관계에 따라 중국 연호를 사용하였다. '정통(正統)'은 명나라 5대 영종(英宗)의 연호로, 정통 11년은 세종 28년인 1446년이다. 다만 실록과 같이 정확한 날짜를 밝히지 않고 '상한'이란 표현을 쓴 것은 아쉽다. '상한'은 '상순'과 같은 말로 초하루부터 열흘 사이를 말한다. 따라서 상순의 마지막 날이 10일이므로 음력 9월 10일이 출판된 날이라 추정할 수 있다. 1946년, 정부와 조선어학회(1948년에 한글학회로 이름을 바꿈)는 이 날짜를 양력으로 환산하여 10월 9일을 한글날로 정했다. 결국 한글날은 《훈민정

졌다. 북한 번역본은 "죄다 임금의 결재를 받아 처리하였다. 상을 듬뿍듬뿍 주고 공급을 아주 후하게 해주었다"고 옮겼다. '예단'은 임금의 결재를 뜻하므로, 북한 번역본이 더 잘 옮겨 이에 따른다.

표 7-1. 창제일·간행일의 구별과 기념일

구분	관련 기록과 날짜		상징적 환산 날짜(양력)	북·남 한글 기념일
문자 창제	《조선왕조실록》	是月 上親制諺文二十八字 (이달에 임금께서 친히 언문 28자를 창제하셨다. _계해년 겨울 1443년 12월 30일)	1444년 1월 15일 (음력 1443년 12월 중간 기준)	북한 훈민정음 기념일
《훈민정음》 해례본 간행	《훈민정음》 해례본	是月, 訓民正音成 [이달에 훈민정음(책)이 이루어지다. _정통 11년(1446) 음력 9월 29일]	1446년 10월 9일 (음력 1446년 9월 10일 기준)	남한 한글날(국경일)
		正統十一年九月上澣. 資憲大夫禮曹判書集賢殿大提學知春秋館事世子右賓客臣鄭麟趾拜手稽首謹書 (정통 11년 9월 상한에 정인지 삼가 적다. _1446년 음력 9월 1일~10일)		

음》 해례본이 출판된 날을 기념일로 삼은 것이다.[5]

그러므로 학생들에게 남한의 한글'날과 북한의 조선글 기념일은 어떻게 다른지, 왜 다른지에 대해서 위와 같은 맥락으로 설명해 주어야 한다.

7.2.2. 《훈민정음》 해례본 원본 발견 담론

《훈민정음》 해례본 원본은 1940년 무렵 단 한 권이 발견되어 지

---

5) 양력 환산 방식에 따라 날짜는 달라질 수 있나. 그렇기 때문에 10월 9일이 잘못된 환산 날짜라는 주장이 있으나, 여기서는 환산 방식의 다양성으로 보아 기존 관례대로 인정하기로 한다. 따라서 환산 날짜에 '-쯤'이라는 모호한 표현을 썼다. 잘못된 환산이라는 주장에 대해서는 진태하(1997)의 글 참조. 또한 한글날의 자세한 내력은 리의도(2006)의 글 참조.

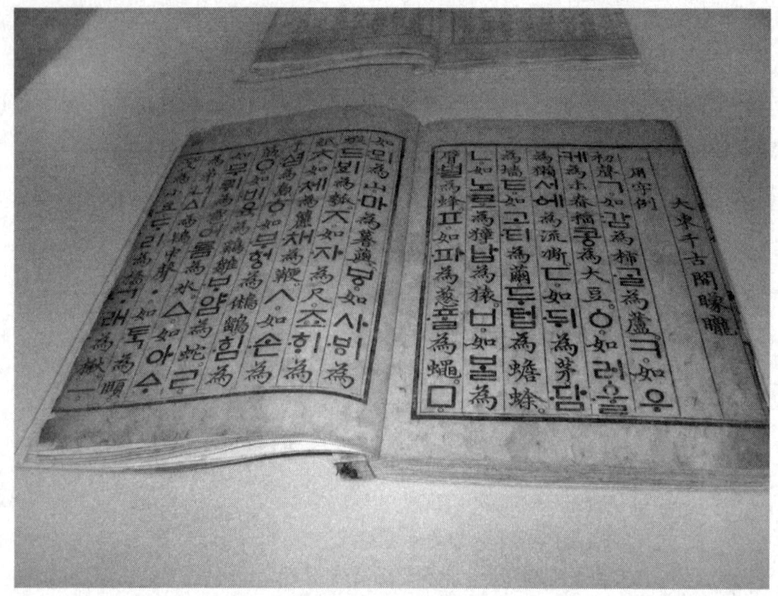

그림 7-1. 필자가 직접 찍은 《훈민정음》 해례본 원본

금 간송미술관에 보존되어 있다.6) 발견하고 보니 실록의 기록과 일
치하고 그 체제나 글씨체, 종이 등 여러 가지로 미루어 볼 때 세종
당시의 원본임이 판명된 것이다.7) 실록에는 책 내용 가운데 세종
서문, 예의, 정인지 서문만 실려 있는데 이는 《훈민정음》 해례본의
핵심인 해례, 다시 말해 풀이 부분이 빠져 있는 셈이다. 아마도 너
무 길어 실록에는 다 싣지 않은 모양이다. 그런데 발견된 이 책은
완전한 모습이 아니었다. 어찌 된 영문인지 책 표지와 처음 두 장이
찢어진 채 발견되어, 이를 복원하였다. 다행히 없어진 부분과 똑같
은 내용이 실록에 실려 있었기 때문에 복원이 가능했을 것이다.8)

---

6) 정확한 날짜의 추정이 어렵다.
7) 원본 추정은 처음으로 최현배(1940 · 1982: 고친판)가 짜임새 있게 했다. 그러나 자
  세한 발견 경위와 충분한 서지 증명은 이루어지지 않았다.

이렇게 세계에서 유일한 《훈민정음》 해례본 원본을 일반인들이 제대로 볼 수 있는 것은 아니다. 간송미술관 측이 보존 문제를 이유로 한 해에 한 차례만 공개 전시를 하고 있기 때문이다. 국보 70호이고, 1997년 세계문화유산으로 지정된 이 책이 개인 소유물로 되어 있는 것은 아쉬운 일이다. 아주 어려운 시기에 많은 돈과 노력을 기울여 소중한 문화유산을 지켜온 간송 전형필 선생의 업적은 위대하다 못해 숭고하기까지 하다. 그런 그의 공적을 더욱 기리기 위해서라도 국가가 이 책을 보존·관리하여야 한다.

그렇다면 원본은 어째서 단 한 권만이 전해져 내려왔고 1940년에 이르러서야 발견되었을까, 따져볼 필요가 있다. 아주 조직적이고 치밀한 세종이 새 문자를 만들었다면 반드시 해설서나 사용 설명서도 만들었을 것이다. 실록 또한 1446년에 그 책이 나왔음을 기록하고 있지 않은가. 그런데 어떠한 기록을 살펴도 1940년에 이르기까지 《훈민정음》 해례본 원본을 보았다는 사람이 아무도 없었고 발견도 되지 않았다. 다시 말하면, 실록에 옮겨 적지 않은 해례 부분을 아무도 못 본 것이나.

세종은 훈민정음 창제 못지않게 보급을 위해서도 제도 차원에서 치밀한 노력을 했다. 그렇다면 《훈민정음》 해례본을 얼마나 찍어냈기에 단 한 권만이 전해져 내려 왔을까. 아마도 많이 찍지는 않았을 것이다. 이는 그 당시 간행 문화의 한계 때문이기도 하였지만, 그보다는 몇 가지 중요한 이유가 있기 때문이었다.

첫째는 새 문자 해설서가 그 당시 공용 문자인 한문으로 집필될 수밖에 없었기 때문에 일반 백성들에게는 보급할 필요가 없었다. 둘째, 그 대신 택한 피라미드식 보급 방법도 중요한 원인일 것이다.

---

8) 없어진 표지의 제목을 김주원(2005)은 "御製訓民正音"이라고 추정하였고, 정우영(2000, 132)은 "訓民正音"으로 추정하였다. 복원 문제에 대해서는 정우영(2000)의 글 참조.

곧 특정 양반들이 배우고 그 양반들이 또 다른 양반이나 하층민에게 전하는 방식이다. 셋째는 《석보상절》과 같은 대중적인 책의 언해본에 의한 간접 교육을 지향했기 때문일 것이다. 이러한 간접 교육 방식은 언문이 하루아침에 깨우칠 수 있을 만큼 쉽기 때문에 가능했다. 후대 왕들이 《훈민정음》 해례본 원본과 똑같은 책을 더 찍어내지 않은 이유도 여기에 있다고 본다. 넷째는 세종 어제와 예의로 이루어진 핵심 줄임판이 널리 퍼져 정식 해설서는 그만큼 퍼질 기회가 적었을 것이다. 해례 부분까지 필사나 인쇄하기에는 양과 질 측면에서 힘든 일이었을 것이고, 자연철학과 수리철학 등 심오한 주제를 담고 있는 그 부분까지 베끼거나 널리 퍼뜨리기에는 한계가 있었을 터이기 때문이다. 따라서 아주 간결한 사용 설명서라 할 수 있는 세종 어제와 예의만이 주로 필사되어 널리 퍼졌을 것이다. 해례의 언해본은 발견이 안 되고, 세종 어제와 예의의 언해만의 다양한 이본이 발견된 이유가 바로 거기에 있다. 실록에서도 상대적으로 복잡하고 긴 해례 부분을 뺀 것은 그런 맥락임을 짚어낼 수 있다.

그렇다면 그 당시 한문보다 더 대중적인 글이었던 이두로는 왜 해설서를 안 만들었을까. 아니면 만들었는데 발견이 안 된 것일까, 의문을 품어 볼 수도 있다. 그러나 이두로 쓴 해설서는 집필되지 않았을 것이다. 이두문을 대체하려고 만든 문자이니만큼 굳이 이두문으로 집필할 명분이 없었다. 또한 앞서 말했듯이 한자에 접근이 어려운 사람들에게는 한문이나 이두문이나 별반 차이가 없었다.

그리고 《훈민정음》 해례본 원본이 발견되기 전이나 후나 이 책이 제대로 전해져 내려오지 않은 이유를 일반적으로 연산군의 언문 탄압으로 여겨왔다. 연산군이 다음과 같은 명령을 내렸기 때문이다.

지시하기를 "언문을 사용하는 사람은 임금의 지시문을 찢어버린 법조문으로, 그런 사실을 알면서도 신고하지 않은 사람은 임금의 지시를 위반한 법조문으로 따져 단죄할 것이다. 조정 관리들의 집에 보관되어 있는 언문구결책을 다 불사르되 한어를 번역한 언문책 따위는 금하지 말 것이다"라고 하였다.[9]

위와 같은 명령에 따른 사람들이 꽤 있었을 것이지만 꼬장꼬장했던 그 당시 선비들이 이에 전적으로 따르지는 않았을 것이다. 실제로 연산군 이전에 간행된 언문 관련 책들이 많이 전해져 내려오기 때문이다. 또한 연산군이 언문과 관련된 모든 책을 불사르라고 명령하지 않았다는 점도 중요하다. 다만 공공장소에서는 언문 관련 책들이 많이 사라졌을 것이고 《훈민정음》 해례본도 그런 정치 풍파의 영향을 어느 정도는 받았을 것임에 틀림이 없다. 더욱 중요한 것은 연산군이 이런 명령을 내리기 전에 이미 《훈민정음》 해례본은 적게 남아 있는 희귀본에 속했을 확률이 높다는 것이다.

그렇다면 이 한 권의 원본을 어디서 누가 보존해 왔느냐가 문제다. 이 문제는 두 가지 설이 맞서 있다.[10] 하나는 1940년 경북 안동, 이한걸 댁 회양당에 소장되어 있다가, 그의 아들 이용준이 간송 전형필에게 팔았다는 설이다. 국립국어원(김주원, 2008, 23)은 최근 이 설을 그대로 유지했다.

이와 다른 설은 이용준이 간송 전형필에게 넘긴 것은 맞지만 이한걸 집안 소장품이 아니라, 이용준의 장인 집안인 광산 김씨 김응

---

9) 《조선왕조실록》 국립 중앙도서관 소장본, 연산 10년(1504) 7월 22일(경술). 직역한 남한 번역본은 학생들이 이해하기 힘들어 북한 번역본을 인용힌다. 맞춤법은 남한 쪽을 따른다.
10) 이 글을 2006년(한국어문학연구학회)에 발표했을 때는 새로 밝혀진 김응수 집안의 소장설을 지지하였으나 사건 당사자들이 모두 고인이 되어 완전히 입증이 어려운 문제이므로, 이 장에서는 두 가지 설로 소개한다.

수(金應洙, 1880~1957) 집안의 소장품이라는 것이다. 곧 광산 김씨 안동 종가의 종손, 김응수의 집인 궁구당가에서 보존해온 것을 사위 이용준이 장인의 허락 없이 고의로 유출하여 간송 전형필에게 넘어가게 되었다는 것이다(박종덕, 2006).11)

한학자 이가원의 증언에 따르면, 《훈민정음》 해례본 원본이 이용준의 손에서 간송으로 넘어가는 데 결정적인 구실을 한 이용준의 스승 김태준이 이 책의 원 소장처가 이용준 처가임을 자신(이가원)에게 발설했다는 것이다. 이용준의 형도 이런 사실을 밝힌 적이 있다고 하는데, 이런 설이 세상에 공식적으로 처음 알려진 것은 한글학회 김계곤 전 회장이 1964년, 보성고등학교의 교지 《보성》 3호에 발표한 〈훈민정음 원본 발견 경위에 대하여〉에서이다. 결국 이 글과 증언에 따르면, 이용준 측근의 핵심 인물인 그의 형과 스승이 이 설을 세상에 밝힌 셈이다.

이러한 설은 김대중(이용준 장인인 김응수의 손자)의 아들 친구인 박영진, 박종덕이 다시 제기하였다. 박영진은 1983년 10월 무렵, 김대중가를 방문했을 때 김대중에게 《훈민정음》 해례본의 분실 경위를 들었는데, 이를 22년이 지난 2005년이 돼서야 한글학회의 월간지 《한글 새소식》 7월호에 알렸다. 이 글에 따르면, 분실 당사자인 김응수는 이 사건이 집안일이고 이용준이 북으로 넘어가 더 이상 문제 삼지 않은 모양이다. 다행히 김응수 손자인 김대중은 어렸을 때 실제 겪은 일을 바탕으로 진실을 찾으려고 여러 가지 방법으로 애썼다고 한다. 이를 박종덕(2006)이 종합 정리하였는데 이용준이 장인에게 보

---

11) 이용준은 책을 판 뒤, 그의 스승 김태준과 함께 월북하여 북에서 최근 세상을 떠나 이 사건에 대한 자세한 내막은 미궁에 빠지게 되었다. 그는 가족과 함께 월북하였으므로 살아남은 가족이 역사의 변론을 맡을 수도 없다. 원본을 구입한 전형필가도 자세한 증언을 안 해 주어, 발견과 세상에 발표한 과정은 상당한 부분이 아직도 미스터리로 남아 있다.

낸 한문으로 된 편지와 여러 정황을 고증하여 주장하고 있다.

위의 두 설을 종합하여 이상혁(2005, 24)은 원본 소장처의 흐름을 "이용준 처가(김응수 댁) → 이한걸 댁(이용준 본가) → 전형필"로 정리하고 있다. 려증동(2001)은 이 두 가지 설을 전면 부정하고, 간송 미술관 소장 원본은 일본 학자 오구라 신페이(小倉進平)가 규장각 보관본을 조작하여 1942년에 판 것으로 보고 있다. 이에 대해 이상혁(2005, 240~241)은 원본 최초 발견 시기와 최초 번역자 홍기문의 증언 등을 근거로 잘못된 견해라고 반박했다.

7.2.3. 공동 저술 담론

그동안 훈민정음의 창제를 세종 단독으로 했느냐(친제설) 아니냐(협찬설)의 문제에만 주로 매달려 오다 보니, 정작 《훈민정음》 해례본 공동 저술의 의미를 제대로 논의한 적조차 없게 되었다.[12] 그러나 공동 저술의 맥락에는 그와 관련된 문제를 명쾌하게 해결할 수 있는 점이 담겨 있다.

신하 쪽 대표 저술자인 정인지는 그의 서문(꼬리말)에서 "드디어 자세한 해석을 더하여 모든 사람에게 알리라 명하시매, 이에 신이 집현전 응교 신 최항과 부교리 신 박팽년과 신 신숙주와 수찬 신 성삼문과 돈녕부 주부 신 강희안과 행 집현전 부수찬 신 이개와 신 이선로 들과 더불어 삼가 여러 가지 풀이와 보기를 지어 그 대강을 서술하였으니"라고 분명히 밝히고 있다.

'자세한 해석을 더한' 부분이 바로 해례인데, 이는 〈표 7-2〉에서 보듯 세종의 저술에 보탰다는 뜻이다. 이 기록에서 분명히 알 수 있

---

12) 친제설 문제에 대한 최근 종합 정리는 윤국한(2005)의 글 참조.

표 7-2. 《훈민정음》 해례본 집필자의 구성과 내용별 저술시기

구성	집필자	최초 저술 시기
서문	세종(이도)	?~1443년
본문(예의)	세종(이도)	
해례	정인지·최항·박팽년·신숙주·성삼문·강희안·이개·이선로·(세종)	1443~1446년
서문	정인지	

는 것은 문자 창제의 주체와, 이 문자를 널리 알리고자 자세히 풀어해설한 이들의 관계와 이름을 아주 명확히 밝히고 있다는 점이다. 해례 부분은 실제로 신하들이 집필했겠지만, 세종과 공동 저술한 것으로 보아야 한다. 문자 창제자와 공동으로 연구하지 않고는 집필이 불가능한 일이기 때문이다. 그래서 〈표 7-2〉에서 "(세종)"이라고 괄호로 처리하였다.

1443년부터 1446년까지의 주요 기록을 살펴보면, 세종은 1443년에 새 문자 창제와 핵심 내용의 서술을 끝내고 좀 더 치밀한 완성과 알림을 위해 신하(학자들)들을 끌어들인 것임을 분명히 하고 있다.

결국 훈민정음 창제의 핵심 아이디어는 세종의 단독 작품이지만 창제 뒤 최종 완성(반포까지)은 여러 신하들의 도움을 받았다는 것이 《훈민정음》 해례본이 보여주는 진실이다. 여덟 신하가 집필한 해례 부분은 세종이 지은 예의 부분을 거의 완벽하게 풀이해 내고 있는데, 이는 세종과 여덟 신하가 아주 많은 시간 동안 충분한 토론을 거치고 고쳐쓰기를 거듭했음을 보여주는 것이다. 《훈민정음》 해례본과 직접 관련된 기록은 아니지만 창제 직후인 1444년에 최항, 박팽년, 신숙주, 이선로, 이개, 강희안 등에게 언문으로 번역을 시킨 뒤 세종이 직접 일일이 책임 관리했다는 기록도 남아 있다(7.2.1.논의 참조).

그렇다면 창제 뒤의 이런 공동 작업으로 보았을 때, 창제 과정에서도 분명히 주변 사람들과 충분히 토론했을 것이라고 가정할 수 있다. 그러나 새 문자 창제는 비밀 프로젝트에 가까웠기 때문에 실제로 공개 토론을 하지 않았을 것이다. 왜 그런지를 추적해보자. 백성들을 위한, 소통을 위한 문자에 대한 공식 기록은 창제 14년 전인 1432년이다. 《세종실록》 7월 16일자 기록을 보면, 법조문을 이두문으로 번역하여 민간에 반포하는 문제에 대해 논의하고 있다. 이날 이후에 새 문자 연구에 착수했는지는 알 수 없지만, 위의 논의로 미루어볼 때, 최소한 이 무렵부터 새 문자 연구를 위한 근본적 동기가 촉발되었음을 알 수 있다. 그렇다면 새 문자를 창제하고자 최소 10년 동안 연구에 매진한 셈이 된다. 만약 훈민정음 창제가 공개 프로젝트였다면 연구 기간이 길었으므로 관련 기록이 남았을 것이다. 그러나 단 한 건도 발견되지 않는 것으로 보아 비밀 프로젝트였음을 알 수 있다. 다만 최측근인 왕실 가족들과 토론했을 것으로 미루어 짐작할 뿐이다.

공동 창작이었다면 《훈민정음》 해례본에서 신하들이 자신들의 이름을 떳떳하게 밝히듯, 1443년 창제 공표 당시에도 이름이 드러났을 것이고 엄격한 사관들이 기록했을 것이다. 그러나 1443년 사관의 실록 기록과 1446년 《훈민정음》 해례본의 신하들 기록은 훈민정음 창제가 세종 임금 단독 아이디어임을 명명백백 밝히고 있다.

이제 학계에서는 세종의 단독 창작으로 굳어졌지만 아직도 중·고등학교 현장에서는 집현전 학자들과 공동 창작한 것으로 가르치는 경우가 꽤 있다. 민중사관을 신봉하며 영웅사관을 비판하는 사람들이 더욱 그러한데, 그 이유는 다음과 같다.

그렇게 어마어마한 문자 창제를 혼자 했다고 보기 어렵다.

해례본도 여덟 신하들과 함께 지었다.

세종 단독 작품으로 보는 것은 영웅사관이다.

해례본에 세종이 지었다고 나오지만 그것은 신하들의 헌사일 뿐이다.[13]

세종 친제설은 1980년대 이후 민중사관이 우리 사회에 거세게 불면서 더욱 부정되고 협찬설이 부각되었다. 민중사관을 신봉하는 사람들은 영웅사관을 호되게 비판했고, 세종 친제설을 영웅사관으로 몰아붙였다. 영웅사관이라 해서 잘못된 것은 아니다. 영웅이 아닌 사람을 영웅으로 조작한다면 문제가 되지만, 진짜 영웅을 영웅으로 자리매김하는 것은 당연한 것이다. 문제는 영웅을 떠받든다고 민중의 가치를 소홀히 하는 경우이지만, 세종 자신이 민중(당시의 하층민)을 무시한 것도 아니고 지금 사람들이 세종을 떠받든다고 민중을 무시하는 것도 아니다.

또한 이우성(1976), 강만길(1977)의 논의와 같이 민중의식의 성장 때문에 세종이 훈민정음을 만들 수밖에 없었다는 것은 여러 이유 가운데 하나일 수는 있지만 절대적인 또는 비중 있는 이유가 되기는 어렵다. 물론 창제의 모든 과정을 세종 혼자 이루었다고 주장하고 그 밖의 역사적 조건이나 도운 이를 무시하는 것은 영웅사관을 신봉한다 하더라도 있을 수 없는 일이다. 진정한 영웅은 민중이 만드는 것이다. 이우성, 강만길 두 역사학자의 주장은 세종이 훈민정음을 만들게 되는 역사적 맥락이나 조건을 강조한 것이며 세종 친제설을 부정하는 근거나 논리는 되지 못한다. 분명 세종은 역사가

---

13) 외국의 저명한 문자학자도 "세종은 새로운 문자를 손수 발명한 공로자로 종종 묘사되지만 이런 헌사는 대개 예우와 새로운 관습에 권위를 부여하기 위한 정치적인 술수가 섞인 것이다(Albertine Gaur, 1995)"라고 평가하고 있다.

만들었다. 그러나 세종은 그 역사를 새롭게 썼다.

　결국 《훈민정음》 해례본이야말로 가장 객관적이면서도 진실의 실체를 보여 준다. 핵심 부문을 세종이 짓고 그것을 여덟 신하들이 자세히 풀어 완성하였다. 핵심 아이디어는 세종의 것이지만 더불어 완성한 이는 여럿이다. 바로 이런 식의 관계 설정이 합리적이다. 물론 이 책에는 아쉽게도 집필 외 도움을 준 사람들의 이름은 나오지 않는다. 다른 기록을 통해 도움 받은 상황을 짐작할 수 있는데, 문종과 수양대군(세조), 안평대군 그리고 야사에 세종과 훈민정음에 대해 토론한 공로가 전해지는 정의공주 들은 훈민정음 창제 비밀 프로젝트의 핵심 연구원들이다.[14] 이 밖에도 세종의 실험을 도와주었다던 후궁들부터 해서 숱한 사람들이 있었을 것이다. 오히려 실체가 잘 드러나지 않는 까막눈 백성들이 진정한 도움꾼이었을 것이다. 물론 그 당시 학문과 정치의 핵심 두뇌 집단인 집현전 학자들은 실질적으로 도움을 준 사람들이었다. 역설적이게도 훈민정음 창제와 보급을 반대했던 최만리·김문·정창손 등 집현전 세력들 또한 훈민정음 창제·보급 과정에 긴접적으로 연관되어 있음이 나다닌다.

　다음으로 공동 저자들의 구성을 살펴보았다. 〈표 7–3〉(286쪽)에서 알 수 있듯이 여덟 명 가운데 정인지만 세종보다 한 살 많은 쉰 살이고 최항은 30대, 나이를 알 수 있는 다섯 사람은 20대 후반 젊은 나이다. 이선로도 정인지 서문의 맨 끝에 나오는 것으로 보아 성삼문 정도의 나이였을 것이다. 이렇게 보면 원로 학자(정인지), 중견 학자(최항), 젊은 학자(박팽년, 신숙주, 성삼문, 강희안, 이개, 이선로)가 두루 공동 저술자로 참여했음을 알 수 있다.

　이러한 저자들의 나이 비율은 큰 의미가 있다. 첫째 원로, 중견, 젊은

---

14) 실록에도 정의공주에 대한 기록은 꽤 나오나 훈민정음 관련 기록은 없다. 구체적인 토론 내용과 평가는 최기호(2004)의 글 참조.

표 7-3. 《훈민정음》 해례본 완성 당시(1446) 공동 저자들의 나이와 직책

세종	정인지	최항	박팽년	신숙주	성삼문	강희안	이개	이선로
49세	50세	37세	29세	29세	28세	29세	29세	?
임금	집현전 대제학 정2품	집현전 응교 정4품	집현전 부교리 종5품	집현전 부교리 종5품	집현전 수찬 정6품	돈녕부 주부 종6품	집현전 부수찬 종6품	집현전 부수찬 종6품

표 7-4. 《훈민정음》 해례본 관련 공동 저술표 [최명재(1996, 34)의 논의를 변형]

날짜(음력)	책명	공동 저술
1444. 2. 16. (세종 26)	《운회》 번역 (韻會)	최항, 박팽년, 신숙주, 이선로, 이개, 강희안 *관리·감독: 동궁, 진양대군, 안평대군
1445. 4. 5. (세종 27)	《용비어천가》 노래 (龍飛御天歌)	정인지, 권제, 안지
1446. 9. 상한 (세종 28)	《훈민정음》 (訓民正音)	세종, 정인지, 최항, 박팽년, 신숙주, 성삼문, 강희안, 이개, 이선로
1447. 2. (세종 29)	《용비어천가》 간행 (龍飛御天歌)	최항, 박팽년, 신숙주, 이현로(선로), 이개, 강희안, 성삼문, 신영손
1447. 9. 29. (세종 29)	《동국정운》 (東國正韻)	최항, 박팽년, 신숙주, 이현로, 이개, 강희안, 성삼문, 조변안, 김증
1447 (세종 29)	《월인천강지곡》 (月印千江之曲)	세종
1448. 3. 28 (세종 30)	《사서》 언해 지시 (四書)	김문에 이어 김구 번역 추진
1455 (단종 3)	《홍무정운역훈》 (洪武正韻譯訓)	신숙주, 성삼문, 조변안, 김증, 손수산 *관리·감독: 수양대군, 계양군
1455 (세조 1)	《사성통고》 (四聲通攷)	신숙주
1458 (세조 4)	《초학자회》 번역 (初學字會)	최항, 한계희, 김구, 이승소, 최선복
1461. 3. 14. (세조 7)	《잠서》 언해 (蠶書)	최항, 한계희 등 30여 명

학자들이 함께 참여한 것은 세종이 새 문자 해설에 총력을 기울였음을
보여 준다. 이런 구성 또한 세종이 직접 나서서 했을 것이다. 창제 과정
도 주도면밀했지만 해설 과정도 그러했다. 비중 있는 총책임자(정인지)를

임명하여 무게 중심을 분명히 하되 젊은 학자들로 하여금 좀 더 참신하고 신바람 나는 저술을 유도했다. 이 과정에서 원로 학자와 젊은 학자

표 7-5. 세조 집권에 따른 공동 저자들의 성향

정치 성향	이름
적극 반대	성삼문, 박팽년, 이개
적극 찬성	정인지, 최항, 신숙주
모름	이선로

사이의 중개 구실을 최항이 제대로 수행한 것으로 보인다. 둘째, 20대의 젊은 학자가 무려 6명이나 된다는 사실은 당시로서는 대단히 진보적인 이 일에 유능하고 창의적이면서도 젊은 학자들이 제격이었기 때문일 것이다. 또한 세종이 신진 학자들에게 많이 기대었음을 알 수 있다.[15]

이들은 〈표 7-4〉에서 보는 바와 같이 각종 주요 연구 프로젝트를 이끌었다. 《훈민정음》 해례본 공동 저술자들이 공동 저술의 의미를 계속 이어가지 못한 것은 1차적으로 세종의 책임이었다. 여덟 명 가운데 세 명(성삼문, 박팽년, 이개)이 역시 훈민정음 창제와 보급의 1등 공신인 세조(수양대군)에게 죽임을 당하기 때문이다(1456년 사육신 사건).

이 사건의 책임은 세조의 정치욕에 있겠지만 더 근본을 따져 들어가면 능력으로써 왕의 자리에 오른 세종이 그 자신의 후계자를 능력 위주로 뽑지 않은 잘못에 있다. 능력 위주였다면 건강이 안 좋은 문종보다 문과 무, 모두 특출했던 수양대군이 발탁되었어야 했을 것이다. 역사에 가정은 없지만, 《훈민정음》 해례본 저술의 1등 공로자인 세 명의 이른 죽음과 공동 저술의 역사적 단절은 너무도 안타깝다. 또한 이들의 개별 언문 저술이 남아 있지 않은 것도 불가사의하다.

---

15) 세종과 젊은 학자들의 관계에 대한 의미는 최기호(1983)의 글 참조.

7.2.4. 체제(구조) 담론

그동안 교육 측면의 《훈민정음》 해례본 짜임새에 대해서는 주목한 적이 거의 없다. 그러다보니 〈표 7-6〉과 같이 기본적인 짜임새를 제시하는 데 머물렀다. 그런데 이를 다시 구성하면 〈표 7-7〉과

표 7-6. 《훈민정음》 해례본의 짜임새와 기본 내용

지은이	구성		내용
이도(세종)	본문	서문	훈민정음의 창제 동기와 취지 (백성에 대한 공시문)
		예의	1. 새 문자 17자 예와 분류 2. 글자 부려 쓰기: 종성 글자 처리법, 순경음 만드는 법, 병서법, 부서법(초성과 중성의 표기 방법) 3. 성음법: 음절을 이루는 법 4. 성조 표기법: 음의 높낮이 표시법
정인지, 최항, 박팽년, 신숙주, 성삼문, 강희안, 이개, 이선로	해례		1. 제자해: 글자를 만드는 원리와 기준 설명 2. 초성해: 첫소리 글자 사용 예 3. 중성해: 중성의 규정과 이중 모음 설명 4. 종성해: 종성의 본질과 '8종성가족용' 설명 5. 합자해: 초·중·종성이 합해져서 글자가 됨을 설명 6. 용자례: 실제 사용 예로 94개의 낱말 설명
정인지	서문 (꼬리말)		훈민정음의 창제 배경·목표·목적·취지 등을 설명

표 7-7. 《훈민정음》 해례본의 과학적 다층 짜임새

집필자 이원구조	순차적 4원 구조	3원 구조	순환 확대 이원 구조
임금	세종 서문(어제)	머리말	X
	본문(예의)	문자 예와 설명	Y
신하	해례(예의 풀이)		Y'
	정인지 서문	꼬리말	X'

같은 여러 층위의 구조로 되어 있음을 알 수 있다. 정인지 서문이 원래는 해례 앞에 와야 하는데 신하의 글이라 뒤에 왔다는 일반적인 지적은 그다지 중요하지 않다. 실제 결과 구조가 보여주는 의미가 더 중요하기 때문이다.

이렇게 보면 《훈민정음》 해례본의 짜임새가 매우 조직적이고 치밀하다는 것을 알 수 있다. 첫째, 집필자의 구조로 볼 때, 7.2.3에서 한 논의와 같이 임금과 신하가 공동으로 저술한 효과를 최대한 거두고 있다. 확대 이원 구조는 이런 점을 잘 보여주는데 세종 서문이 정인지 서문으로 좀 더 세밀하게 풀이되고 본문(예의)이 해례로 자세하게 진술되었음을 의미한다. 임금이 직접 쓴 서문과 신하 대표가 쓴 서문이 그 맥락을 같이하고 있어 창제 동기와 목적, 목표 설정에 대해 치밀하게 함께 연구했음을 알 수 있다.

둘째, 4단 구성의 안정감을 보여 준다. 4단 구성은 하나의 글에서나 책에서나 안정된 구조이다. 그러면서도 셋째, 3원 구조의 완전성도 보여 준다. 세종의 서문이 머리말 구실을 하고 정인지의 서문이 꼬리말 구실을 하고, 문자 예와 설명이 몸말 구실을 하기 때문이다.

《훈민정음》 해례본의 핵심인 해례 부분은 〈표 7-8〉과 같은 구조로 되어 있다.

새 문자 해설의 차례로는 더도 덜도 필요 없는 간결하고 깔끔한

표 7-8. 해례 부분의 풀이 구조

제자해(글자 만든 원리 풀이)			
초성해 (첫소리 글자 풀이)	합자해 (글자 합쳐 쓰기 풀이)	용자례 (글자를 사용한 보기)	첫소리 글자 쓰는 예
중성해 (가운뎃소리 글자 풀이)			가운뎃소리 글자 쓰는 예
종성해 (끝소리 글자 풀이)			끝소리 글자 쓰는 예

표 7-9. 제자해 설명 구조

총괄	각 글자 풀이	관계 풀이		마무리
글자를 만든 원리	초성자를 만든 원리와 소리바탕	초성자와 중성자의 관계	초성자와 중성자, 종성자의 관계	갈무리 노래
	중성자를 만든 원리와 소리바탕			
	종성자 설명 없음			

구조다. 글자 만든 원리를 풀이하고 이를 바탕으로 각 글자(첫-가운데-끝)를 설명하고 합치는 법과 실제 사용 예를 보여줌으로써 마무리 짓고 있기 때문이다. 여기에서 놓쳐서는 안 되는 구조 측면은 해례의 여섯 장 끝에 노래로 내용을 정리하는 갈무리를 넣은 점이다.

> 하늘과 땅의 조화는 본디 하나의 기운이니,
> 음양과 오행이 서로 처음과 끝이로다.
> 만물이 하늘과 땅 사이에서 꼴과 소리 있으되,
> 근본은 둘이 아니니 이치와 수로 통하도다.
> 정음의 글자 만듦에 모양 본뜨기를 존중하되,
> 소리의 세기에 따라 획을 더하였다.
> 소리는 어금니 혀 입술 이 목구멍에서 나니,
> 이것이 첫소리 열일곱 글자이다.[16]

위와 같은 갈무리는 《훈민정음》 해례본 저자들이 새 문자의 해설과 전달, 그리고 짜임새에 대해 얼마나 많이 고심했는지를 보여준다. 새 문자 해설서이니만큼 독자가 누구건 쉽고 정확하게 전달하

---

16) 天地之化本一氣/陰陽五行相始終/物於兩間有形聲/元本無二理數通/正音制字尙其象/因聲之厲每加畫/音出牙舌脣齒喉/是爲初聲字十七

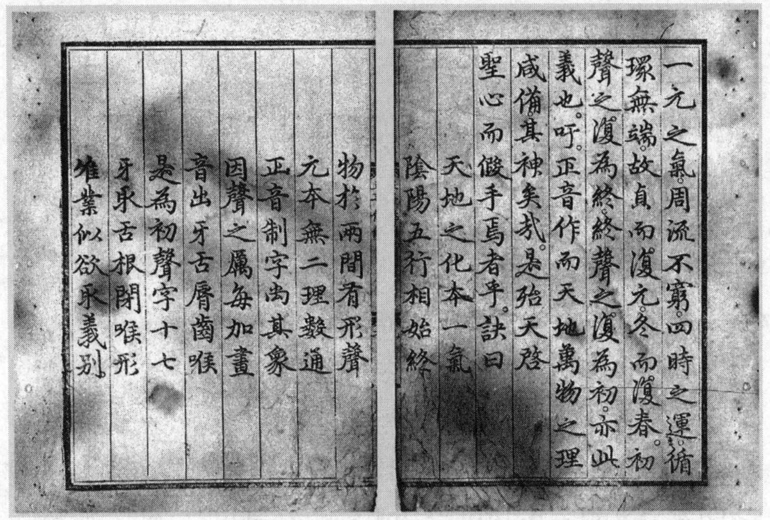

그림 7-2. 《훈민정음》 해례본의 제자해 갈무리 노래 1번

고, 더불어 학습 효과까지 염두에 두어야 했을 것이다. 비록 한문으로 되어 있지만 온 백성을 염두에 둔 집필이라 아니할 수 없다.

해례 가운데 핵심은 역시 제자해이다. 새 문자의 핵심 원리와 방법, 의미 등이 모두 담겨 있기 때문이다. 제자해가 다른 풀이를 포괄하는 만큼 〈표 7-9〉와 같은 구조로 되어 있다.

이 구조를 보면, 가장 기본적인 원리 설명을 한 뒤 첫소리 글자, 가운뎃소리 글자를 설명하고 두 글자 관계를 풀이하고 나서 끝소리 글자와의 관계를 밝히고 마무리 짓는다. 이렇게 보면 각 글자 풀이에서 끝소리 글자가 빠져 있음을 알 수 있다. 이는 끝소리 글자가 맞춤법 차원에서 표기법의 특이성은 있지만, 글자 자체는 첫소리 글자를 만든 원리와 같기 때문에 생략한 것으로 보인다. 대신 '종성해'에서 맞춤법 관련 설명을 하고 있다.

따라서 학생들에게 교육 차원에서 위와 같은 치밀한 짜임새를 가르침으로써 《훈민정음》 해례본의 다양한 구조적 의미와 가치를 제대로 전달해야 한다.

7.3. 마무리

《훈민정음》 해례본의 교육에서 문자 위주의 교육도 중요하지만, 그에 못지않게 책으로서, 텍스트로서의 맥락을 주목할 필요가 있다. 따라서 책의 간행과 보존, 발견에 따른 주요 흐름을 담론 방식으로 풀어내고 기본 교육 전략을 살펴보았다. 우리가 《훈민정음》 해례본 원본을 지니고 있다는 것은 훈민정음이라는 문자를 사용하고 있다는 사실 못지않게 중요하다. 이 책이 누구에 의해 저술되었고, 어떤 맥락에서 간행되었으며, 어떤 경로를 거쳐 역사의 이면으로 사라졌다 다시 나타났으며, 어떻게 우리에게 자리매김되고 있는가는 매우 중요한 것이다.

이 글은 훈민정음이라는 문자에 대한 담론이 아니다. 《훈민정음》 해례본이라는 책에 대한 담론이다. 물론 책 내용으로 접근하면 결국 문자 담론과 맥을 같이 하겠지만, 책이 가지고 있는 물질적·형식적·구조적 특성에 주목하였으므로 기존의 내용 위주의 논의를 보완·극복하는 효과를 가져올 수 있다.

대부분 알려진 사실이지만 《훈민정음》 해례본에 대한 지식을 담론화함으로써 책이 가지고 있는 맥락적 의미를 좀 더 풍부하게 읽어낼 수 있었다. 책의 완성·간행·재발견 경로는 그 자체가 문자와 책의 역사적 의미를 드러내며, 그것을 추적하고 다시 자리매김하는 것은 지금 우리에게 어떤 의미가 있는가를 설명해 준다. 또한 공동 저술의 관점에서 《훈민정음》 해례본을 분석해내는 방식은 기존의 세종 친제냐 아니냐 하는 이분법을 넘어설 뿐만 아니라, 세계 유일본이 가지고 있는 문화적·서지적 의미를 다시 자리매김하는 가치를 부여한다.

■ 참고문헌

강귀정, 2006, 〈훈민정음 단원의 교육내용과 교수 학습 방법 연구〉, 부산대 교육대학원 석사학위논문.

강만길, 1977, 〈한글 창제의 역사적 의미〉, 《창작과비평》 44, 창작과비평사.

강신항, 1974·1995: 증보판, 《역주 훈민정음》, 신구문화사.

권재선, 1988·1995: 깁고 고친판, 《훈민정음 해석 연구》, 우골탑.

김계곤, 1964, 〈훈민정음 원본 발견 경위에 대하여〉, 《보성》 3, 보성고등학교; 《한글 새소식》 398(10월호), 2005 재수록.

김석득, 1983, 《우리말 연구사》, 정음문화사.

김석연, 1997, 〈훈민정음의 음성과학적·생성적 보편성에 대하여-한국어 교육의 세계화 시대는 훈민정음의 재조명과 부흥책을 촉구한다〉, 《교육한글》 10, 한글학회.

김석환, 1978, 〈현토주해 훈민정음〉, 활문당.

김슬옹, 2001, 〈훈민정음과 한글 과학성에 대한 교육 전략〉, 《교육한글》 14, 한글학회.

______, 2003, 〈언어 전략의 일반 특성〉, 《한말 연구》 13, 한말연구학회.

______, 2005, 《조선시대 언문의 제도적 사용 연구》, 한국문화사.

______, 2005, 〈언어 분석 방법론으로서의 담론학 구성 시론〉, 《사회언어학》 13권 2호, 한국사회언어학회.

______, 2006, 〈훈민정음의 명칭 맥락과 의미〉, 《한글》 272, 한글학회.

______, 2006, 〈훈민정음 해례본의 우리나라와 말글 명칭 번역 담론-표준 공역을 제안하며〉, 《언어과학회 2006년 하계 학술발표대회 자료집(8.19)》, 언어과학회.

김무봉, 2006, 〈《훈민정음》 원본의 출판 문화재적 가치〉, 《세종학 연구》 14, 세종대왕기념사업회, 45~70쪽 ; 〈《훈민정음(訓民正音)》 원본의 출판 문화재적 가치 연구〉, 《한국사상과 문화》 34, 한국사상문화학회, 2006, 309~488쪽 영문 요약 추가 재수록.

김영조, 2006, 〈훈민정음 원본의 출처는 안동 긍구당가〉, 《오마이뉴스》 5월 30일자.

김주원, 2005, 〈세계기록유산 훈민정음 1: 우리가 자랑할 수 있는 문화유산〉, 《대한토목학회지》 299(3월호), 대한토목학회.

______, 2005, 〈세계기록유산 훈민정음 4: 훈민정음 해례본의 구성〉, 《대한토목학회지》 302(6월호), 대한토목학회.

려증동, 1990, 〈세종시대 언서책성에 대한 연구—세종실록을 중심으로〉, 《배달말》 15, 배달말학회.

______, 2001, 《배달글자》, 한국학술정보.

리의도, 2006, 〈한글날의 유래와 발자취〉, 《나라사랑》 111, 외솔회.

박영진, 2005, 〈'훈민정음 해례본'의 발견 경위에 대한 재고〉, 《한글 새소식》 395(7월호), 한글학회.

박종덕, 2006, 〈'훈민정음 해례본'의 유출 과정 연구-학계에서 바라본 '발견'에 대한 반론의 입장에서-〉, 《한국어학》 31, 한국어학회.

박창원, 2005, 《훈민정음》, 신구문화사.

방종현, 1940, 《원본 훈민정음의 발견》, 조선일보.

______, 1946, 《훈민정음(원본 해석)》, 진학출판협회.

서완석, 1963, 〈훈민정음 머리말-중등국어 3의 2-〉, 《국어교육》 5, 한국국어교육연구회.

서울대학교 편, 2005, 《권장도서 해제집》(서울대 선정 100선), 서울대출판부.

송혜숙, 1985, 〈훈민정음을 어떻게 가르칠 것인가〉, 《배달말가르침》 9, 배달말학회.

안병희, 2004, 〈세종의 훈민정음 창제와 그 협찬자〉, 《국어학》 44, 국어학회.

윤국한, 2005, 〈훈민정음 친제설에 대하여: 문법교과서의 진술을 중심으로〉, 《한국어문교육》 14, 한국교원대 한국어문교육연구소.

이상혁, 2005, 〈홍기문과 원본 《訓民正音》의 번역에 대하여〉, 《한국학연구》 23, 고려대 한국학연구소, 235~253쪽.

이숭녕, 1969, 〈훈민정음〉, 《한국의 명저》(문학편) 1, 현암사.

이우성, 1976, 〈조선왕조의 훈민정책과 정음의 기능〉, 《진단학보》 42, 진단학회.

정 철, 1954, 〈원본 훈민정음의 보존경위에 대하여〉, 《국어국문학》 9, 국어국문학회.

정우영, 2000, 〈훈민정음 한문본의 원문 복원에 대한 연구〉, 《동악어문논집》 36, 동악어문학회.

조규태, 2000, 〈번역하고 풀이한 훈민정음〉, 한국문화사.

진태하, 1997, 〈훈민정음의 창제연대와 한글날〉, 《어문연구》 94, 한국어문교육연구회.

최기호, 1983, 〈훈민정음 창제에 관한 연구: 집현전과 언문반대상소〉, 《동방학지》 36·37, 연세대학교.

______, 2004, 〈훈민정음 창제와 정의공주의 변음토착 문제〉, 《세종탄신 607돌 기념 학술대회 자료집－우리의 소리와 말은 어떻게 만났는가》, 한국국악학회·한국어정보학회.

최명재, 1996, 《훈민정음과 최항 선생－훈민정음 창제의 주체와 동국정운 및 용비어천가의 찬술에 관한 연구》, 정문관.

최현배, 1940·1982: 고친판, 《한글갈》, 정음문화사.

한글학회 공역, 1998, 《훈민정음 별책》, 해성사.

한태동, 2003, 《세종대의 음성학》, 연세대 출판부.

허재영, 1994, 〈한글날 들려주는 훈민정음 이야기〉, 《함께여는 국어교육》 21, 전국국어교사모임.

홍기문, 1946, 《정음발달사》 상·하 합본, 서울신문사 출판국.

Albertine Gaur. 1984. "A History of Writing." The British Library ; (앨버틴 가우어/강동일 옮김, 1995, 《문자의 역사》, 새날)

Sek Yen Kim－Cho. 2001. *The Korean Alphabet of 1446 : Exposition, OPA, the Visible Speech Sounds, Annotated Translation, Future Applicability Hwun Min Ceng Um*. Humanity Books & AC Press(아세아문화사).

〈Abstract〉

The Discourse and Educational Strategy of
Hunminjeongeum Haeryebon

The value of *Hunminjeongeum Heryebon*(designated National Treasure No. 70 at Kansong Art Museum) published in 1446 and educational strategy for a discussion is described in this chapter and emphasizes the physical value and formal character as *Hunminjeongeum* book itself, not its instruction on existing creation principal of Korean alphabet or contents.

This chapter also includes various approaches as follows ; 'A Date Approach', which explains the meanings of Hangul Proclamation Day in North and South Korea according to its creation, completion and publishing.

'A Discovery Approach of the Originals', which offers educational method in meanings of historic and announcing process with recently discovered facts.

'A Authoring Approach', which provides educational strategy of co-written works through the connection between one part written by King Sejong himself and another co-authorized part.

Furthermore, *Haeryebon* possesses significant meaning in sense of its scientific and complicated layered structure bringing various great effects. Educational necessity of Umtodalgibon, The Medials (Sino-Korean sign and Hangeul suffixes to Chinese text) is presented in the final part of this chapter and added as an appendix.

Key words : Hunminjeongeum Haeryebon(The explanatory edition of the proper sounds to instruct the people), discussion, educational strategy, form, structure, bibliography, co-authoring, layered structure, Umtodalgibon (Sino-Korean sign and Hangeul suffixes to Chinese text)

8장 《훈민정음》 해례본의 고전 가치와 다중 읽기용 텍스트 구성

8.1. 문제 설정과 자료 구성의 배경

'훈민정음'이란 문자와 같은 이름의 한문 해설서 《훈민정음》 해례본은 그 화려한 가치에 견주어 소통 맥락은 매우 약하다.[1] 앞서 말했듯이, 이 책은 국보 70호요, 세계기록유산으로 지정되었지만 서울대 고전 200선을 비롯한 각종 고전 목록에 끼지 못했다는 것은 바로 그런 점의 상징적 사건이다.[2] 목록을 선정한 주체들이 밝힌 잣대만으로는 이유를 잘 알 수 없지만, 이로써 최소한 고전이란 무엇이며, 그렇다면 《훈민정음》 해례본은 고전으로서 어떤 가치를 지

---

1) 원본 이름과 문자 이름이 같다는 것은, 문자로서 지닌 가치와 책으로서 지닌 가치가 일정 부분 맥을 같이 할 수밖에 없음을 보여주는 일종의 중첩 관계를 나타낸다. 따라서 이 글에서 서술하는 《훈민정음》 해례본 원본이 고전으로서 지닌 가치는 문자의 가치 기술과 일정 부분 혼재되어 있다.

2) 물론 서울대의 "권장도서 100권(1차 200권)이 인류가 지금까지 이룩한 문화적 성취의 내용이 다 망라되어 집약되어 있는 것은 결코 아니다. 또한 그중 가장 대표성이 높은 것만을 골라냈다고도 할 수 없다(9쪽)"고는 했고, 가장 대표성이 높은 책을 추려내려는 나름대로의 전략이 있는 것이므로 《훈민정음》 해례본이 꼭 들어갈 필요가 있는 것은 아니다. 다만 그동안의 거의 모든 고전 목록에서 이 책이 빠져 있고, 서울대 목록은 그런 세태를 대표하기 때문에 예로 든 것이다.

니고 있을까를 반문하게 하는 것만은 틀림없다. 이에 대해 필자(2007a)가 문자 담론 차원에서 총체적으로 정리한 바 있다.

단 한 권만이 남아 있는 원본 텍스트의 가장 중요한 소통 맥락은 그것을 직접 보고 느끼는 행위보다, 그 내용을 직접 이해하는 '읽기' 행위에 있을 것이다. 많은 번역이 나와 있지만 대부분 학술 차원의 개별 번역이라 필자는 6장에서 대중적 표준 번역을 제안한 바 있다. 여기서는 그런 대중적인 소통보다는, 소통을 위한 바탕이 되거나 징검다리가 될 수 있는, 또는 원본 텍스트의 역사적 가치나 고전적 가치를 좀 더 풍부하게 맛볼 수 있는 '음토달기본'이라는 다목적용 다중 텍스트를 재현하고자 한다. 원본 텍스트가 소통되는 방식은 아주 다양하다.3)

> 1차 소통: 원본 감상하기(간송미술관에서 1년에 한 번 전시)
> 2차 소통: 영인본을 감상하거나 읽어 보기(사진본과 다듬본)
> 3차 소통: 원본 문자의 활자 인쇄 텍스트 읽어 보기
> 4차 소통: 번역문 읽어 보기

1차 소통 행위는 그야말로 감상 행위이다. 전시된 유리창 너머로 펼쳐 놓은 특정 장만을 보아야 한다. 2차 소통은 원본을 사진으로 찍어 영인한 사진본이나 문자 영역이 잘 드러나도록 한 다듬본을 감상하거나 읽을 수 있다(부록 1 참조). 3차 소통은 원본 내용을 현대 활자로 재현한 것을 읽는 행위이다.

여기서 재현하는 유토달기본 텍스트는 이러한 네 가지 소통 방식을 간접적으로 도와주는 하나의 다중용 텍스트이다. 결국 원문이 한

---

3) 여기서의 '텍스트'는 논의의 대상이 되는 모든 것을 가리키는 개념으로, 일정한 구조 형식을 띠는 텍스트 개념은 아니다.

문으로 되어 있어 소통 문제가 발생하므로 그 문제를 해결하려는 근본적 노력이라 볼 수 있다.[4]

《훈민정음》 해례본 텍스트는 새 문자를 해설한 책이므로 당연히 한문 텍스트이다. 이를 직접 읽는 것은 대학의 전공자 수준 이상에서나 필요하다. 그러나 고등학생, 대학생들의 교양 수준에서는 직접 읽지는 않더라도 그 실체를 볼 필요가 있다. 그렇다면 원전에 접근하기 위한 재구성용 '구결 언해식 음토달기본'이 필요하다. 전공자나 전문가에게는 원문을 읽고 검증하는 과정에서 필요한 텍스트가될 것이다.

그동안 원문을 활자로 재현한 텍스트 가운데 원본을 그대로 재현한 것은 단 한 건도 없다. 이를테면 대부분의 텍스트가 문자 생성 과정에서 쓰인 아래아 점(ㆍ)을 현대와 같은 짧은 막대형으로 바꿔 놓았거나 한자를 변형해 놓았다. 따라서 이 장은 원문을 그대로 재현한 자체로도 의미가 있다.

고전 한문 문어를 수용하거나 해석하는 방식은 동양 삼국이 사뭇 달랐다. 중국은 음독 위주로, 일본은 훈독 위주로, 우리나라는 음독과 훈독을 병행했고 그 과정에서 다양한 읽기법과 다양한 텍스트가 생산·소통되었다. 음토달기는 소리 읽기인 음독과 새겨 읽기인 토달기가 결합된 것이다.

그러므로 음토달기본은 《훈민정음》 해례본 원문 읽기와 해석을 위한 교육용 텍스트도 될 수 있다. 당대 지식인들이 한문을 음독과 토를 통해 읽는 방식을 현대어로 재현했기에 그 당시 문어 소통 방

---

4) 이러한 음토달기가 교육 차원에서 중요하다는 것은 조종업(1975, 295~296)이 강조한 바 있다. 다독과 암기를 통한 과거 한문 교육의 전통에서 음독과 구결(토)이 매우 중요한 구실을 했고 지금도 그런 방식이 매우 요긴하다는 것이다. 그렇지만 여기서 재현하는 음토달기본은 이러한 텍스트가 함의하고 지향하는 소통 맥락은 다양하다는 것이다.

식에 대한 간접적 체험 교육용도 될 것이다. 결국 이 텍스트는 원전과 번역 텍스트를 이어주는 징검다리로서, 원문 보기의 문화·교육적 측면과 번역의 재생산성을 이어준다.

여기서의 '토(吐)'는 '구결(口訣)'과 다른 용어로 사용되었다. '구결'은 한문 독해법의 하나로, '토'는 한문에 첨가된 한국식 독음과 독해의 보조법으로 구별한 김윤경(1946, 72), 남풍현(1999, 13~15)에 따른 것이다. 곧 이 글에 나오는 '토'는 구결문과 이두문에 쓰인 문법 기능어나 독해 보조어를 가리킨다.

이 텍스트 구성은 근본적으로 《훈민정음》 해례본이 갖고 있는 고전 가치의 저변 확대를 위한 것이므로 간단하게 고전 텍스트로서 지닌 가치를 논의한다. 이 글은 자료 구성이 주목적이므로 일종의 전제로 꼭 필요한 논의만을 간략하게 제시할 수밖에 없다.

8.2. 《훈민정음》 해례본이 고전 텍스트로서 갖는 의미

8.2.1. 고전 텍스트로서 자리매김

어떤 책을 인류의 고전으로 볼 수 있는가에 대한 분류 결과는 사람마다 다를지라도 그 기준 만큼은 암묵적으로 동의하는 통념이 형성되어 왔다. 가장 중요한 기준은 지역(공간)의 보편성과 역사(시간)의 지속성이다. 특정 지역에서만 가치 있는 책이나 특정 시기에만 가치 있는 책을 고전이라 하지는 않는다. 다만 모든 지역, 모든 역사라고 못 박는 것은 절대주의의 함정이나 오류가 있을 수 있기 때문에 지역의 넓이와 시간의 범위에 분명한 잣대가 딱히 있지는 않다.

이런 상대주의적 특징과 한계 때문에 오히려 고전의 범주와 가치는 끊임없이 재평가, 재해석이 가능하다는 역동성이 성립한다. 공자의 《논어》와 같이 만고불변의 고전이 있을 수 있지만, 이 또한 내용의 가치에 대해서는 끊임없이 논쟁이 되고 있다. 이는 당연한 것이다. 그 어떤 고전도 지역과 시간의 특수성을 바탕으로 형성되지 않은 것은 없고, 그런 만큼 논란이나 논쟁의 가능성이 내포되어 있는 것이다. 결국 고전은 특수성을 벗어난 진공 같은 텍스트가 아니라 철저히 특수성을 바탕으로 하되, 보편성을 획득한 텍스트라는 것이다. 《논어》는 중국 춘추시대라는 특수성을 바탕으로 삼고 있다. 그러나 그에 머문 것이 아니라 보편성을 획득하였기에 고전으로 자리매김된 것이다. 특수성을 바탕으로 하였기에 또 다른 특수성에 따라 보편성이 검증되고, 재해석 또는 토론거리가 된다. 예를 들어 '공자가 죽어야 나라가 산다'는 문제설정은 공자에 대한 전면 부정이라기보다 《논어》를 '고전'이 아닌 '경전'으로 받아들이는 반고전주의에 대한 경계라고 볼 수 있다.5)

따라서 고전은 만고불변의 진리나 꼭 지켜야 할 규범에 대한 계몽적 내용이나 가치에 있는 것이 아니라, 새롭고 먼 길을 가는 인간에게 등대나 이정표와 같은 구실을 하는 것이다. 등대는 난파당한 선원들을 직접 구해주지는 않는다. 선원들이 새 삶을 찾도록 묵묵히 안내할 뿐이다. 이정표 또한 길 잃은 나그네를 목적지까지 데려다주지는 않는다. 목적지까지 갈 수 있는 희망과 지렛대가 되어 줄 뿐이다.

이렇게 보면 고전은 텍스트가 아니라 콘텍스트이다. 어떻게 생각

---

5) '성경'과 '불경'은 근본적으로 말 그대로 '경전'이지 '고전'은 아니다. 다만 종교적 텍스트로만 받아들이지 않는다면 '고전'이 될 수는 있다. '고전'은 근본적으로 토론이 가능해야 한다. '경전'은 그냥 믿고 따라야 할 텍스트이지 토론해야 할 텍스트는 아니기 때문이다.

하고 어떻게 살아갈 것인가에 대한 정답을 제시해 주는 것이 아니라 그 맥락을 만들어 준다. 애초에 고전이 주로 문학 텍스트를 가리켰던 것은 이 때문이다. 문학 텍스트는 사회과학, 자연과학 텍스트와는 달리 시간과 공간을 넘나드는 자유로운 성격이 강하기 때문이다. 물론 고전의 내용과 갈래의 한계는 없다. 그것은 어떤 텍스트가 보편성을 획득하여 고정된 특정 텍스트가 아니라 공간과 시간을 넘나들 수 있는 역동성을 획득하였기 때문이다. 서울대 출판부에서 2005년에 펴낸 《권장 도서 해제집》에서는 고전을 "지금까지 인류 문명이 성취해 온 것의 정수를 담고 있는 보고와도 같은 것(8쪽)"이라고 했다. 적절한 지적이지만 좀 더 보완할 필요가 있다. 성취해 온 것 자체가 고전은 아니고 그것이 정수로 걸러지고 다듬어지면서 그야말로 사람들의 꿈과 희망으로 작용할 수 있는 보물 창고가 진정한 고전이다. 보통 보물이 아니라 삶의 지표가 될 수 있는 나침반과 같은 것이다.

물론 아무리 진귀한 보물이라도 소통이 되지 않는다면 의미가 없다. 어느 정도 소통의 대중성을 확보해야 하며 이는 시대와 공간의 변화에 따른 해석의 역동성을 전제로 한다. 결국 무엇이 고전인가 하는 판단의 기본 잣대는 공간의 보편성과 시간의 지속성과 재생산성, 해석과 효용의 역동성, 소통의 대중성 등이다.

8.2.2. 《훈민정음》 해례본은 고전인가

《훈민정음》 해례본이 그동안 고전으로서 주목받지 못한 이유는 여러 가지가 있을 것이다. 첫째는 단지 새 문자 설명서 정도로만 인식해온 탓이 크다. 《훈민정음》 해례본이 새 문자 설명서인 것은 틀림없지만 그것을 넘어, 설명과 해설을 통해 문자의 의미와 가치, 문

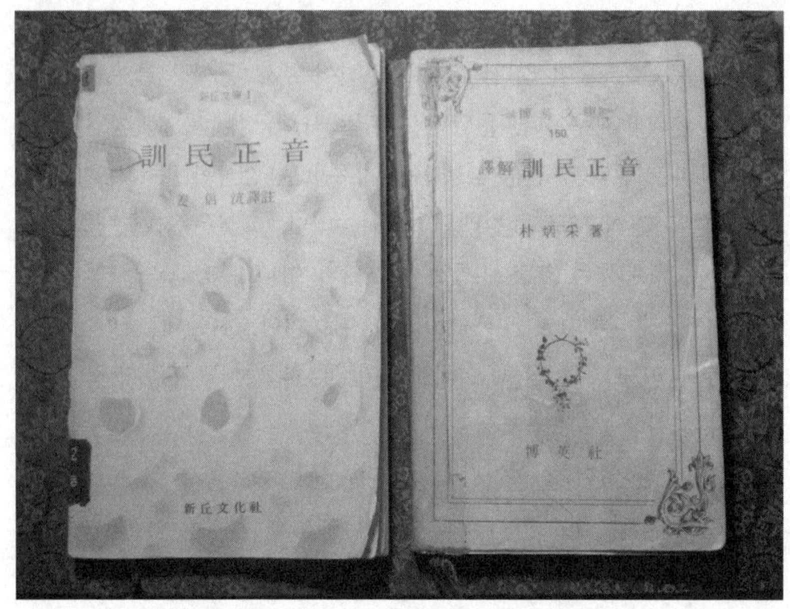

그림 8-1. 《훈민정음》 문고본 표지(왼쪽부터 강신항, 박병채)

자와 인간, 문자와 자연, 문자와 세계에 대한 통찰을 기록하고 있다.

둘째는 대중용 소개 책자나 번역 텍스트가 거의 없어서이기도 하다. 《훈민정음》 해례본에 대한 많은 연구서가 나왔지만 대부분 학술용이어서 대중성이 떨어진다. 본격적인 대중용 책으로는 《訓民正音》(姜信抗 譯註, 新丘文化社, 1974), 《譯解 訓民正音》(朴炳采, 朴英社, 1976) 등이 나온 바 있다. 이들 책은 문고판임에도 해례본과 언해본 영인과 번역, 해설 등을 온전히 갖추었으나 준학술 서적의 축소판 형태를 띠고 있어 온전한 대중용 책이라 보기는 어렵고, 지속적으로 발간되지 못했다.6)

---

6) 《훈민정음》 해례본 대중화의 길을 연 강신항(1974)의 책은 대단히 중요한 의미가 있다. 강신항(1974, 서문)의 "《훈민정음》 해례본처럼 심오한 이론만으로 엮여 있는 학술 서적을 알기 쉽게 풀이하여 일반 대중들에게 알린다는 것은 여간 어려

셋째, 뛰어난 역사적 전통이나 문화유산을 계승·발전시키지 못한 역사 습성 때문이다. 이런 탓에 우리는 외국의 명저 《성경》, 《햄릿》, 《죄와 벌》 등이 있는 것은 알아도 우리의 자랑스러운 명저 《훈민정음》 해례본이 있음은 거의 모르고 사는 편이다. 많은 사람들이 지적해 왔지만 우리는 우리의 소중한 것을 자주 잊거나 계승·발전시키지 못했다. 고려청자, 금속 활자, 거북선 등 그 예가 많지만 한글도 그 가운데 하나이다. 이제 앞에서 설정한 고전의 잣대로 《훈민정음》 해례본이 왜 고전인지를 간단히 짚어보기로 한다.

1) 공간의 보편성

공간의 보편성은 여러 지역의 사람들이 많이 읽는 성질을 가리키는 것은 아니다. 여러 지역에서 의미 있고 가치 있는 텍스트를 말한다. 앞서 말했듯이, 《훈민정음》 해례본은 1997년에 유네스코에서 세계기록유산으로 등록하였다. 이는 이 책의 보편적 가치를 공식적으로 인정받은 셈이다. 그리고 《훈민정음》 해례본의 핵심 저자이면서 '훈민정음' 창제자인 세종의 공로를 유엔에서 인정하여 1989년 6월, 문맹퇴치 공로상의 이름을 세종대왕상(The King Sejong Prize)이라 하였다. 이것은 훈민정음과 그 책의 가치와 공적을 국제적으로 인정받은 상징이라 할 수 있다. 인류 문화사에서 새로운 문자 창제로 말미암아 대다수의 소외 받은 민중들이 글자를 마음대로 부려 쓸 수 있는 제도가 마련된, 그래서 역사의 표면에 나설 수 있는 가능성이 열린 유례가 없기 때문이다. 그러한 문자를 처음으로 해설한

운 일이 아닐뿐더러, 또한 외람된 일이라고까지 여긴다"는 고백은 결코 지나친 겸손만은 아닐 것이다. 이 밖에 훈민정음을 둘러싼 역사적 맥락을 짚은 대중용 책은 박종국(1984, 문고판)과 필자(2007)가 펴낸 바 있다.

책이 《훈민정음》 해례본이고 보면 우리는 이 책의 가치를 쉽게 알아차릴 수 있게 된다.

이 책에는 절대 왕정 시절에 소외 계층을 위한 민본주의 사상이 담겨 있을 뿐만 아니라 인간의 문자를 둘러싼 자연과 세계의 깊이 있는 통찰도 담겨 있다. 보편성이란 세계 모든 사람들에게 두루두루 바람직한 가치를 가지고 있는가에 대한 잣대이다.

보편성은 특수성을 통해 나타나거나 실현되는데, 훈민정음은 15세기 조선에 문자가 없는 문제를 해결하고 문맹 퇴치의 길을 열어 놓음으로써, 그러한 보편성을 획득할 수 있었다. 또한 역사 발전으로부터 절대 소외자였던 문맹자들을 역사 변혁 주체의 잠재 인구로 만들어 놓았다. 거꾸로 문자를 통해 지배층에 포섭될 가능성도 연 것이지만 문자의 자유로움은 이런 지배와 피지배의 이분법을 넘어선다.[7]

이처럼 훈민정음은 우리나라의 문자이면서도 인류가 꿈꾸는 문자의 참된 가치를 가지고 있기에 보편성을 가지고 있고, 그러한 가치를 담고 있는 《훈민정음》 해례본은 인류의 고전이라고 할 수 있다.

2) 시간의 지속성과 재생산성

진정한 고전은 빛이 바래지 않는다고 한다. 고전이란 그 시대뿐 아니라 시대를 넘어서서 읽혀야 되는 것이다. 과거부터 현재, 미래로 이어지는 가치에 일관된 흐름이 있어야 한다. 훈민정음은 미래로 나아갈수록 오히려 더 빛을 발하고 있다.

---

7) 이 부분은 훈민정음이라는 문자와 그것을 해설해 놓은 책을 혼동해서 기술한 것은 아니다. 훈민정음의 특성은 그것을 해설해 놓은 책의 내용이기도 하기 때문에 같은 선에서 논의하는 것이다.

컴퓨터 시대 초기만 하더라도 컴퓨터를 영어권에서 만들어 한글이 큰 빛을 보지 못했지만, 한국이 이제는 인터넷 강국이 된 그 힘이 바로 한글에서 나오고 있음이 증명되고 있다. 더 작은 자판에서 문자를 실현해야 하는 휴대전화 시대가 진행되면서 한글의 가치는 더욱 빛나고 있다. 이러한 한글의 창제 내용이 담긴 책은 지금뿐만 아니라 앞으로도 계속 우리 인류에게 인간의 언어(문자)가 지향해야 할 바람직한 방향을 보여줄 것이다. 굳이 정보 매체 측면에서 생산성을 따지지 않아도, 한글의 일상 사용 가치는 더욱 커지고 있다. 한자병용이라는 과도기를 거쳐 이제 완전한 한글전용 시대로 접어들었다는 것도 이런 점을 잘 보여준다.

또한 모름지기 고전은 따뜻한 인간에 대한 가치를 지녀야 한다. 따라서 모든 사람들이 간직한 문제를 풀어주되 늘 소외받는 사람들을 위한 배려가 깔려 있어야 한다. 훈민정음은 세종이 창제 동기에서 밝히듯이, 동기와 목적은 여러 가지였지만, 무엇보다도 문자를 모르는 백성을 위한 배려가 컸다(1장 참조). 모든 사람들을 위하면서도 어리석은 백성이 문자를 몰라 당하는 억울함에 대한 세종의 섬세한 배려가 바로 그런 문자와 책을 가능하게 한 것이다. 교육으로부터 절대적으로 소외받을 수밖에 없는 하층민들에게 교육의 기회를 부여하는 것도 중요하지만, 쉽고 아주 짧은 시간 안에 배울 수 있는 문자가 가장 효율적인 방법이다. 훈민정음이 지속적으로 그 의미를 넓혀 온 것은 이러한 휴머니즘의 탓이 크다.

3) 해석과 효용의 역동성

《훈민정음》 해례본이 아무리 훌륭한 내용을 담고 있다 하더라도 그것에 효용성이 없으면 안 된다. 21세기 정보화 사회의 핵심은 정보의 생산성이다. 이제 정보화 사회의 흐름은 기술(테크놀로지)보다는 지식 내용(콘텐츠)으로 이동하였다. 한글은 이런 콘텐츠 구축의 절대적 우위를 차지하고 있다. 이런 측면에서는 한자와 일본의 가나는 비교 대상이 될 수 없고, 영어도 많은 한계를 가지고 있어 미국에서는 정보화 시대의 문자 기능에 대한 비밀 프로젝트가 진행되고 있다고도 한다.

한글의 과학성으로써 음성인식과 자판 입력, 스캔 입력에 뛰어난 효과를 발휘하고 있는 것도 효용성을 보여준다. 한글은 자판으로 입력하는 원시적 방법부터 빨아들이는 최신 기술까지 그 효용성이 날로 커지고 있다. 《훈민정음》 해례본은 최소한의 문자로 최대한의 정보를 담을 수 있는 시스템을 설명함으로써, 바로 이런 새 글자의 효용성을 가장 간명하게 보여준다. 새 글자의 해설서이기에 더 정확한 표준어를 사용하였을 것이고, 당시의 발음과 글자를 쓰는 방법까지 정확하게 설명해 놓아, 훈민정음을 알고자 하는 사람들이 쉽게 배울 수 있는 교과서 같은 책이다. 물론 이 책은 한문으로 되어 있어 피지배층이 접근하는 것 자체가 어려웠겠지만 《훈민정음》 해례본의 또 다른 독자인 양반들에게는 매우 요긴한 교과서였다.

4) 소통의 대중성

《훈민정음》 해례본은 언어학 분야로 보나 통합 학문 차원에서 보나 현대 학문을 뛰어넘는 통합성을 갖고 있다. 우리는 보통, 근대 언어학의 고전으로 소쉬르의 《일반언어학 강의》(1916)를 뽑는다. 왜냐하면 이 책이 언어과학의 방법론을 정초했기 때문이다. 그런데 이보다 470년 전에 출판된 《훈민정음》 해례본은 문자과학을 정확히 보여 주었다. 통합 학문의 관점으로 보면 언어학, 수리철학, 기하학, 음악, 문화학 등을 포괄적으로 담고 있다(4장, 11장 참고). 이런 과학성과 통합성이 소통의 대중성의 바탕이 되었다. 물론 씌어 있는 문자로만 보면 《훈민정음》 해례본은 그 당시 백성들이 도저히 접할 수 없던 한문으로 되어 있지만, 그 내용과 표현이 지향하는 바는 지극히 대중적이다.

표현의 대중성은 세 가지 측면에서 살펴 볼 수 있는데, 첫째, 《훈민정음》 해례본은 간결한 예와 설명을 보여 주고 있다. 둘째, 적절한 비유 표현을 동원하여 전달 효과를 거두고 있다. 셋째, 각 장마다 노래로 내용을 요약해 대중들이 알기 쉽게 내용을 정리하고, 흥얼흥얼 외울 수 있도록 해 놓았다.

고전은 특정 계층만을 위한 책이어서는 안 된다. 남녀노소 가리지 않고 모든 계층의 사람들에게 유용하다면 더할 나위 없이 좋다. 바로 《훈민정음》 해례본이 그렇기에 어떤 사람들은 훈민정음이야말로 민주주의의 시작이라고까지 말한다. 왜냐하면 지식의 대중화는 민주주의의 밑거름이고, 훈민정음이 이것을 가능케 했다는 것이다. 그렇나면 진정한 근대화의 싹이 《훈민정음》 해례본에서 시작되었다고 말하는 것은 과장이 아니다. 이 책으로 한글 배우기가 쉬워서 지식층은 물론 일반 상민에게까지 아주 빠르게 전파되었고, 이로써 우리나라 문화가 한층 더 발전하였다고 볼 수 있다.

8.3. 《훈민정음》 해례본의 음토달기본 구성 맥락

'음토달기본'의 구성 배경과 필요성은 문제설정과 고전 맥락에서 충분히 논의된 셈이다. 이러한 음토달기 독서법은 다중 전략을 함의하고 있다. 먼저 전혀 이질적인 언어를 우리 삶의 한복판으로 가져

오려는 치열한 노력을 보여준다. 흥얼흥얼 반복해서 원전의 분위기(음독)를 익히면서 자연스럽게 번역과 해석의 물꼬를 텄던 것이다. 편의로 중간 텍스트라고 명명했지만 단순한 중간 과정이 아닌 그 나름대로의 전략과 의미를 가진 독특한 텍스트로 구성되었다. 그렇다면 이러한 음토달기본은 그 당시의 언어문화를 이해하는 데 도움이 되고 원전 수용이나 교육 차원에서도 요긴하다.

다시 말해, 음토달기본은 첫째, 원전의 소통 맥락을 이해하는 데 도움을 주고 둘째, 한문에 취약한 신세대들에게 원전에 대한 접근성을 높여 주며 셋째, 번역 텍스트의 전 단계로서 수용성을 높여 준다는 것이다.

음토달기본은 특별히 새로운 것은 아니다. 《월인석보》 첫머리에 실려 있는 언해본이 바로 음토달기본으로 되어 있기 때문이다. 이 언해본은 세종 서문과 예의만 다루고 있으므로, 여기서는 해례와 정인지 서문을 보태 구성한 셈이다.

토 달기만은 김석환(1978, 1~99)이 번역 과정으로 제시한 바 있고 음독본은 김석연(Sek Yen Kim-Cho, 2001, 69~93)이 부록으로 제시했다. 결국 이 장은 두 방식을 결합한 언해본의 전통을 해례본 전문으로 제시하는 데 큰 목적이 있다. 두 본을 기본으로 하되, 두 본을 좀 더 수정·보완하여 한자 독음과 토를 결합한 음토달기본을 구성하였다.[8]

'토'는 두 갈래로 갈라 볼 수 있다. 순한문에 단 토(구결문 토)와 순한문을 우리식으로 풀어 쓴 이두문에 쓰인 토로 나눌 수 있다. 여

---

8) 이 작업이 매우 단순한 작업 같지만 그리 쉬운 일은 아니다. 한문 원전 전문에 대한 이해와 한자 한 자 한 자에 대한 세밀한 검토가 필요하기 때문이다. 김석환, 김석연의 선행 작업이 없었다면 더더욱 힘든 일이었을 것이다. 선학들의 오기를 바로잡았으나 오타 수준의 실수이므로 일일이 밝히지 않았다. 다만 중요한 내용은 5장 본문에서 밝혔다.

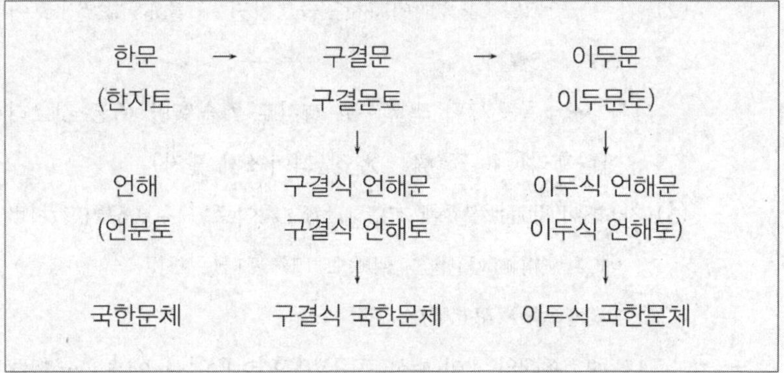

그림 8-2. 한문 해석과 번역에 따른 문체 흐름도

기서는 순한문에 독음을 달고 토를 단 것이므로 구결문 토를 따른 것이다.9) 결국 한문 텍스트 수용 방식에서 쓰인 구결문은 한문해석문이며 이두문은 번역문이다.10) 구결문체와 이두문체는 각각 다른 독해법 구실도 했지만 대부분은 순차적으로 구성되었다. 이두문체로 해석하려고 구결문체로 먼저 읽었기 때문이다.

1574년 조선 선조 때 이루어진 《사서언해》를 보면 〈그림 8-2〉와 같은 흐름이 명확해진다. 이 책은 바로 구결식 언해문과 이두식 언해문을 순차적으로 보여 주고 있기 때문이다. 따라서 《사서언해》는 언문 자료 이상의 가치가 있다. 조선시대 사대부들이 유교 경전을 어떤 식으로 읽었는지를 명시적으로 보여 주기 때문이다. 이 문체는 언문이 창제되기 전의 문어 전통을 그대로 보여 주면서 개화기 때의 국한문체로 나아가는 징검다리 구실을 하고 있다.

    (1) 子曰 學而時習之 不亦說乎(《論語》 學而편 첫 문장).

---

9) 김상대(1985, 8~9)는 구결문과 이두문을 개화기 국한문체의 두 뿌리로 보았다.
10) 넓은 의미의 이두문은 향찰문처럼 우리 입말을 한자를 빌려 적은 문장을 포함한다.

(2) 가. 子ᄌᆞ曰왈 學ᄒᆞᆨ而이時시習습之지면 不불亦역說열乎호아
(《四書諺解》).

나. 子ᄌᆞ 골ᄋᆞ샤ᄃᆡ 學ᄒᆞᆨᄒᆞ고 時시로 習습ᄒᆞ면 ᄯᅩᄒᆞᆫ 깃브디
아니ᄒᆞ랴(《論語諺解》 첫 장(띄어쓰기 필자).

(3) 가. 惑이 問近世學界에 有精神敎育之說이로ᄃᆡ 今見各學校敎科書
에 幷無精神敎科書ᄂᆞᆫ 何歟오 曰然ᄒᆞ다(尹柱臣, 〈精神敎育〉,
《湖南學報》 第七號).

나. 東方各國의 人이 能히 英國製造ᄒᆞᄂᆞᆫ 所에 至ᄒᆞ야 …… 機器
가 人에게 有益홈이 實노 不少ᄒᆞᆫ줄 知ᄒᆞ리라(〈東方各國이
西國工藝를 傚效ᄒᆞᄂᆞᆫ 總說이라〉, 《大朝鮮獨立協會會報》 第
七號).

 (3)은 김상대(1985, 3~9)가 "國漢文體 一形", "國漢文體 二形"으로 각각 제시한 것으로 (2)의 '가, 나' 체를 그대로 이어받았음을 보여 준다. 이렇게 보면 여기서 제시하는 음토달기본은 '(2)가' 문체의 재현임을 알 수 있다. 이러한 흐름에 따라 《훈민정음》 해례본에 대한 음토달기본을 구성하였다. 그 과정에서 원칙이나 문제로 설정된 사항을 항목별로 정리해 보면 다음과 같다.

 첫째, 세종 서문과 예의 본문은 언해본 음토달기의 앞선 예가 있으므로 이 부분은 최대한 언해본에 따르되 현대 문체로 변형하였다.

 둘째, 김석환(1978)은 서술 어미를 모두 고어체에 따랐으나 여기서는 문장 종결 어미만 고어체를 따랐다. 신세대 감각에 최대한 맞추기 위해서이다. 따라서 서술어인 경우는 '-라' 형태를 취했다. 실제 근대 이전 문헌을 보면 '-다' 체는 거의 사용되지 않다가 근대에 들어서서 일반화된 것이다. 연결어미는 최대한 현대어를 따르면서 종결어미만 고어체를 따르는 이유는 읽기와 낭독의 편의를 위한 목

적도 있다. '-다' 형 문어체로는 자연스럽게 읽어내는 데 불편함이 따르기 때문이다.

셋째, 자음자의 경우는 조사가 문제가 된다. 지금은 1527년 최세진의 《훈몽자회》에서 비롯된 '기역'이란 명칭 때문에 'ㄱ은'이라고 표기하지만 그 이전 명칭은 아직 밝혀지지 않았다. 다만 언해본에서는 "ㄱ. 牙音. 如君字初發聲"의 경우 "ㄱᄂᆞᆫ"과 같이 표기하였으므로 'ㄱ'을 '기, 그, 가'와 같이 모음으로 끝나게 읽었음은 확실하다. 최세진이 'ㅈ', 'ㅊ' 등을 '지', '치'로 읽었으므로 '이' 계열로 읽었을 것이다. 또한 최세진이 'ㄱ, ㄴ, ㄷ, ㄹ, ㅁ, ㅂ, ㅅ, ㅇ' 여덟 자와 그 외의 'ㅈ, ㅊ, ㅋ, ㅌ, ㅍ, ㅎ' 읽는 방법을 이원화한 것은 'ㄱ, ㄴ, ㄷ, ㄹ, ㅁ, ㅂ, ㅅ, ㅇ'이 초성, 종성에 모두 쓰이는 글자(초성종성통용팔자)라는 것을 명칭으로써 드러내려는 치밀한 전략에서였다. 그러나 이 장에서는 세종 당시의 읽기 방법을 그대로 재현하는 의미에서 'ㄱ[기]는'과 같이 표기하였다.

넷째, 원문에는 실제 발음의 예가 한자로만 되어 있다. 이런 경우는 그 당시 발음의 예이므로 토를 다는 대신 언해본의 예를 다음과 같이 대괄호로 표시하였다.

大[치]는 齒치音음이니 如여侵[침]字자初초發발聲셩하니라(《예의》).

다섯째, '제자해'의 "合諸四時而不悖(네 계절에 짝지어도 어그러지지 않으며)"에서 "諸"는 《사서언해》에서 모두 '제'로 읽었으나, 현대말에서는 '모두 제', '어조사 저'로 구별해 쓴다. 이 경우는 어조사로 쓰였으므로 현대 어법에 따라 '저'로 토를 달았다.

여섯째, 이러한 과정을 거치며 기존에 나온 훈민정음 관련 책자에서 찾은 여러 글자들의 오류를 바로잡았다. 이를테면 대부분의 책들이 〈용자례〉에서 "**체**為위麄사"의 경우 "麄(체 사)"를 "鹿(사슴 록)"으로 기록해 놓았다.

일곱째, 약간 변형된 부수는 현재 쓰이는 부수를 따랐다. 이를테면 "大東千古開矇朦朧(〈합자해〉)"에서 "朧(흐릿할 롱)"의 경우 원래 판본은 왼쪽 부수가 '눈 목(目)'이지만 지금은 '달 월(月)'로 쓰인다. 원본 그대로 하는 것이 원칙이지만 이 글자는 그 당시도 병용되었으므로 현재 쓰는 부수를 따른 것이다. 〈용자례〉의 "匜"의 경우는 '匜(손대야 이)'와 병용되었거나 오기로 보인다. 괄호로 같은 글자임을 병기하였다. 〈합자해〉의 "**쥽**為위飯반粈(舀)삽"의 경우도 마찬가지다.

여덟째, 띄어쓰기와 단락 나누기는 필요한 경우에만 적절히 하였다. 다만 주의할 것은 여기서의 한자음은 그 당시 음이 아니라 철저하게 현대식이라는 점이다.

8.4. 자료 구성의 의미와 실제 음토달기본

고전은 번역을 거쳐 재생산되고 재해석되기도 한다. 번역 텍스트는 원 텍스트를 버리기 위해 존재하는 것이 아니라 원 텍스트의 가치를 높여 주고자 존재하는 것이다. 그러므로 번역의 가치가 높을수록 원 텍스트의 가치는 높아진다. 따라서 《훈민정음》 해례본의 한문 텍스트는 현대 한글 텍스트로 제대로 옮겨야 고전으로서 빛을 발한다.

고전은 시대로 보면 쌍방향이다. 단지 옛날에서 현재, 미래로만 작용하지 않는다. 고전 생성 당시인 과거의 맥락과, 해석과 응용이 필요한 현재의 맥락이 상호 관계를 맺으며 학생들의 사유와 삶으로 다시 구성되어야 한다. 음토달기 텍스트는 그런 면에서 과거와 현재, 미래를 연결하는 무척 역동적인 텍스트이다.

교육 면에서는 한문 텍스트를 음토달기로 읽어냈던 그 당시 지식인들의 읽기 방식을 주목할 필요가 있다. 불편함을 과학적으로 해결하려던 세종과 공동 연구원들이 있었는가 하면, 그 불편함을 권위와 가식으로 포장하려던 부류가 있었다. 한문 텍스트를 둘러싼 이러한 삶의 양식들을 읽어내는 전략에서도 음토달기본은 매우 유용하다.

그렇다면 《훈민정음》 해례본의 원문을 구결식 언해문 방식으로 재현해 보면 다음과 같다.

天천地지之지道도는 一일陰음陽양五오行행而이已이니 坤곤復복之지間간이 爲위太태極극이요. 而이動동靜정之지後후에 爲위陰음陽양이니 凡범有유生생類류在재天천地지之지間간者자가 捨사陰음陽양而이何하之지리요. 故고로 人인之지聲성音음이 皆개有유陰음陽양之지理리나 顧고人인不불察찰耳이니라. 今금正정音음之지作작은 初초非비智지營영而이力력索색이요. 但단因인其기聲성音음而이極극其기理리而이已이라. 理이旣기不불二이니 則즉何하得득不불與여天천地지鬼귀神신으로 同동其기用용也야리요.

일단 음독과 토로 죽 읽고 또 읽으면서 그 의미를 새겼던 것이다. 현대말로 옮겨 보면 다음과 같다.

천지자연의 이치는 오직 음양오행뿐이다. 곤괘와 복괘의 사이가 태극이 되고, 움직이고 멎고 한 뒤가 음양이 된다. 무릇 어떤 생물이든 하늘과 땅 사이에 있는 것은 음양을 두고 어디로 가랴? 그러므로 사람의 말소리도 모두 음양의 이치가 있건마는 생각건대 사람들이 살피지 않을 뿐이다. 이제 정음을 만든 것도 처음부터 지혜로써 경영하고 힘써 찾아 낸 것이 아니라, 다만 그 소리에 따라서 그 이치를 다하였을 뿐이다. 이치가 이미 둘이 아닌즉 어찌 천지의 신과 더불어 그것을 부려 쓰지 않을 수 있겠는가?

그 당시 양반들도 머릿속으로는 위와 같이 새겼고, 그 과정에서 토가 중요한 구실을 했다. 결국 원문과 번역 텍스트를 이어주는 구실을 한 '음토달기본'은 그 당시 지식인들에게 한문 문어를 소화하고 우리식으로 풀어내는 데 반드시 거쳐야 하는 중간 텍스트였던 것이다. 그렇다면 현대인들도 한문에 접근하는 전략은 크게 다르지 않을 것이다. 직접 해석이 되는 경지가 아닌 이상 음과 토로써 글의 리듬을 타면서 해석하는 것이 자연스럽다. 이와 같은 맥락으로 《훈민정음》 해례본 전문에 대한 음토달기본을 구성하였다.

訓훈民민正정音음을 현대식 음토달기본

國국之지語어音음이 異이乎호中중國국하여 與여文문字자로 不불相상流유通통하므로 故고로 愚우民민이 有유所소欲욕言언하여도 而이終종不부得득伸신其기情정者자가 多다矣의라 予여爲위此차憫민然연하여 新신制제二이十십八팔字자하니 欲욕使사人인人인으로 易이習습하여 便편於어日일用용耳이니라.

ㄱ[기]는 牙아音음이니 如여君[군]字자初초發발聲성하니

　　並병書서하면 如여虯[끃]字자初초發발聲성하니라.

ㅋ[키]는 牙아音음이니 如여快[쾡]字자初초發발聲성하니리.

ㆁ[이]는 牙아音음이니 如여業[업]字자初초發발聲성하니라.

ㄷ[디]는 舌설音음이니 如여斗[듛]字자初초發발聲성하니

　　並병書서하면 如여覃[땀]字자初초發발聲성하니라.

ㅌ[티]는 舌설音음이니 如여呑[툰]字자初초發발聲성하니라.

ㄴ[니]는 舌설音음이니 如여那[낭]字자初초發발聲성하니라.

ㅂ[비]는 脣순音음이니 如여彆[볋]字자初초發발聲성하니

　　並병書서하면 如여步[뽕]字자初초發발聲성하니라.

ㅍ[피]는 脣순音음이니 如여漂[푱]字자初초發발聲성하니라.

ㅁ[미]는 脣순音음이니 如여彌[밍]字자初초發발聲성하니라.

ㅈ[지]는 齒치音음이니 如여即[즉]字자初초發발聲성하니

並병書서하면 如여慈[쯩]字자初초發발聲성하니라.

大[치]는 齒치音음이니 如여侵[침]字자初초發발聲성하니라.

ㅅ[시]는 齒치音음이니 如여戍[슗]字자初초發발聲성하니

並병書서하면 如여邪[썅]字자初초發발聲성하니라.

ㆆ[히]는 喉후音음이니 如여挹[흡]字자初초發발聲성하니라.

ㅎ[히]는 喉후音음이니 如여虛[헝]字자初초發발聲성하니

並병書서하면 如여洪[뽕]字자初초發발聲성하니라.

ㅇ[이]는 喉후音음이니 如여欲[욕]字자初초發발聲성하니라.

ㄹ[리]는 半반舌설音음이니 如여閭[령]字자初초發발聲성하니라.

△[싀]는 半반齒치音음이니 如여穰[샹]字자初초發발聲성하니라.

•[ᆞ]는 如여呑[튼]字자中중聲성하니라.

ㅡ[으]는 如여即[즉]字자中중聲성하니라.

ㅣ[이]는 如여侵[침]字자中중聲성하니라.

ㅗ[오]는 如여洪[뽕]字자中중聲성하니라.

ㅏ[아]는 如여覃[땀]字자中중聲성하니라.

ㅜ[우]는 如여君[군]字자中중聲성하니라.

ㅓ[어]는 如여業[엽]字자中중聲성하니라.

ㅛ[요]는 如여欲[욕]字자中중聲성하니라.

ㅑ[야]는 如여穰[샹]字자中중聲성하니라.

ㅠ[유]는 如여戍[슗]字자中중聲성하니라.

ㅕ[여]는 如여彆[별]字자中중聲성하니라.

終종聲성은 復부用용初초聲성하나니라. ㅇ를 連연書서脣순音음之지下하하면 則즉爲위脣순輕경音음이니라. 初초聲성을 合합用용할 것이면 則즉並병書서하라. 終종聲성도 同동하니라.

•ㅡㅗㅜㅛㅠ는 附부書서初초聲성之지下하하고 ㅣㅏㅓㅑㅕ는

附부書서於어右우하라.

凡범字자가 必필合합而이成성音음하나니 左좌加가一일點점則즉去거聲성이요 二이則즉上상聲성이요 無무則즉平평聲성이요 入입聲성은 加가點점同동而이促촉急급하니라.

訓훈民민正정音음解해例례

制제字자解해

天천地지之지道도는 一일陰음陽양五오行행而이已이니 坤곤復복之지間간이 爲위太태極극이요. 而이動동靜정之지後후에 爲위陰음陽양이니 凡범有유生생類류在재天천地지之지間간者자가 捨사陰음陽양而이何하之지리요. 故고로 人인之지聲성音음이 皆개有유陰음陽양之지理리나 顧고人인不불察찰耳이니라. 今금正정音음之지作작은 初초非비智지營영而이力력索색이요. 但단因인其기聲성音음而이極극其기理리而이已이라. 理이旣기不불二이니 則즉何하得득不불與여天천地지鬼귀神신으로 同동其기用용也야리요.

正정音음二이十십八팔字자는 各각象상其기形형而이制제之지니라.

初초聲성凡범十십七칠字자이니 牙아音음ㄱ는 象상舌설根근閉폐喉후之지形형이요 舌설音음ㄴ는 象상舌설附부上상腭악 之지形형이요 脣순音음ㅁ는 象상口구形형이요. 齒치音음ㅅ는 象상齒치形형이요 喉후音음ㅇ는 象상喉후形형이니라.

ㅋ比비ㄱ는 聲성出출稍초厲려라 故고로 加가畫획이니 ㄴ而이ㄷ. ㄷ而이ㅌ. ㅁ而이ㅂ. ㅂ而이ㅍ. ㅅ而이ㅈ. ㅈ而이ㅊ. ㅇ而이ㆆ. ㆆ而이ㅎ. 其기因인聲성加가畫획之지義의는 皆개同동이니라. 而이唯유ㆁ는 爲위異이요 半반舌설音음ㄹ와 半반齒치音음ㅿ도 亦역象상舌설齒치之지形형而이異이其기體체하여 無무加가畫획之지義의焉언이라.

夫부人인之지有유聲성이 本본於어五오行행이라. 故고로 合합諸제四사時시而이不불悖패하고 叶협之지五오音음而이不불戾려니라.

喉후는 邃수而이潤윤이니 水수也야라. 聲성虛허而이通통이 如여水수之지虛허明명而이流유通통也야니 於어時시엔 爲위冬동하고 於어音음엔 爲위羽우요.

牙아는 錯착而이長장이니 木목也야라. 聲성似사喉후而이實실이 如여木목之지生생於어水수而이有유形형也야니 於어時시엔 爲위春춘하고 於어音음엔 爲위角각이요.

舌설은 銳예而이動동이니 火화也야라. 聲성轉전而이颺양이 如여火화之지轉전展전而이揚양揚양也야니 於어時시엔 爲위夏하하고 於어音음엔 爲위徵치요.

齒치는 剛강而이斷단이니 金금也야라. 聲성屑설而이滯체 如여金금之지屑설瑣쇄而이鍛단成성也야니 於어時시엔 爲위秋추하고 於어音음에 爲위商상이요.

脣순은 方방而이合합이니 土토也야라. 聲성含함而이廣광이 如여土토之지含함蓄축萬만物물而이廣광大대也야니 於어時시엔 爲위季계夏하하고 於어音음엔 爲위宮궁이니라.

然연이나 水수乃내生생物물之지源원이요 火화乃내成성物물之지用용이라. 故고로 五오行행之지中중에 水수火화爲위大대니 喉후乃내出출聲성之지門문이요 舌설乃내辨변聲성之지管관이라. 故고로 五오音음之지中중에 喉후舌설爲위主주也야니라.

喉후居거後후而이牙아次차之지하니 北북東동之지位위也야요 舌설齒치又우次차之지하니 南남西서之지位위也야요 脣순居거末말하니 土토無무定정位위而이寄기旺왕四사季계之지義의也야라.

是시則즉初초聲성之지中중에 自자有유陰음陽양五오行행方방位위之지數수也야니라. 又우以이聲성音음淸청濁탁而이言언之지컨대 ㄱㄷㅂㅈㅅㆆ는 爲위全전淸청하고 ㅋㅌㅍㅊㅎ는 爲위次차淸청하고 ㄲㄸㅃㅉㅆㆅ는 爲위全전濁탁하고 ㆁㄴㅁㅇㄹㅿ는 爲위不불淸청不불濁탁이라.

ㄴㅁㅇ는 其기聲성이 㝡최不불厲려라. 故고로 次차序서雖수在재於어後후나 而이象상形형制제字자則즉爲위之지始시하고 ㅅㅈ는 雖수皆개爲위全전淸청이나 而이ㅅ比비ㅈ는 聲성不불厲려라. 故고로 亦역爲위制제字자之지始시니라. 唯유牙아之지ㆁ는 雖수舌설根근閉폐喉후하고 聲성氣기出출鼻비나 而이其기聲성與여ㅇ로 相상似사라. 故고로 韻운書서에 疑의與여喩유로 多다相상混혼用용이라. 今금亦역取취象상於어喉후나 而이不불爲위牙아音음制제字자之지始시라.

盖개喉후屬속水수而이牙아屬속木목이니 ㆁ는 雖수在재牙아而이與여 ㅇ로 相상似사라. 猶유木목之지萌맹芽아生생於어水수而이柔유軟연하여 尙상多다水수氣기也야니라.

ㄱ는 木목之지成성質질이요 ㅋ는 木목之지盛성長장이요 ㄲ는 木목之지老로壯장이라. 故고로 至지此차엔 乃내皆개取취象상於어牙아也야라.

全전淸청을 並병書서則즉爲위全전濁탁은 以이其기全전淸청之지聲성이 凝응則즉爲위全전濁탁也야요 唯유喉후音음次차淸청이 爲위全전濁탁者자는 盖개以이ㆆ는 聲성深심不불爲위之지凝응이요 ㆅ比비ㆆ는 聲성淺천이라. 故고로 凝응而이爲위全전濁탁也야니라.

ㅇ를 連련書서脣순音음之지下하하면 則즉爲위脣순輕경音음者자는 以이輕경音음으로 脣순乍사合합而이喉후聲성多다也야니라.

中중聲성은 凡범十십一일字자이니

ㆍ는 舌설縮축而이聲성深심하여 天천開개於어子자也야라. 形형之지圓원은 象상乎호天천也야요 ㅡ는 舌설小소縮축而이聲성不불深심不불淺천하여 地지闢벽於어丑축也야라. 形형之지平평은 象상乎호地지也야요 ㅣ는 舌설不불縮축而이聲성淺천하여 人인生생於어寅인也야라. 形형之지立립은 象상乎호人인也야니라.

此차下하八팔聲성은 一일闔합一일闢벽하니 ㅗ與여 ㆍ로 同동而이口구蹙축이라. 其기形형則즉 ㆍ與여ㅡ合합而이成성하니 取취天천地지初초交교之지義의也야요.

ㅏ與여 ㆍ로 同동而이口구張장이라. 其기形형則즉ㅣ與여 ㆍ合합而이成성하니 取취天천地지之지用용이 發발於어事사物물하여 待대人인而이成성也야요.

ㅜ與여ㅡ로 同동而이口구蹙축이라. 其기形형則즉ㅡ與여 ㆍ合합而이成성하니 亦역取취天천地지初초交교之지義의也야요.

ㅓ與여ㅡ로 同동而이口구張장이라. 其기形형則즉 ㆍ與여ㅣ合합而이成성하니 亦역取취天천地지之지用용이 發발於어事사物물하여 待대人인而이成성也야요.

ㅛ與여ㅗ同동而이起기於어ㅣ하고 ㅑ與여ㅏ同동而이起기於어ㅣ하고 ㅠ與여ㅜ同동而이起기於어ㅣ하고 ㅕ與여ㅓ同동而이起기於어ㅣ니라.

ㅗㅏㅜㅓ는 始시於어天천地지하여 爲위初초出출也야요 ㅛㅑㅠㅕ는 起기於어ㅣ而이兼겸乎호人인하여 爲위再재出출也야니 ㅗㅏㅜㅓ之지一일其기

圓원者자는 取취其기初초生생之지義의也야요 ㅗㅑㅜㅕ之지二이其기圓원者자는
取취其기再재生생之지義의也야요 ㅛㅏㅛㅑ之지圓원居거上상與여外외者자는
以이其기出출於어天천而이爲위陽양也야요 ㅜㅓㅠㅕ之지圓원居거下하與여內내
者자는 以이其기出출於어地지而이爲위陰음也야요.

•之지貫관於어八팔聲성者자는 猶유陽양之지統통陰음而이周주流류萬만物물也야요
ㅛㅑㅠㅕ之지皆개兼겸乎호人인者자는 以이人인爲위萬만物물之지靈령而이能능
參참兩양儀의也야니 取취象상於어天천地지人인而이三삼才재之지道도備비矣의라.

然연이나 三삼才재는 爲위萬만物물之지先선이요 而이天천은 又우爲위三삼才재之지始시니 猶유
•ㅡㅣ三삼字자가 爲위八팔聲성之지首수요 而이 •가 又우爲위三삼字자之지冠관也야니라.

ㅗ初초生생於어天천하니 天천一일生생水수之지位위也야요 ㅏ次차之지하니
天천三삼生생木목之지位위也야요 ㅜ初초生생於어地지하니 地지二이生생火화之지
位위也야요 ㅓ次차之지하니 地지四사生생金금之지位위也야요 ㅛ再재生생於어天
천하니 天천七칠成성火화之지數수也야요 ㅑ次차之지하니 天천九구成성金금之지數수
也야요 ㅠ再재生생於어地지하니 地지六육成성水수之지數수也야요 ㅕ 次차之지하
니 地지八팔成성木목之지數수也야니라. 水수火화未미離리乎호氣기는 陰음陽양交교
合합之지初초라. 故고로 闔합이요 木목金금은 陰음陽양之지定정質질이라. 故고로 闢
벽이니라.

•는 天천五오生생土토之지位위也야며 ㅡ는 地지十십成성土토之지數수也야로대
ㅣ獨독無무位위數수者자는 盖개以이人인則즉無무極극之지眞진과 二이五오之지精정이
妙묘合합而이凝응이라. 固고未미可가以이定정位위成성數수論론也야니 是시則즉中중
聲성之지中중에 亦역自자有유陰음陽양五오行행方방位위之지數수也야니라.

以이初초聲성對대中중聲성而이言언之지댄 陰음陽양은 天천道도也야요 剛강柔유는
地지道도也야라. 中중聲성者자는 一일深심一일淺천하고 一일闔합一일闢벽이니 是시則
즉陰음陽양이 分분而이五오行행之지氣기具구焉언이라. 天천之지用용也야요 初초聲성者
자는 或혹虛허或혹實실하고 或혹颺양或혹滯체하며 或혹重중若약輕경하여 是시則즉剛강
柔유著저而이五오行행之지質질이 成성焉언이니 地지之지功공也야니라.

中중聲성이 以이深심淺천闔합闢벽으로 唱창之지於어前전하고 初초聲성이 以이五오音음淸청濁탁으로 和화之지於어後후면 而이爲위初초亦역爲위終종이니 亦역可가見견萬만物물이 初초生생於어地지하여 復복歸귀於어地지也야니라.

以이初초中중終종合합成성之지字자로 言언之지댄 亦역有유動동靜정이 互호根근陰음陽양交교變변之지義의焉언하니 動동者자는 天천也야요 靜정者자는 地지也야요 兼겸乎호動동靜정者자는 人인也야니라.

盖개五오行행이 在재天천則즉神신之지運운也야요 在재地지則즉質질之지成성也야요 在재人인則즉仁인禮례信신義의智지니 神신之지運운也야요 肝간心심脾비肺폐腎신은 質질之지成성也야니라.

初초聲성에 有유發발動동之지義의하니 天천之지事사也야요 終종聲성에 有유止지定정之지義의하니 地지之지事사也야요 中중聲성은 承승初초之지生생하고 接접終종之지成성하니 人인之지事사也야라.

盖개字자韻운之지要요는 在재於어中중聲성이니 初초終종合합而이成성音음이 亦역猶유天천地지生생成성萬만物물이나 而이其기財재成성輔보相상則즉必필賴뢰乎호人인也야니라.

終종聲성之지復부用용初초聲성者자는 以이其기動동而이陽양者자도 乾건也야요 靜정而이陰음者사도 亦역乾건也야니 乾건은 實실分분陰음陽양而이無무不불君군宰재也야니 一일元원之지氣기周주流류不불窮궁하고 四사時시之지運운이 循순環환無무端단이라. 故고로 貞정而이復복元원하고 冬동而이復복春춘이니 初초聲성之지復복爲위終종과 終종聲성之지復복爲위初초가 亦역此차義의也야니라.

吁우라 正정音음作작而이天천地지萬만物물之지理리咸함備비하니 其기神신矣의哉재로다. 是시殆태天천啓계聖성心심而이假가手수焉언者자乎호구나.

訣결曰왈

天천地지之지化화本본一일氣기니
陰음陽양五오行행相상始시終종이요.
物물於어兩양間간有유形형聲성이니

元원本본無무二이理리數수通통이라.

正정音음制제字자尙상其기象상하되

因인聲성之지厲려每매加가畫획하고

音음出출牙아舌설脣순齒치喉후하니

是시爲위初초聲성字자十십七칠이라.

牙아取취舌설根근閉폐喉후形형이요.

唯유業업似사欲욕取취義의別별이며

舌설迺내象상舌설附부上상腭악이요

脣순則즉實실是시取취口구形형하고

齒치喉후直직取취齒치喉후象상하니

知지斯사五오義의聲성自자明명이라.

又우有유半반舌설半반齒치音음이나

取취象상同동而이體체則즉異이요.

那[낭]彌[밍]戌[슗]欲[욕]聲성不불厲려하여

次차序서雖수後후象상形형始시라.

配배諸저四사時시與여冲충氣기하니

五오行행五오音음無무不불協협이라.

維유喉후爲위水수冬동與여羽우요

牙아迺내春춘木목其기音음角각하며

徵치音음夏하火화是시舌설聲성이요.

齒치則즉商상秋추又우是시金금하고

脣순於어位위數수本본無무定정이나

土토而이季계夏하爲위宮궁音음이라.

聲성音음又우自자有유淸청濁탁하니

要요於어初초發발細세推추尋심하라.

全전淸청聲성是시君[군]斗[둫]彆[볋]하고

即즉戌숧挹흡亦역全전淸쳥聲셩이요

若약洒내快쾡呑튼漂픃侵침虛형은

五오音음各각一일爲위次차淸쳥이라.

全전濁탁之지聲셩虯끃覃땀步뽕와

又우有유慈쫑邪썅亦역有유洪뽕하며

全전淸쳥並뼝書셔爲위全전濁탁이나

唯유洪뽕自자虛형是시不불同동이라.

業업那낭彌밍欲욕及끕閭령穰샹은

其기聲셩不불淸쳥又우不불濁탁이라.

欲욕之지連연書셔爲위脣쓘輕켱하니

喉후聲셩多다而이脣쓘乍사合합이라.

中즁聲셩十십一일亦역取취象샹하니

精정義의未미可가容용易이觀관이라.

呑튼擬의於어天쳔聲셩最최深심하니

所소以이圓원形형如여彈탄丸환이요

即즉聲셩不불深심又우不불淺쳔하니

其기形형之지平평象샹乎호地지하고

侵침象샹人인立립厥궐聲셩淺쳔하니

三삼才재之지道도斯사爲위備비라.

洪뽕出출於어天쳔尙샹爲위闔합이요

象샹取취天쳔圓원合합地지平평하고

覃땀亦역出출天쳔爲위已이闢벽하니

發발於어事사物물就취人인成셩이라.

用용初초生생義의一일其기圓원이요

出출天쳔爲위陽양在재上샹外외라

欲욕穰샹兼겸人인爲위再재出출하니

二이圓원爲위形형見견其기義의요

君[군]業[업]戌[슗]彆[볋]出출於어地지도

據거例례自자知지何하湏수評평하고

呑[튼]之지爲위字자貫관八팔聲성은

維유天천之지用용偏편流류行행이요.

四사聲성兼겸人인亦역有유由유는

人인參참天천地지爲위最최靈령이라.

且차就취三삼聲성究구至지理리면

自자有유剛강柔유與여陰음陽양이라.

中중是시天천用용陰음陽양分분이요

初초迺내地지切공剛강柔유彰창이라.

中중聲성唱창之지初초聲성和화는

天천先선乎호地지理리自자然연이요

和화者자爲위初초亦역爲위終종하니

物물生생復복歸귀皆개於어坤곤이라.

陰음變변爲위陽양陽양變변陰음하니

一일動동一일靜정互호爲위根근하여

初초聲성復부有유發발生생義의하니

爲위陽양之지動동主주於어天천이요

終종聲성比비地지陰음之지靜정이나

字자音음於어此차止지定정焉언이라.

韻운成성要요在재中중聲성用용하니

人인能능輔보相상天천地지宜의라.

陽양之지爲위用용通통於어陰음하여

至지而이伸신則즉反반而이歸귀하니

初초終종雖수云운分분兩량儀의나

終종用용初초聲성義의可가知지요

正정音음之지字자只지ᅡᅡ입八팔이나

探탐賾색錯착綜종窮궁深심幾기라.

指지遠원言언近근牖유民민易이하니

天천授수何하曾증智지巧교爲위아.

初초聲성解해

正정音음初초聲성은 即즉韻운書서之지字자母모也야니 聲성音음이 由유此차而이生생이라. 故고로 曰왈母모라 如여牙아音음君[군]字자初초聲성은 是시ㄱ니 ㄱ與여ㅜㄴ而이爲위군이요 快[쾅]字자初초聲성은 是시ㅋ니 ㅋ與여ㅙ而이爲위쾌요 虯[뀸]字자初초聲성은 是시ㄲ이니 ㄲ與여ㅠ而이爲위뀸요 業[업]字자初초聲성은 是시ㆁ니 ㆁ與여ㅓ而이爲위업之지類류니라.

舌설之지斗[듕]呑[툰]覃[땀]那[낭]와 脣순之지彆[볋]漂[퓰]步[뽕]彌[밍]와 齒치之지即[즉]侵[침]慈[쯩]戌[슗]邪[썅]와 喉후之지挹[흡]虛[헝]洪[뽕]欲[욕]과 半반舌설半반齒치之지閭[령]穰[상]이 皆개倣벙此차니라.

訣결曰왈

君[군]快[쾅]虯[뀸]業[업]其기聲성牙아요

舌설聲성斗[듕]呑[툰]及급覃[땀]那[낭]며

彆[볋]漂[퓰]步[뽕]彌[밍]則즉是시脣순이요

齒치有유即[즉]侵[침]慈[쯩]戌[슗]邪[썅]하고

挹[흡]虛[헝]洪[뽕]欲[욕]酒내喉후聲성이며

閭[령]爲위半반舌설穰[상]半반齒치라.

二이十십三삼字자是시爲위母모하여

萬만聲성生생生생皆개自자此차라.

中중聲성解해

中중聲성者자는 居거字자韻운之지中중하여 合합初초終종而이成성音음하니라. 如여呑[튼]字자中중聲성은 是시 •라 •居거ㅌㄴ之지間간而이爲위튼이요 卽[즉]字자中중聲성은 是시 ㅡ이니 ㅡ居거ㅈㄱ之지間간而이爲위즉이요 侵[침]字자中중聲성은 是시 ㅣ이니 ㅣ居거ㅊㅁ之지間간而이爲위침之지類류요 洪[뽕]覃[땀]君[군]業[엽]欲[욕]穰[샹]戌[슗]彆[볋]이 皆개倣방此차니라.

二이字자合합用용者자는 ㅗ與여ㅏ同동出출於어 •라. 故고로 合합而이爲위ㅘ요 ㅛ與여ㅑ 又우同동出출於어 ㅣ라. 故고로 合합而이爲위ㆇ요 ㅜ與여ㅓ 同동出출於어 ㅡ라 故고로 合합而이爲위ㅝ요 ㅠ與여ㅕ 又우同동出출於어 ㅣ라. 故고로 合합而이爲위ㆊ하나니 以이其기同동出출而이爲위類류라 故고로 相상合합而이不불悖패也야니라.

一일字자中중聲성之지與여ㅣ로 相상合합者자十십이니 ㆍㅣ ㅢ ㅚ ㅐ ㅟ ㅔ ㆉ ㅖ ㆌ ㅖ 是시也야요 二이字자中중聲성之지與여ㅣ로 相상合합者자四사니 ㅙ ㆈ ㅞ ㆋ 是시也야며 ㅣ 於어深심淺천闔합闢벽之지聲성에 並병能능相상隨수者자는 以이其기舌설展전聲성淺천而이便편於어開개口구也야니 亦역可가見견人인之지參참贊찬하여 開개物물而이無무所소不불通통也야니라.

訣결曰왈

母모字자之지音음各각有유中중하니

須수就취中중聲성尋심闢벽闔합하라.

洪[뽕]覃[땀]自자呑[튼]可가合합用용하고

君[군]業[엽]出출卽[즉]亦역可가合합이라.

欲[욕]之지與여穰[샹]成[숗]與여彆[볋]이요
各각有유所소從죵義의可가推추라
侵침之지爲위用용最최居거多다하여
於어十십四사聲셩偏편相샹隨수라.

終죵聲셩解해

終죵聲셩者자는 承승初초中듕而이成셩字자韻운하니라. 如여即즉字자終죵聲셩은 是시ㄱ니 ㄱ居거ᅐ終죵而이爲위즉이요 洪[뽕]字자終죵聲셩은 是시ᅌ니 ᅌ居거ᅘᅩ終죵而이爲위뽕之지類류니라.

舌셜脣순齒치喉후皆개同동이나 聲셩有유緩완急급之지殊수라. 故고로 平평上샹去거는 其기終죵聲셩이 不불類류入입聲셩之지促촉急급이요 不불淸청不불濁탁之지字자는 其기聲셩不불厲려라. 故고로 用용於어終죵則즉宜의於어平평上샹去거요 全젼淸청次차淸청全젼濁탁之지字자는 其기聲셩이 爲위厲려라. 故고로 用용於어終죵則즉宜의於어入입이니라. 所소以이로 ᅌㄴㅁㅇㄹㅿ六육字사는 爲위下평上셩去기聲셩之지終죵이요 而이餘여는 皆개爲위入입聲셩之지終죵也야니라.

然연이나 ㄱᅌㄷㄴㅂㅁㅅㄹ八팔字자로 可가足족用용也야니라. 如여 빗곶爲위梨리花화요 영의갗爲위狐호皮피나 而이ㅅ字자로 可가以이通통用용이라. 故고로 只지用용ㅅ字자요 且차ㅇ는 聲셩淡담而이虛허라. 不불必필用용於어終죵이라도 而이中듕聲셩이 可가得득成셩音음也야니 ㄷ如여볃爲위彆[볋]하고 ㄴ如여군爲위君[군]하고 ㅂ如여업爲위業[업]하고 ㅁ如여땀爲위覃[땀]하고 ㅅ如여諺언語어옷爲위衣의하고 ㄹ如여諺언語어실爲위絲사之지類류니라.

五오音음之지緩완急급이 亦역各각自자爲위對대라. 如여牙아之지ᅌ與여ㄱ로 爲위對대하니 而이ᅌ를 促촉呼호則즉變변爲위ㄱ而이急급하고 ㄱ를 舒서出출則즉變

변爲위ㆁ而이緩완이니 舌설之지ㄴㄷ와 脣순之지ㅁㅂ와 齒치之지△ㅅ와 喉후之지ㆁㆆ는 其기緩완急급相상對대가 亦역猶유是시也야니라.

且차半반舌설之지ㄹ는 當당用용於어諺언이요 而이不불可가用용於어文문이니 如여入입聲성之지彆[볋]字자도 終종聲성에 當당用용ㄷ나 而이俗속習습讀독爲위ㄹ하니 蓋개ㄷ가 變변而이爲위輕경也야라. 若약用용ㄹ하여 爲위彆[볋]之지終종하면 則즉其기聲성이 舒서緩완하여 不불爲위入입也야니라.

訣결曰왈

不불清청不불濁탁用용於어終종이면

爲위平평上상去거不불爲위入입하고

全전清청次차清청及급全전濁탁은

是시皆개爲위入입聲성促촉急급이라.

初초作작終종聲성理리固고然연이나

只지將장八팔字자用용不불窮궁이라.

唯유有유欲욕聲성所소當당處처에

中중聲성成성音음亦역可가通통이라.

若약書서即[즉]字자終종用용君[군]하고

洪[ᅘᅩᇰ]彆[볋]亦역以이業[ᅌᅥᆸ]斗[뚜ᇢ]終종이니

君[군]業[ᅌᅥᆸ]覃[땀]終종又우何하如여요

以이那[낭]彆[볋]彌[밍]次차第제推추라.

六육聲성通통乎호文문與여諺언하고

戌[ᅀᅲᇙ]閭[령]用용於어諺언衣의絲사라.

五오音음緩완急급各각自자對대하니

君[군]聲성迺내是시業[ᅌᅥᆸ]之지促촉이요

斗[뚜ᇢ]彆[볋]聲성緩완爲위那[낭]彌[밍]하고

穰[샹]欲[욕]亦역對대戌[슗]與여挹[흡]이라.
閭[령]宜의於어諺언不불宜의文문하며
斗[듕]輕경爲위閭[령]是시俗속習습이라.

合합字자解해

初초中중終종三삼聲성이 合합而이成성字자하나니 初초聲성은 或혹在재中중聲성之지上상하고 或혹在재中중聲성之지左좌하니 如여君군字자ㄱ는 在재ㅜ上상하고 業업字자ㆁ는 在재ㅓ左좌之지類류니라.

中중聲성則즉圓원者자橫횡者자가 在재初초聲성之지下하하나니 ·ㅡㅗㅛㅜㅠ가 是시也야요 縱종者자在재初초聲성之지右우하나니 ㅣㅏㅑㅓㅕ 是시也야라. 如여呑[ᄐᆞᆫ]字자·在재ㅌ下하하고 即[즉]字자ㅡ在재ㅈ下하하고 侵[침]字자ㅣ在재ㅊ右우之지類류요 終종聲성이 在재初초中중之지下하는 如여君[군]字자ㄴ가 在재ㄱㅜ下하하고 業[업]字자ㅂ가 在재ㅓ下하之지類류니라.

初초聲성二이字자三삼字자를 合합用용並병書서는 如여諺언語어 ᄯᅡ 爲위地지요 ᄶᅡᆨ 爲위隻척이요 뿜 爲위隙극之지類류라. 各각自자並병書서는 如여諺언語어 ᅘᅧ 爲위舌설而이 ᅘᅧ 爲위引인이요 괴여 爲위我아愛애人인而이 괴ᄋᆑ 爲위人인愛애我아요 소다 爲위覆복物물而이 쏘다 爲위射사之지之지類류니라.

中중聲성二이字자三삼字자合합用용은 如여諺언語어에 과 爲위琴금柱주요 홰 爲위炬거之지類류니라.

終종聲성二이字자三삼字자合합用용은 如여諺언語어에 ᄒᆞᆰ 爲위土토요 낛 爲위釣조요 ᄃᆞᆰᄢᅢ 爲위酉유時시之지類류니라.

其기合합用용並병書서는 自자左좌而이右우하나니 初초中중終종三삼聲성이 皆개同동이요 文문與여諺언으로 雜잡用용則즉有유因인字자音음而이補보以이中중終종聲성者

자하니 如여孔공子자 ㅣ魯노 ᄉᆞ룸 之지類류니라.

諺언語어에 平평上상去거入입은 如여활 爲위弓궁而이 其기聲성이 平평이요 돌 爲위石석而이 其기聲성이 上상이요 갈 爲위刀도而이 其기聲성이 去거요 붇 爲위筆필而이 其기聲성이 入입之지類류니라.

凡범字자之지左좌에 加가一일點점이면 爲위去거聲성하고 二이點점이면 爲위上상聲성하고 無무點점이면 爲위平평聲성이니라. 而이文문之지入입聲성은 與여去거聲성으로 相상似사나 諺언之지入입聲성은 無무定정하여 或혹似사平평聲성하니 如여긷 爲위柱주요 녑 爲위脅협이요 或혹似사上상聲성하니 如여낟 爲위穀곡이요 깁 爲위繒증이요 或혹似사去거聲성하니 如여몯 爲위釘정이요 입 爲위口구之지類류니 其기加가點점則즉與여平평上상去거同동이니라.

平평聲성은 安안而이和화하니 春춘也야라. 萬만物물이 舒서泰태하고 上상聲성은 和화而이擧거하니 夏하也야라. 萬만物물이 漸점盛성하고 去거聲성은 擧거而이壯장하니 秋추也야라. 萬만物물이 成성熟숙하고 入입聲성은 促촉而이塞색하니 冬동也야라. 萬만物물이 閉폐藏장이니라.

初초聲성之지 ㆆ 與여 ㅇ 로 相상似사하니 於어諺언엔 可가以이通통用용也야니라. 半반舌설에 有유輕경重중二이音음이나 然연이나 韻운書서엔 字자母모唯유一일이요 且차國국語어엔 雖수不불分분輕경重중이라도 皆개得득成성音음이니라. 若약欲욕備비用용이면 則즉依의脣순輕경例례하여 ㅇ를 連연書서ㄹ下하하면 爲위半반舌설輕경音음이니 舌설乍사附부上상腭악이니라.

• ㅡ 起기 ㅣ 聲성은 於어國국語어엔 無무用용이나 兒아童동之지言언과 邊변野야之지語어에 或혹有유之지하니 當당合합二이字자而이用용하되 如여 ㄱㅣㄲ 之지類류니 其기先선縱종後후橫횡이 與여他타不부同동이니라.

訣결曰왈
初초聲성在재中중聲성左좌上상이요
挹[흡]欲[욕]於어諺언用용相상同동이라.

中중聲성十십一일附부初초聲성에

圓원橫횡書서下하右우書서縱종하고

欲욕書서終종聲성在재何하處처요

初초中중聲성下하接접着착寫사라.

初초終종合합用용各각並병書서요

中중亦역有유合합悉실自자左좌라.

諺언之지四사聲성何하以이辨변이고

平평聲성則즉弓궁上상則즉石석이요

刀도爲위去거而이筆필爲위入입이니

觀관此차四사物물他타可가識식이라.

音음因인左좌點점四사聲성分분하니

一일去거二이上상無무點점平평이라.

語어入입無무定정亦역加가點점이니

文문之지入입則즉似사去거聲성이요

方방言언俚리語어萬만不부同동하여

有유聲성無무字자書서難난通통이라.

一일朝조制제作작侔모神신工공하니

大대東동千천古고開개矇몽朧롱이라.

用용字자例례

初초聲성 ㄱ는 如여 감爲위柿시요 ·골爲위蘆로요 ㅋ는 如여 우케爲위未미春용
稻도요 콩爲위大대豆두요 ㆁ는 如여 러울爲위獺달이요 서에爲위流류澌시요 ㄷ
는 如여 뒤爲위茅모요 담爲위墻장이요 ㅌ는 如여 고티爲위繭견이요 두텁爲위
蟾섬蜍여요 ㄴ는 如여 노로爲위獐장이요 납爲위猿원이요 ㅂ는 如여 볼爲위臂비

요 :벌爲위蜂봉이요 ㅍ는 如여·파爲위葱총이요 ·풀爲위蠅승이요 ㅁ는 如여:뫼爲
위山산이요 ·마爲위薯서藇여요 ᄫ는 如여사·비爲위蝦하요 드·븨爲위瓠호요 ㅈ는
如여·자爲위尺척이요 죠·히爲위紙지요 ㅊ는 如여·체爲위籭사요 ·채爲위鞭편이요
ㅅ는 如여·손爲위手수요 :셤爲위島도요 ㆆ는 如여·부형爲위鵂휴鶹류요 ·힘爲위筋
근이요 ㅇ는 如여·비육爲위鷄계雛추요 ·ᄇᆞ얌爲위蛇사요 ㄹ는 如여 ·무뤼爲위雹
박이요 어름爲위氷빙이요 ㅿ는 如여아ᅀᆞ爲위弟제요 :너ᅀᅵ爲위鴇보니라.

　中중聲성 · 는 如여·ᄐᆞᆨ爲위頤이요 ·ᄑᆞᆺ爲위小소豆두요 ᄃᆞ리爲위橋교요 ·ᄀᆞ래爲위楸추
요 ㅡ는 如여·믈爲위水수요 ·발·측爲위跟근이요 그력爲위鴈안이요 드·레爲위汲급器기
요 ㅣ는 如여·깃爲위巢소요 :밀爲위蠟랍이요 ·피爲위稷직이요 ·키爲위箕기요 ㅗ는 如여
·논爲위水수田전이요 ·톱爲위鉅거요 호·미爲위鉏서요 벼·로爲위硯연이요 ㅏ는 如여
·밥爲위飯반이요 ·낟爲위鎌겸이요 이·아爲위綜종이요 사·ᄉᆞᆷ爲위鹿록이요 ㅜ는 如
여숫爲위炭탄이요 ·울爲위籬리요 누·에爲위蚕잠이요 구·리爲위銅동이요 ㅓ는 如여
브·섭爲위竈조요 :널爲위板판이요 서·리爲위霜상이요 버·들爲위柳류요 ㅛ는 如여
죵爲위奴노요 ·고욤爲위梬영이요 ·쇼爲위牛우요 삽됴爲위蒼창朮출菜채요 ㅑ는 如
여남샹爲위龜구요 약爲위鼊구鼊벽이요 다·야爲위匜(匜)이요 쟈감爲위蕎교麥맥皮
피요 ㅠ는 如여율믜爲위薏의苡이요 쥭爲위飯반㼒(㼒)삽이요 슈·룹爲위雨우繖산이
요 쥬련爲위帨세요 ㅕ는 如여·엿爲위飴이餹당이요 ·뎔爲위佛불寺사요 ·벼爲위稻도요
·져비爲위燕연이니라.

　終종聲성 ㄱ는 如여닥爲위楮저요 독爲위甕옹이요 ㆁ는 如여굼벙爲위蠐제螬조
요 ·올창爲위蝌과蚪두요 ㄷ는 如여·갇爲위笠립이요 싣爲위楓풍이요 ㄴ는 如여
·신爲위屨구요 ·반되爲위螢형이요 ㅂ는 如여섭爲위薪신이요 ·굽爲위蹄제요 ㅁ는
如여:범爲위虎호요 :심爲위泉천이요 ㅅ는 如여·잣爲위海해松송이요 ·못爲위池지요
ㄹ는 如여·ᄃᆞᆯ爲위月월이요 :별爲위星성之지類류니라.

鄭정麟인趾지 序서文문

有유天천地지自자然연之지聲성하면 則즉必필有유天천地지自자然연之지文문하나니 所소以이로 古고人인이 因인聲성制제字자하여 以이通통萬만物물之지情정하고 以이載재三삼才재之지道도하니 而이後후世세不불能능易역也야니라.

然연이나 四사方방風풍土토區구別별하고 聲성氣기亦역隨수而이異이焉언이라. 蓋개外외國국之지語어는 有유其기聲성而이無무其기字자라. 假가中중國국之지字자하여 以이通통其기用용하니 是시猶유柄예鑿착之지鉏서鋙어也야라. 豈기能능達달而이無무礙애乎호아 要요皆개各각隨수所소處처而이安안이요 不불可가強강之지使사同동也야니라.

吾오東동方방禮례樂악文문章장이니 侔모擬의華화夏하나 但단方방言언俚리語어가 不불與여之지同동이라. 學학書서者자患환其기旨지趣취之지難난曉효요 治치獄옥者자病병其기曲곡折절之지難난通통이라.

昔석에 新신羅라薛설聰총이 始시作작吏이讀두하여 官관府부民민間간에 至지今금行행之지나 然연이나 皆개假가字자而이用용이라. 或혹澁삽或혹窒질하여 非비但단鄙비陋루無무稽계而이已이라. 至지於어言언語어之지間가하여도 則즉不불能능達달其기萬만一일焉언이라.

癸계亥해冬동에 我아

殿전下하創창制제正정音음二이十십八팔字자하사 略약揭게例예義의以이示시之지하시니 名명曰왈訓훈民민正정音음이라. 象상形형而이字자하되 倣방古고篆전하고 因인聲성而이音음하되 叶협七칠調조하니 三삼極극之지義의와 二이氣기之지妙묘가 其막不불該해括괄이라.

以이二이十십八팔字자而이轉전換환이 無무窮궁하고 簡간而이要요하며 精정而이通통이라. 故고로 智지者자는 不부終종朝조而이會회하고 愚우者자는 可가浹협旬순而이學학이라. 以이是시解해書서면 可가以이知지其기義의요 以이是시聽청訟송이면 可가以이得득己기情정이라.

字자韻운則즉淸청濁탁之지能능辨변과 樂악歌가則즉律율呂려之지克극諧해가 無무所소用용而이不불備비하고 無무所소往왕而이不부達달하니 雖수風풍聲성鶴학唳려와 鷄계鳴명狗구吠폐라도 皆개可가得득而이書서矣의라.

遂수命명詳상加가解해釋석하여 以이喩유諸저人인하라 하시니 於어是시에 臣신與여集집賢현殿전應응敎교臣신崔최恒항. 副부校교理리臣신朴박彭팽年년. 臣신申신叔숙舟주修수撰찬臣신成성三삼問문. 敦돈寧녕府부注주簿부臣신姜강希희顔안. 行행集집賢현殿전副부修수撰찬臣신李이塏개. 臣신李이善선老로等등. 謹근作작諸제解해及급例례하여 以이叙서其기梗경槩개하여 庶서使사觀관者자로 不불師사而이自재悟오라. 若약其기淵연源원精정義의之지妙묘는 則즉非비臣신等등之지所소能능發발揮휘也야요.

恭공惟유我아

殿전下하天천縱종之지聖성으로 制제度도施시爲위超초越월百백王왕하사 正정音음之지作작이 無무所소祖조述술이요 而이成성於어自자然연하니 豈기以이其기至지理리之지無무所소不부在재요 而이非비人인爲위之지私사也야라. 夫부東동方방有유國국이 不불爲위不불久구로대 而이開개物물成성務무之지大대智지는 盖개有유待대於어今금日일也야歟여.

正정統통十십一일年년九구月월上상澣한. 資자憲헌大대夫부禮예曹조判판書서集집賢현殿전大대提제學학知지春춘秋추館관事사世세子자右우賓빈客객臣신鄭정麟인趾지拜배手수稽계首수謹근書서.

■ 참고문헌

《四書諺解》 영인본, 1985, 대제각.
한글학회, 1998, 《訓民正音》, 해성사.

강신항, 1974, 《譯註 訓民正音》 신구문고 1, 신구문화사.
______, 1987·2003: 수정증보, 《훈민정음 연구》, 성균관대 출판부.
김경일, 1999, 《공자가 죽어야 나라가 산다》, 바다출판사.
김상대, 1985, 《中世國語 口訣文의 國語學的 硏究》, 한신문화사.
김석환, 1978, 《현토주해 훈민정음》, 보령: 활문당.
김슬옹, 2005, 〈언어 분석 방법론으로서의 담론학 구성 시론〉, 《사회언
　　　어학》 13권 2호, 한국사회언어학회, 43~68쪽.
______, 2006a, 〈訓民正音(해례본)의 간행 책으로서의 담론과 교육 전
　　　략〉, 《한국어문학연구》 47, 한국어문학연구학회, 119~147쪽.
______, 2006b, 〈고종의 국문에 관한 공문식 칙령 반포의 국어사적 의
　　　미〉, 목원대학교 편, 《해방 60년, 한국어문과 일본》, 보고사,
　　　215-·255쪽.
______, 2006c, 〈훈민정음 해례본의 '우리나라와 말글' 명칭 번역 담론–표
　　　준 공역을 제안하며〉, 《언어과학연구》 39, 언어과학회, 27~54쪽.
______, 2007a, 《28자로 이룬 문자혁명 훈민정음》, 아이세움.
______, 2007b, 〈훈민정음 창제 동기와 목적에 대한 중층 담론〉, 《사회
　　　언어학》 15권 1호, 한국사회언어학회, 21~45쪽.
김윤경, 1946, 《朝鮮文字及語學史》, 진학출판협회.
김해정, 2006, 《사서언해의 비교연구》, 보고사.
남풍현, 1999, 《國語史를 위한 口訣硏究》, 태학사.
박병채, 1976, 《譯解 訓民正音》, 박영사.
박종국, 1984, 《세종대왕과 훈민정음》, 세종대왕기념사업회.
박종덕, 2006, 〈문화콘텐츠로서의 훈민정음의 활용 방안〉, 《한민족문
　　　화연구》 18, 한민족문화학회, 49~62쪽.

송주복, 1999,《朱子書堂은 어떻게 글을 배웠나》, 청계.

윤용선, 2003,《15세기 언해자료와 구결문》, 역락.

이상혁, 2007, 〈훈민정음에 대한 문화콘텐츠적 접근과 그 방향〉,《한국어학》36, 한국어학회, 196~220쪽.

조종업, 1975, 〈한문교육과 구결〉,《어문연구》7·8 합집, 한국어문교육연구회, 295~296쪽.

최영찬 외, 2004,《四書 字句 이해와 개념 고찰》, 신성출판사.

Sek Yen Kim-Cho. 2001. *The Korean Alphabet of 1446 : Exposition, OPA, the Visible Speech Sounds, Annotated Translation, Future Applicability Hwun Min Ceng Um*. Humanity Books & AC Press(아세아문화사).

〈Abstract〉

Constructing a Model for Adding Sounds To(吐) Hunminjeongeum(訓民正音) for Multiplex Purposes

This chapter aims to establish a model for adding sounds To(吐) all the sentences of original Chinese texts for the purpose of communicating and teaching the classical literature, *Hunminjeongeum(with commentaries)* For this, the value of *Hunminjeongeum* as classical literature will be pointed out, and building on the necessity and educational value of having a model for adding sounds, actual examples will be presented.

Hunminjeongeum has the significance and value of being a general measuring stick for classical literature in terms of its spatial universality, durability of time, dynamics of interpretation, and communicative popularity, and in order to expand and reproduce the value of this classical literature through education, the model of adding sounds To its text is viewed as necessary.

The model of adding sounds is judged to help in understanding the communicative context of the original text, make it more accessible to the new generation who are weak in reading Chinese characters, and make it easier to accept it as a text to be translated. Considering these reasons, therefore, the tradition of sound-reading gugyeol(descriptive notes) was followed in establishing all of the model for adding sounds.

Key words: Hunminjeongeum, King Sejong, classical literature, model for adding sounds, Hunminjeongeum education, text

9장 훈민정음과 한글의 과학성과 교육 전략

9.1. 머리말

4장에서 보인 훈민정음 제자 원리로써 훈민정음의 과학성은 충분히 설명한 셈이다. 또한 컴퓨터 과학의 집적물인 휴대전화에서 다른 어떤 문자와도 비교할 수 없을 정도로 문자의 효율성이 드러나 있으므로, 더 이상 훈민정음의 과학성 입증은 필요하지 않을 수도 있다. 그러니 교육 현장에서 훈민정음이나 한글의 과학성을 한결같이 말은 하지만 과학성의 실체를 제대로 설명하는 경우는 드물다. 또한, '과학성'을 성급하게 민족주의와 연결하는 경우가 많아 과학성을 따져야 하는 진정한 이유가 무엇인지 다시 생각하게 된다.

물론 과학성은 여러 전략으로 이용할 수 있으므로, 우리 현실로 보아 민족주의와 연결하는 것이 당연할 수는 있다. 다만 그런 전략은 과학성의 실체를 좀 더 정확하고 냉정하게 파악한 뒤 이루어져야 한다. 왜냐하면 그런 식의 자리매김은 과학성의 풍부한 효과를 단순화할 수도 있고, 과학성의 본질을 변질시킬 수도 있기 때문이다. 우리 한글이 과학적이라서 중요하게 보는 것보다는, 왜 과학적이며 그래서 어떻게 할 것인가 하는 담론 차원에서 살펴보는 것이 더 중요하다.

한글 과학성에 대한 잘못된 인식과 부적절한 교육 때문에 컴퓨터에서 한글 구현의 제약이 사회적 문제로 떠올랐을 때, 제대로 대응하지 못한 것이라고 본다. 물론 지금은 운영 체제의 한글 시스템 보완으로 큰 문제는 없지만, 우리는 한동안 컴퓨터의 상당한 영역, 그것도 통신망, 국가 전산망, 일부 문서 작성기에서 한글을 완전하게 구현할 수 없었다. 정확히 '찚차'의 '찚'과 같은 음절 글자를 칠 수 없었는데, 그것은 곧 해당 낱말을 표현할 수 없는 것을 넘어 표현과 문화의 제약이었고 그런 문제는 지금도 잠재되어 있다. 다만 그런

표 9-1. 휴대전화 문자판에 나타난 훈민정음 원리

갈래	삼성의 천지인 방식	엘지의 나랏글 방식
특징	1. 자음 위주 배치 방식 (모음 최소 배치 방식) 2. 같은 계열의 자음을 한데 모았다.	1. 모음 위주 배치 방식 (자음 최소 배치 방식) 2. 대칭 모음을 한데 모았다. 3. 겉으로 표기된 기본자 이외의 자음은 '＊'를 눌러 가획자를 표시한다.
한손 자판 (Key Pad)	｜ QZ ／ · ABC ／ ― DEF ㄱㅋ GHI ／ ㄴㄹ JKL ／ ㄷㅌ MNO ㅂㅍ PRS ／ ㅅㅎ TUV ／ ㅈㅊ WXY ＊ ／ ㅇㅁ ／ #	ㄱ @:/ ／ ㄴ ABC ／ ㅏㅓ DEF ㄹ GHI ／ ㅁ JKL ／ ㅗㅜ MNO ㅅ PQRS ／ ㅇ TUV ／ ｜ XWYZ ＊ 획추가 ／ ― ／ # 쌍자음
쌍자음 만들기	해당 기본 자음을 세 번 누른다.	해당 자음과 쌍자음 키를 함께 누른다.
추가 모음 만들기	'｜, ·, ―'의 세 모음을 합성하여 이중 모음을 만든다.	표기된 모음 이외의 모음은 표기된 모음을 합쳐서 만든다.

문제가 불거지는 바람에 한글의 과학성 담론에 대한 성찰의 계기를 마련된 것만은 분명하다.

물론 문자가 과학적이라고 해서 모든 언어생활이 과학적으로 실현되는 것은 아니다. 그러나 음절(문자)조차 제대로 구현이 되지 않는다면 그것은 과학적이란 말을 내세울 수 없는 것이다. 그런 문제뿐만 아니라 역동적으로 문자를 부려 쓰기 위해서라도 우리는 한글이 왜 과학적인 문자인지를 다시 검증해 볼 필요가 있다.

그리고 '한글은 과학적인 글자이다'라는 말을 '훈민정음은 과학적인 글자이다'와 같은 의미로 쓰거나 혼용하여 쓰고 있지만, 일단은 구별해야 할 문제다. 단순히 '한글'과 '훈민정음'이라는 용어의 차이가 아니라 각각의 용어가 표상하는 문자의 자리매김이 다르기 때문이다. '훈민정음'은 창제 당시와 근대 이전의 상징성을 간직한 문자를 뜻하고, '한글'은 근대화 과정에서 '국문'의 과학성과 우수성을 상징화한 말이다. 훈민정음이 다소 고정된 문자 이름인 것과 달리 한글은 지금까지 그리고 당분간 끊임없이 변화할 역동적 이름이다.[1]

이런 차이에서 보면 위의 두 말을 혼용해서 쓸 수는 없다. 훈민정음은 고정된 문자 이름이므로 과학적이냐 아니냐 판단하기 쉽지만, 역동적인 문자 체계인 한글은 어떤 방식으로 변화해 가느냐에 따라 판단되기 때문이다. 물론 한글이 19세기 이후에 생긴 이름이지만, 15세기부터 사용해 온 한국인의 문자 체계를 추상적으로 가리킬 수는 있다. 그런 맥락이라면 훈민정음도 마찬가지다. 비록 15세기와

---

1) 남과 북은 문자 체계가 다른 만큼 문자 이름도 '한글'과 '조선글'로 다르다. 중국 연변에서 1994년부터 북한, 소선족 학자들, 기타 여러 나리의 교포들이 함께 모여 한민족 문자 정보 처리 회의를 하는 과정에서 이 용어 때문에 갈등을 겪고 공식 용어로는 '코리안', 보통은 '우리글'로 합의한 바 있다. '한글'은 북한에서, '조선글'은 남한에서 절대로 받아들일 수 없음을 분명히 했기 때문이다. 이처럼 '한글'조차도 고정적이고 절대적인 이름이 되기 어려운 실정이다.

지금의 문자 체계를 견주어 보면 많은 변화가 있었지만 기본 골격까지 변한 것은 아니기 때문이다.

필자는 이 장에서 일반적 자연과학의 측면에서는 '훈민정음의 과학성'을, 역동적인 변화에 능동적으로 대처하는 사회과학의 측면에서는 '한글의 과학성'을 주로 논할 것이다. 일반적인 자연과학은 보편적인 과학성을 갖는다. 구체적인 과학성은 실제 사람들이 그것을 어떤 방식으로 활용하느냐에 따라 구현된다는 것이 이 글의 출발점이다. 물론 자연과학 측면의 과학성조차 역동적인 가치 변화를 함의하고 있다. 모든 과학은 순수하지도 가치중립적이지도 않다는 측면에서 보면 그렇다는 것이다. 이는 이런 이치와 같다. 아주 과학적으로 설계된 전자 제품이 있다고 치자. 그런데 이 전자 제품의 기능을 자기 용도에 맞게 잘 활용하는 사람이 있는가 하면, 실제 기능의 10분의 1도 제대로 활용하지 못하는 사람도 있다. 그러면 전자는 구체적 과학성이 실현된 경우이지만 후자의 경우는 실현되었다고 볼 수 없다. 적어도 그 사람에게 그 전자 제품은 과학적인 제품이 아닌 것이다.

마찬가지로 훈민정음이 과학적으로 창제되었다고 하지만 실제 쓰임새에서 과학성이 제대로 구현된 것은 아니다. 그것은 지금 한글도 마찬가지다. 추상적인 문자 체계로서는 과학적일지 모르지만, 앞서 지적한 컴퓨터의 완성형 프로그램에서는 과학적일 수 없다. 한자를 섞어 쓰는 글에서도 한글은 과학적이라 할 수 없다. 다른 문자를 섞어 의사소통을 시도한다면 한글의 과학성을 완전히 인정한 것이라 볼 수 없기 때문이다.

근대 이후부터 지금까지 훈민정음이나 한글이 과학적이므로 우수하다는 담론이 민족주의의 중요한 상징으로 자리 잡아 왔지만, 그것이 구체적인 과학성으로 실현되지 못한 것은 추상적인 과학성을 구체적 과학성으로 착각하거나 아니면 추상적인 과학성을 지나치게 상징화한 오류라고 볼 수 있다.[2] 따라서 이 글은 먼저 '과학성'에 대한 개념 설정을 한 뒤 훈민정음과 한글의 과학적 특성을 규명하고 그것을 바탕으로 구체적인 교육 전략을 논하기로 한다.[3]

9.2. 과학성에 대하여

앞서 말했듯이 훈민정음이 과학적인 문자라고 하는데, '도대체 무엇이 과학적이며 그래서 어쨌단 말이냐'라는 거친 물음이 이 장의 동기이다. 그동안 많은 사람들, 더욱이 국어학자들이 훈민정음의 과학성을 말해 왔지만 과학성 자체를 총체적으로 규명한 경우는 거의 없었다. 다만 정열모(1927)가 한글의 과학성을 일반언어학(성음학·음성학) 차원에서 규명하려고 한 최초의 논의는 주목할 만하다. 김주필(1999)도 언어학 차원에서 한글의 과학성과 독창성을 집중 조명하였다. 또한 정희성(1994), 변정용(1991), 진용옥(1991)은 전산학자로서 주로 자연과학이나 수학적 측면에서 과학성을 규명한 적이있다. 국어학자들도 많이 논의해 왔지만 이 장에서처럼 종합적인 설명은 제대로 하지 않았다.

---

2) 이미 정희성(1994, 194)이 "한글은 과학적이다'라는 명제는 국민적 합의에 따른 통설로 널리 인식되어 왔다. 그러나 그것에 대한 논리적 근거가 뚜렷하지 않아 한국인의 심리적 만족을 충족시키는 신념으로 간주되기도 했다. 그런 까닭에 훈민정음 창제의 과학사적 의의와 사회적·문화적·경제적 가치 평가가 과학적 논증과는 상관없이 논의되어 왔다고 해도 지나침이 없다"고 지적한 문제의식은 교육 현장에서 여전히 유효하다.

3) 교육 전략을 위해 기존 논의까지 아울러 과학성의 전모를 설명하기로 한다. 전체의 맥락을 주목할 것이다. 그리고 이미 밝혀진 사실 가운데서 일반론으로 자리 잡은 것은 일일이 기존 논의의 출전을 밝히지 않았다. 일종의 통념이기 때문이다. 물론 그것은 훈민정음의 과학성을 강조해온 기존의 숱한 저술에서 나온 결과임을 밝혀 둔다.

그렇다면 먼저 여기에서 말하는 '과학, 과학성, 과학적'이란 개념이 무엇인지 밝혀 둘 필요가 있다. 누구나 과학을 논의하고 나름대로 인식하고 있지만 그 정의가 만만한 것은 아니다. '과학'은 형식과 내용, 정신적·물질적 요소, 이론과 실천 등의 대립적인 측면을 동시에 아우르는 복합적인 성격을 지녔기 때문이다.

그동안의 여러 논의를 종합하여 볼 때, 과학은 체계적인 인식의 틀이거나 종합적인 지식 체계이다. 여기서 체계라는 것은 실험이나 실천을 거쳐 검증된 이론을 갖추었음을 뜻한다. 자연과학이건 사회과학이건 '과학'이란 말을 붙이는 이상 그러한 기본 방향은 같다. 이론과 구별하면 과학의 실체를 더 잘 알 수 있다. 과학은 반드시 이론을 함의하지만 이론이 과학을 반드시 함의하는 것은 아니다. 이를테면 이론은 특정 개인만의 이론이 있을 수 있지만 과학에는 개인만의 과학은 있을 수 없다. 물론 개인의 이론이 여러 검증을 거쳐 과학으로 발전할 수는 있다.

따라서 과학은 이론에 견주어 종합적이다. 종합적이라고 해서 과학의 개별성과 혼동해서는 안 된다. 곧 수학, 자연과학, 인문과학, 사회과학처럼 실제로 과학은 구체적인 분야에서는 개별적으로 작동할 수 있다. 물론 인지과학처럼 여러 과학의 종합을 추구하기도 한다.

과학이 체계적인 인식의 틀이라는 측면에 더 주목해 보자. 수학은 수의 체계와 그에 관한 이론으로써 세계의 여러 현상을 인식하고 해석한다. 유물론적 과학은 유물론과 생산관계에 대한 체계를 통해 세계의 여러 현상을 해석한다. 그래서 유물론적 사회과학, 유물론적 언어과학 등 다양한 과학이 성립할 수 있다. 물론 이러한 인식 체계는 그 자체가 독자적인 지식 체계를 이룬다. 예를 들면 언어과학은 언어를 통해서 세계를 인식하고자 하는 과학이며 음성론, 음운론, 형태론, 통사론, 의미론, 화용론 등 일정한 지식 체계를 지니고 있다.

필자는 여기서 '과학'이란 말과 '과학적'이란 말을 구별하고자 한다. 과학적이라는 말은 과학에 견주어 널찍하게 쓰이는 말이다. 과학은 종합적인 체계이지만 과학적이란 말은 어떤 특정 요소가 과학 특성을 보인다는 말이다. 어떤 개인의 이론을 '무척 과학적이다'라고 얘기할 수 있다. 그것이 실제 과학으로 발전할 수 있는 특성을 지녔다는 것이지 그 자체가 과학이라는 것은 아니다. 다만 일상생활에서는 '과학'과 '과학적'을 혼용해서 쓴다. 에를 들면 '훈민정음은 과학적인 글자이다'라고 할 때의 '과학적'은 과학성 그 자체를 뜻한다.

'훈민정음은 과학적 글자'라는 담론은 문자를 만든 원리나 문자의 체계가 자연과학처럼 객관적으로 검증될 수 있다는 것을 뜻한다고 볼 수 있다. 이런 특성 때문에 훈민정음을 독자적인 문자과학이라고 할 수 있는 것이다. 여기서 문자과학과 문자학을 구별할 필요성을 느낀다. 문자학은 그야말로 문자에 관한 학문이지만 문자과학은 문자의 과학성을 뜻한다. 어떤 문자가 과학적이건 아니건 그것은 문자학의 대상이 되지만 문자과학은 아니다.

그렇다면 분자과학은 무엇인가. 문자가 지향해야할 주요 조건을 충족시킬 합리적이고 종합적인 틀과 내용이다. 틀은 모든 문자에 적용할 수 있고 내용은 각 문자마다 다를 수 있다. 틀에 해당하는 주요 조건은 두 가지로 압축해 볼 수 있다. 첫째, 해당 입말을 가장 충실하게 적을 수 있는 바탕, 곧 입말 수용의 과학성이다. 무릇 문자는 입말을 제대로 적을 수 있을 때 존재 이유가 있는 것이므로 입말과의 관계 설정이 중요한 것이다. 그렇지만 이 조건만으로는 문자과학을 이룰 수는 없다. 입말과 글말을 함께 부려 쓸 주체인 인간과 사회적 시스템도 중요하기 때문이다. 그래서 다음 조건이 필요한 것이다. 둘째, 문자는 인간 생활의 편의성을 위한 것이므로 모든 계층이 쉽게 배우고 쓸 수 있어야 한다. 곧 활용의 과학성이다.

두 조건을 만족시켰다면 그것은 이론적인 측면에서이다. 중요한 것은 실제로 역동적인 삶의 변화 속에서 제대로 부려 쓸 수 있는가이다. 따라서 이론적인 측면 곧, 문자가 지닌 내적 체계의 과학성이 추상적 과학성이라면 실천으로써 그 과학성을 이루는 것은 구체적 과학성이 된다. 따라서 훈민정음은 이론적·추상적 과학성을 갖춘 문자이고, 그때의 과학성은 자연과학에 가까운 것이며, 이를 포괄할 뿐 아니라 사회 맥락 속에서 제대로 자리매김된 것이라고 볼 수 있다.

9.3. 훈민정음 문자과학의 실체

훈민정음이 문자과학을 이루었다고 하는 것은 보편적인 문자 과학성을 지니고 있다는 뜻이지만, 그것은 철저히 한국(조선)이라는 특수 조건을 전제로 한 것이다. 현실에서 쓰이지 않는 인공문자는 존재 가치가 없기 때문이다. 다만 과학이라는 말과 우월주의로서의 우수라는 말을 혼용하는 것은 경계해야 한다. 한글이 과학적이기 때문에 우수하다고 할 수는 있으나 그렇다고 실제 생활 속에서는 한글이 한자나 일본의 가나보다 더 우수한 문자라고 얘기할 수는 없다. 개별적인 문자는 굳이 문화 상대주의 관점을 빌리지 않더라도 그 우월성을 따질 수 없다. 극단적으로 일본 사람들에게는 가나가 가장 우수한 문자이며 중국 사람들에게는 한자가 가장 우수한 문자라고 볼 수 있다는 것이다. 다만 한글이 한자나 가나보다 더 과학적인 글자라고 얘기할 수는 있다. 왜냐하면 과학은 보편적인 인식의 틀이기 때문이다. 따라서 훈민정음이 보편적인 문자과학으로 정초될 수 있다는 것은, 훈민정음을 세계 모든 나라의 문자로 해야 한다든가 하는 국수주의 입장이 아니고, 보편적인 문자과학으로 볼 때

이상적이라는 것이다. 훈민정음학회의 노력으로 인도네시아 찌아찌아 족이 '한글' 표기를 시도했던 것은 훈민정음의 보편적 과학성이 실현된 결과로 보아야 한다.[4]

먼저 입말 수용의 과학성에 대해서 알아보자. 훈민정음에는 자음과 모음의 분절성을 문자화한 음소문자(낱소리글자, 자모문자) 체계가 적용되었다. 특정 문화를 전제로 하면, 한글이 가나보다 더 과학적이라 할 수 없다. 마찬가지로 가나가 한자보다 더 과학적이라 말할 수 없다. 그러나 단어 문자보다는 음절 문자가, 음절 문자보다는 음소 문자가 더 과학적이라고 할 수는 있다. 그것은 자소의 수가 적을수록 좋다는 자소 최소주의와 풍부한 음성언어를 최대한 반영해야 한다는 원칙 때문에 그렇다.

다음으로 한글은 소리(음성, 입말)에 대한 과학적 인식을 바탕으로 했다는 점이다. 문자는 단순히 음성언어의 보조적 수단이 아니라 독자적인 기능을 갖지만, 일단은 음성언어에 바탕을 두고 만들어질 수밖에 없다. 음성언어를 그대로 재현한다는 것이 아니라 효율적인 관계를 맺도록 해야 한다는 것이다. 그렇게 하려면 음성언어를 과학적으로 인식하고 분석하는 것은 필수 요소이다. 15세기에는 중국의 글말을 빌려 쓰는 것이 아주 자연스럽게 정착되어 있는 상태였지만, 세종은 중국 글말과 우리 입말의 차이를 정확히 인식하였다. 먼저 창제 배경과 취지가 나와 있는 《훈민정음》 해례본 본문 가운데 세종 어제 부분을 보자.

우리나라 말이 중국과 달라 한자와는 서로 통하지 않으므로 어리

---

4) 조태린(2009)이 보여준 한글의 과학성, 우수성, 자부심, 우월성 등에 관한 일부 혼재되어 있는 인식과 과도한 비판은 필자의 선행 연구를 참고하지 않은 탓인 듯하다.

석은 백성이 말하고자 하는 바가 있어도 끝내 제 뜻을 펴지 못하는 사람이 많으니라. 내가 이것을 가엾게 여겨 새로 스물여덟 글자를 만드니, 모든 사람들로 하여금 쉽게 익혀서 날마다 쓰는 데 편하게 하고자 할 따름이니라.

그 당시는 소중화를 자처하던 시기다. 그렇지만 아무리 정치적·학문적으로 소중화를 내세워도 문화, 더욱이 언어는 비슷해질 수가 없다. 그러므로 위 예문은 정치적 자주 의식을 드러낸 것이 아니라 언어를 통해 문화의 자주 의식을 인식했다는 점을 보여 주고 있다. 문자의 과학성은 철저히 해당 문화를 과학적으로 인식했을 때 가능하기 때문이다. 실제로 세종은 문화의 자주 의식이 투철했던 것으로 보이는데 대표적인 예로 제례 음악 따위에서 중국식 음악을 버리고 한국식 음악을 정리한 것으로써 알 수 있다.

그런데 사방의 풍토가 따로 나누어 있고, 소리도 또한 따라서 다르다. 무릇 다른 나라의 말은 소리는 있어도 글자는 없어서 중국 글자를 빌려서 씀에 통하였다. 이는 마치 도끼 자루가 구멍이 맞지 않아 흔들거림과 같으니 어찌 통달하여 거리낌이 없겠는가? 모두 각각 입장에 따라서 편안하도록 함이 필요하고 억지로 같게 할 수는 없는 것이다.

우리나라는 예와 음악과 문화가 중국과 흡사한 수준이나 오직 우리말이 중국과 같지 않아서 글을 배우는 이는 그 뜻을 깨침이 어려움을 근심하고 옥사를 다스리는 이는 사유를 통찰하기가 어려움을 안타까워하였다.5)

---

5) 然四方風土區別 聲氣亦隨而異焉. 蓋外國之語 有其聲而無其字. 假中國文字以通其用 是猶
柄鑿之鉏鋙也 豈能達而無礙乎. 要皆各隨所處而安 不可强之使同也. 吾東方禮樂文章 侔擬

표 9-2. 글자를 만든 방법에 따른 초성 17자 분류

상형 갈래	원형 문자	상형 원리	명칭	가획자	이체자
발음 작용 상형	ㄱ	혀뿌리가 목구멍을 막는 모양 [象舌根閉喉之形]	아음 (어금닛소리)	ㅋ	ㆁ
	ㄴ	혀끝이 윗 잇몸에 닿는 모양 [象舌附上腭之形]	설음 (혓소리)	ㄷㅌ	ㄹ (반설음)
발음 기관 상형	ㅁ	입 모양[象口形]	순음 (입술소리)	ㅂㅍ	
	ㅅ	이 모양[象齒形]	치음 (잇소리)	ㅈㅊ	△ (반치음)
	ㅇ	목구멍 모양[象喉形]	후음 (목청소리)	ㆆㅎ	

이러한 과학적 인식은 음절에 대한 삼분법 분석으로 이어졌다. 곧 중국말은 성모와 운모로 이분법적으로 나뉘었는데, 운모를 다시 중성과 종성으로 갈라 결국 초·중·종성으로 분석해 낸 것이다. 그동안 끊임없이 지적되어 온 것처럼 이러한 삼분법은 단순히 한 음설을 초·중·종성으로 길렀다는 데 그치는 것이 아니라, 우리말 음운 체계를 독창적으로 인식했다는 것을 보여 주는 것이다.

소리와 관련된 훈민정음의 과학성은 4장에서 다루었듯이 다른 문자와 달리 음성 기관에서 출발하였다는 데서도 드러난다. 곧 〈표 9-2〉와 같이 자음[6]의 경우 원형 문자를 발음기관과 발음 작용으로써 추상화하였다.

華夏. 但方言之語 不與之同. 學書者患其旨趣之難曉 治獄者病其曲折之難通(〈정인지 서문〉).

6) 엄격히 말하면, 자음이라는 말은 소리 차원의 용어이지만 일상생활에서는 자음 문자의 개념과 혼용해서 쓴다. 설명의 편의나 학문 설명의 엄격성을 위해 구별할 필요가 아니라면, 문맥에 따라 글자인지 소리(음소)인지 판단이 가능하므로 굳이 다른 용어를 쓰지 않았다.

그렇다면 이러한 방식이 문자 과학성과 무슨 상관이 있느냐고 반문할 수 있을 것이다. 실제로 정희성 교수는 이런 내용은 과학이 아니라고 하였다. 그렇게 본 것은 과학을 자연과학으로 한정했기 때문이다. 문자과학으로 보면 상관이 있다. 원형 문자를 발음기관에서 추출한 것은 문자와 음성언어의 관계를 합리적(과학적)으로 설정하려는 노력으로 볼 수 있기 때문이다. 이렇게 발음기관을 체계적으로 표상화하였기 때문에 음성언어(한국말)를 효율적으로 적을 수 있는 체계를 마련하고 다른 기본 문자를 생성하는 데 효율성을 발휘할 수 있는 것이다.

그리고 발음기관 모방을 자음에만 한정하고 모음은 그렇게 하지 않은 것도 과학성의 근거가 될 수 있다. 발음기관에서 자음의 위치가 분명한 것과 달리 모음은 그렇지 않기 때문이다. 곧 자음과 모음의 분절성을 인식한 것뿐만 아니라 그 차이성을 과학적으로 분석하여 문자에 반영한 것이다. 대신 모음의 원형 문자는 하늘·땅·사람을 형상화하였다.

이는 소리와는 전혀 별개의 상징화처럼 보이지만 하늘이 양성을, 땅이 음성을 상징하므로 소리의 성질을 반영한 것이라고 볼 수 있다. 곧 우리말의 주요 특징인 모음조화를 문자에 반영한 것이다. 이

표 9-3. 소리 성질에 따른 초성 23체계 분류

소리 성질 소리 내는 자리	전청 (예사소리)	차청 (거센소리)	불청불탁 (울림소리)	전탁 (된소리)
아음(어금닛소리)	ㄱ	ㅋ	ㆁ	ㄲ
설음(혓소리)	ㄷ	ㅌ	ㄴ	ㄸ
순음(입술소리)	ㅂ	ㅍ	ㅁ	ㅃ
치음(잇소리)	ㅅㅈ	ㅊ		ㅆㅉ
후음(목소리)	ㆆ	ㅎ	ㅇ	ㆅ
반설음(반혓소리)			ㄹ	
반치음(반잇소리)			ㅿ	

러한 자음과 모음의 차이에 대한 과학적 인식은 아예 자음과 모음의 기하학적 구조를 달리하여 만드는 데까지 이르렀다.

훈민정음은 결국 자음과 모음을 분리함으로써 최소주의의 1차 조건을 만족하였다. 다음 2차 조건으로 자음, 모음 각각 복합 자소 생성주의를 채택하였다. 이는 원형 문자를 만들어 복합 자소를 생성해 가는 방식이다. 최소주의를 지키고자 하는 노력이다. 이체자도 같은 계열로 보면 이체자이지만 전체 연관관계로 보면 획더하기와 다를 바가 없다. 이 밖에 겹치기 방법을 추가해 초성 23체계를 얻는다(〈그림 9-1〉). 그 밖에 일상어에는 사용하지 않았지만 'ㆀ', 'ㅥ'도 있었다. 그리고 또 연서법(위 아래 합치기)으로 네 개의 복합 자소를 얻는다(〈그림 9-2〉). 또한 옆으로 합치는 방법(합용 병서)으로 10개의 복합 자소를 만들었다(ㅳ, ㅄ, ㅶ, ㅷ, ㅺ, ㅻ, ㅼ, ㅽ, ㅴ, ㅵ). 이렇게 생산적인 방법을 최대한 활용하여 필요한 자음을 충분히 만들어 냈다.

모음 자소는 하늘, 땅, 사람을 추상적으로 본뜬 원형 글자 'ㆍ', 'ㅡ', 'ㅣ'를 조합하여 기본 모음 11자(〈표 9-4〉)를 만들었고 기본 모음 11자 외에 복합 모음 18자(〈표 9-5〉)를 만들었다. 이렇게 다양한 모음과 그것이 자음과 체계적으로 대응하도록(모+자, 자+모, 자+모+자) 만들었다는 것 자체가 소리와 관련된 과학성을 보

그림 9-1. 초성 23체계

ㄱ	→	ㅋ				
	→	ㄲ				
ㄴ	→	ㄷ	→	ㅌ		
			→	ㄸ		
			→	ㄹ		
ㅁ	→	ㅂ	→	ㅍ		
			→	ㅃ		
ㅅ	→	ㅈ	→	ㅊ		
			→	ㅉ		
			→	ㅆ		
			→	ㅿ		
ㅇ	→	ㆆ	→	ㅎ	→	ㆅ
			→	ㆁ		

그림 9-2. 연서법으로 얻은 복합 자소

ㅁ	→	ㅂ	→	ㅍ	→	ㆄ
			→	ㅃ	→	ㅹ
					→	ㅸ
					→	ㅱ

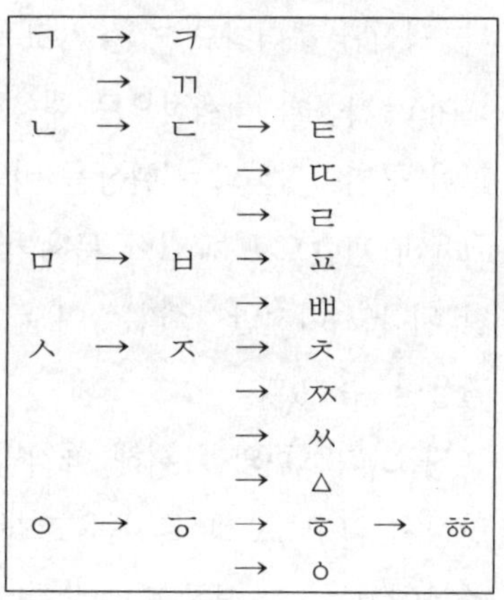

표 9-4. 모음의 기본자와 합용자 분류

구분	양성모음	음성모음	중성모음
기본자 (基本字)	• (하늘의 둥근 모양)	ㅡ (땅의 평평한 모양)	ㅣ (사람의 서 있는 모양)
초출자 (初出字)	ㅗ ㅏ	ㅜ ㅓ	
재출자 (再出字)	ㅛ ㅑ	ㅠ ㅕ	

표 9-5. 모음의 복합자소

ㅣ와 한 글자 어울리기	ㅣ와 두 글자 어울리기	두 글자 합친 글자
ㅣ ㅐ ㅚ ㅢ ㆉ	ㅙ ㆌ	ㅘ ㆇ
ㅓ ㅔ ㅖ ㅟ ㆌ	ㅞ ㆋ	ㅝ ㆊ

여준다. 모음이 풍부할수록 소리를 제대로 전사할 가능성이 큰 것이다. 영어만 하더라도 기본 자모음 스물여섯 자 가운데 모음은 다섯 자뿐이고 자음과 체계적으로 대응하지 못한다. 일부에서는 모음이 너무 많아 구별이 안 되는 현상을 비과학성으로 설명하기도 하지만 그것은 교육과 관습으로 해결할 문제이다. 이를테면 'ㅐ'와 'ㅔ'가 구별이 잘 안 된다고 하지만, 우리는 이 두 모음의 변별성 때문에 수많은 어휘를 활용할 수 있다.

자소 최소주의를 위해 마지막으로 택한 원리는 종성 글자를 따로 만들지 않고, 초성 글자를 그대로 쓴다는 원칙이다. 《훈민정음》 해례본에서는 그 철학적 이유를 다음과 같이 풀어내고 있다.

종성에 초성을 다시 씀은, 그것이 움직여 양이 된 것도 건(乾)이요, 멎어 음이 된 것도 건 때문이니, 건은 실로 음양으로 나뉘어 주재하여 다스리지 않음이 없음이라. 태초의 기운이 두루 흘러 다하지 않으매, 4철의 운행이 순환하여 끝이 없으므로 정(貞)에서 다시 원

(元)이 되고, 겨울이 다시 봄이 되노라. 초성이 다시 종성이 되고 종성이 다시 초성이 됨도 역시 이러한 이치니라.[7]

그동안 여러 사람들이 강조했지만, 만일 우리나라 말에서 유난히 발달되어 있는 종성을 따로 만들었다면 훈민정음의 자소는 무척 늘어나 실용성을 크게 훼손했을 것이다. 자소 최소주의 문자학과 자연철학의 의미가 결합되어 편리하고 실용적인 문자를 만들어낸 것이다. 그 당시에 쓰인 종성 글자는 다음과 같다.

단자음: ㄱ, ㄴ, ㄷ, ㄹ, ㅁ, ㅂ, ㅅ, ㅇ, ㅈ, ㅊ, ㅋ, ㅌ, ㅍ, ㅎ.
중자음: 없음.
복자음: ㄳ, ㄴㅅ, ㄶ, ㄵ, ㄶ, ㄺ, ㄽ, ㄾ, ㄻ, ㄺ, ㄼ, ㄽ, ㅀ, ㄽ,
ㄾ, ㄿ, ㅀ, ㅁㄱ, ㅄ, ㅁㅂ, ㅄ, ㅅㄱ, ㅼ, ㅁㅇ, ㅸ, ㆁ, ㅿ.

자음과 모음의 결합 방식에서도 과학성은 드러난다. 곧 자음에 모음을 결합하고 다시 사음을 결힙하는 방식에서 체계저인 구조를 이루게 하였다. 더욱이 초성에 중성을 결합하는 방식이 위상구조로 설계되었다. 쉽게 말하면 'ㅏ'를 90도씩 회전시키면 'ㅜ', 'ㅓ', 'ㅗ' 등이 생성되는데, 이는 최소 공간에서 최대 음절을 생성하는 원리로 이어진다.

<pre>
  ↗ 가 ↘   ↗ 각 ↘
   고   구   곡   국
  ↖ 거 ↙   ↖ 긱 ↙
</pre>

---

7) 終聲 復用初聲者 以其動而陽者乾也 靜而陰者亦乾也, 乾實分陰陽而無不君宰也. 一元之氣 周流不窮
   四時之運 循環無端. 故貞而復元 冬而復春. 初聲之復爲終 終聲之復爲初 亦此義也(〈합자해〉).

정희성(1994, 205)은 위상구조를 다음과 같이 6가지 유형으로 나누어 수학적으로 증명한 바 있다.

1형: (ㄱ ㅏ) → (가)
2형: (ㄴ ㅗ) → (노)
3형: (ㄱ ㅗ ㅏ) → (과)
4형: (ㄷ ㅏ ㄷ) → (닫)
5형: (ㄹ ㅗ ㄹ) → (롤)
6형: (ㄱ ㅗ ㅐ ㄴ ㅎ) → (괜)

자소 최소주의의 극치는 모든 글자가 점(·)과 선과 원만으로 되어 있다는 점이다. 미국 앨라배마 주립대의 김기항 교수는 선과 원조차도 점의 집합으로 본다(김상일, 2006, 186 재인용). 결국 이와 같은 맥락으로 볼 때, 훈민정음은 소수의 자모와 규칙으로 최대한의 음절을 생성하는 문자의 과학성을 이루었다는 것이다.

지금까지는 주로 입말 수용의 측면에서 보았지만, 더불어 중요한 것은, 입말을 기록한 문자를 읽어내는 방식의 합리성이다. 이런 특성에서도 훈민정음은 과학성을 지니는데, 그것은 일자일음주의 원리를 가능한 한 지켰기 때문이다. '가능한 한'이라는 수식어를 붙인 것은, 문자의 구체적 작동으로 볼 때, 일자일음주의를 완벽하게 지키는 것은 불가능하기 때문이다.

완벽하게 지킬 필요는 없지만, 문자가 입말과 연계하면서 작동되는 것이라면, 한 자소가 한 음소를 나타내는 것이 이상적이다. 왜냐하면 문자는 단지 음소를 적는 수단일 뿐만 아니라 다시 읽어야 하는 대상이기 때문이다. 영어는 한 소리가 여러 문자로 표기되거나 한 문자가 여러 소리를 표상한다. 이를테면 'a'는 열 가지 정도의 발음으로,

'e', 'o'는 열세 가지 정도, 'u'는 아홉 가지 정도로 발음된다. 거꾸로
[o]라는 발음은 'all', 'caught', 'poll'과 같이 다양한 문자로 표기된다.
그래서 발음 기호가 필요한 것이다. 몇 가지 예외는 있으나 한글은
한 음소가 한 문자로 표기되고(/a/-/ㅏ/), 거꾸로 한 문자는 한 음소
(/ㅏ/-/a/)로 표기된다. 이 원리가 지켜지면 배울 때 좋고 표기법 수
립에 많은 장점을 얻을 수 있다. 이런 측면에서 미국의 생물학자인
다이아몬드의 아래와 같은 체험적 고백은 주목할 만하다.

"영어를 읽고 쓸 줄 아시오?"라고 묻는다면, 당신은 의당 이렇게
답할 것이다. "물론이지요, 그걸 말이라고 해요! 그렇지 않으면 내가
이 잡지를 어떻게 읽고 있단 말이오?" "그렇다면, 영어의 글말에 숨
어 있는 규칙(맞춤법)을 남에게 설명해 보려고 한 적이 있어요? 말
하자면, 'seed'란 낱말은 왜 'cede'나 'ceed', 또는 'sied'로 쓰지 않고
하필 그렇게 적으며, [sh] 소리는 왜 'ce(ocean)'나, 'ti(nation)' 또는
'ss(issue)'같이 여러 가지로 적을 수도 있는 것인지 말이오." 물론
이러한 예는 수없이 많다. 모두 영어의 글말이 얼마나 어려운가를
잘 드러내고 있는 악명 높은 보기들이다. 요즘 내가 1학년에 다니는
우리 집 쌍둥이 아들들을 통해서 새로이 느끼고 있는 바이지만, 영
어의 맞춤법은 너무나 일관성이 없어서 비록 맞춤법의 기본 규칙
(그런 것이 있다손 치더라도)을 익힌 어린이라고 해도, 아직도 읽지
못하는 낱말이 많을 뿐 아니라, 들은 말을 글로 적지 못하는 일이
많은 것이다. 덴마크의 글자살이 역시 어렵고, 중국과 남한은 더 어
려우며, 일본은 그중에서도 가장 힘든 글자살이를 하고 있다. 그런
데 꼭 그런 것만도 아니다. 프랑스 어린이들은 적어도 글말을 거의
다 읽을 수는 있으나, 말을 듣고 맞춤법으로 적는 데는 어려움을 겪
는다. 핀란드와 북한에서는 말소리(발음)와 글자가 거의 완벽하게

일치하기 때문에 "이 낱말을 어떻게 맞춤법으로 적느냐?"와 같은 질문은 아예 있을 수가 없다(남한이 중국과 마찬가지로 글자살이가 어렵다고 하는 것은, 결국 남한이 한자를 섞어 쓰기 때문이라는 뜻으로 풀이된다. 또한 북한에서 발음과 글자가 일치한다는 것은 북한이 한자를 쓰지 않기 때문이라는 뜻으로 보아야 할 것 같다. 왜냐하면, 한자를 접어둔다면, 남한과 북한의 글자살이는 큰 차이가 없기 때문이다—옮긴이). '개명한' 사람들은 글자살이야말로 자기들을 미개 야만인과 구별해 주는 것이라고 보고 있다. 만일 개명한 영어 사용자들이 앞으로 새로운 글자 체계를 고안해 낸다면 핀란드 사람이나 북한 사람들같이 잘 할 수 있을 것이다.[8]

다음으로 훈민정음은 역학의 원리를 철저히 적용하였다. 이에 대해서는 많은 연구가 이루어졌으므로 필자가 다시 반복할 필요는 없을 것이다. 다만 그런 원리가 단지 추상적인 상징 부여에 지나지 않은 것인지, 아니면 문자학적으로 어떤 의미가 있는지를 따져 볼 필요가 있다. 역학은 자연의 질서와 변화는 일정한 조화와 통일 속에 이루어진다는 사상을 뼈대로 한다. 음양오행은 그 핵심 이론인 것이다. 먼저 이러한 사상의 배경에 대한 《훈민정음》 해례본의 구절을 보자.

ㄱ. 천지의 도는 오직 음양오행일 뿐이다. 건과 복 사이에서 태극이 생겨 움직이고 멎고 한 뒤에 음양이 생긴다. 무릇 어느 생물이든 하늘과 땅 사이에 있는 것은 음양의 이치를 버리고 어찌 가겠는가. 그런 고로, 사람의 말소리에도 모두 음양의 이치가 있는데, 다만 사람이 살피지 못했을 뿐이다. 이제 정음을 만듦은 처음부

---

8) Jared Diamond. 1994. "Writing Right." Discover. June ; (이현복 옮김, 1994, 《한글 새소식》 264)

터 지혜로써 계획하고 힘을 써서 찾아낸 것이 아니라, 다만 그 소리에 따라 그 이치를 밝혀냈을 뿐이다. 이치란 본래 둘이 아니니, 곧, 어찌 천, 지, 귀, 신과 더불어 씀이 같지 않겠는가.[9]

ㄴ. 무릇, 사람이 소리를 가짐은 오행에서 비롯된다. 그러므로 네 계절에 맞추어도 어긋나지 않으며, 오음에 맞추어도 어긋나지 않는다.[10]

그렇다면 'ㄱ,ㄴ'과 같이 보려 한 까닭은 무엇인가. 'ㄷ'에서 그 의도를 알 수 있다.

ㄷ. 천지자연의 소리가 있으면 반드시 천지자연의 글이 있다.[11]

소리가 천지자연의 질서 가운데 하나라면 글(문자)도 그러해야 한다는 것이다. 이는 소리의 세계를 최대한 정확하게 문자에 반영하려는 의도이다. 한국어의 소리(정확히는 음소) 세계를 과학적으로 전사할 수 있는 문자 체계가 이루어진 것은 바로 이러한 철하에 바탕이 있었기 때문이다. 다시 말해 훈민정음에 적극적으로 적용된 음양오행론은 단순히 추상적인 상징체계가 아니라 구체적 효과를 보여주는 원리이다. 결국 이러한 역학 원리는 자연의 소리와 원리를 문자에 그대로 반영하겠다는 의지를 보여주는 것이다. 그렇다면 역학의 적용은 문자학적으로 볼 때 소리(한국인이 인식하는 소리일지라도)를 잘 반영하려는 노력이라고 할 수 있다. 이러한 노력이 성공하였

---

9) 天地之道 一陰陽五行而已. 坤復之間爲人極 而動靜之後爲陰陽. 凡有生類在天地之間者 捨陰陽而何之. 故人之聲音 皆有陰陽之理 顧人不察耳. 今正音之作 初非智營而力索 但因其聲音而極其理而已. 理旣不二 則何得不與天地鬼神同其用也(〈제자해〉).
10) 夫人之有聲本於五行. 故合諸四時而不悖 叶之五音而不戾(〈초성해〉).
11) 有天地自然之聲 則必有天地自然之文(〈정인지 서문〉).

표 9-6. 자음의 음양오행론 분류

오음 / 구분	목청소리 (후음)	어금닛소리 (아음)	혓소리 (설음)	잇소리 (치음)	입술소리 (순음)
초성	ㆆ ㅎ ㆅ ㅇ	ㄱ ㅋ ㄲ ㆁ	ㄷ ㅌ ㄸ ㄴ [ㄹ]	ㅅ ㅆ ㅈ ㅊ ㅉ [ㅿ]	ㅂ ㅍ ㅃ ㅁ
발음기관 성질	깊고 윤택함	착잡하고 긺	예민하게 움직임	단단하고 부러짐	모지고 합함
발음 성질	허하고 통함	야무지고 실함	구르고 날림	부스러지고 걸림	넓고 큼을 머금음
오행	물	나무	불	쇠	흙
오음	우	각	치	상	궁
사철	겨울	봄	여름	가을	늦여름
방위	북	동	남	서	중앙

기에 다음과 같은 자신감을 보일 수 있었던 것이다.

> 글자의 소리는 청음과 탁음을 분별할 수 있고 음악으로는 가락을 고르게 된다. 쓰는 데 갖추지 않는 바가 없다. 비록 바람 소리, 학의 울음소리, 닭 우는 소리, 개 짖는 소리라도 다 적을 수 있다.[12]

또한 조형 원리의 측면에서도 훈민정음의 과학성을 확인할 수 있다. 문자는 기호다. 기호는 판별이 빨라야 하고 아름다울수록 좋다. 훈민정음은 그래픽 글자라고 할 만큼 그 점에서 뛰어나다. 먼저 자음과 모음의 형체가 확연히 구별된다. 자음은 직선, 네모, 세모, 동그라미로써 만들었고 모음은 긴 직선과 짧은 직선, 그리고 점으로써

---

12) 字韻則淸濁之能辨 樂歌則律呂之克諧. 無所用而不備 無所往而不達. 雖風聲鶴戾 鷄鳴狗吠 皆可得而書矣(〈정인지 서문〉).

만들었다. 그리고 자음의 경우는 발음이 비슷한 계열의 문자를 비슷한 모양으로 만들어 판별이 쉽게 하였다. 이렇게 문자의 실용주의 과학을 철저히 지킴으로써 아래와 같은 선언이 가능하게 된 것이다.

> 28자로써 전환이 무궁하고 간단하면서도 요긴하며 정밀하면서도 두루 통하므로 지혜로운 이는 아침나절이 다하기 전에 이해하고 어리석은 이라도 열흘쯤이면 배울 수 있는데 이것으로써 글을 풀이하면 그 뜻을 알 수 있고, 이것으로써 소송에서 사유를 들으면 그 속사정을 알 수 있다.[13]

마지막으로 지적할 훈민정음의 과학성은, 피지배 계층이 쉽게 배울 수 있도록 하였다는 점이다. 문자의 과학성은 당연히 '문자가 인간에게 왜 필요한가'라는 기능적 입장에서 접근해야 한다. 정보의 전달과 저장이 문자의 핵심 기능이라고 했다. 정보 저장도 결국은 정보 전달이다. 저장하는 목적이 자기가 다시 보건 남에게·남기려 하건 전달하려는 것이기 때문이다. 그렇다면 문자는 모든 계층을 대상으로 해야 한다. 그래야 문자의 존재 이유를 완전히 충족할 수 있다.

이전의 문자가 대개 철저한 계급 사회에서 이루어진 것이므로 새로 만든 문자는 특히 교육에서 소외된 피지배 계급이 쉽게 배울 수 있어야 한다. 훈민정음 창제자들은 이 점을 《훈민정음》 해례본에서 들고 있다. 훈민정음은 문자(한문)를 모르는 어리석은 백성을 위해, 어려운 한문 때문에 자기 뜻을 능히 펴지 못하는 사람을 위해 철저한 민본주의에 따라 창조된 것이다. 최만리, 정창손 등과 벌인 논쟁에서 실제 사례가 드러난다. 곧 재판 따위에서 백성들이 자기의 뜻을 제대로 못 펴 억울한 경우가 많다는 것이다.

---

13) 二十八字而轉換無窮 簡而要 精而通 故智者不終朝而會 愚者可浹旬而學. 以是解書 可以知其義. 以是聽訟 可以得其情.(〈정인지 서문〉).

우리나라는 예와 음악과 문화가 중국과 비슷한 수준이나 오직 우리말이 중국과 같지 않아서 한문 글을 배우는 이는 그 뜻을 깨침이 어려움을 근심하고 옥사를 다스리는 이는 곡절을 통하기가 어려움을 안타까워하였다.[14]

전하께서 말씀하시길 "사형 집행에 대한 법 판결문을 이두문자로 쓴다면, 글뜻을 알지 못하는 어리석은 백성이 한 글자의 착오로도 원통함을 당할 수도 있으나, 이제 그 말을 언문으로 직접 써서 읽어 듣게 하면, 비록 지극히 어리석은 사람일지라도 모두 다 쉽게 알아 들어서 억울함을 품을 자가 없을 것이다"라고 하오나 예로부터 중국은 말과 글이 같아도 죄인을 심문하거나 심의를 해주는 사이에 억울하게 원한을 품는 사람들이 아주 많습니다. 가령 우리나라로 말 하더라도 옥에 갇혀 있는 죄수로서 이두를 아는 자가 직접 공술문을 읽고서 그것이 거짓인 줄을 알면서도 매를 견디지 못하여 거짓말로 자복하는 자가 많사옵니다. 이런 경우는 공술문의 뜻을 알지 못해서 억울한 죄를 뒤집어쓰는 것이 아니라는 것을 명백하게 알 수 있습니다. 만약 그렇다면 비록 언문을 쓴다 할지라도 이와 다를 것이 무엇 이겠습니까? 여기에서 범죄사건을 공평히 처결하고 못하는 것은 법 을 맡은 관리가 어떤가에 달려있으며 말과 글이 같고 같지 않은데 달려있는 것이 아니라는 것을 알 수 있습니다. 그런데도 언문을 사 용해야 처결 문건을 공평하게 할 수 있다는 데 대해서는 신 등은 그것이 옳다고 보지 않사옵니다.[15]

---

14) 吾東方禮樂文章 侔擬華夏. 但方言之語 不與之同. 學書者患其旨趣之難曉 治獄者病其曲
折之難通(정인지 서문).
15) 若曰如刑殺獄辭, 以吏讀文字書之, 則不知文理之愚民, 一字之差, 容或致冤. 今以諺文直
書其言, 讀使聽之, 則雖至愚之人, 悉皆易曉而無抱屈者, 然自古中國言與文同, 獄訟之間,
冤枉甚多. 借以我國言之, 獄囚之解吏讀者, 親讀招辭, 知其誣而不勝棰楚, 多有枉服者, 是

물론 최만리는 백성들의 억울함이 문자에 있지 않고 인간(양반 관리)에게 있음을 지적하고 있다. 이는 올바른 지적이다. 계급 모순에 따른 인권 탄압이 극심하던 시절이다. 양반들은 각종 조세, 부역, 공물 납부 등을 하지 않았으며, 양인(백성)과 천민들을 제멋대로 다룰 수 있었다. 이런 실정이었으니 피지배 계급이 문자로 자신의 뜻을 표현하려 한들 제대로 먹혀들 리 없었을 것이다. 그러나 자신의 생각이 받아들여지든 안 받아들여지든 자신의 뜻을 문자로 표현할 수 있는 상황과 그럴 수 없는 상황은 차원이 다르다. 이는 기본 전제일 뿐이며, 최만리의 논리대로 인간이 문제라고 해서 그것을 근거로 문자 창제까지 하지 말아야 한다는 논리는 있을 수 없다.

서문의 구절이 창제자 스스로 밝혀 놓은 동기와 목적이기 때문에 액면 그대로 받아들이기 어려울지 모르나, 최만리와 벌인 논쟁이나 세종의 여러 방면의 업적으로 볼 때 민본주의로 해석하는 데 아무 이의가 있을 수 없다. 민본주의는 지배 계급 위주의 질서를 유지하면서 피지배 계급을 최대한 존중해 주는 제도이다. 그렇다면 세종은 지배 질서 확립을 위해서나 백성들을 위한 정책적인 측면에서나 쉬운 문자가 필요했을 것이다.16)

이 절에서는 훈민정음을 자연과학의 측면과 과학성이 작동되는 맥락을 문자과학으로서 자리매김해 보았다. 이는 실제 언어생활에서

非不知招辭之文意而被冤也明矣. 若然則雖用諺文, 何異於此? 是知刑獄之平不平, 在於獄吏之如何, 而不在於言與文之同不同也. 欲以諺文而平獄辭, 臣等未見其可也(《세종실록》 태백산사고본 33책 103권 19장 B면, 영인본 4책 543면).

16) 물론 이러한 민본주의가 단순히 세종의 개인적인 백성 사랑 정신에서 나온 것은 아닐 것이다. 그것은 당연하다. 민본주의는 조선시대 지배 계층인 사대부와 신흥 무인과 피지배 계층의 관계에서 찾아야 하는데 이는 조선시대 이전부터 형성된 사상이기 때문이다. 다만 조선왕조가 신유학인 성리학을 통치 이념으로 내세움에 따라 민본주의는 적극적인 통치 이념이 된 것이다. 이를 여러 분야에서 적극적으로 실현시킨 왕이 세종이다. 민본주의에 따른 훈민 정책의 하나로 나타난 것이 훈민정음인 셈이다.

도 과학성으로 이어지지 않으면 의미가 없다. 실제로 훈민정음이 피지배 계층의 주요 표현 도구가 되기는 했지만, 500년이 넘도록 우리 겨레의 독립된 문자로 자리 잡지 못했다. 지금도 국한문 혼용을 주장하거나 실천하는 사람들은 한글을 독립된 문자로 인정하지 않고 있다. 결국 과학성은 우리 현실에서 제대로 이루는 것이 중요하다.

9.4. 한글의 구체적 과학성을 이루기 위한 교육 전략

훈민정음의 과학성이 한글의 과학성으로 이어지고 그것이 구체적 과학성으로 확고하게 자리를 잡을 때, 훈민정음과 한글의 과학 담론은 제대로 된 생명력을 얻게 된다. 문자는 시대 변화에 잘 적응해야 한다. 그런 측면에서 두 가지 교육 전략을 제시할 수 있다. 첫째는 훈민정음의 과학성을 이 장의 맥락처럼 설명하되, 아래의 두 예문과 같은 대립 논쟁을 유도해 비판적으로 인식하게 하는 전략이다. 토론이나 논술 주제로 삼으면 좋을 것이다.

한글, 이래서 우수하다

이광형

9일은 한글날. 유네스코가 최근 《조선왕조실록》과 함께 《훈민정음》을 세계기록 유산으로 지정, 올해 한글날은 더욱 뜻 깊은 날이 되었다. 한글이 과학적이고 우수한 글자라는 것을 배웠지만 그 이유를 이해하지 못한 필자는 우연한 기회에 그 우수성을 증명하는 두 가지 사실을 발견했다.

첫 번째는 프랑스와 미국에서 프랑스어와 영어를 배우면서 알게 되었다. 우리나라에서는 중등학교 정도의 교육만 충실히 받으면 한글의 맞춤법을 틀리지 않는다. 그러나 서양 사람들은 대학교 졸업자는 물론이고 교사들까지도 자주 철자를 틀리게 쓰는 경우를 보았다. 그런데 거의 모든 교사들이 그렇고, 또 그들 모두가 자격증 소지자라는 것을 알고는 그들의 글자에 문제가 있음을 깨달았다.

우리는 발음할 수 있는 말은 모두 글로 쓸 수 있다. 그러나 그들은 발음을 해도 어떻게 쓰는지 알 수 없는 경우가 허다하다. 그것은 말과 글이 얼마나 일치하느냐, 일치하지 않느냐를 잘 나타내 주는 것으로 한글이 쉬운 글자라는 것을 증명한다. 한국의 문맹률이 0퍼센트에 가까운 데 반하여 서양의 문맹률은 20퍼센트를 웃도는 현실은 이런 관찰 결과와 무관하지 않다고 본다.

두 번째 우수성은 컴퓨터 공부를 하다가 발견했다. 정보화 시대에는 문자 인식이라 하여 컴퓨터가 사람이 쓴 글자를 읽게 하는 작업이 필요하다. 이 작업의 원리는 컴퓨터가 문자(패턴)를 기억하고 있다가 읽은 내용을 이 기억된 문자와 비교히여 일치하면 해당 문자라고 인식하는 것이다.

이때 인식하는 단위를 어느 것으로 하느냐 하는 문제가 생긴다. ‘학교(school)’라는 단어를 인식한다고 해 보자. 영어에서는 알파벳 문자(s, c, h 등)와 단어(school) 단위 등 두 가지로 할 수 있다. 그런데 알파벳 문자 단위로 읽으면 글자 획이 단순해서 다른 문자와 구별이 안 되는 경우가 많다. 예를 들면 알파벳 문자 ‘P’와 ‘R’은 비슷해서 혼동하기 쉽다.

그렇다고 해서 단어 단위로 인식하게 하려면 기억하고 있어야 할 단어가 수십만 개나 되어 비현실적이다. 그래서 할 수 없이 알파벳 문자 단위로 읽는다. 즉 ‘학교’를 영어로 인식하게 하려면 s, c, h,

ㅇ, ㅇ, l의 6개 문자를 각각 읽어 이것들을 기억된 알파벳 모양(패턴)과 비교하게 한다.

그런데 한글에서는 '모아쓰기'라는 특징이 있다. 영어에서처럼 자모를 옆으로 나열하지 않고 모아서('학', '교' 등으로) 쓰는 것이다. 그래서 한글에서는 컴퓨터가 인식하는 단위를 정할 때 세 가지 선택이 있다. 첫째는 한글 자모 단위(ㅎ, ㅏ, ㄱ 등), 둘째는 글자 단위(학, 교 등), 셋째는 단어 단위(학교, 소년 등)로 읽는 것이다. 첫 번째 방법은 영어에서처럼 획이 너무 단순하여 구별이 잘 안 되고, 셋째 방법은 기억해야 할 단어가 너무 많게 된다. 그런데 두 번째 방법인 글자 단위로 하면 글자 하나하나가 적당히 복잡하여 다른 글자와 구별이 잘된다. 또한 한글 자모로 이루어지는 글자가 3만 자가 안 되기 때문에 컴퓨터가 기억하기도 쉽다. 앞의 '학교'를 읽게 하려면 '학', '교'라는 두 개의 글자를 받아들여 이것을 기억하고 있는 패턴과 비교하면 된다. 이런 이유 때문에 동일한 수준의 문자 인식 프로그램을 이용하여 영어와 한글을 인식하게 하면 한글 인식률이 더 높다.

위와 같은 비교 관찰은 전문적이고 종합적이라고 할 수는 없다. 그러나 무조건 한글이 우수하다고 가르치는 것보다는 외국어와 비교해서 이 같은 장점이 있음을 설명해 주며 가르치면 더욱 효과적일 것이다.

_《동아일보》(1997. 10. 8.)

한글 우수성 살리려면

이 한 우

세종대왕이 창제했다고 알려진 한글이야말로 한국 문화의 가장 훌륭한 '작품'의 하나라고 생각한다. 한글만큼 효율적이고, 과학적이고, 철학적이면서 멋있는 글자는 세계에서 유례를 찾을 수 없다.

한글을 한국에 와서 처음 배웠다. 가끔은 각 나라 외국 사람들에게 한국말을 가르치면서 한글의 우수성에 놀란다. 외국 사람들이 다른 어느 외국어보다 한글을 빠르게 배운다는 것이다. 그것은 한국말 자체는 복잡해 외국 사람이 배우기 어렵지만 문자인 한글은 음소글자로서 발음 기호 익히기가 너무나 쉽다는 것을 말한다. 한국말을 전혀 접해 보지 않은 외국 사람들은 한글 구조에 대한 설명을 한 시간만 듣고도 한글을 떠듬떠듬 읽기 시작한다.

그것은 한글의 글자꼴 디자인이 매우 논리적·체계적이기 때문이다. 글 모양에 그 글을 발음하는 혀나 입의 구조가 표현된다. 'ㄱ' 자의 모양은 'ㄱ'을 발음할 때, 'ㄴ' 자의 모양은 'ㄴ'을 발음할 때 혀의 구부러진 모양이다. 한글의 모든 자음(닿소리)은 혀의 모양이나 위치를 나타내는 것이다.

반면 한글의 모음(홀소리)은 발음할 때 입의 모양 그리고 그 소리의 방향을 나타낸다. 예를 들어 'ㅏ'는 입을 크게 벌리며(수직의 긴 획) 잎으로 나가는 소리를(앞으로 향하는 자은 수평의 획) 표현한다. 한글의 그런 발음 원리들은 음소로 이뤄진 세계 어느 나라 말과도 꼭 같은 원리다. 그래서 외국 학생들은 한글에 대한 이런 발음이 나오는 구조적 원리에 대한 설명을 한 번만 들으면 너무 인상적이어서 잊어버리지 않는다. 그리고 바로 느리게라도 한글을 읽기 시작한다.

한글의 발음기호 체계는 정렬돼 있어 우수하며, 한국 문화의 우수성을 세계 앞에 보여 줄 수 있는 귀중한 유산이라고 생각한다. 한글의 가능성은 무한하며, 이를 갈고 닦아 세계에 보급해야 한다.

그러나 한글에도 한계가 없는 것은 아니다. 지난주 한글날에 한 라디오 프로그램의 이야기 손님으로 나온 한글학자는 "한글은 세계에서 가장 우수한 글로서 세계 어느 나라 말이든 그 발음을 가장 정확하게 표현할 수 있다"고 말을 했다.

한글은 사람이 낼 수 있는 모든 소리를 글로 표현할 수 있다는 주장인데 꼭 그렇지는 않다. 한글은 한국말의 발음을 완벽하게 나타내지만 외국어마다 한글이 표현할 수 없는 부분들이 있다. 영어만 봐도 한글로 그 발음을 표현하면 매우 어색하다. 영어의 'R'과 'L'의 구별이 한글로 어렵고(red나 led를 한글로 어떻게 구별하나?) 'F', 'V', 또는 'th'의 정확한 영어 발음은 한글로 거의 불가능하다. 독일어의 'ch' 등의 발음은 부자연스럽다.

이런 한글의 한계를 볼 때 몇몇 학자들이 주장하는 한글의 세계적인 보편성이 나 같은 외국 사람들에게는 좀 엉뚱한 주장이라는 생각이 든다. 한글이 세계적인 발음기호가 되려면 한국말 자체가 세계적 공통어가 돼야 하지 않겠는가 생각한다.

그러나 최근에 한글이 세계적으로 공헌할 수 있는 분야가 떠오르고 있다. 그것은 컴퓨터 합성 발음을 만들 때 한글이 매우 유리하다는 것이다. 한글로 쓴 글을 합성 발음을 만드는 컴퓨터 프로그램이 로마자로 된 글을 그 나라 말 발음으로 전환하는 프로그램보다 훨씬 쉽다. 한글로 된 글을 완벽하게 합성 발음하는 프로그램을 개발하면 비교적 쉽게 다른 나라 말에 응용할 수 있다. 영어 '발음 규칙' 프로그램도 조금만 확장된 한글 '발음 규칙' 프로그램으로 전환하다 발음을 바꾸는 것이 유리할 수 있다는 가능성이 드러나고 있다.

한글의 세계적인 우수성을 보여 주려면 한글학자나 정부가 나서서 이런 한글 정보화에 더 관심을 가져야 한다. 한글날에 '우리끼리 하는 연설'에서처럼 위에서 말한 좀 엉뚱한 주장을 하기보다는 음성 합성 발생 기술과 같은 분야에 과감한 투자를 할 필요가 있다고 생각한다.

_《한겨레》(1999. 10. 12.)

첫 번째 글은 전통적인 철자법과 최신 정보화 시대의 컴퓨터 문자 인식까지 아울러 한글의 우수성을 설파하고 있다는 점에서 학생들에게 강한 인상을 심어 줄 수 있다. 또 실제 경험에서 우러나온 글이고 국어학자가 아닌 전산학자가 쓴 글이라는 점에서 보통 학생들에게 설득력을 줄 수 있다. 다만 영어 알파벳과 한 비교에서는 단순 비교 우월주의에 빠지지 않도록 경계할 필요가 있다. 문자를 부려 쓰는 사회적 맥락이 다르기 때문이다.

두 번째 글은 무조건적인 한글 우수성론이나 우월주의를 경계할 수 있는 칼럼이다. 훈민정음이 문자과학을 이루고 있다 하더라도 실제 적용 맥락에서 문제는 얼마든지 있을 수 있다. 문자는 지극히 보수적이면서도 역동적인 변화의 가능성을 내포하기 때문이다. 더욱이 외국인이 한국에 오래 살면서 느낀 점이라 막연한 한글 과학주의나 우월주의를 경계하기에 좋다. 물론 이한우도 말했지만, 그가 지적한 한글의 단점 그 자체 때문에 과학성이 부정되는 것은 아니다. 중요한 것은 우리가 변화되는 삶 속에서 한글의 과학성을 구체적으로 실현하려고 어떤 노력을 하느냐이다.

그리고 더욱 중요한 점은 두 글 모두 정보 시대 한글의 장점과 적응 방향을 언급하고 있다는 점이다. 따라서 한글의 과학성에 대한 두 번째 교육 전략은 정보 시대 한글의 위상과 반드시 연결해야 한다는 것이다. 그동안 많은 전산학자들은 훈민정음의 과학적 체계는 그 어떤 문자보다도 컴퓨터 원리에 잘 들어맞는다는 것을 지적해 왔다. 그래서 세종이 정보 시대의 도래를 예견해서 훈민정음을 만든 것 아니냐는 농담까지 그럴듯하게 들리는 것이다. 다만 컴퓨터와 운영 소프트웨어가 주로 영어권에서 개발되다 보니 완성형이니 조합형이니 하는 코드의 갈등 문제가 생겼다. 물론 기본 전제가 그렇다 하더라도 제대로 대응하지 못한 것은 우리의 잘못이다. 훈민정음과

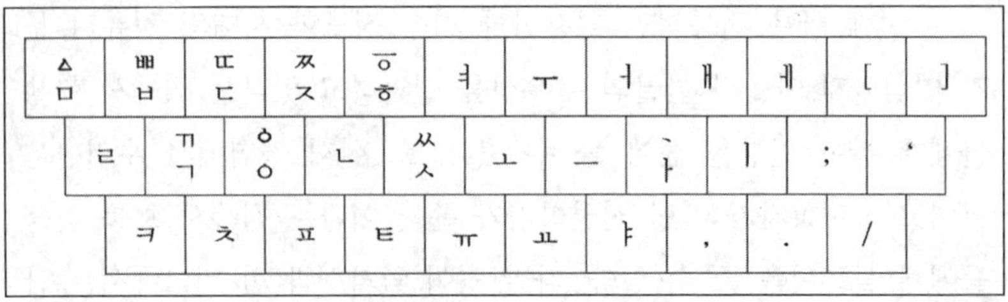

그림 9-3. 남북 공동 자판의 배치도

한글의 구체적 과학성은 현실의 실천 맥락에서 구성된다고 볼 때, 성공한 점도 있지만 실패한 점도 꽤 많기 때문이다.

한글이 진정한 과학적인 글자라면 정보 시대에도 잘 적응해야 한다. 정보 시대에는 한글을 어떻게 접목하느냐에 따라 구체적 과학성의 성격이 결정될 것이다. 그동안 숱하게 지적되어 왔듯이, 컴퓨터 보급률이나 인터넷 활용률이 세계 최고 수준이 된 것은 한글의 과학성에 크게 힘입었다. 그렇다고 한글 때문만이라고 강조하는 것은 옳지 않다. 한글의 구실이 컸다 할지라도 다른 요인과의 복합적 성격이 강하기 때문이다. 인터넷 보급률이 높다고 해서 인터넷을 좋은 쪽으로 활용하는 것이 아니라면 그것이 무슨 의미가 있겠는가 하는 반론이 있을 수 있다. 의미 있는 지적이다. 어차피 양적 팽창은 긍정, 부정 양쪽의 질적 측면을 함의하게 되어 있다. 그래서 한글 과학성의 장점을 컴퓨터와 연계시키되 좋은 쪽으로 활용하는 것이 중요하다.

그리고 문자가 컴퓨터에서 제대로 자리매김 되는 분야는 크게 세 가지가 있다. 하나는 문자를 컴퓨터로 입력하기 위한 자판의 과학성이며, 또 컴퓨터 내부에서 글자를 처리하는 코드의 과학성이다. 그리고 또 하나는 컴퓨터로 구현되는 글꼴의 과학성이다. 우리는 이 세 분야 가운데 어느 것 하나 제대로 이룬 것은 없다.

자판의 경우, 현재 남한의 표준인 두벌식은 독재 정권 아래서 졸속으로 제작되어 지금 북한의 표준 자판보다도 효율성이 20퍼센트나 뒤진다. 1996년 중국 연변 자치주에서 중국, 북한, 남한의 학자들이 만나 자판 공동 시안을 마련한 것은 그나마 다행이다. 곧 자판 구조와 배치 구조는 두벌식을 기준으로 26타건에 24개의 홑글자와 2개의 겹모음으로 한다는 내용이다. 그리고 옛글자 4자는 현대 글과는 별도로 처리하되 각각 해당 음가와 비슷한 위치에 배치키로 하고 쌍자음 5자는 사용자 선택으로 한다는 내용이다. 이와 같은 합의 내용을 바탕으로 구성된 새로운 공동 자판(통일보다는 '공동안'이란 표현을 쓰기로 하였다)은 〈그림 9-3〉과 같다. 그러나 이러한 공동안도 남·북 당국의 성의 부족으로 교착 상태에 있다.[17]

코드의 경우는 복잡한 문제를 내포하고 있다. 한글 구현만이 문제가 아니고 다른 언어와 교환을 염두에 두어야 하기 때문이다. 한글은 영어와 달리 모아쓰기 때문에 완성형과 조합형이라는 두 코드가 생겼는데, 영어와 호환을 생각하면 완성형이 편하고 한글만의 구현을 위해서라면 조합형이 합리적이다.[18]

---

17) 필자는 이 회의에 직접 참여하여 그 흐름을 생생하게 기억하고 있다. 또한 필자가 시나리오 원안 구성과 조감독으로 참여한 한글 기록 영화 〈세계로 한글로〉(1996년 10월 9일 KBS 방영)에 그 과정이 담겨 있다. 합의안 도출이 실현되지 못한 것은 남한의 경우 민간단체가 주도한 데다가 일부 보수 신문의 색깔 공세 탓도 있었다. 남북 공동 자판이 북한의 자판과 더 가까웠기 때문이다. 북한 자판이 남한의 것보다 효율성이 뛰어나 합리적인 결과였지만 색깔 공세에 남쪽 당국이 적극적인 지원이 어려웠을 것이다. 자세한 내막은 필자(1996)의 글 참조.

18) 컴퓨터는 0(끔)과 1(켬)만의 반복을 통해 모든 것을 처리하는 이진법으로 돌아간다. 이로써 언어를 구현하는 방식이 언어 코드이다. 한글을 구현하는 코드가 한글 코드인 것이다. 그런데 문제는 컴퓨터 하드웨어가 영어권에서 설계되어 영어 코드 중심이라는 것이다. 이에 맞추고사 급조된 것이 한글 완성형 코드이고, 한글을 독자적으로 구현하고자 하는 노력으로 태어난 것이 조합형 코드이다. 쉽게 말하면, '하늘'은 두 음절 낱말이다. 이 낱말을 컴퓨터로 구현하려고 '하', '늘' 각각의 음절을 독립된 단위로 코드를 부여한 것, 다시 말해 음절 단위로 코드를 부여한 것이 완성형 코드이고, 'ㅎ ㅏ ㄴ ㅡ ㄹ' 자음과 모음을 자소별로 각각 독립된 코드

한글의 모아쓰기는 그동안 같은 음소 문자인 영어와 다른 장점으로 인식되어 왔는데, 컴퓨터와 관련해서는 갈등 유발의 요인이 되었다. 그것은 컴퓨터 자체의 원리로 말미암아 생긴 갈등이 아니라 영어 중심의 국제 코드나 운영 체제 때문이라고 볼 수 있다. 영어 중심의 컴퓨터 시스템 문제와 혼동하지 않도록 교육할 필요가 있다.

9.5. 맺음말

한글은 한국말을 적는 문자로서의 특수성과 인류 문자로서의 본편성 양 측면에서 모두 과학성을 지닌 문자다.

문자는 인간의 삶을 생산적으로 구성하는 주요한 실천 요소이다. 사회·역사적 배경 아래 생겨나 또한 그런 배경 아래 발전하기도 퇴보하기도 한다. 훈민정음은 차별적 계급 사회의 모순을 극복하고 창제되었다. 또한 문자가 지향해야 할 세 가지 원칙인 다양한 계급의 포용성, 음성언어와의 과학적 관계 설정, 대중성과 실용성 등을 두루 충족시키고 있다. 그러한 조건이 어떻게 실현되는가는 문자를 다뤄 나가는 사람과 사회에 달려 있다. 한글의 과학성을 살리려는 노력은 계속되어야 할 것이다. 훈민정음과 한글 과학성의 교육 전략을 고려해 본 것은 바로 그 때문이다.

를 부여한 것이 조합형 코드이다.

■ 참고문헌

강신항, 1974, 《훈민정음》, 신구문화사.

권종성, 1987, 《문자학 개요》, 과학백과사전 출판사.

김경석, 1995, 《컴퓨터 속의 한글 이야기》, 영진출판사.

김상일, 2006, 《易과 탈현대의 論理》, 지식산업사.

김석득, 1983, 《우리말 연구사》, 정음문화사.

김슬옹, 1996, 〈우리말 컴퓨터 처리 국제 학술 대회 3년 결산〉, 《등불》 10, 국어정보학회.

김영국, 1981, 〈훈민정음의 자모 체계에 대하여; 복잡 자형의 생성과 그 음가를 중심으로〉, 《경기 어문학》 2, 경기대학교.

김영만, 1987, 〈훈민정음 자형의 원형과 생성 체계 연구〉, 《장태진 박사 회갑 기념 국어국문학 논총》, 삼영사, 43~70쪽.

김영옥, 1981, 〈조음음성학 측면에서 본 훈민정음해례의 자음 체계〉, 《홍익》 23, 홍익대학교.

김정수, 1990, 《한글의 역사와 미래》, 열화당.

김종택, 1975, 〈한글의 문자론적 위상: 그 개선점을 중심으로〉, 《강복수 박사 회갑 기념 국어학 논총》.

김주필, 1999, 〈한글의 과학성과 독창성〉, 《국제고려학회 논문집》, 국제고려학회, 191~230쪽.

김진아, 1983, 〈훈민정음 창제 당시 한글 문자꼴의 연구〉, 이화여대 석사학위논문.

문효근, 1986, 〈훈민정음의 '종성부용초성'의 이해〉, 《한글》 193, 한글 학회.

_____, 1993, 〈훈민정음 제자 원리〉, 《세종학 연구》 8, 세종대왕 기념 사업회.

박병채, 1985, 〈문자 발달사상에서 본 한글〉, 《국어 생활》 3, 국어 연구소.

변정용, 1991, 〈훈민정음 창제 원리와 한글 코드 제정 원리〉, 《제3회 한글 및 한국어 정보 처리 학술 논문집》.

변정용, 1996, 〈한글의 과학성〉, 《함께여는 국어교육》 26(가을호), 전
　　국국어교사모임.

신창순, 1975, 〈훈민정음에 대하여: 그 문자론적 고찰〉, 《국어국문학》 12,
　　부산대학교.

안병희, 1990, 〈훈민정음의 제자 원리에 대하여〉, 《강신항 교수 회갑
　　기념 국어학 논집》, 태학사.

오길록·최기선·박세영, 1994, 《한글공학》, 대영사.

이근수, 1981, 〈조선조의 문자 창제와 그 문제점〉, 《홍익》 23, 홍익대
　　학교.

이기문, 1963, 《국어 표기법의 역사적 연구》, 한국연구원.

이준희·정내권, 1991, 《컴퓨터 속의 한글》, 정보시대.

이현복, 1986, 〈외국인은 한글을 이렇게 본다〉, 《한글 새소식》 170, 한
　　글학회.

임용기, 1992, 〈훈민정음에 나타난 삼분법의 형성 과정에 대하여〉, 《세
　　종학 연구》 7, 세종대왕기념사업회.

정열모(정렬모), 1927, 〈聲音學上으로 본 正音〉, 《한글 동인지》 1, 조
　　선어학회, 57~61쪽.

정찬섭, 1992, 〈한글의 편집체재와 가독성〉, 《제4회 한글 및 한국어 정
　　보 처리 학술 발표 논문집》.

정희성, 1994, 〈훈민정음의 창제 원리를 위한 과학 이론의 성립〉, 《한
　　글》 224, 한글학회.

조규태, 1999, 〈한글의 우수성〉, 《한글학회 진주 지회 발표지》.

조태린, 2009, 〈한글의 개선, 활용, 수출(세계화) 논의에 대한 비판적
　　고찰〉, 《한국어학》 42, 한국어학회, 257~289쪽.

진용옥, 1991, 〈한글의 정보공학적 특질과 자판문제〉, 《등불》 4, 등블,
　　국어정보학회, 5~16쪽.

＿＿＿, 1996, 《봉화에서 텔레파시 통신까지 : 정보와 통신의 원형을
　　찾아서》, 지성사.

최기호, 1983, 〈훈민정음 창제에 관한 연구; 집현전관과 언문 반대 상

소〉, 《동방학지》 36·37 합집.
한태동, 1998, 《세종대의 음성학》, 연세대 출판부.
허 웅, 1982, 〈한글은 과연 과학적 문자인가〉, 《대학 국어》, 상명여대 출판부.

G. K. Ledyard. 1966. "The Korean Language Reform of 1446 : The Origin, Background, and Early History of the Korean Alphabet." Dissertation. University of California. Berkeley. Cat. No. 6608333. University Microfilms International. Ann Arbor.

G. Sampson. 1985. *WRITING Systems : A linguistic introduction*. London: Hutchinson Publishing Group.

I. J. Gelb. 1952·1963. *A Study of Writing*. Univ. of Chicago Press.

Jared Diamond. 1994. "Writing Right." *Discover*. June ; (이현복 간추려 옮김, 〈바른 글자살이〉, 《한글 새소식》 8, 1994 ; 이광호, 〈올바른 표기법〉, 《말글생활》 2(가을호), 말글사, 1994)

〈Abstract〉

Education Strategy on the Scientific Quality of
Hunminjeongeum and Hangeul

This chapter examines whether and why the Hunminjeongeum (hangeul) is scientific from education strategy perspective. In particular, the Hunminjeongeum is intensely examined with regard to the scientific aspect of writing system. Based on this, an education strategy of linking the abstract scientific quality from the natural science side to the concrete scientific quality realized in everyday life is proposed.

With a more systematic synthesis of previous discussions on the scientific quality from the natural science aspect and a more rational explanation of their interconnections, it is intended to have optimal educational impact. In emphasizing that such scientific quality from the natural science side remains merely an abstract and unrealistic scientific quality if it is not linked to concrete scientific quality, the paper presented a dynamic strategy based on the social interconnectedness of alphabetic writing system. It emphasized that the scientific quality from natural science aspect is the abstract scientific quality fundamentally fixed within the internal system of the alphabet, and the concrete scientific quality in practice is established through the specific method of employing the alphabet by the people in each era.

Key word: Education Strategy, the Scientific Quality of Hunminjeongeum, Hangeul, the social interconnectedness of alphabetic writing system

10장 앙부일구의 복원과 의사소통 교육

10.1. 머리말

세종은 훈민정음을 창제하기 9년 전(1434)에 장영실, 이순지 등
과 함께 하층민과 어린이를 배려한 해시계를 만들었다. 이른바 오목
해시계인 '앙부일구(仰釜日晷)'로, '앙부일영', '앙부일귀', '가마시계'
등으로 부른다.

앙부일구는 세종 때 개발된 시계 시리즈의 상징물이자 걸작이
다.[1] 임진왜란 때 없어져 그 뒤에 여러 차례 복원되어 왔으며, 수많
은 모조품이 만들어졌고 여기저기 전시되어 있다.[2] 그러나 이 시계
의 핵심 기호인 동물시신(時神) 시각 표시가 제대로 된 것은 표준연
구소에서 1986년에 만든 복원품이 유일하다(〈그림 10-1〉). 다만 한
자 표기가 빠져 있고, 받침돌을 제대로 복원하지 않아 반쪽 복원품

---

1) 1437년(세종 19) 거의 비슷한 시기에 앙부일구 외에 많은 시계가 만들어졌다. 천
   문기기로 밤과 낮의 시간을 측정할 수 있는 시계(주야측후기)인 '일성정시의(日星
   定時儀)', 태양의 고도와 출몰 측정, 일종의 해시계인 '규표(圭表)', 휴대용 해시계
   인 '현주일구(懸珠日晷)', 말을 타고 가며 볼 수 있는 휴대용 해시계인 '천평일구
   (天平日晷)', 역시 해시계인 '정남일구(定南日晷)' 등이 있다.
2) 복원품과 모조품을 구별해야 한다. 복원품은 실제로 사용하고자 원형 비슷하게
   만든 것이고, 모조품은 단지 전시를 위해 다시 만든 것이다.

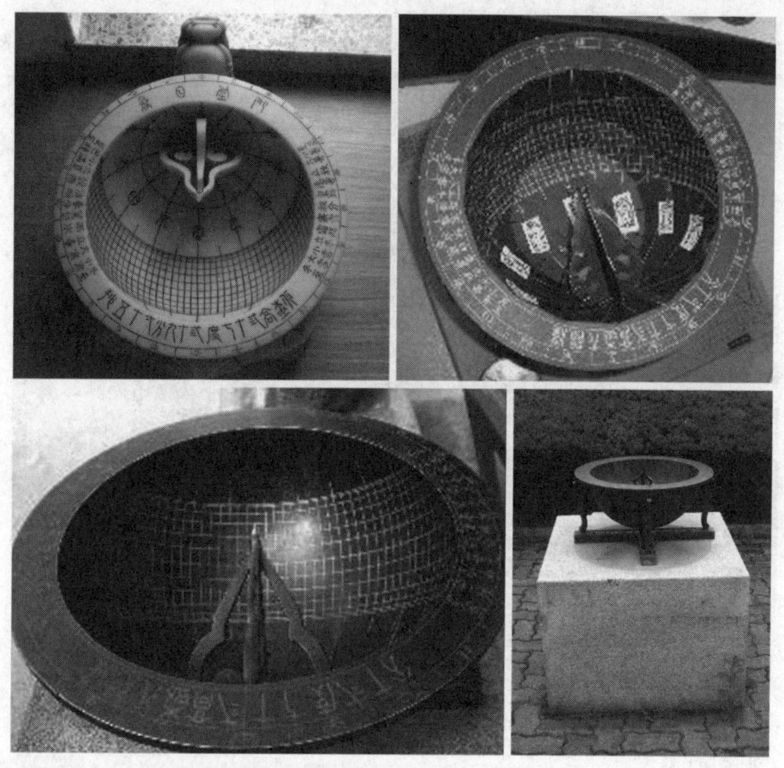

그림 10-1. 잘못된 앙부일구 복원품(왼쪽 위 호서대, 왼쪽 아래 창경궁), 퐁이 모조품 앙부일구(오른쪽 위, 동물 시각신 그림은 제품에 없어 오려 붙였다), 표준연구원 입구에 전시되어 있는 복원품(오른쪽 아래).

이 되었다. 앙부일구의 복원은 받침대가 중요한데, 이것까지 완벽하게 복원한 곳은 한 군데도 없다.

　더욱 심각한 것은 이런 잘못된 과학 지식과 복원품이 초등학생 과학 교육으로 이어지고 있다는 점이다. 앙부일구와 장영실 관련 교과 내용에도 이런 점은 언급되지 않았다. 더욱이 아이들 실습용 종이 모조품이 잘못된 복원품을 모델로 만들어졌다(《그림 10-1》). 이 문제의 핵심은 조선시대 임진란 뒤에 복원된 두 개의 앙부일구(18세기 전반으로 추정, 보물 845호, 덕수궁 궁중유물 전시관)에서 세종의

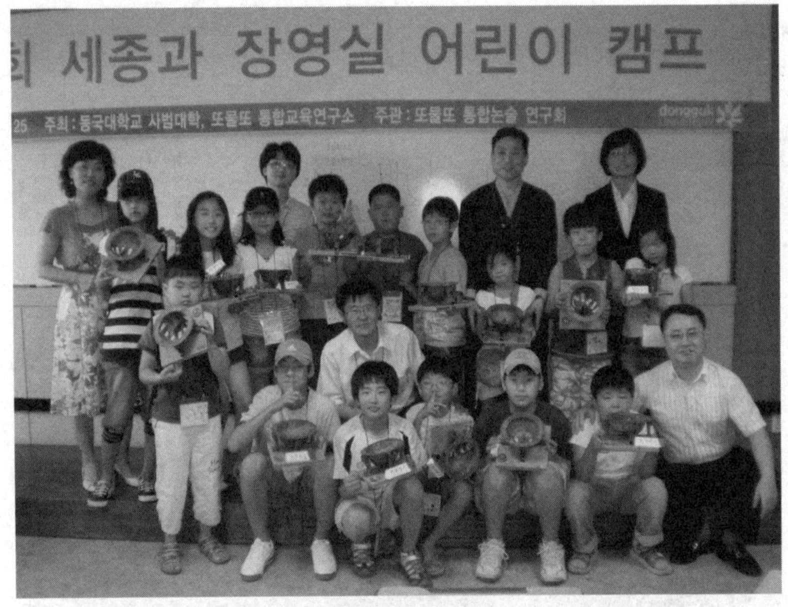

그림 10-2. 제1회 세종과 장영실 어린이 캠프 기념사진

정신을 제대로 구현하지 않았고, 후손들도 그러한 잘못을 되풀이한데 있다.[3]

이 분야의 연구는, 앙부일구의 가치나 주로 집중되어 있는 교육분야의 논의에 견주어, 극히 미미하다. 이혜주(2002)는 앙부일구의 모형제작과 활용효과에 대한 연구를 보여 주었고, 이행민(2004)은 앙부일구 학습을 위한 웹 코스웨어 설계 및 구현을 다루었다. 이 논의들에서도 잘못된 복원 문제를 다루지 않아 반쪽짜리 교육 프로그램이 되었다. 이런 교육 문제를 해결하고자 필자는 동국대학교 사범대학의 김혜숙 교수의 도움을 받아 2008년 8월 25일에 제1회 세종

---

3) 18세기는 훈민정음이 널리 퍼진 시기이므로 15세기처럼 시각 표시를 동물시신 그림으로 할 필요는 없을지 모른다. 그렇다면 언문 표기를 해야 적절하지만 한자로만 되어 있다.

과 장영실 어린이 캠프를 벌였다.[4]

　이런 현실로 볼 때, 우리가 우리의 자랑스러운 과학사를 말하고 세종이나 장영실 등의 위인을 논할 자격이 있는지 의문이다. 전상운 (1986, 32)이 "창덕궁에 소장되어 있는 두 개의 앙부일구는 세종 때의 전통을 이어받은 조선식 해시계를 대표하는 작품"이라고 평가한 것은 적절하지 않다. 핵심 가치와 의미를 무시한 복원품이 전통을 이어받았다고 평가하기는 어렵기 때문이다. 따라서 이 장에서는 세종 때의 앙부일구와 그를 둘러싼 역사적 맥락을 의사소통의 관점에서 조명해 보고, 제대로 된 복원의 필요성을 제기하고자 한다. 또한 측정한 표준 사료의 복원 차원에서 앙부일구 문제를 가장 정확히 짚고 대안을 제시한 한국표준연구소 복원품(1986)의 일부 문제를 극복한 안을 내놓고자 한다.

10.2. 앙부일구에 관한 세종 때 기록의 의미

　세종 16년(1434) 10월 2일자 실록에 앙부일구에 대한 최초의 기록이 전한다.

　　처음으로 앙부일구를 종로 혜정교와 종묘 앞에 설치하여 해그림자를 관측하였다. 집현전 직제학 김돈이 이를 기념하여 짓기를, "모든 시설에 시각보다 큰 것이 없는데, 밤에는 경루(물시계)가 있으나 낮에는 알기 어렵다. 구리로 부어서 그릇을 만들었으니 모양이 가마솥과 같고, 지름에는 둥근 톱니를 설치하였으니 자방(이십사

---

4) 매체 언어의 교육 문제에 대해서는 김혜숙(2001)의 글 참조.

방위의 하나)과 오방(이십사방위의 하나)이 서로 마주보고 있다. 구멍이 꺾이는 데 따라서 도니 겨자씨를 점찍은 듯하고, 도수를 안에 그었으니 천체 바퀴의 반이요, 동물시신의 몸을 그렸으니 어리석은 백성을 위한 것이요, 각(15분 정도)과 분(오늘날의 분)이 아주 뚜렷하니 해에 비쳐 밝은 것이요, 길옆에 설치한 것은 보는 사람이 모이기 때문이다. 지금부터 시작하여 백성들이 만들 줄을 알 것이다."[5]

이 기록이 씌어 있는 1434년은 문자생활사와 관련시켜 볼 때 무척 중요한 해이다. 이 해 4월, 그러니까 위 기록의 6개월 전인 4월 27일에 "다만 백성들이 문자를 알지 못하여 책을 비록 나누어 주었을지라도, 남이 가르쳐 주지 아니하면 역시 어찌 그 뜻을 알아서 감동하고 착한 마음을 일으킬 수 있으리오"라고 교서를 내려 한문으로 된 《삼강행실》을 그림으로 풀어 펴내기도 한 것이다(김슬옹, 2007, 32~33). 이런 맥락에서 1434년을 세종이 훈민정음을 본격적으로 연구하기 시작한 해로 볼 수도 있다.

또한 앙부일구와 같은 표준 시계 연구가 1년 전인, 1433년

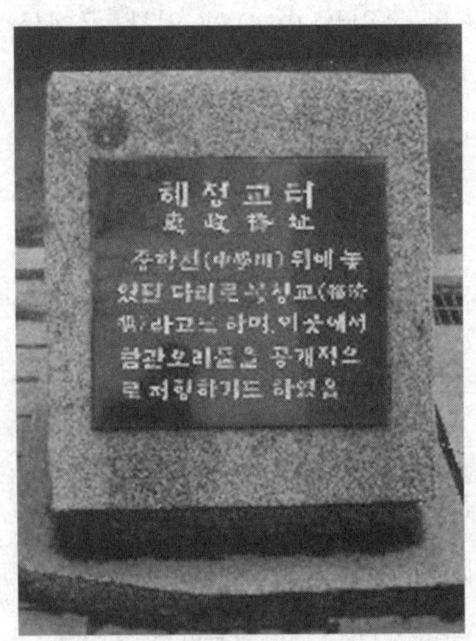

그림 10-3. 서울 광화문 교보문고 옆의 혜정교 터 비석

---

5) 初置仰釜日晷於惠政橋與宗廟前, 以測日影, 集賢殿直提學金墩爲銘曰: 凡所設施, 莫大時也, 夜有更漏, 晝難知也, 鑄銅爲器, 形似釜也, 經設圓距, 子對午也, 竅隨拗回, 點芥然也, 畫度於內, 半周天也, 圖畫神身, 爲愚氓也, 刻分昭昭, 透日明也, 置于路傍, 觀者聚也, 自今伊始, 民知作也(《세종실록》 66권 영인본 3책 592면, 1434년 10월 2일자).

부터 비롯되었다는 것이 훈민정음 반포 1년 전, 세종의 지시로 이순지가 펴낸 《제가역상집》(1445) 발문 기록(《세종실록》에 재수록)에 나온다.

"제왕의 정치는 역법(曆法)과 천문(天文)으로 때를 맞추는 것보다 더 큰 것이 없는데, 우리나라 일관(日官)들이 그 방법에 소홀하게 된 지가 오래인지라, 선덕(宣德) 계축년(1433) 가을에 우리 전하께서 거룩하신 생각으로 모든 의상(儀象, 천체를 관측하는 각종 기구)과 구루(晷漏)의 기계며, 천문과 역법의 책을 연구하지 않은 것이 없어서, 모두 극히 정묘하고 치밀하시었다. 의상에는 이른바 대소 간의(大小簡儀, 혼천의를 개량한 것)·일성정시의·혼의(渾儀) 및 혼상(渾象, 일종의 천구의)이 있고, 구루에는 이른바 천평일구·현주일구·정남일구·앙부일구·대소 규표 및 흠경각루(欽敬閣漏)·보루각루(報漏閣漏)와 행루(行漏)들이 있는데, 천문에는 칠정(七政)에 법받아 중외(中外)의 관아에 별의 자리를 배열하여, 들어가는 별의 북극에 대한 몇 노(度) 넣 분(分)을 다 측정하게 하고, 또 고금(古今)의 천문도(天文圖)를 가지고 같고 다름을 참고하여서 측정하여 바른 것을 취하게 하고, 그 28수[宿]의 도수(度數)·분수(分數)와 12차서의 별의 도수를 일체로 《수시력(授時曆)》에 따라 수정해 고쳐서 석본(石本)으로 간행하고, 역법에는 《대명력(大明曆)》·《수시력》·《회회력(回回曆)》과 《통궤(通軌)》·《통경(通徑)》 여러 책에 본받아 모두 비교하여 교정하고, 또 《칠정산내외편(七政算內外編)》을 편찬하였는데, 그래도 오히려 미진해서 또 신에게 명하시어, 천문·역법·의상·구루에 관한 글이 여러 전기(傳記)에 섞여 나온 것들을 찾아내어서, 중복된 것은 깎고 긴요한 것을 취하여 부문을 나누어 한데 모아서 1질 되게 만들어서 열람하기에 편하게 하였으니, 진실로 이 책에 따라 이치를 연구하여 보면 생각보다 얻음이 많을 것이며, 더욱이 전하께서 하늘을 공경하고 백성에게 힘쓰시는 정사가 극치에 이르지 않은 것이 없음을 볼 수 있을 것이다" 하였다.[6]

앙부일구가 제작된 3년 뒤의 1437년 기록에도, "무지한 남녀들이 시각에 어두우므로 앙부일구 둘을 만들고 안에는 시신을 그렸으니, 대저 무지한 자로 하여금 보고 시각을 알게 하고자 함이다. 하나는 혜정교가에 놓고, 하나는 종묘 남쪽 거리에 놓았다"[7]고 거듭 강조하고 있다.

그 다음 해인 1438년, 곧 훈민정음 창제 5년 전 세종은 침실인 강녕전 바로 옆에 과학연구소라 할 수 있는 '흠경각'을 지어 앙부일구도 전시한 듯하다.

흠경각이 완성되었다. 이는 대호군 장영실이 건설한 것이나 그 규모와 제도의 묘함은 모두 임금이 마련한 것이며, 각은 경복궁 침전 곁에 있었다. 임금이 우승지 김돈(金墩)에게 명하여 기문을 짓게 하니, 이에 말하기를,

"상고하건대, 제왕이 정사를 하고 사업을 이루는 데에는 반드시 먼저 역수(曆數)를 밝혀서 세상에 절후를 알려 줘야 하는 것이니, 이 절

---

6) 《諸家曆象集》成, 凡四卷. 同副承旨李純之跋曰: 帝王之政, 莫大於曆象授時也, 而吾東國日官之疎於其術久矣. 宣德癸丑秋, 我殿下發於宸衷, 凡諸儀象晷漏之器, 天文曆法之書, 靡不講究, 皆極精緻. 在儀象則曰大·小簡儀, 日星定時儀, 渾儀及渾象也; 在晷漏則曰天平日晷, 懸珠日晷, 定南日晷, 仰釜日晷, 大小圭表及欽敬閣漏, 報漏閣漏, 行漏也; 天文則於七政列舍, 中外官入宿去極度分, 皆測之, 又將古今天文圖, 參別同異, 測定取正, 而其二十八宿度分及十二次宿度, 一依《授時曆》修改, 以刊石本矣; 曆法則於《大明曆》, 《回回曆》, 《通軌》, 《通徑》諸書, 竝加讎校, 且撰《七政算》內外篇矣, 然猶未也, 又命臣搜索, 其天文曆法儀象晷漏書之雜出於傳記者, 刪其重複, 取其切要, 分門類聚, 作爲一帙, 以便觀覽, 苟因是書而究其理, 則思過半矣, 尤以見殿下敬天勤民之政, 無所不用其極也(《세종실록》卷第一百七終, 태백산사고본 34책 107권 21장 B면, 영인본 4책 612면).

7) 愚夫愚婦昧於時刻, 作仰釜日晷二件, 內畫時神, 蓋欲愚者俯視知時也, 一置惠政橋(半)〔泮〕, 一置宗廟南街(태백산사고본 24책 77권 7장 A면, 영인본 4책 66면).

후를 알려 주는 요결(要訣)은 천기를 보고 기후를 살피는 데에 있는 것이므로, 기형(璣衡)과 의표를 설치하게 되는 것이다. 그러므로 이를 상고하고 징험하는 방법이 지극히 정밀하여 한 기구 한 형상만으로는 능히 바르게 할 수 없다. 우리 주상 전하께서 이 일을 맡은 자에게 명하여 모든 의기(儀器)를 제정하게 하였는데, 대소 간의·혼의·혼상·앙부일구·일성정시·규표·금루 같은 기구가 모두 지극히 정교하여 전일 제도보다 훨씬 뛰어나 오직 제도가 정밀하지 못하고, 또 모든 기구를 후원(後苑)에다 설치하였으므로 시간마다 점검하기가 어려울까 염려하여, 이에 천추전(千秋殿) 서쪽 뜰에다 한 간 집을 세웠도다."[8]

이런 시설과 배치로 볼 때, 세종은 과학연구소를 직접 챙기고 과학 기술자들과 함께 연구와 발명을 추진한 것을 알 수 있다.

또한 앙부일구가 꽤 오랫동안 무척 요긴한 구실을 하였음을 알 수 있는 기록이 《명종실록》 1547년 11월 2일자와 1549년 11월 24일자에도 전한다. 두 기록 모두 종묘 동구와 혜정교의 앙부일구를 통해 태양 행노를 측후한 결과 동지 획의 오치가 있었음을 보고하고 있다.[9] 《조선왕조실록》의 앙부일구에 대한 최초 기록에 나오는 김돈이 지은 시도 전한다.

---

8) 欽敬閣成, 大護軍蔣英實經營之, 其規模制度之妙, 皆出睿裁, 閣在景福宮燕寢之傍, 上命右承旨金墩, 作記曰: 若稽帝王發政成務, 必先於明曆授時, 而授時之要, 在於觀天察候, 此璣衡儀表所由設也, 然考驗之方, 極精至密, 非一器一象所能取正, 我主上殿下命攸司制諸儀象, 若大小簡儀, 渾儀, 渾象, 仰釜日晷, 日星定時, 圭表, 禁漏等器, 皆極精巧, 夐越前規, 猶慮制度未精, 且諸器皆設於後苑, 難以時時占察, 乃於千秋殿西庭, 建一間小閣, 糊紙爲山, 高七尺許, 置於其中, 內設玉漏機輪, 以水激之[《세종실독》 80권, 20년(1438 무오/명 정통(正統) 3년) 1월 7일(임진) 3번째 기사 태백산사고본 25책 80권 5장 A면].

9) 觀象監啓曰: 測候宗廟洞口及惠政橋兩處仰釜日晷, 太陽行度, 冬至晝竝差違, 簡儀臺大圭表(彰)[影]七丈三尺六寸, 小圭表影一丈四尺五寸六分[태백산사고본 5책 6권 53장 B면, 영인본 19책 545면].

무엇을 하든 간에

때를 아는 것보다 중한 것이 없겠거늘

밤에는 경루가 있지만

낮에는 알 길이 없더니

구리를 부어 기구를 만드니

형체는 가마솥과 같고

반경에 원거를 설치하여

남과 북이 마주하게 하였다

구멍이 꺾임을 따라도는 것은

점을 찍어서 그러하다

내면에는 도수를 그어

주천의 반이 되고

시신의 몸을 그리기는

어리석은 백성 때문이요

각과 분이 또렷한 것은

햇볕이 통하기 때문이요

길가에 두는 것은

구경꾼이 모이는 때문이니

이제 비로소

백성이 일을 시작할 것을 알게 되리라[10]

_《동문선》 50권

이 시는 앙부일구의 역사적 가치와 의미를 아주 간결하면서도 충분하게

---

10) 凡所設施／莫大時也／夜有更漏／晝難知也／鑄銅爲器／形似釜也／徑設圓距／子對午也／竅隨拗
   回／點芥然也／晝度於內／半周天也／圖畫神身／爲愚氓也／刻分昭昭／透日明也／置于路旁／觀者
   聚也／自今伊始／民知作也

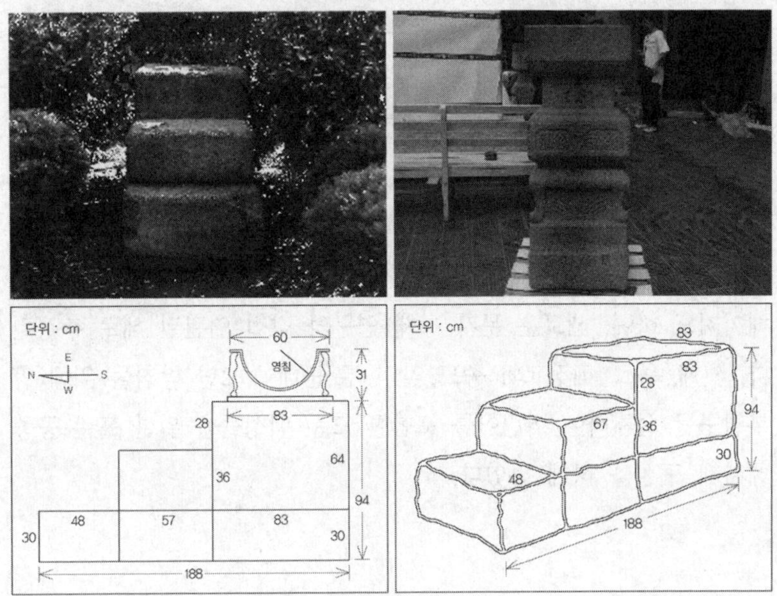

그림 10-4. 세종 때 앙부일구를 전시해 놓았던 받침돌(탑골공원, 왼쪽 위), 앙부일구 설치 가상도(표준연구소, 왼쪽 아래), 어린이를 배려하지 않고 복원된 후대의 앙부일구 받침대(오른쪽 위), 일구대(한국표준연구소, 오른쪽 아래)

묘사했다. 시계의 특징과 효용성, 사용 맥락을 명쾌하게 보여주고 있다.

앙부일구가 놓여 있던 받침돌 가운데 종묘에 있던 것은 지금 탑골 공원에 전시 되어 있다(〈그림 10-4〉의 왼쪽 위). 실제 앙부일구는 앞서 말했듯이, 임진왜란 이후 없어졌으나 그 받침대는 19세기 초까지 남아 있어 '일구대(日晷臺)'로 불러왔다고 한다. 그러나 그 뒤 땅속에 묻혀 있다가 20세기 초, 종로 전차 부설 공사 때 발견되어 현재 탑골 공원으로 옮겨 놓았다(《京城府史》 권 1). 이 받침대는 총 길이가 1미터도 되지 않고 2단으로 나뉘어 있으므로 초등학생도 충분히 볼 수 있다. 이것으로 보아 어린이까지 배려한 것으로 추측할 수 있다. 이 받침돌을 근거로 표준연구소는 앙부일구의 크기를 〈그림 10-4〉 (왼쪽 아래)와 같이 추정하였다.

　정리해 보면, 위와 같은 기록으로써 우리는 세 가지를 알 수 있다. 첫째, 앙부일구는 해시계이면서 방위와 절기까지 알 수 있는 다목적용으로, 역시 다목적용으로 창제된 훈민정음의 맥락과 일치한다(훈민정음의 다목적성은 1장 참조). 둘째, 앙부일구는 문자(한자)를 모르는 백성을 배려해 시각 표시를 동물시신 그림과 병행한 것으로, 제작 해인 1434년은 《삼강행실》을 그림으로 풀어 교화를 시도한 해이기도 하여, 새로운 문자 창제 연구와 직접 연관된 해로 추정된다. 셋째, 종로 혜정교와 종묘 앞의 두 군데에, 2단 받침돌 위에 앙부일구를 설치하여 어린이를 포함한 모든 백성들을 위한 표준 공중 해시계 구실을 하게 하였다.

10.3. 제작 주체 문제

　흔히 앙부일구를 장영실이 만들었다고 하나, 정확하게 누가 만들었느냐에 대한 역사 기록은 없다. 장영실이 참여한 것은 확실하지만, 이는 왕실 프로젝트였고 공동 제작이기 때문에 이 작업의 최종 책임자는 세종이었다. 먼저 《국조보감》 제7권 세종조 3(世宗朝三) 20년(무오, 1438)에 보면, "임금[上]이 일찍이 여러 의상을 제작하도록 명하였다. 대소 간의, 혼의, 혼상, 앙부일구, 일성정시, 규표, 금루 등의 기구가 모두 매우 정교하였는데, 그 규모와 제도는 모두 임금께서 구상한 것이었다"는 기록이 있다.

　《임하필기(林下筆記)》 제13권 문헌지장편(文獻指掌編) 〈의기(儀器)〉 편에서는 다음과 같이 이순지가 주관했다고도 한다.

　　태조(太祖) 7년(1398)에 경루를 종로의 거리에 설치하였다. 세종이 정인지에게 명하여 의상을 만들도록 하였는데, 대소 간의, 혼의·혼상, 현주천평정남 앙부일구, 일성정시의, 자격루 등이었다. 그리고 15년(1433)에는 신법천문도(新法天文圖)를 조각하여 만들고, 24년(1442)에는 측우기를 만들었는데 이순지가 이를 주관하였다.

한편, 《필원잡기》 제1권에서는 장영실의 주된 구실을 강조했다.

세종은 또 자격루·간의대(簡儀臺)·흠경각·앙부일구 등을 제작하였는데, 만든 것이 극히 정치(精緻)하였으며, 모두가 왕의 뜻에서 나온 것이었다. 비록 여러 공장(工匠)들이 있었으나 임금의 뜻을 맞추는 이가 없었는데, 오직 호군 장영실이 임금의 지혜를 받들어 기묘한 솜씨를 다하여 부합되지 않음이 없었으므로 임금이 매우 소중히 여겼다. 사람들이 모두 말하기를, "박연과 장영실은 모두 우리 세종의 훌륭한 제작을 위하여 시대에 응해서 태어난 인물이다" 하였다.[11]

이로써 미루어 보면 세종이 기획하고 이순지, 장영실이 실무 책임을 맡은 것으로 생각할 수 있다.

10.4. 앙부일구 표시 문자와 시각 표시 기호의 의미

앙부일구는 여러 사진에서 보듯, 오목한 내부와 위의 테두리 원

---

11) 世宗始制雅樂. 朴中樞埏贊成之. 每坐臥. 手於心胸之間. 爲夏擊形. 嘯於口吻之中. 爲律呂聲. 積十餘年乃成. 世宗深倚重之. 世宗又制自擊漏. 簡儀臺欽敬閣. 仰釜日咎. 制作極爲精緻. 皆出宸衷雖百工匠. 無能測上意者. 惟護軍蔣英實仰承睿智. 運奇騁巧. 無不脗合. 上甚重之. 人皆曰. 埏與英實. 皆爲我世宗制作之盛. 應期而生也, 出筆苑雜記下同.

형 틀로 이루어져 있다. 영침이 붙어 있는 위에 시계 이름이 해서체로 〈그림 10-5〉(오른쪽 아래)와 같이 쓰여 있다. 또한 시계 맨 바깥 원에는 〈그림 10-5〉(위)와 같이 24방위가 표시 되어 있다. 이는 앙부일구에 표시되어 있는 방위 문자를 그대로 옮겨와 다시 표시한 것인데 이로써 보면 앞서 김돈이 자방과 오방이 마주보고 있다고 한 의미를 알 수 있다. 24방위 가운데는 '자', '묘', '오', '유' 밑에 더

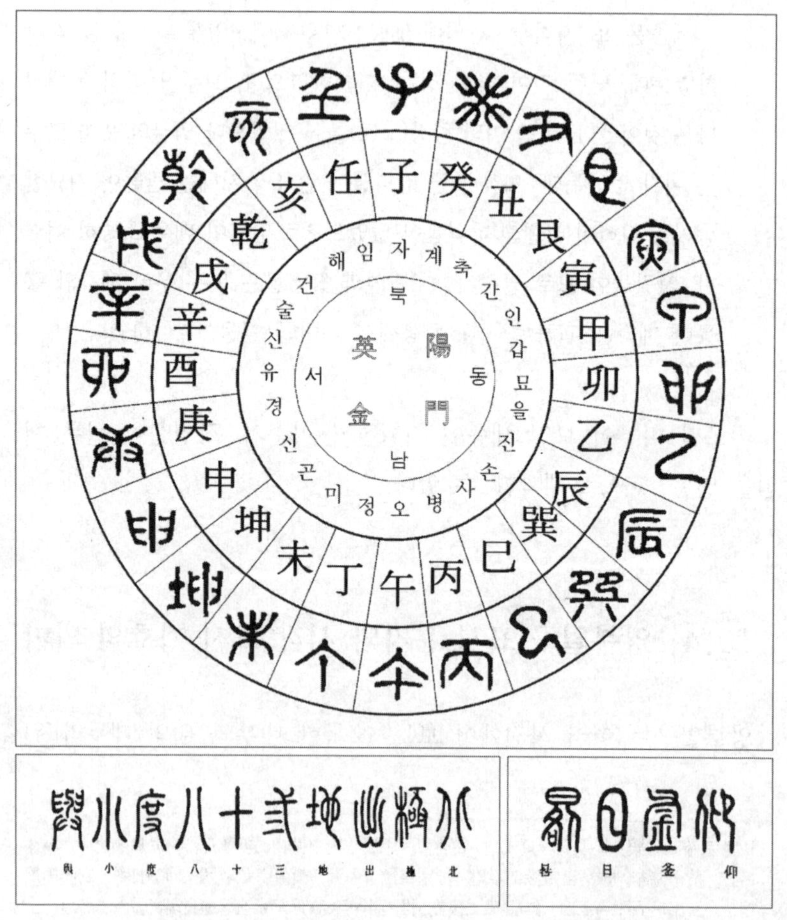

그림 10-5. 시계 바깥 원의 24방위(위), 북극출지 삼십팔도소여(왼쪽 아래), 앙부일구(오른쪽 아래)

표 10-1. 절기 이름과 순우리말 이름(순우리말 이름은 숨결새벌에 따름)

계절	절기	음력	양력	순우리말 이름
봄	입춘(立春)	정월	2월 4~5일	봄설
	우수(雨水)		2월 19~20일	비내림
	경칩(驚蟄)	이월	3월 5~6일	잠깸
	춘분(春分)		3월 21~22일	봄나눔
	청명(淸明)	삼월	4월 5~6일	맑고밝음
	곡우(穀雨)		4월 20~21일	단비
여름	입하(立夏)	사월	5월 6~7일	여름설
	소만(小滿)		5월 21~22일	조금참
	망종(芒種)	오월	6월 6~7일	씨여뭄
	하지(夏至)		6월 21~22일	여름이름
	소서(小暑)	유월	7월 7~8일	조금더위
	대서(大暑)		7월 23~24일	한더위
가을	입추(立秋)	칠월	8월 8~9일	가을설
	처서(處暑)		8월 23~24일	더위머뭄
	백로(白露)	팔월	9월 8~9일	이슬맺힘
	추분(秋分)		9월 23~24일	가을나눔
	한로(寒露)	구월	10월 8~9일	찬이슬
	상강(霜降)		10월 23~24일	서리내림
겨울	입동(立冬)	시월	11월 7~8일	겨울설
	소설(小雪)		11월 22~23일	조금눈
	대설(大雪)	동지	12월 7~8일	한눈
	동지(冬至)		12월 22~23일	겨울이름
	소한(小寒)	섣달	1월 6~7일	조금추위
	대한(大寒)		1월 20~21일	한추위

작은 글씨로 '북', '동', '남', '서'가 표시되어 있다.

방위 선 안쪽에는 절기가 표시 되어 있는데 24절기표와 함께 제시하면 다음과 같다(〈표 10-1, 2〉). 또한 시각 기준을 알리는 관측 위도(〈그림 10-5〉의 왼쪽 아래)가 표시되어 있는데, 이는 "북극출지 삼십팔도소여(北極出地 三十八度小與)"로 북극의 위도 38도쯤을 기준으로 삼는다는 뜻이다. 이보다 먼저 나온 보물에는 "한양북극고도 삼십칠도 이십분(漢陽北極高度三十七度二十分)"이라고 되어 있다. 정확한 시간을 재려면 해시계 설치 장소의 정확한 관측지의 위도 설정이 중요하다. 그래서 세종은 서운관이라는 관청을 통해 정확한 북극고도를 측정하였고 이를 바탕으로 앙부일구를 제작하였다.

앙부일구 제작 당시의 시각법은 밤 시각법과 하루 시각법으로 이원화되어 있었다. 하루 시각법은 12시각법이었다. 해가 지고 난 뒤부터 그 다음 날 해가 뜰 때까지를 1경(更)부터 5경까지 다섯 등분하고 한 경을 다시 1점(點)부터 5점까지 다섯 등분하였다. 밤 시각과 낮 시각을 현대 시각표와 대비해 제시하면 〈표 10-4〉와 같다.

앙부일구는 해시계이므로 낮 시간인 묘시부터 유시까지가 오목 내부에 표시되어 있다. 표준연구소에서 복원에 사용한 동물시신 그림은 〈그림 10-6〉(394쪽)과 같다. 이러한 동물시각신은 자격루와 옥루에도 사용된 것으로, 그 형상에 대한 기록이 남아 있지 않다. 이에 표준연구소에서는 다음과 같은 이유로 김유신 묘에 보이는 십

표 10-2. 앙부일구에 표시되어 있는 절기 구조도

안쪽 원 왼쪽	안쪽 원 오른쪽
큰 원	
夏至(하지)	夏至(하지)
芒種(망종)	小暑(소서)
小滿(소만)	大暑(대서)
立夏(입하)	立秋(입추)
穀雨(곡우)	處暑(처서)
淸明(청명)	白露(백로)
春分(춘분)	秋分(추분)
驚蟄(경칩)	寒露(한로)
雨水(우수)	霜降(상강)
立春(입춘)	立冬(입동)
大寒(대한)	小雪(소설)
小寒(소한)	大雪(대설)
冬至(동지)	冬至(동지)
작은 원	

이지신상을 바탕으로 복원하였음을 밝히고 있다.

시신으로 표현된 12지신은 동물의 얼굴에 사람의 모습을 한 수면 인신상(獸面人身像)으로 보아야겠다. 이 십이지신을 의인화시켜 신

표 10-3. 옛날과 오늘날의 시각법 견줌표

갈래	옛날 시각법			현대 시각법
	밤 시각법	하루 시각법		
		12시각법	24시각법	
기준	해가 지고 난 뒤부터 그 다음 날 해가 뜰 때까지를 1경부터 5경까지 다섯 등분하고 한 경을 다시 1점부터 5점까지 다섯 등분함.	하루 24시간을 두 시간 간격으로 12등분 함.	하루 24시간을 한 시간 간격으로 24등분 함.	
단위	1경~5경(1점~5점, 총 25점)	자시, 축시, 인시, 묘시, 진시, 사시, 오시, 미시, 신시, 유시, 술시, 해시	1시~24시	
특성	밤 길이에 따라 시간 간격이 일정하지 않음.	시간 단위가 밤낮 길이에 관계없이 일정함.		
의미	이중 시각법을 통해 밤낮이 다른 자연 이치와 그 시대 특징을 살림.	규칙성과 보편성을 중요하게 여김.		

표 10-4. 15세기 12시각법과 밤시각법 비교

12시각	현대 말	조선시대 말	현대 시간	밤낮	밤 시각
子時(자시)	쥐때	쥐빼	23~1시	밤	三更(삼경)
丑時(축시)	소때	쇼빼	1~3시		四更(사경)
寅時(인시)	범때	범빼	3~5시		五更(오경)
卯時(묘시)	토끼때	톳기빼	5~7시	낮	
辰時(진시)	용때	미르빼	7~9시		
巳時(사시)	뱀때	빗얌빼	9~11시		
午時(오시)	말때	물빼	11~13시		
未時(미시)	양때	양빼	13~15시		
申時(신시)	원숭이때	납빼	15~17시		
酉時(유시)	닭때	닭빼	17~19시		
戌時(술시)	개때	개빼	19~21시	밤	初更(초경)
亥時(해시)	돼지때	돝빼	21~23시		二更(이경)

격화한 형상들의 개념은 중국 은나라 때부터 추정되고 있으나, 본래
의 뜻은 인도의 고대전설에서 발생하여 보살의 화신으로 불교에 응
용됨으로 시작된 것이다. 우리나라는 당나라 때부터 영향을 받아 신
라, 고려, 조선시대에 이르기까지 두루 그 흔적을 찾아볼 수 있다.
그러나 이에 관련된 유물은 신라시대의 것이 가장 많아 경주 지방에
산재해 있다. 특히 김유신 묘에 보이는 십이지상은 가장 완벽하게
보존돼 있고 또한 관복을 입은 모습으로 앙부일구에서의 시신과 가
장 근사할 것으로 보아 복원되는 앙부일구의 시신의 기본으로 삼았
다(한국표준연구소, 1986, 30~31).

이와 같이 하여 제시된 것이 〈그림 10-7〉(오른쪽 위)의 복원도이
고, 이에 따라 실제 복원한 제품이 〈그림 10-7〉(왼쪽 위)이다.

대단히 중요한 복원임에도 학계나 문화계에서는 별로 주목하지
않은 듯하다. 이 뒤에 나온 모든 모조품들이 이를 따르지 않고 있기
때문이다. 필자의 몫은 정확한 복원의 가치를 널리 알리는 데 있다.
그런데 동물시신 그림이 중요하긴 하지만 한자 표기 없이 그림으로
만 표기했다고는 보지 않는다. 하층민만을 위한 시계는 아니었기 때

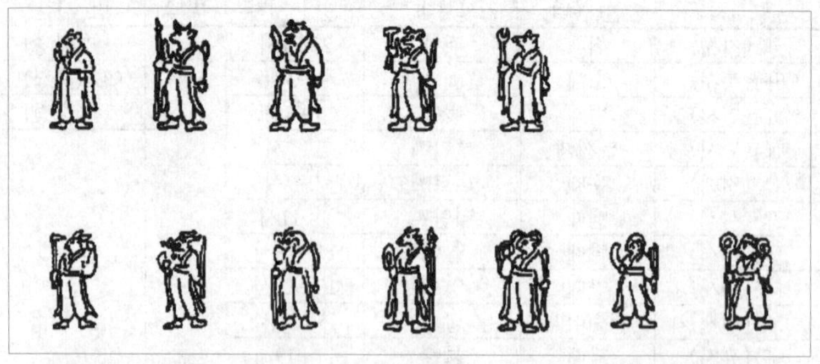

그림 10-6. 밤 시간 동물시신(위 왼쪽부터 쥐[子], 소[丑], 범[寅], 개[戌], 돼지[亥]),
낮 시간 동물시신(아래 왼쪽부터 토끼[卯], 용[辰], 뱀[巳], 말[午], 양[未], 원숭이[申], 닭[酉])

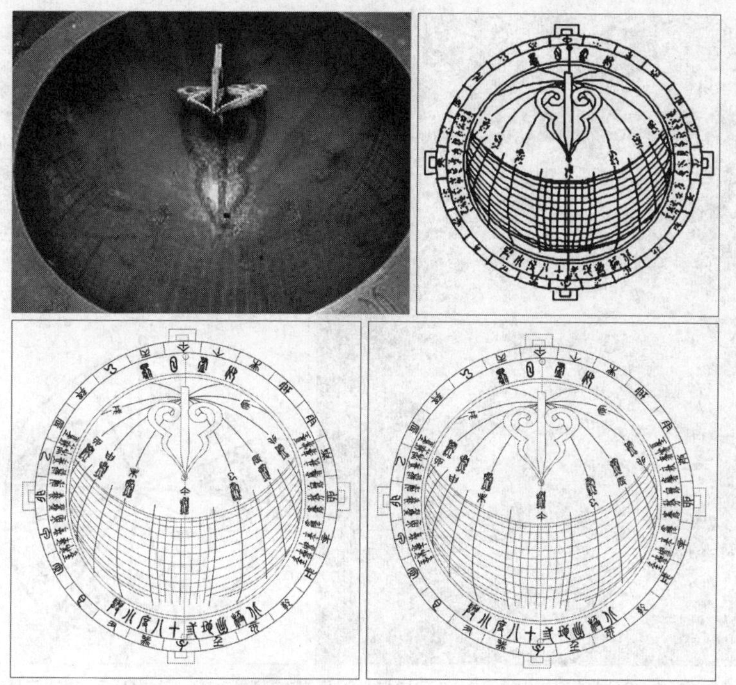

그림 10-7. 표준연구소 복원품(1986, 일부 동물시신 그림이 보인다. 왼쪽 위), 표준연구소 복원도(오른쪽 위), 동물시신 문자 병기 복원가상도(A형 왼쪽 아래, B형 오른쪽 아래)

문이다. 그 당시 한자 표기의 일반적 흐름으로 보나 앙부일구의 다른 표기 체계로 보나 한자와 병행했을 것이다. 따라서 이 장에서는 동물시신과 한자 표기를 함께 넣은 복원도를 또 다른 개선안으로 제시한다(〈그림 10-7〉의 왼쪽, 오른쪽 아래).

10.5. 앙부일구의 소통 의미와 교육

여기서 우리가 가장 주목할 것은 앙부일구가 갖는 소통 측면의 의미와 가치다. 바로 문자(한자)를 모르는 백성들을 배려하고 그들

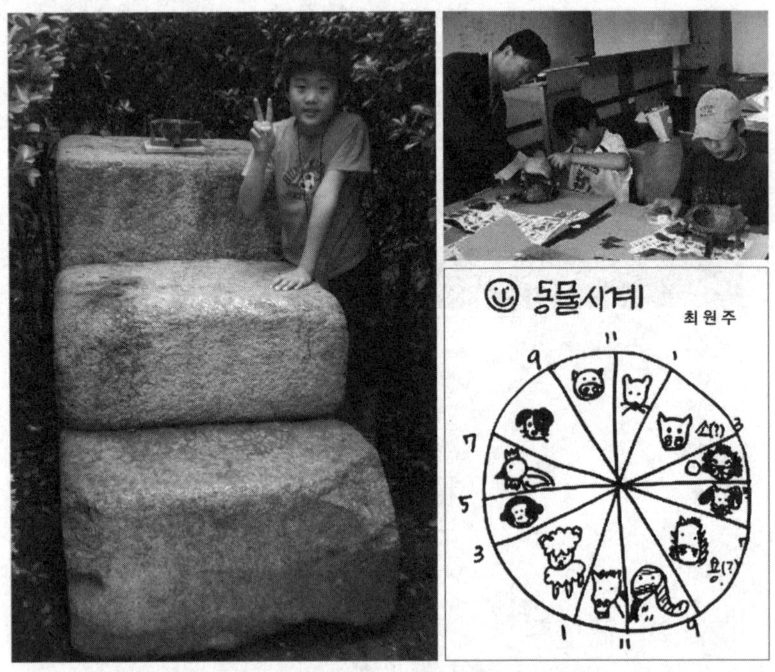

그림 10-8. 앙부일구 받침돌과 어린이가 만든 모조품(왼쪽), 앙부일구 제대로 만들어 보기 캠프(오른쪽 위), 어린이가 그린 동물 시계(오른쪽 아래)

의 소통 능력을 생각해서 실제 제품을 만들었다는 점이다. 시간을 정확히 측정하는 것은 왕과 지배 관리의 몫이지만, 그 시간의 소통은 모든 백성의 몫이다.[12]

시각을 표시한 문자 기호는 일반 책의 문자와 다를 수 있다. 관습적인 기호가 쓰일 수도 있기 때문이다. 마치 로마자를 모르는 어린이들이 로마자로 표기된 시계를 이해하듯이 말이다. 세종이 이런 관습적 기호에서조차 하층민과 소통하는 문제를 심각하게 고려하고 쓰도록 한 것은 큰 의미와 가치가 있다. 《삼강행실도》와 같은 그림

---

12) 왕조 시대 시간 측정과 소통의 의미는 남문현(2002)의 글 참조. 또한 해시계의 전반적인 흐름과 의미는 이은성(1982)의 글 참조.

병행 전략을 펼치면서 훈민정음처럼 다목적·다기능 전략을 실현하며 소통하였다. 이는 언어생활사 관점에서 보았을 때, 앞서 말했듯이, 세종이 훈민정음이라는 문자생활의 혁명을 고안하게 된 직접적 계기가 되었을 것이다.

이런 역사적 의미와 가치를 제대로 교육해야 한다는 뜻에서 세종과 장영실 어린이 캠프를 열어 교육적 성과를 거두었다.[13] 먼저 〈그림 10-8〉(오른쪽 아래)과 같이 동물시계를 그려 봄으로써 옛날 사람들의 시계 원리를 이해하게 하였다. 그리고 나서 동물시신 그림이 없는 시중의 종이 제품을 조립한 뒤, 동물시신 그림을 오려 붙여 완성하였다(379쪽 〈그림 10-1〉의 오른쪽 위 참조).

그런 다음 실제 앙부일부 받침돌이 있는 탑골 공원에 가서 앙부일구가 어떻게 전시되어 소통되었는가를 확인하였다(〈그림 10-8〉의 왼쪽). 키 작은 초등학교 1학년 어린이도 계단을 올라가면 앙부일구를 볼 수 있도록 되어있다.

10.6. 마무리

앙부일구는 조선왕조 1434년에 세종이 장영실, 이순지 등과 더불어 만든 방위와 절기, 낮 시간을 동시에 알 수 있게 설계된 다목적용 해시계다. 이 장에서는 소통의 관점에서 이 시계의 의미와 가치를 조명하였다. 각종 기호는 한자로 되어 있으나, 핵심 시각 표시는 하층민을 위해 열두 띠 동물시신 기호를 아울러 표시했다. 또한 어린이들도 볼 수 있게끔 아주 낮은 2단으로 된 계단식 받침돌 위에

---

13) 참가한 어린이들의 심층 인터뷰로 그 점을 확인할 수 있었으나 이 장의 주된 초점은 아니므로 여기서 다루지는 않았다.

시계를 설치하여, 모든 백성들을 위한 시계임을 분명히 했다. 이러한 앙부일구가 하층민과 어린이를 배려한 시계임에도 복원품은 이 시계의 핵심 장치와 의미를 구현하지 않았다.

언어생활사 관점에서 보았을 때, 훈민정음 창제 9년 전에 발명된 이 시계는 세종이 훈민정음을 창제하지 않을 수 없는 핵심 동기를 보여주는 가치를 지닌다. 세종은 생활과 통치의 표준이면서 상징인 시계로써 한자로 말미암은 소통 문제를 극복하고자 하였으나, 한계가 있었던 것이다. 이 한계에 대한 인식이 훈민정음 창제의 핵심 동기로 이어졌다고 볼 수 있으며, 하층민과 소통을 꾀했다는 것 자체가 매우 소중하다. 이런 역사적 의미를 살리고자 앙부일구는 세종 당대의 원형대로 복원되어야 한다.

■ 참고문헌

《조선왕조실록》 누리집 http://sillok.history.go.kr
한국고전번역원 누리집 http://www.itkc.or.kr
또물또통합교육연구소 엮음, 2008,《제1회 세종과 장영실 캠프 자료
　　　집》, 동국대 사범대학.
해피페이퍼 만듦, 2008, 앙부일구 종이 조립 제품.

국가과학기술자문회의, 2005,〈과학기술중심사회를 위한 과학문화혁신
　　　방안 연구〉, 국가과학기술자문회의.
김소라, 2005,〈계절의 변화 내용 지도를 위한 학습 자료 제작과 활용
　　　에 대한 연구〉, 서울교대 교육대학원 석사학위논문.
김슬옹, 2007,〈훈민정음 창제 동기와 목적에 대한 중층 담론〉,《사회
　　　언어학》 15권 1호, 한국사회언어학회, 21~45쪽.
＿＿＿, 2008,〈앙부일구 복원 문제와 언어생활사적 의미〉,《2008 숙명
　　　여대 한국어문화연구소 한민족문화학회 정기학술대회 자료집》.
김영조,〈'장영실의 날', 장영실은 없다-위대한 과학선현 장영실을 홀
　　　대하는 대한민국〉,《오마이뉴스》 2007년 10월 26일자.
김혜숙, 2001,〈매체 언어의 국어교육적 수용의 필요성과 방안에 대하
　　　여〉,《동국어문학》 36, 동국대학교, 43~66쪽.
남문현, 2002,《장영실과 자격루-조선시대 시간측정 역사 복원》, 서
　　　울: 서울대 출판부.
박신석, 1987,〈世宗大王의 해시계〉,《측정표준》 10권 4호, 한국표준
　　　연구소, 32~36쪽.
이은성, 1982,〈해시계의 歷史와 그 原理〉,《동방학지》 33, 연세대 국
　　　학연구원, 81~156쪽.
이행민, 2004,〈오목 해시계 앙부일구 학습을 위한 웹 코스웨어 설계
　　　및 구현〉, 한국교원대 교육대학원 석사학위논문.
이혜주, 2002,〈앙부일구의 모형제작과 활용효과에 대한 연구〉, 서울교

대 교육대학원 석사학위논문.
전상운, 1986, 《세종 시대의 과학》, 세종대왕기념사업회.
_____, 1987, 《한국의 과학 문화재》, 정음사.
최형운, 2005, 〈학습 자료로서의 과학 문화재 활용 방안〉, 서울교대 교
육대학원 석사학위논문.
한국표준연구소, 1986, 〈측정표준 사료 복원-앙부일구(仰俯日晷)-〉,
과학기술처.

〈Abstract〉

Angbuilgu Restoration Problem and Communication Education

The Angbuilgu(仰釜日晷) is a concave sundial created by King Sejong with Jang Yeong-sil and Yi Sun-ji in 1434 during the Chosun Dynasty. This chapter examines the meaning and value of the clock from a communication and linguistic life history perspective. Although this clock was created for the lower classes and children, nine years before the invention of Hunminjeongeum, no other clock restored thereafter embodied its key features and significance.

This clock is a multi-purpose sundial designed to simultaneously display azimuths, solar terms and day hours. Various signs are expressed in Chinese characters, but the key time marks are expressed in symbols of twelve animal gods(時神) for easy understanding by the lower class people. Moreover, its installation on a very low three-step mount to allow viewing by children made clear the clock was meant for all the people.

Viewed from a perspective of linguistic life history, this clock has significance in showing the key motivation for Sejong having to invent the Hunminjeongeum. King Sejong wanted to overcome the communication problem resulting from using Chinese characters through a clock, which is a key standard and symbol of everyday life and governing, but there were limitations. It can be seen that the recognition of such limitations led to the key motivation for inventing the Hunminjeongeum, and it is very important that ultimately the king strived for communicating with the lower classes. To breathe life into such historical significance, the Angbuilgu needs to be restored in its original form of the Sejong period.

Key words: Angbuilgu, sundial, linguistic life history, lower classes, communication, restoration

5부

세종의 언어정책과 업적의 평가

11장 세종과 소쉬르의 통합언어학적 비교

12장 세종의 언어정책 담론 :
훈민정음을 통한 통합과 통섭

11장 세종과 소쉬르의 통합언어학적 비교

11.1. 머리말

11.1.1. 문제 설정

세종(이도, 1397~1450)과 페르디낭 드 소쉬르(Ferdinand de Saussure, 1857~1913)는 아주 다른 시대와 지역 배경을 가진 학자들이지만, 그들의 언어관과 그에 따른 업적은 매우 비슷한 점이 많다. 두 사람에 대한 학문과 역사적 평가는 낱낱이 드러나 있는 상태지만 한결같은 것은 아니다. 이미 드러난 사실과 견해라도 두 사람을 함께 견줌으로써 새롭게 조명될 수 있다.[1] 물론 비슷한 점이 많다는 것은 그로 말미암아 생기는 차이점도 녹록치 않음을 말해 준다. 결국 비슷한 점과 차이점의 의미를 추적하는 것이 이 장의 핵심 전략이 될 터이다.[2]

---

1) 소쉬르와 국내 학자의 비교는 이도흠(2007)이 두드러진다. 비교 전략은 필자와 다른데, 소쉬르와 원효를 주로 탈근대적 측면에서 접속시켰다. 원효의 통합적 관점을 부각시키면 이 장과 비슷한 맥락의 접속이 가능하지만 이는 다른 논문으로 돌린다. 소쉬르에 관한 최근 논의는 한국기호학회 편(2007)을 많이 참고하였다.

2) 김성도(1999, 87)는 "소쉬르 사상의 재구성에는 이론적인 상상력과 해석학의 쌍두마차가 달릴 수밖에 없다. 아울러 이 쌍두마차는 언제나 오해와 왜곡이라는 탈선의 위험성을 내포하고 있음도 직시해야 한다. …… 소쉬르의 생애에 대해서 몇 가지 공식적인 경력을 제외하고는 별로 알려진 바가 없다. 한마디로 그의 사상적

두 학자의 비교는 《훈민정음》 해례본(1446, 세종과 정인지 외 7인 공저)과 《일반언어학 강의》(1916, 제자들이 간행)를 비교하는 맥락과 같다. 공교롭게도 이 두 저서는 그들 자신보다는 측근의 도움으로 세상의 빛을 보았다.

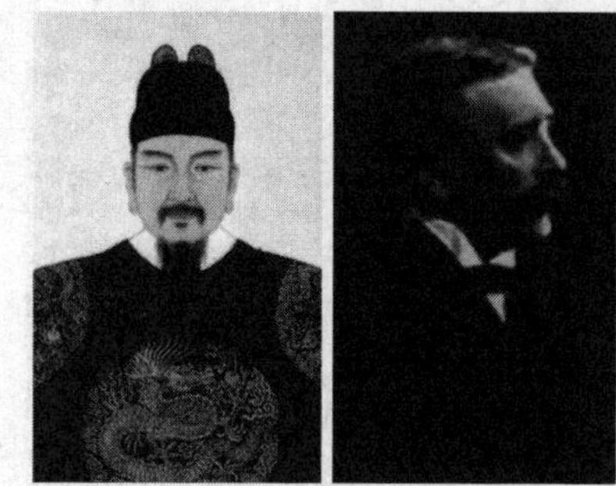

그림 11-1. 세종과 소쉬르

물론 《훈민정음》 해례본은 소쉬르의 《일반언어학 강의》와는 달리 세종이 직접 주관하고 펴냈지만, 핵심 내용의 저술을 공저자들에게 맡겼으므로 그런 평가가 가능하다.

또한 이 논의를 위해서는 먼저 《훈민정음》 해례본을 언어학 텍스트로서 인정할 수 있어야 하고, 세종을 이 텍스트의 핵심 제1저자로 받아들여야 한다. 기존 논의에서 이러한 관점이 충분히 받아들여진 것으로 본다면, 언어학 텍스트로서 자리매김하는 문제만 남게 된다.[3] 《훈민정음》 해례본은 지금 시각으로 볼 때, 정통 언어학 텍스트로 보기에는 문제가 따르지만, 그렇다고 이 책을 단지 새 문자의 매뉴얼 정도로만 볼 수 없다는 측면도 분명하다.[4] 그렇다면 언어학 텍스트로 인정하느냐 안 하느냐 하는 이분법적 인식보다는 맥락적,

---

변모과정을 밝혀주는 결정적 단서들이 부재한다"고 했다. 여기서 소쉬르를 세종으로 바꿔 보면 거의 그대로 들어맞는다.

　* 패러디: 세종 사상의 재구성에는 이론적인 상상력과 해석학의 쌍두마차가 달릴 수밖에 없다. 아울러 이 쌍두마차는 언제나 오해와 왜곡이라는 탈선의 위험성을 내포하고 있음도 직시해야 한다. …… 세종의 학문 업적에 대해서 몇 가지 공식적인 경력을 제외하고는 별로 알려신 바가 없나. 한마니토 그의 사상적 변모과징을 밝혀주는 결정적 단서들이 부재한다.

3) 《훈민정음》 해례본의 맥락적 서지 정보에 대해서는 이 책 7장 참조.

4) 김석득(1983, 9~61)은 《훈민정음》 해례본의 언어학 수준이 현대 음성학, 음운학으로 보아도 손색이 없음을 입증한 바 있다.

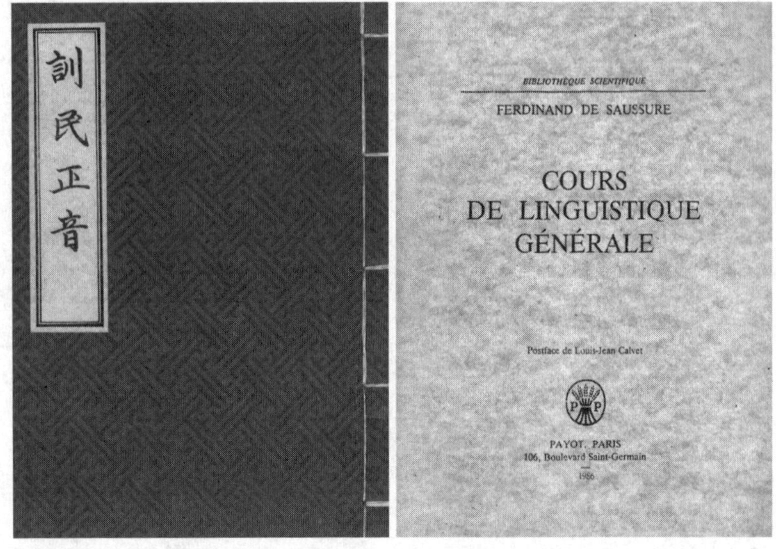

그림 11-2. 《훈민정음》 해례본(왼쪽)과 《일반언어학 강의》(오른쪽)의 표지

전략적 판단이나 동의가 필요하다. 굳이 '정통'이나 '지금 시각'이라는 꼬리표를 뗀다면,《훈민정음》 해례본이 언어학 텍스트로서 지니는 가치와 의미가 분명하다는 것이 대전제이며, 그런 꼬리말을 붙이거나 상정한다는 것 자체가 이 장의 문제설정과 맞지 않는다.

한편 소쉬르의 《일반언어학 강의》 내용은 이미 공론화된 담론으로 또는 학술 통념으로 자리 잡고 있지만, 그런 통념에는 고정관념의 위험성이 담겨 있다. 보통 언어학 분야에서는 《일반언어학 강의》를 주로 근대 언어학의 고전으로서 포획하고 있다. 그러나 언어 단위를 뛰어넘는 '기호'의 설정과 차이의 의미 드러내기는 탈근대적 학문 성향의 바탕이다. 이제는 탈근대 언어학 측면을 더 강조하여 통합언어학(Intergrational Linguistics) 텍스트로 나아가는 전략이 필요하다고 본다.5)

현재 소쉬르를 받아들이는 계열은 두 가지다.6) 랑그 쪽을 강조하여 근대 언어학자로 받아들이는 첫 번째 계열과, 장병기(1997), 장병기·최용호(1998), 최용호(2002)와 같이 '파롤'이나 '발화' 쪽을 강조하는 두 번째 계열이 그것이다. 첫 번째 계열이 소쉬르에 대한 일반적 인식이라면 두 번째는 새롭게 부각된 계열이다. 나름대로 일리 있는 주장들이지만, 필자는 어느 한쪽만을 주장하든지 강조하는 것은 이분법, 비통합적 접근으로 본다. 물론 그러한 이분법적 쟁점을 소쉬르 스스로 제공한 것은 틀림없지만, 두 계열 모두 언어의 다층성을 전략적으로 강조한 것으로 좀 더 넓게 보자는 것이다. 당연히 체계나 보편성으로 언어를 주목하면 랑그 쪽을 강조하게 되고, 다양한 변이와 차이로 언어를 살핀다면 파롤 쪽을 강조할 수밖에 없다.

그렇다면 세종과 소쉬르를 비교하는 의도나 전략은 무엇인가. 사실 객관적이고 공평한 비교는 아니다. 세종에 더 초점을 맞추고 있기 때문이다. 근대와 탈근대를 넘나드는 소쉬르와 《일반언어학 강의》의 명성을 빌려다가, 전근대 시대의 세종과 《훈민정음》 해례본을 제대로 조명해 보려는 것이다. 그렇다고 소쉬르에게 아주 불공평한 것은 아니다. 이런 전략이 소쉬르와 《일반언어학 강의》를 새롭게 또는 더욱 강한 의미로 부각시킬 수 있기 때문이다.7)

11.1.2. 접근 전략

'통합언어학'이라는 말은 좁게는 음운론, 형태론, 통사론 등 배타

---

5) 이때의 통합언어학 관점은 주로 탈근대 언어학을 지향하면서 근대 언어학을 다양성으로 포괄하는 전략이다.
6) 소쉬르 언어학의 한국적 수용 문제에 대해서는 장병기·최용호(1999), 김성도(1999), 김현권·장재성·최용호(2002)의 글 참조.
7) 이 글은 비교 전략에 있으므로 각각에 대한 세부적인 논의는 줄인다. 비록 세종과 소쉬르에 대한 일반적 담론을 바탕으로 하지만, 두 사람을 접속시키는 데 의의가 있다. 그 과정에서 일반 담론의 부족한 점을 메우는 효과가 있을 것이다.

적 구분을 넘어서는 논의에서부터 넓게는 기존의 '순수 언어학·응용 언어학'의 이분법을 지양하면서 학제적 연구를 지향하는 언어학의 뜻으로 쓰이고 있다.[8]

이제 '순수·응용', '근대·탈근대' 등과 같은 이항대립의 미덕과 문제점은 충분히 논의된 것으로 본다. '미덕과 문제점'이라는 표현이 그런 문제에 대한 필자의 관점이다. 이분법에 문제가 있었다고 해서 전면 부정한다면 그것은 또 다른 이분법에 지나지 않다.[9] 다만 '통합언어학'의 문제설정으로 나아가려면 '미덕'보다는 '문제점'에 더 초점을 두어야 한다. '순수·응용', '정통·비정통'의 잣대는 근대과학 또는 근대 학문이 정체성을 확보하고 지키는 과정에서 과도하게 설정된 말이기 때문이다. 따라서 《훈민정음》 해례본은 탈근대적 시각으로 보면 언어학 텍스트로서, 더 나아가 통합언어학 텍스트로서 손색이 없다는 것이다.

이 장은 15세기와 20세기의 두 학자와 두 텍스트를 접속시킴으로써 이미 '전근대−근대−탈근대'라는 단선적 역사관을 부정하는 전략을 썼다. 그러면서도 그 용어를 가지고 비교하고 의미를 따지는 일종의 모순 어법을 취하고 있다. 여기서는 먼저 단선적 역사관에 대한 과감한 비판이 전제가 되어야 한다. 역사의 흐름을 거시적으로 보면

---

8) 언어를 통합적 관점에서 접근하는 전략은 보통 비트겐슈타인의 후기 철학이나 프랑스의 푸코로 대표되는 담론 등 그 폭이 대단히 넓다. 하지만 그들이 '통합언어학'이란 용어를 실제로 설정한 것은 아니다. 또한 '담론'이란 용어는 일반화되었으나, '통합언어학'이란 용어 자체는 일반화된 것은 아니다. 통합언어학을 본격적으로 다룬 Toolan(1996)조차 부제(*Total Speech : An Integrational Linguistic Approach to Language*)로 조심스럽게 다루었다. 언어 연구의 담론적 접근은 필자(2005)의 글 참조.

9) 이는 근대적 사고를 전면 부정하는 탈근대적 또는 포스트모더니스트들의 일반적 오류이자 자체 모순이기도 하다. 진정한 탈근대적 사유가 이분법을 극복하는 것이라면 근대적 사고의 전면 부정은 또 다른 이분법으로서 자기모순에 해당되기 때문이다.

'전근대-근대-탈근대' 설정이 무의미하지 않다. 그 자체가 이미 거시적 역사관에 따른 것이며 진화론적 역사관이 깔려 있다. 일반적으로 역사는 복합 나선형처럼 나아가는 것이라고 본다. 끊임없이 진보하는 것이 있는가 하면 퇴보하는 것도 있고, 진보하는 듯하다 다시 퇴보하는 것도 있다. 미시적 관점으로 본 그런 복합성과 중층성은, 거시적 관점에서는 '혼란'에 가까울 것이다. 따라서 '전근대-근대-탈근대'라는 용어의 사용은 시대적 흐름을 명징하게 보여주면서 그러한 시대 구분의 모순을 스스로 드러내는 양면적 효과가 있다. 이 글은 바로 그 점을 노린다.

11.2. 소쉬르와 세종의 비슷한 언어관과 전략

11.2.1. 소쉬르 언어학의 근대성과 세종의 합리적 언어 보편주의

이제 소쉬르는 근대 언어학과 탈근대 인이학의 시조로 추앙받는 전무후무한 학자로 자리매김 되고 있다.[10] 서로 대립된 듯한 두 분야에서 모두 시조로 치켜세워지는 것은 근본적으로 그의 천재성에서 비롯되었겠지만, 더 실질적이고 직접적인 원인은 《일반언어학강의》에서 드러난 언어관의 다중 전략 때문이다.

먼저 '근대 언어학'의 속성 측면에서 비교해 보자. 소쉬르를 근대 언어학의 창시자로 보는 핵심 이유는 그가 언어 연구 방법을 과학적으로 체계화했기 때문이다. 언어를 랑그와 파롤로 나누고 랑그가

---

10) '근대' 쪽에서는 주로 '언어학'에서만 자리매김 되고 있지만, '탈근대' 쪽은 사실 언어학보다는 문화학, 철학, 사회학 등에서 위치를 차지하고 있다. 탈근대 학문의 조류가 근본적으로 학제적 연구를 지향하므로 당연한 현상이다.

진정한 언어과학의 대상이라 하였다.[11] 곧 '랑그'는 언어 연구의 대
상이기도 하고 방법론이기도 하다. 체계적인 언어만이 언어학의 본
령이며, 언어학 또한 체계성을 지향해야 한다는 것이다.[12] 이러한
체계성을 추구하는 과정에서 언어를 통시태와 공시태로 나누고 공
시태에 대한 연구를 랑그의 주된 영역으로 설정했다.[13]

근대성 자체가 양면성을 띠고 있으므로, 긍정성과 부정성을 어떤
맥락으로 받아들이는가 하는 담론적 접근이 중요하다. 랑그 편향주
의나 랑그주의는 바람직하지 않지만, 랑그 지향의 전략적 의의는 충
분하므로 그 긍정성에 주목하고자 한다. 소쉬르의 랑그식 언어 연구
의 긍정성은 합리적 보편주의 또는 보편적 합리주의에 있다. 근대의
과학적 합리성을 언어학에 도입한 결과다.

세종은 문자 창제에 이러한 보
편적 합리주의를 적용하여 가장 과
학적인 문자를 구현하였다.[14] 말소
리의 보편적 법칙을 찾아 문자 창
제에 과학적으로 적용하였다. 그러
한 전략은 크게 두 가지 측면에서
이루어졌다. 하나는 거시적 전략으

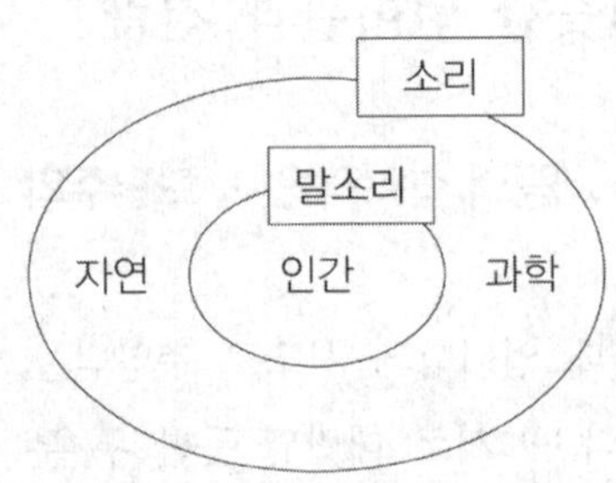

그림 11-3. 소리와 말소리의 관계

---

11) 소쉬르의 언어과학에 대해서는 Gadet(1987)의 글 참조.
12) 김성도(1999, 101)가 "소쉬르는 결코 그의 언어학에서 파롤을 배제시키지 않았
    다"고 지적한 바와 같이 '랑그·파롤'의 이분법은 역설적이게도 '파롤'의 실체를 더
    욱 잘 드러내는 효과가 있다.
13) 물론 이런 랑그 편향주의는 언어를 화석화함으로써 '순수 언어학·응용 언어학'
    이라는 잘못된 이분법을 낳았다는 숱한 비판을 받아왔다. 필자도 그런 비판론자
    가운데 하나지만 비판 지점은 다르다. 소쉬르는 전근대를 극복하려는 전략으로 나
    름대로 시대적 타당성을 지니지만 후세 학자들이 그런 전략을 무조건 받아들인 것
    은 맹종일 수 있기 때문이다. 소쉬르의 랑그주의와 후세 학자들의 랑그주의는 구
    별해서 평가해야 한다.
14) 훈민정음 과학성의 맥락적 접근에 대해서는 9장 참조.

로 자연을 꿰뚫는 보편성을 지닌 과학의 발견이다. "천지자연의 소리가 있으면 천지자연의 문자가 있다"는《훈민정음》해례본 제자해의 구절에서 극명하게 드러나듯, 말소리는 자연 소리의 일부이기도 하므로 그 속에서 말소리의 보편성을 찾으려 했고, 결국 문자과학의 보편성을 이룰 수 있었다(〈그림 11-3〉).[15] 물론 인간의 말소리는 다른 자연 소리와는 달리 '분절성'이라는 특이성을 지니지만 세종은 그 특징을 과학 보편주의로 포착해 낸 것이다.

또한 자음자와 모음자의 원형 문자를 설정하고, 이로써 상형문자를 구상한 것 자체가 자연의 보편성을 따르고자 하는 과학 전략이었다. 필자가 원형 문자를 '원소 문자'로 명명하고 싶은 것은 그 때문이다.[16] 최소 지향의 원자나 원소로 물질의 보편적인 성질을 구현하는 것은 근대 과학의 핵심 전략이기도 하다. 앞서 말했듯이, 미국 앨라배마 주립대 김기항 교수는 'ㅡ', 'ㅣ'조차도 'ㆍ'의 집합으로 보았다(김상일, 2006, 186~187쪽 재인용). 원소 문자의 핵심을 꿰뚫는 견해인 것이다.

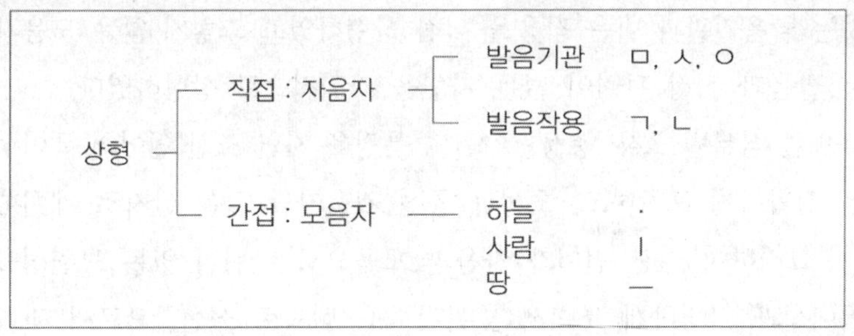

그림 11-4. 훈민정음의 상형 방식에 따른 원형 문자 분류

---

15) 훈민정음 소리의 보편성에 대해 과학적으로 분석한 것은 한태동(2003), Sek Yen Kim-Cho(2001)의 글 참조.
16) 리의도(2003)는 '원소 낱자'로 불렀다. 필자는 이 장에서 모음자의 'ㆍ'를 원소 문자로 보았다.

표 11-1. 자음자 확장에 따른 구성도

기본 문자			운용(응용) 문자		
			병서		연서
원형 문자	가획자	이체자	각자병서	합용병서	
아음 ㄱ	ㅋ	ㆁ	ㄲ		
설음 ㄴ	ㄷㅌ	ㄹ	ㄸ		(ᄛ)
순음 ㅁ	ㅂㅍ		ㅃ	ㅲ, ㅳ, ㅄ, ㅶ ㅺ, ㅼ, ㅾ, ㅽ	ㅸ, ㅱ, ㆄ, ㅹ
치음 ㅅ	ㅈㅊ	ㅿ	ㅆㅉ		
후음 ㅇ	ㆆㅎ		ㆅ(ㆀ, ㄴㄴ)	ㅷ, ㅴ	
5자	9자	3자	6자(8자)	10자	5자
기본 문자 17자			병서 16자		연서 5자
초성 23자(25자, ㆀ·ㄴㄴ 포함)			14자(ᄛ 포함 15자)		
실제 쓰인 34자(ㅸ 포함)(37자 ㆀ·ㄴㄴ포함)					3자(ㅱ·ㆄ·ㅹ)
모두 37자(40자, ㆀ·ㄴㄴ·ᄛ 포함)					

　세종은 여기에서 그치지 않고 절차적 합리성까지 구현하였다. 곧 자음자와 모음자의 상형 방식을 달리하여 〈그림 11-4〉와 같이 다중 전략을 구현한 것이다. 발음의 방식과 위치가 좀 더 선명한 자음자는 발음기관과 발음 작용을 직접 상형하였고 그렇지 않은 모음자는 발음과 직접 관련이 없는 자연을 간접적으로 상형하였다.

　또한 삼분법(초성·중성·종성)의 특징을 지닌 조선 언어의 특이성을 정확하게 포착하고, 초성과 종성 자음자를 같은 글자로 배치했다. 그리하여 인간 언어가 자음과 모음으로 나뉘어 있는 보편성을 특이성과 극명하게 조화시킨 문자 시스템으로 실현함으로써 과학 보편주의를 이루었다.

　그리고 미시적 전략 차원에서 철저히 실증적 관찰과 자료에 따라 문자 설계와 도형화를 실현했는데, 세종은 해부학이 거의 발달되지 않은 상황에서 발음기관과 발음 현상을 과학적으로 분석해냈다.

표 11-2. 모음자 구성도

기본자				운용	
원형 문자	초출자	재출자	두 글자 합친 글자	ㅣ와 한 글자 어울리기	ㅣ와 두 글자 어울리기
양성	·	ㅗ ㅏ	ㅛ ㅑ	ㅘ ㆇ	ㅣ ㅐ ㅒ ㅚ ㆉ	ㅙ ㆈ
음성	―	ㅜ ㅓ	ㅠ ㅕ	ㅝ ㆊ	ㅓ ㅔ ㅖ ㅟ ㆌ	ㅞ ㆋ
중성	ㅣ					
	3자	4자	4자	4자	10자	4자
	11자			18자		
	29자					

〈표 11-1, 2〉와 같은 문자 시스템이 그런 전략의 극명한 효과를 보여 준다. 유클리드 기하학의 기본 요소인 점과 선과 원만으로, 일자 일음주의로써 소리의 성질을 문자로 표상하는 전략에 성공했기 때문이다. 따라서 샘슨(Sampson, 7장)이 한글을 자질 문자로 이름 붙인 것은 매우 적절한 전략이다.[17]

이러한 문자의 완벽한 체계화는 세종이 이룩한 음운학의 수준을 보여 주는 것이며 독일의 사세 교수는 "세종 임금은 언어학 연구에서 아주 중요한 분야인 발음기관 분석 단계까지 나아갔다. 이는 서양 언어학자들이 세종 사후 500년이 지난 20세기에 와서야 발견한 것이다"[18]라고 평가한 바 있다.

---

17) 한글의 자질 문자론을 비판한 안명철(2004)의 논의에 대해서 필자(2007a, 116~117)가 반박한 바 있으며, 강옥미(2008)는 아예 자질 문자론을 전면 부정하였다. '자질 문자'는 문자 시스템과는 다른, 문자의 질적 상대성에 따른 문자 범주로 보아야 한다. 자질 문자론에 대한 종합 정리는 김정대(2008)의 글 참조.

18) King Sejong in this step analysed the articulary organs, an area of linguistic research of great importance, which was, however, discovered by Western linguistic scholarship in the 20th century only, 500 years after King Sejong's times(Werner Sasse, 2005, 26~27).

11.2.2. 소쉬르 언어학의 탈근대성과 세종의 횡단적 특이성

특이성과 미시적 접근, 차이의 강조, 비주류에 대한 주목, 이질성의 접속 등을 탈근대적 성향이라 한다.[19] 소쉬르의 언어관은 어찌보면 지극히 모순이다. 랑그 중심의 근대적 언어관이 주된 축이면서도 한편으로는 파롤적인 탈근대적 측면을 강조하고 있기 때문이다. 곧 언어(기호)의 의미와 가치는 차이를 통해 드러난다고 했다. 이러한 담론으로 소쉬르의 《일반언어학 강의》는 탈근대 학문의 원류로 작동하고 있다.

랑그가 보편성, 동일성, 체계성이라면 파롤은 차이성, 특이성, 역동성이다. 물론 소쉬르가 설정한 '랑그·파롤'과 '차이'의 맥락은 다르다. '랑그·파롤'의 맥락은 주로 음운론이나 형태론 차원에서 논한 것이고, 차이 맥락은 기호와 의미 차원에서 말한 것이다. 이는 랑그와 파롤 차원에서는 객관화 전략을, 기호와 의미 차원에서는 차이 전략을 적용하는 이중 전략에서 나왔다. 이는 모순처럼 보이기도 하지만, 랑그는 실체가 아니라 형식(관계, 구조)이라는 측면에서 보면 결국 관계 속의 차이를 강조하는 탈근대성과 충분히 연결될 수 있다.[20]

세종은 중국 중심의 주류 질서에서 조선의 특이성에 철저히 주목했다. 그가 직접 썼다고 하는 서문의 첫머리는 바로 중국 한자와 우리말이 다르다는 선언에서 출발하고 있다.

우리나라 말이 중국과 달라 한자와는 서로 통하지 않으므로 어리

---

19) 탈근대적 언어관에 대해서는 Deleuze(1969, 1981)와 이를 충실하게 소개한 이진경(2002), 이정우(2003)의 논의가 많은 참고가 되었다.
20) Johannes Fehrr(2007)는 '랑그'를 관계성 차원에서 주목한 것이다.

석은 백성이 말하고자 하는 바가 있어도 끝내 제 뜻을 펴지 못하는 사람이 많으니라. 내가 이것을 가엾게 여겨 새로 스물여덟 글자를 만드니, 모든 사람들로 하여금 쉽게 익혀서 날마다 쓰는 데 편하게 하고자 할 따름이니라.[21]

뿐만 아니라 우리나라 말에서도 시골말과 어린이말까지 세심한 관찰을 보이고 있다.[22]

• ㅡ가 ㅣ에서 시작되는 소리는 중앙 조선말에 쓰이지 않으나, 어린이의 말이나 시골말에는 때로 있으니, 마땅히 두 자를 어울러 써야 할 것이므로, ㄱㅣㄱㅣ 따위와 같다. 그 세로를 먼저 쓰고 가로를 뒤에 쓰는 것이 다른 것과는 같지 아니하다.[23]

이렇게 특이성, 소수성, 변이성 등에 주목하지 않았다면, 훈민정음과 같은 보편적인 문자 체계를 이뤄내지 못했을 것이다. 보편성과 특이성은 대립된 측면이라기보다는 하나의 사물이니 성질의 서로 다른 특징이다. 우주 만물의 모든 것들은 보편성과 특이성을 함께 지니고 있다. 공통 요소로서 보편성을 보면 특이성과 대립될 수 있지만, 차이로서 비추어 보면 특이성을 형식과 관계 차원에서 존중한다(416쪽의 〈그림 11-5〉).

자연과 인간의 소리에 대한 객관적이고 경험적인 관찰에서 얻은

---

21) 國之語音 異乎中國, 與文字 不相流通 故愚民 有所欲言而終不得伸其情者多矣予. 爲此憫然. 新制二十八字欲使人人易習. 便於日用耳(《훈민정음》 해례본 세종 서문).

22) 이는 김석득(1983, 49)이 지적한 것처럼 오늘날 표준말과 같은 나랏밀을 위한 기술이지만, 한편으로는 섬세한 조선말 쓰임새, 변이음소와 같은 음운의 실체를 인식하고 분석해 냈음을 의미한다. 허재영(2000)도 이런 점에 주목한 바 있다.

23) ·一起ㅣ聲, 於國語無用. 兒童之言, 邊野之語, 或有之, 當合二字而用, 如긱긔之類. 其先縱後橫, 與他不同(《훈민정음》 해례본 용자례).

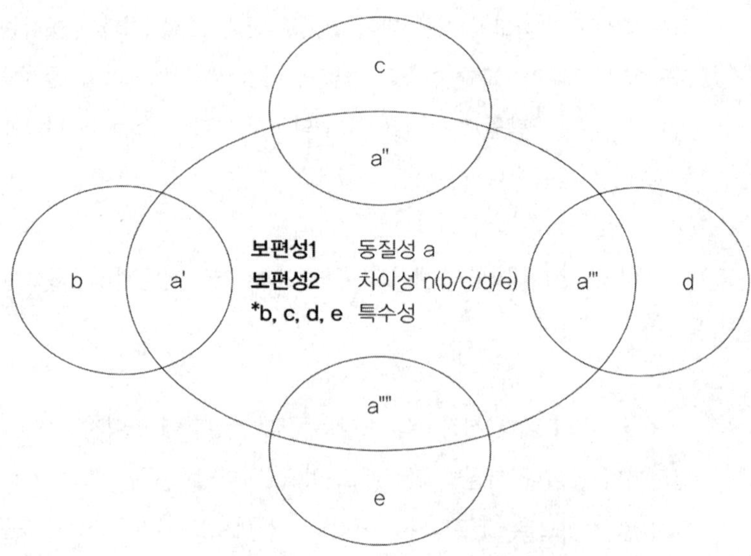

그림 11-5. 보편성과 특수성, 차이성

지식과 역철학 지식은 분명 이질적인 측면이 있다. 그것은 그 시대의 한계일 수도 있지만, 결과적으로 보면 전혀 다른 요소와 원리를 접속하여 더욱 합리적인 결과를 이루어냈다(4장 참조). 이러한 융합이 오히려 특이성을 배가하고, 이질적인 지식과 관습의 횡단을 통해 현실과 이상을 결합하는 결과를 빚어냈다. 문자의 이상을 실현하면서도 현실의 모순과 저항을 최대한 극복했던 것이다. 성리학적 원리와 의미 부여가 없었다면 최만리와 같은 정통 사대주의 학자들의 강력한 반발에 더 부딪쳤을 것이다. 베르너 사세(Werner Sasse, 2005)가 한글을 전통 철학과 과학의 결합으로 본 것은 이러한 맥락 때문이다.

소쉬르는 언어의 형식화, 체계성을 위해 자의성에 주목했다. 사물, 지시물을 배제하고 언어기호를 시니피앙(기표, 청각 영상)과 시니피에(기의, 개념)의 결합으로 보되, 둘 관계의 자의성을 강조했다.24) 이는 근대적 언어과학을 정초하려는 전략이지만, 실제로는 차이에 따른 의미 구성, 맥락에 따른 의미의 다의적 구성, 언어기호의 다양한 효과와 작용 등을 강조하는 탈근대적 언어인식으로 더 많이 원용되고 있다(〈그림 11-6〉).

세종은 지시물 위주의 상형문자가 쓰이던 구조 속에서 소리·음운을 철저히 드러낸 문자를 만들어, 언어기호의 다의성과 창조성을 구현하는 문자 시스템을 완성했다. 김석득(1983, 53), 전정례(2006, 212~217)가 지적한 바와 같이, 훈민정음은 생성의 역철학을 바탕으로 이루어졌다. 이는 단순한 적용 수준이 아니다. 역철학이 생성의 원리만을 보여주는 것과 달리, 훈민정음의 문자 시스템은 그 자체가 생성의 역동성을 구현해 디지털 시대의 핵심 도구로 자리 잡고 있기 때문이다(418쪽의 〈표 11-3〉).

바로 훈민정음은 소쉬르식의 자의성에 가장 충실한 문자 체계이다. 몽골 파스파 문자와 같은 음운 문자의 선행 예가 있었다 하더라도, '초성·중성·종성'의 이원적 삼분법(초성자=종성자)과 최소한의 자소는 최대한의 역농적·맥락적 의미를 표상해 낼 수 있는 탈근대적 방법인 것이다.

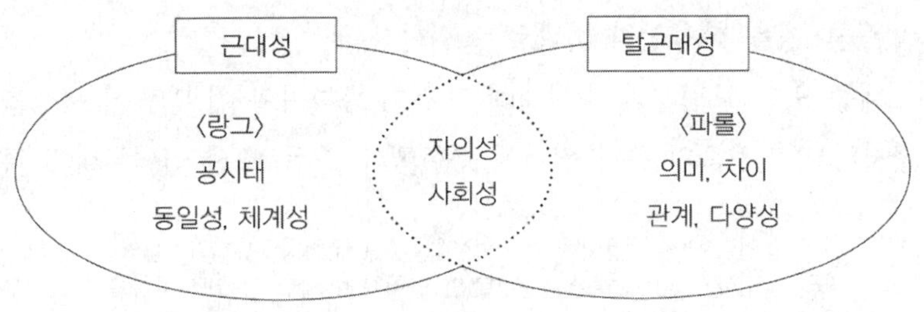

그림 11-6. 소쉬르 언어학의 근대성과 탈근대성

---

24) 엄격히 말하면, 기호로부터 배제한 것이지, 우리 삶에서 제외한 것은 아니다. 사물과 인간의 자유로운 관계를 위해 언어기호의 자의성이 필요했던 것이다.

표 11-3. 역철학과 훈민정음의 생성 과정

갈래		생성 과정	
역철학		태극 → 음양 → 사상 → 팔괘 → 64괘 → 만물	
훈민정음	자음	원형 문자 → 기본 문자 → 응용 문자	→음절 문자
	모음	원소 문자(·) → 원형 문자 → 기본 문자 → 응용 문자	

11.2.3. 통합언어학의 융합성

소쉬르는 분명 근대적 구조주의의 특성을 더 많이 드러냈다. 그러나 탈근대주의적인 접근에서도 강력한 문제의식과 구체적인 방법을 보임으로써 통합언어학의 가능성을 열어 놓았다.[25] 앞서 말했듯이, 통합언어학의 거시적 접근은 언어의 근대성과 탈근대성 어느 하나에 대한 집중이라기보다는 그 모두를 다양성으로 받아들이는 것이다.[26] 랑그와 파롤은 서로 대립적이 아니라 언어의 양면적 또는 다면적 특성이다. 단적인 예로, 음운과 음성의 관계를 들 수 있다. 음성 차원에서는 서로 다른(특이성, 파롤) 말들을 하고 있지만 서로 소통하고 이해하는 것은 음운(보편성, 랑그) 층위가 공존하기 때문이다. 다시 말하면, 우리는 근대성이 아닌 근대주의를 배척하는 것이며, 근대성을 다양성의 하나로 포획한다.

세종 또한 보편성과 특이성에 모두 주목하여 이런 양면적 특성을 철저히 훈민정음의 문자 원리에 구현했다. 그는 조선 언어문화의 특

---

[25] 소쉬르의 언어학이나 언어에 대한 문제설정이 문화학, 사회학, 심리학 등 다른 학문과의 교섭에서 더 활발한 것은, 그의 언어학이 지닌 통합적 성격을 드러내는 단적인 증거다.

[26] 김성도(1999, 86)는 "소쉬르는 플라톤보다는 소크라테스, 그리고 촘스키보다는 비트겐슈타인에 가깝다"고 했다. 매우 적절한 비유이지만, 필자는 조금 다르게 생각한다. 소쉬르는 플라톤과 소크라테스, 촘스키와 비트겐슈타인 등 각각 두 부류 특성을 함께 보여주고 있어 더욱 위대하다.

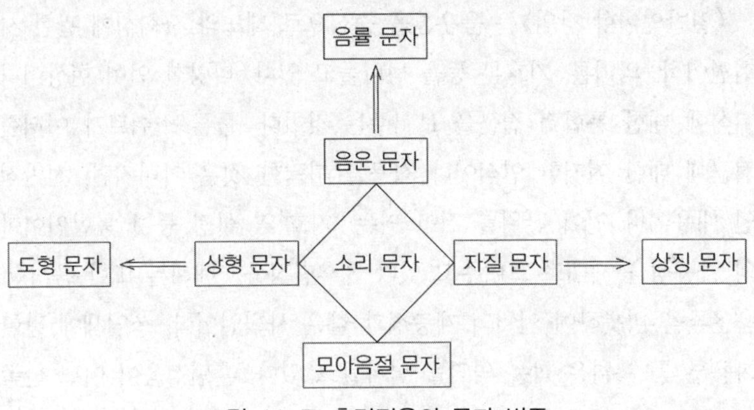

그림 11-7. 훈민정음의 문자 범주

이성에 주목하여 문자를 만들었으면서도 조선의 문자를 뛰어넘는, 문자의 이상을 이루었다. '모든 알파벳의 꿈'인 완벽에 가까운 보편적 문자를 만들어냈다는 존 맨의 다음과 같은 평가는 단순한 치사나 과장이 아니다.

완벽한 일파벳이란 기망 없는 이상이겠지만, 서구 역사에서 알파벳이 밟아온 궤적보다 더 나은 결과를 얻는 것은 가능하다. 어느 알파벳보다도 완벽으로 향하는 길에 오른 알파벳이 있기 때문이다. 15세기 중반에 한국에서 생겨난 이 문자는 많은 언어학자들로부터 고전적 예술 작품으로 평가된다. 단순하고 효율적이고 세련된 이 알파벳은 가히 알파벳의 대표적 전형이라 할 수 있으며, 한국인들에게서 국보로 간주되고 있다. 영국의 언어학자인 제프리 샘슨은 그것을 '인류의 위대한 지적 유산 가운데 하나'라고 말한다. 한국의 알파벳은 알파벳이 어느 정도까지 발달할 수 있고 또 그 한계는 무엇인지를 보여주기 때문에 특별히 살펴볼 가치가 있다. …… 한글은 모든 언어가 꿈꾸는 최고의 알파벳이다(남경태 역, 2001, 163쪽·172쪽).[27]

《일반언어학 강의》는 음운론을 중심으로 제도와 사회성에 관한 사회언어학, 의미론, 기호론 등을 넘나들고 있다. 다양한 언어 현상이나 지식에 대한 통합적 접근을 보여주는 것이다. 물론 소쉬르가 이러한 접근에 대한 철저한 인식이나 접근을 피력한 것은 아니지만, 전반적인 내용이나 언어 단위를 뛰어 넘는 '기호'의 설정 등이 통합언어학의 가능성을 제대로 보여주고 있다. 《훈민정음》 해례본 또한 음성학, 음운론을 비롯하여 언어의 계층성과 같은 사회언어학, 쓰임새에 관한 화용론 등 폭넓은 학문 영역을 넘나들고 있다. 훈민정음이 어느 한쪽의 범주로 환원되지 않고 〈그림 11-7〉과 같이 중층적 범주로 설정되는 것은 바로 언어에 대한 통합적 접근이 있었기에 가능했다.

11.3. 세종과 소쉬르의 핵심적 차이-역사와 주체 문제

소쉬르 비판의 핵심은 역사와 주체 문제이다. 그런 측면에서 김성도(1999, 81)가 지적한 다음과 같은 비판에 대한 반박을 주목할 필요가 있다.

---

27) The perfect alphabet may be a hopelessly remote ideal, but it is possible to do a better job than history has made of the western alphabet, in any of its manifestations. We know this because there is an alphabet that is about as far along the road towards perfection as any alphabet is likely to get. Emerging in Korea in the mid-fifteenth century, it has the status among language scholars normally reserved for classic works of art. In its simplicity, efficiency and elegance. this alphatbet is alphabet's epitome. a star among alphabets, a national treasure for Koreans and 'one of the great intellectual achievements of humankind', in the judgement of the British linguist Geoffrey Sampson. It's a story worth telling, because it shows to what heights the alphabet can be taken, and its limitations. ...... Here, then, is about the best alphabet any language can hope for(John Man, 2001 108~109쪽, 116쪽).

소쉬르를 비롯해서 구조주의에 대한 통설적 비판, 즉 주체와 역사의 부재라는 비판은 최소한 소쉬르의 경우에는 전혀 근거 없는 오류에 불과하다는 점을 분명히 지적해야 할 것이다. 소쉬르의 언어이론은 주체, 언어사용, 역사의 삼각관계에 대해서 치밀하면서도 치열한 성찰을 한 장본인이다. 특히 그가 언어학을 공시태 언어학과 통시태 언어학으로 나눈 심층적인 원인은 바로 시간이란 요인을 최초로 참작했기 때문이다.

매우 일리 있지만, 전정례(2005, 17)의 지적처럼, 일단 대상으로서의 역사(언어 텍스트의 역사성)와 방법론으로서의 역사(통시적 방법론)를 구별할 필요가 있다. 대상으로서의 역사는 배제한다고 배제되는 것도 아니다. 방법론에서도, 김성도의 지적처럼, 공시태와 통시태의 구별은 역사성(시간)을 철저하게 따져야 가능하다. 그렇다면 소쉬르의 언어학에는 역사가 없다는 비판이 과도한 측면은 있다. 그런데 중요한 것은 공시태와 통시태 구별이 아니라 왜 구별하고자 했는가이다. 소쉬르는 통시태, 공시태의 이분법으로써 공시태를 강조하고 통시태를 제외하려고 했다. 더 나아가 전근대 언어학 또는 언어연구가 갖고 있던 주관적 역사의식을 배제하려는 것이다. 이러한 전략이 지나치다 보니 몰역사주의자로 비판을 받게 된 것이다.

그러나 그는 역사를 배제한 것이 아니라, 또 다른 진공주의적 역사를 심어 놓은 것이다. 그는 역사로부터 끊임없이 탈주하려고 하였으나, 역설적이게도 소쉬르주의자들이 역사주의로 환원하게 하는 본령이 되었다. 근대, 탈근대 학자들이 끊임없이 과거로, 소쉬르로 회귀하고 있기 때문이다. 따라서 그가 역사를 거부했다기보다는 어떤 역사를 거부했는가, 그래서 어떤 역사를 일궈 냈느냐로 보는 것이 합리적이다.

한편 세종은 역사 자체에 관심이 많았고, 역사학을 매우 중요하게

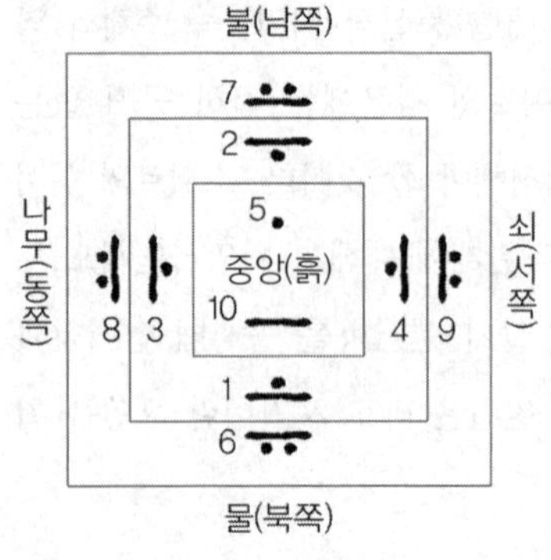

그림 11-7. 가운뎃소리의 수와 음양오행

여겼다. 그것은 고려사 편찬 과정에서도 알 수 있다. 통치 기간 내내 고려사 편찬과 개정 작업에 매달리고도 완성을 보지 못했을 정도였다. 그 당시에 역사학은 정통 성리학에 견주어서는 잡학에 가까웠다. 이런 실정에서도 세종은 '역사'와 '역사학'에 끊임없는 관심을 표출했다.

세종은 보편적 언어학의 바탕을 마련하면서 과거의 역사를 전면적으로 거부하는 이분법을 쓰지 않았다. 과거의 역사 또는 역사관에서 긍정적인 요소들을 최대한 끌어들여 재구성, 재창조하였다. 이른바 성리학적 언어관 가운데 음양오행을 비롯한 역철학 적용을 현대 과학 관점에서 부정적으로 보는 견해가 있으나, 이는 그 당시 시대 상황을 제대로 고려하지 않는 관점이다. 역철학은 당대에 보편주의를 추구하는 방식이었고, 이를 긍정적으로 과학적 음운 연구에 재배치한 것이다.

발음 위치가 비교적 명확한 자음의 경우는 〈표 11-4〉와 같이 오행을 적용하였고, 모음의 경우는 〈그림 11-7〉[28]과 같이 수리철학을 적용하였다. 역리적 수리철학의 적용은 그 자체는 비합리적일지 모르나, 자음과 견주어 발음 실체가 유동적인 모음의 실체를 파악하

---

28) 〈그림 11-7〉은 《훈민정음》 해례본 제자해의 다음 내용을 《주역》의 〈하도〉에 따라 재현한 그림이다. 〈하도〉에서는 북과 남의 위치가 통념과 반대다. 권재선 (1995, 104)의 글 참조.
ㅗ初生於天, 天一生水之位也. ㅏ 次之, 天三生木之位也. ㅜ初生於地, 地二生火之位也. ㅓ 次之, 地四生金之位也. ㅛ再生於天, 天七成火之數也. ㅑ 次之, 天九成金之數也. ㅠ再生於地, 地六成水之數也. ㅕ 次之, 地八成木之數也. 水火未離乎氣, 陰陽交合之初, 故闔. 木金陰陽之定質, 故闢. ㆍ 天五生土之位也. ㅡ地十成土之數也. ㅣ 獨無位數者, 盖以人則無極之眞, 二五之精, 妙合而凝, 固未可以定位成數論也.

표 11-4. 자음의 음양오행론 분류

구분 \ 오음	목청소리 (후음)	어금닛소리 (아음) ·	혓소리 (설음)	잇소리 (치음)	입술소리 (순음)
초성	ㆆ ㅎ ㆅ ㅇ	ㄱ ㅋ ㄲ ㆁ	ㄷ ㅌ ㄸ ㄴ [ㄹ]	ㅅ ㅆ ㅈ ㅊ ㅉ [ㅿ]	ㅂ ㅍ ㅃ ㅁ
발음기관 성질	깊고 윤택함	착잡하고 긺	예민하게 움직임	단단하고 부러짐	모지고 합함
발음 성질	허하고 통함	야무지고 실함	구르고 날림	부스러지고 걸림	넓고 큼을 머금음
오행	물	나무	불	쇠	흙
오음	우	각	치	상	궁
사철	겨울	봄	여름	가을	늦여름
방위	북	동	남	서	중앙

고 질서를 세우려는 전략인 것이다.

이러한 모음의 수리철학 적용은 다른 언어에 견주어 모음이 발달되어 있는 조선말의 실체를 문자로 제대로 재현하였을 뿐 아니라, 복잡한 모음 체계를 완벽한 대칭 구조와 위상 구조로 단순 명쾌하게 문자화하였다.[29]

세종은 한문 중심의 비합리적인 언어생활 문제를 근본적으로 극

---

29) 허웅(1996, 53~54)은 아래와 같은 맥락에서 자음자와 모음자의 차이와 모음자 만들기의 의미를 설명하고 있다.

"홀소리(가운뎃소리)는 그렇지 않다. 홀소리는 입 안에 아무런 막음도 생겨나지 않는다. 여러 가지 홀소리가 나누어지는 것은, 입 안에서 취해지는 혀의 다양스런 굴곡상에 의해서다. 그런데 이 곡선은 좀처럼 정확하게 파악되지 않는 것이다. 현대 음성학이 이 혀의 곡선을 성확하게 파악할 수 있는 깃은 X-광선 사진에 의해서다. 그러므로 훈민정음을 만듦에 있어서 첫글자보다 가운데글자를 만드는 데 더 큰 노력이 들었을 것은 능히 짐작할 수 있는 일이다. 그들은 가운데(소리)글자 만드는 원리를 완전히 다른 데에서 구하였다. 닿소리와 홀소리는 서로 다르므로 그렇게 하지 않을 수 없었을 것인데, 이 방법은 성공적이었다."

복하고자 하였다. 물론 이두 사용의 역사에 대해서도 냉정하게 주목했다. 소쉬르가 잘못된 역사 내용을 없애려고 그 형식까지 거부하는 우를 범했으나, 세종은 잘못된 역사 내용과 그렇지 않은 형식을 갈라보는 지혜를 발휘했다. 잘못된 역사를 배제할 수는 있지만 역사 자체를 배제할 수는 없는 것이다. 물론 제외하려는 것 자체가 또 다른 역사관일 뿐이다.

이제 '주체' 문제를 비교해보자. 소쉬르의 언어학에 '주체'가 없다는 일부의 비판은 과도한 것이다.30) 마르크스주의적 주체는 없겠지만, 다른 주체는 얼마든지 있을 수 있다. 사실 주체 없는 과학은 없다. 어떤 주체를 거부했고, 어떤 주체를 내세웠느냐가 중요하다. 물론 소쉬르는 '주체' 자체에 대한 사유와 논의를 적극적으로 남기지 않았지만 분명 그는 주체를 상정했다. 언어의 사회성 또는 제도 차원의 측면은 주체(대중)를 염두에 두었다. 좀 세밀하게 보면, 칸트가 신이 아닌, 선험적 이성에 따라 주체가 구성된다고 했듯이, 소쉬르는 랑그와 구조에 따라 주체가 구성된다고 보았다.31)

이때의 주체는 바로 모든 대중들이 동일하게 상정되는 거시적 주체다. 이는 그가 언어를 랑그와 파롤로, 통시태와 공시태로 나누고 파롤과 통시태를 철저히 배제하는 순간 예견된 것이다. 다만 이러한 거시적 주체를 구성적 관점으로 봄으로써 '주체' 중심의 다른 근대 주체와는 구분되었고, 이 점이 탈근대 주체로 나아가는 디딤돌이 되었다. 이는 대상이 관점에 따라 구성된다는 소쉬르의 인식론과도 맞

---

30) 김성도(2007, 143)의 "소쉬르에 가해진 반주체성과 반역사성의 혐의와 낙인은 끈질기고도 성실한 소쉬르 연구자들의 치밀한 해석에 힘입어 소쉬르가 얼마나 언어 속에서 주체성의 문제를 집요하게 탐색하고 있었는지를 여실히 보여 주었다"는 반박은 매우 적절하지만, 우리에게 필요한 것은 소쉬르가 언어 주체를 중요하게 여겼는가의 여부가 아니라 어떤 주체를 상정했느냐이다.

31) 소쉬르 언어학에서의 관점 문제는 Claudine Nomand(2007)의 글 참조.

> ㅎㆆ졍ㅅ아쏘공ㅅ롤망령되이ㅎㄷㅣㅁㅏ라

그림 11-9. 1449년의 기록에 따른 언문 벽서 가상 재현

아 떨어진다.[32] 이러한 열린 근대적 주체 상정은 파롤과 차이에 따른 미시적 주체가 구성되는 길을 열어 놓았다.[33]

이와 달리 세종의 언어학 중심에는 주체가 있다. 훈민정음을 만든 핵심 이유가 민본주의에 따른 인간 주체의 문제였기 때문이다. 그가 새 문자를 만든 핵심 동기와 목표가 조선의 백성들을 교화의 대상으로 삼아 왕조 이데올로기를 보급하기 위해서였다 하더라도 중요한 것은 하층민을 최소한의 언어 사용 주체로 보았다는 점이다. 물론 그 당시 신분 질서와 사회 관습으로 보아 진정한 주체가 되기는 어려웠다. 그러나 언어 사용의 주체가 될 수 있는 가능성과 구체적인 제도와 시스템을 만들었다는 점이 중요하다. 세종은 양반과 한자 중심의 언어 주체론을 정면으로 부정하고 뒤집었다.

훈민정음을 하향적 도구(교화, 지배)로만 설정한 것이 아니라 상향적 도구(하층민의 불만 토로)로 설정해 하층민을 쌍방향 언어 주체로 상정했다. 훈민정음 반포 3년 만에 언문 벽서 사건이 일어난 것이 바로 극명한 효과였다.

하연(河演)은 까다롭게 살피고 또 노쇠하여 행사에 착오가 많았

---

32) "it is the viewpoint that creates the object(Ferdinaud de Saussure, 1959, 8)."
33) '랑그'는 추상적, 보편적 체계를 지향함으로써 언어의 근대성의 기본 단위가 되었지만, 또 한편으로는 실체가 아니라 형식이라는 측면에서, 그러한 형식은 관계 속의 구조라는 탈근대적 속성을 지니고 있기도 하다. 이런 점을 부정적으로 본다면, 소쉬르 언어관의 모순이자 한계라고 지적할 수 있다(김점석, 1999·박진열, 2002). 그러나 통합적 관점에서 보면 언어의 다중 성격이나 연구의 다중 전략을 보여준 것이다.

으므로, 어떤 사람이 벽 위에다 (언문으로) 쓰기를, '하 정승(河政丞)아, 또 공사(公事)를 망령되게 하지 말라'고 하였다.[34]

11.4. 마무리

소쉬르의 언어학은 그야말로 역설 그 자체이다. 언어학의 고유 영역을 건설하고자 한 소쉬르의 문제설정과 전략은 오히려 다른 학문과의 융합이나 통합을 전제로 하거나, 그런 결과를 요청했다. 랑그를 강조하면서도 끊임없이 파롤로 미끄러져 갔으며, 언어의 동일성에 대한 과학을 추구하면서도 언어의 중층성을 여지없이 드러냈다. 언어 연구의 전근대성을 철저히 벗어났으면서도 너무 과도하게 앞서나가 근대를 넘어 탈근대 언어학의 정초를 마련했다.

세종의 훈민정음 창제 또한 역설의 결과물이라고 하거나 그와 같은 의미를 부여할 수 있다. 훈민정음은 조선의 문자였으되 조선만의 문자가 아니었다. 조선만의 독특한 문자(특수성)를 만들었으나 과학적인 문자의 보편성을 이뤄낸 것이다. 곧 세종은 조선의 임금이었으되 조선만의 임금이 아니었다. 세종은 훈민정음을 하층민을 위해 만들었지만, 하층민만의 문자는 아니었다. 훈민정음은 인간을 위한 문자였으되 인간만을 위한 문자는 아니었다. 자연 원리에 철저한 문자였기 때문이다. 훈민정음은 세종이 만들었지만 그가 혼자서 만들 수 있는 문자는 아니었다. 역사가 세종을 만들었고 세종은 훈민정음 창제로써 역사를 철저히 새로 썼기 때문이다. 훈민정음은 문자이면서 문자를 뛰어넘은 예술이며 음악이며 과학이다.[35]

---

34) 演 苛察, 又老耄, 行事多顚錯, 人有以諺字書壁上曰: 河政丞 且休妄公事[1449년(세종 31) 10월 5일자(임자), 126권 001 5집 149면].

소쉬르는 그의 사상이 세상에 드러나는 것을 극도로 사렸지만 오히려 그의 시대가 만개했다. 세종 또한 그의 언어학 사상과 업적을 문자 창제의 결과 외에는 거의 드러내지 않았지만, 훈민정음은 첨단 정보화 사회에 전문가들의 찬탄을 받는 길이 되었다.[36]

---

35) 이런 관점에서 필자는 훈민정음을 조화의 문자요, 짜임새(시스템) 문자로 명명한 바 있다(4장 참조).

36) 신숙주가 대표 집필한 《동국정운》도 세종의 언어학 사상이 집약된 것으로 보아야 한다.

■ **참고문헌**

《조선왕조실록》 누리집 http://sillok.history.go.kr

강규선·황경수, 2006, 《훈민정음연구》, 서울: 청운.

강길운, 1992, 《훈민정음과 음운체계》, 서울: 형설출판사.

강신항, 1974·1995: 증보판, 《역주 훈민정음》, 서울: 신구문화사.

______, 1987·2003: 수정증보, 《훈민정음 연구》, 성균관대 출판부.

______, 2003, 〈정음에 대하여〉, 《한국어연구》 1.

강옥미, 2008, 〈한글은 자질문자인가〉, 《46차 한국어학회 전국학술대회 자료집》, 한국어학회, 163~182쪽.

권오순 역해, 1993, 《신역 禮記》, 홍신문화사.

권재선, 1988·1995: 깁고 고친판, 《훈민정음 해석 연구》, 대구: 우골탑.

______, 1992, 《훈민정음의 표기법과 음운-중세 음운론》, 서울: 우골탑.

______, 1994, 《바로잡은 한글-국문자론》, 우골탑.

______, 1995, 《깁고 고친 훈민정음 해석 연구》, 대구: 우골탑.

______, 1996, 《국문자론》, 우골탑.

______, 1998, 《훈민정음 글월의 구성 분석적 이해》, 대구: 우골탑.

김동소, 2002·2003: 재판, 《중세 한국어 개설》, 서울: 한국문화사.

김동언, 1985, 〈훈민정음 국역본의 번역시기 문제〉, 《한글》 189, 한글학회, 123~145쪽.

김무식, 1993, 〈훈민정음의 음운체계 연구〉, 경북대 박사학위논문.

김민수, 1957, 《주해 훈민정음》, 서울: 통문관.

______, 1985, 〈훈민정음 해례의 번역에 대하여〉, 《말》 10, 연세대 한국어학당, 19~45쪽.

______ 외, 1997, 〈외국인의 한글 연구〉, 서울: 태학사.

김상돈, 1997, 〈훈민정음의 삼분적 요소에 대하여〉, 《한국어학의 이해와 전망》, 서울: 박이정.

김상일, 2006, 《易과 탈현대의 論理》, 지식산업사.

김상태, 2005, 〈15세기 국어의 자소체계 연구-훈민정음을 중심으로〉, 《한국어학》 26, 한국어학회.

김석득, 1971, 〈훈민정음 해례의 언어학적 분석; 이원론적인 변별적 자질론 및 언어철학적 이해〉, 《한글학회 50돌 기념논문집》, 한글학회.

______, 1983, 《우리말 연구사》, 서울: 정음문화사.

김석연, 1997, 〈훈민정음의 음성과학적·생성적 보편성에 대하여-한국어 교육의 세계화 시대는 훈민정음의 재조명과 부흥책을 촉구한다〉, 《교육한글》 10, 한글학회.

______·송용일, 2000, 〈훈민정음의 재조명과 조음 기관의 상형 관계〉, 《한국어정보학》 2, 국어정보학회, 34~56쪽.

김석환, 1978, 《현토주해 훈민정음》, 보령: 활문당.

김성도, 1999, 《로고스에서 뮈토스까지: 소쉬르 사상의 새로운 지평》, 서울: 한길사.

______, 2007, 〈소쉬르 사상의 미완성과 불멸성: 소쉬르 사유의 인식론적 스타일에 대하여〉, 《기호학연구》 21, 월인, 129~158쪽.

김수열, 2004, 〈국어의 뜻넓이와 유래〉, 《자하어문논집》 19, 77~101쪽.

김슬옹, 2001, 〈훈민정음과 한글 과학성에 대한 교육 전략〉, 《교육한글》 14, 한글학회, 31~65쪽.

______, 2003, 〈언어전략의 일반 특성〉, 《한말연구》 13, 한말연구학회, 85~104쪽.

______, 2004, 〈한글이름(인명)의 새로운 범주화와 사회적 의미〉, 《사회언어학》 12권 2호, 한국사회언어학회.

______, 2005, 《조선시대 언문의 제도적 사용 연구》, 서울: 한국문화사.

______, 2005, 〈조선왕조실록의 언문 관련 어휘 국역문제와 검색 개선 방안 찾기〉, 《48회 전국 국어국문학 학술대회 논문집(국어국문학 학문 후속세대를 위하여)》, 국어국문학회(경원대학교, 5.28~29.).

______, 2005, 〈언어 분석 방법론으로서의 담론학 구성 시론〉, 《사회언어학》 13권 2호, 한국사회언어학회, 43~68쪽.

______, 2006, 〈훈민정음의 명칭 맥락과 의미〉, 《한글》 272, 한글학회, 165~196쪽.

김슬옹, 2006, 〈조선시대 한글 문식력 확장에 관한 연구〉(지식문화연
구회 발표문(2.16.)), 지식문화연구회.

______, 2006, 〈훈민정음 해례본의 우리나라와 말글 명칭 번역 담론−표
준 공역을 제안하며〉,《언어과학연구》 39, 언어과학회, 27~54쪽.

______, 2006, 〈訓民正音(해례본)의 간행 책으로서의 담론과 교육 전
략〉,《한국어문학연구》 47, 한국어문학연구학회, 119~147쪽.

______, 2007a, 〈훈민정음 문자 만든 원리와 속성의 중층 담론〉,《한민
족문화연구》 21, 한민족문화학회, 95~135쪽.

______, 2007b,《28자로 이룬 문자혁명 훈민정음》, 서울: 아이세움.

______, 2007c, 〈'훈민정음' 영인본과 연구 문헌 목록 구성〉,《한글》 278
(겨울호), 한글학회, 139~224쪽.

김영환, 1987, 〈해례의 중세적 언어관〉,《한글》 198, 한글학회, 131~158쪽.

______, 2005, 〈전통적 말글 의식에 대한 연구−한글 창제를 중심으로−〉,
《민족문화논총》 31, 영남대 민족문화연구소, 463~487쪽.

김완진, 1975, 〈훈민정음의 자음자와 가획의 원리〉,《어문연구》 7·8
합병호, 한국어문교육연구회, 서울: 일조각, 186~194쪽 ;《음운
과 문자》, 서울: 신구문화사, 1996 재수록.

______, 1983, 〈훈민정음 제자 경위에 대한 새 고찰〉,《김철준 박사 회
갑 기념 사학논총》, 서울: 지식산업사 ;《음운과 문자》, 서울:
신구문화사, 1996 재수록.

______, 1983, 〈훈민정음 창제의 제단계〉, 日本KOREA學硏究會 編,《第1次
KOREA學 學際交流세미나 論文集》 25~31, 黑龍江朝鮮民族出版社 ;
《음운과 문자》, 서울: 신구문화사, 1996, 424~429쪽 재수록.

김윤경, 1954,《조선문자급어학사》, 동국문화사.

김익수, 1956, 〈주자의 역학과 훈민정음 창제와의 관련성 연구〉,《경기
어문학》 7, 경기대학교.

김정대, 2008, 〈한글은 자질문자인가 아닌가?: 한글에 대한 자질문자 공
방론〉,《제2회 한국어학회 국제학술대회(The 2nd IKL 'Hangeul'
2008 International Conference on Korean Linguistics)》, 한국어학
회, 44~56쪽 ;《한국어학》 41, 한국어학회, 2008, 6~36쪽 재수록.

김점석, 1999, 〈리쾨르의 소쉬르 언어학 비판〉, 《한국프랑스학논집》 28, 한국프랑스학회, 317~331쪽.

김정수, 1990, 《한글의 역사와 미래》, 서울: 열화당.

김주필, 1999, 〈한글의 과학성과 독창성〉, 《국제고려학회 논문집》 1, 국제고려학회, 191~230쪽.

김진아, 1983, 〈훈민정음 창제당시 한글 문자꼴의 연구〉, 이화여대 석사학위논문.

김차균, 1995, 〈현대 언어학과 집현전 음운학파의 전통〉, 《논문집》 45, 충남대 인문과학연구소, 243~284쪽.

김현권·장재성·최용호, 2002, 《비판과 수용: 언어학사적 관점》, 서울: 역락.

렴종률·김영황, 1982, 《훈민정음에 대하여》, 평양: 김일성종합대학출판사.

류 렬, 1947, 《원본 훈민정음 풀이》, 보진재.

______, 1948, 《풀이한 훈민정음》, 보신각.

리득춘, 1989, 〈훈민정음 기원의 이설, 하도기원론〉, 《중국조선어문》 5, 중국조선어문잡지사.

리의도, 1984, 〈훈민정음의 중성에 대한 새로운 해석〉, 《한글》 186, 한글학회, 151~172쪽.

______, 2003, 〈한글 낱자에 대한 통시적 고찰〉, 《한글》 259, 한글학회, 65~114쪽.

문효근, 1974, 〈정음 초기 문헌의 역리적 직관적 성점 설명〉, 《인문과학》 31, 연세대 인문과학연구소, 1~45쪽.

______, 1993, 〈훈민정음 제자 원리〉, 《세종학 연구》 8, 세종대왕기념사업회, 3~282쪽.

______, 1998, 〈훈민정음의 형체학적 풀이: 'ㅇ'의 형체를 밝히기 위하여〉, 《동방학지》 100, 연세대 국학연구원, 185~238쪽.

박동근, 1993, 〈《훈민정음》에 나타난 예악(禮樂)과 정음(正音)·정성(正聲) 사상과의 관계〉, 춘허 성원경 박사 화갑 기념 논총 간행위원회 편, 《한중음운학논총》 1, 서광학술자료사.

박병채, 1976, 《역해 훈민정음》, 서울: 박영사.

박종국, 1976, 《주해 훈민정음》 문고본, 서울: 정음사.

______, 1994, 《국어학사》, 문지사.

______, 1996, 《한국어발달사》, 서울: 정음사.

박지홍, 1979, 〈한문본 훈민정음의 번역에 대하여〉, 《한글》 164, 한글
학회, 629~654쪽.

______, 1984, 《풀이한 훈민정음-연구·주석》, 서울: 과학사.

______, 1987, 〈훈민정음을 다시 살핀다: 번역을 중심으로〉, 《한글》 196,
한글학회, 341~353쪽.

______, 1998, 〈훈민정음에서 나타나는 역학적 배경〉, 신상순·이돈주·
이환묵 편, 《훈민정음의 이해》, 서울: 한신문화사.

박진열, 2002, 〈소쉬르 언어이론 및 한계에 관한 고찰〉, 울산대 교육대
학원 석사학위논문, 울산.

박창원, 2005, 《훈민정음》, 서울: 신구문화사.

반재원, 2001, 《한글과 천문》, 서울: 한배달.

______, 2002, 《한글의 세계화 이대로 좋은가》, 서울: 한배달.

방종현, 1946, 《훈민정음(원본 해석)》, 진학출판협회.

백두현, 2004, 〈우리말(한국어) 명칭의 역사적 변천과 민족어 의식의
발달〉, 《언어과학연구》 28, 115~140쪽.

서병국, 1975, 《신강 훈민정음》, 대구: 경북대 출판부.

성경린, 1986, 《세종 시대의 음악》, 세종대왕기념사업회.

소광섭, 2001, 〈우리말과 음양오행의 인지과학적 특성〉, 《창작과비평》 114
(겨울호), 창작과비평사, 362~386쪽.

신상순·이돈주·이환묵, 1988, 《훈민정음의 이해》, 서울: 한신문화사.

심경호, 2004, 〈원전연구와 고전 텍스트의 현대적 변용〉, 《동양한문학
연구》 20, 53~70쪽.

안대회, 2006, 〈조선 후기 이중 언어 텍스트와 그에 관한 논의들〉, 《대
동한문학》 24, 203~232쪽.

안명철, 2004, 〈훈민정음 자질문자설에 대하여〉, 《어문연구》 123, 한
국어문교육연구회, 43~60쪽.

안병희, 1992, 《국어사 연구》, 서울: 문학과지성사.

안병희, 1992, 〈훈민정음의 제자원리에 대하여〉, 《강신항 교수 회갑 기념 논집》, 서울: 태학사 ; 《국어사 연구》, 서울: 문학과지성사, 1992 재수록.

우메다 히로유키, 1997, 〈훈민정음의 문자론적 의의〉, 《한글새소식》 297, 한글학회.

유창균, 1993, 《훈민정음 역주》, 형설출판사.

윤덕중·반재원, 1983, 《훈민정음 기원론》, 서울: 국문사.

이광호, 1988, 〈훈민정음 '신제28자'의 성격에 대한 연구〉, 《배달말》 13, 배달말학회, 47~66쪽.

이근수, 1987:개정판, 《조선조의 어문정책 연구》, 홍익대 출판부.

______, 1994, 〈훈민정음의 언어철학적 분석〉, 《인문과학》 1, 홍익대학교, 83~102쪽.

______, 1995, 《훈민정음 신연구》, 서울: 보고사.

이도흠, 2007, 〈소쉬르·하이데거·원효의 언어관 비교 연구〉, 《기호학 연구》 21, 월인, 217~253쪽.

이상백, 1957, 《한글의 기원-훈민정음 해설》, 서울: 통문관.

이상혁, 1998, 〈언문과 국어의식〉, 《국어국문학》 121, 55~72쪽.

______, 2005, 〈홍기문과 워본 《訓民正音》의 번역에 대하여〉, 《한국학 연구》 23, 235~253쪽.

이성구, 1985, 《훈민정음 연구》, 동문사.

______, 1986, 〈훈민정음 해례의 '聲 音 字'의 의미〉, 《봉죽헌 박붕배 박사 회갑 기념 논문집》, 배영사.

______, 1987, 〈《훈민정음해례》의 河圖 이론과 中聲〉, 《열므나 이응호 박사 회갑 기념 논문집》, 한샘, 281~304쪽.

______, 1993, 〈훈민정음 해례에 나타난 천(天)과 지(地)의 의미〉, 춘허 성원경 박사 화갑 기념 논총 간행위원회 편, 《한중음운학논총》 1, 명지실업전문대학, 1·-21쪽.

이숭녕, 1958, 〈세종의 언어정책에 관한 연구: 특히 운서 편찬과 훈민정음 제정과의 관계를 중심으로 하여〉, 《아세아연구》 1·2, 고대 아세아문제연구소.

이승재, 1991, 〈훈민정음의 언어학적 이해〉, 《언어》 16권 1호, 한국언어학회.

이정우, 2003, 《사건의 철학》, 서울: 철학아카데미.

이정호, 1972, 〈훈민정음도에 대하여〉, 《백제연구》 3, 충남대 백제연구소, 99~110쪽.

______, 1972, 〈훈민정음의 역학적 연구〉, 《논문집》(인문·사회과학편) 11, 충남대학교, 5~42쪽.

______, 1975, 《훈민정음의 구조원리: 그 역학적 연구》, 아세아문화사.

______, 1986, 《국문영문 해설 역주 훈민정음》, 서울: 보진재.

이진경, 2002, 《노마디즘》 1·2, 서울: 휴머니스트.

이현복, 1981, 《국제 음성 문자와 한글 음성 문자—원리와 표기법》, 서울: 과학사.

이혜숙, 2005, 〈디자인으로서의 한글과 다자이너로서의 세종〉, 국민대 테크노디자인 전문대학원 석사학위논문.

이환묵, 1988, 〈훈민정음의 제자원리〉, 신상순·이돈주·이환묵 편, 《훈민정음의 이해》, 서울: 한신문화사.

이희승, 1946, 〈文字史上에 있어서 訓民正音의 地位〉, 《한글》 94, 한글학회, 6~13쪽.

임용기, 1991, 〈훈민정음의 삼분법 형성 과정〉, 연세대 대학원 박사학위논문.

장병기, 1997, 〈랑그와 발화행위에 관한 연구〉, 《동서문화연구》 5, 홍익대 동서문화연구소, 25~36쪽.

______·김현권 편역, 1998, 《소쉬르의 현대적 이해를 위하여》, 서울: 박이정.

______·최용호, 1998, 〈소쉬르 언어 이론의 세 가지 화용론적 차원〉, 《언어학》 22, 한국언어학회, 371~388쪽.

______·최용호, 1999, 〈한국에서 소쉬르 수용: 1960년에서 1999년까지〉, 《언어학》 25, 한국언어학회, 247~279쪽.

장영길, 2001, 〈훈민정음 자소체계와 음성자질체계의 조응 관계〉, 《동악어문논집》 37, 동악언문학회, 1~22쪽.

전몽수·홍기문, 1949, 《훈민정음역해》, 평양: 조선어문연구회.

전정례, 2005, 《언어변화이론》, 서울: 박이정.

______, 2006, 《언어학 특강》, 서울: 경진문화사.

정희성, 1994, 〈훈민정음의 창제 원리를 위한 과학 이론의 성립〉, 《한글》 224, 한글학회, 93~222쪽.

조규태, 2000, 《번역하고 풀이한 훈민정음》, 서울: 한국문화사.

최기호, 1983, 〈훈민정음 창제에 관한 연구: 집현전과 언문반대상소〉, 《동방학지》 36·37, 연세대학교.

최명재, 1994, 〈훈민정음의 '異乎中國'에 관한 고찰〉, 《어문연구》 81·82, 179~185쪽.

최상진, 1997, 〈훈민정음의 언어유기체론에 대하여〉, 《논문집》 26, 경희대학교, 79~96쪽.

최세화, 1997, 〈훈민정음 해례 후서의 번역에 대하여〉, 《동국어문학》 9, 1~6쪽.

최용호, 2002, 〈소쉬르의 가치 개념: 랑그에서 담화로〉, 《프랑스학연구》 25, 프랑스학회, 229~245쪽.

최종민, 2003, 〈훈민정음과 세종악보의 상관성 연구〉, 상명대 박사학위 논문.

최현배, 1927, 〈우리 한글의 세계 문자상 지위〉, 《한글 동인지》 1권 1호, 조선어학회, 54~56쪽.

______, 1940·1982: 고친판, 《한글갈》, 서울: 정음문화사.

최형인·이성진·박경환, 1996, 〈훈민정음 해례본 글꼴의 기하학적 구성에 관한 기초 연구〉, 《새국어생활》 6권 2호, 국립국어연구원, 36~64쪽.

한국기호학회 편, 2007, 〈소쉬르 탄신 150주년 기념 국제 학술대회-소쉬르의 현재성과 탈현대성-〉, 《한국기호학회 2007년 춘계 국제학술대회 자료집》, 한국기호학회.

한글학회, 1998, 《훈민정음 별책》, 해성사.

한재준, 1996, 〈훈민정음에 나타난 한글의 디자인적 특성에 관한 연구〉, 《디자인학연구》 17, 한국디자인학회, 57~58쪽.

한태동, 2003, 《세종대의 음성학》, 서울: 연세대 출판부.

허 웅, 1985,《국어 음운학》, 샘문화사.

______, 1996,〈훈민정음의 형성 원리와 전개 과정〉,《세계의 문자》,
예술의전당, 27~69쪽.

허재영, 2000,〈훈민정음 해례 합자해의 아동·변야지언(兒童邊野之言)〉,
《한말연구》 6, 한말연구학회, 217~225쪽.

______, 1993,〈정음에 나타난 성운학의 기본 개념〉, 춘허 성원경 박사
화갑 기념 논총 간행위원회 편,《한중음운학논총》, 서광학술자
료사.

허호익, 2004,〈훈민정음의 천지인 조화의 원리와 천지인 신학의 가능
성 모색〉,《신학과 문화》 13, 대전신학대학교, 226~252쪽.

홍기문, 1946,《정음발달사》 상·하, 서울신문사출판국.

홍윤표, 1997,〈훈민정음은 왜 창제하였나〉,《함께여는 국어교육》 32
(여름호), 전국국어교사모임.

______, 2003,〈훈민정음 명칭과 제자원리에 대한 새로운 해석〉,《북경
국제학술대회 발표문》, 이중언어학회.

황병오, 1994,〈훈민정음 자방고전(字倣古篆)에 대한 한 시론〉, 한국외
대 석사학위논문.

후쿠이 레이, 2006,〈훈민정음의 문자론적 성격〉,《세종학 연구》 14,
세종대왕기념사업회, 121~131쪽.

나카무라 간(中村完), 1995,《訓民正音の世界》, 創學出版.

Claudine Nomand, 2007,〈Saussure: une épitémologie de la linguistiaue〉,
《기호학연구》 21, 월인, 9~35쪽.

F. Gadet. 1987. *Saussure. Une science de la langue*. Paris: Presses Universitaires
de France; (김용숙·임정혜 역, 2001,《소쉬르와 언어과학》, 서울: 동
문선)

Ferdinand de Saussure. (tr) Wade Baskin. 1959. *Course in General Linguistics*.
New York: Philosophical Library; (페르디낭 드 소쉬르/최승언 옮김,
1990,《일반언어학 강의》, 서울: 민음사)

G. K. Ledyard. 1966. "The Korean Language Reform of 1446 : The

Origin. Background. and Early History of the Korean Alphabet." Dissertation. University of California. Berkeley. Cat. No. 6608333. University Microfilms International, Ann Arbor.

G. Sampson. 1985. *WRITING Systems : A linguistic introduction*. London: Hutchinson Publishing Group; (신상순 역, 2000, 《세계의 문자 체계》, 한국문화사)

Gilles Deleuze. 1969. Logique du sen. Paris: Editions de Minuit; (이정우 옮김, 1999, 《의미의 논리》, 서울: 한길사)

__________. 1981. *Difference et repetition*. Paris: Presses Universitaires de France ; (김상환 옮김, 2004, 《차이와 반복》, 서울: 민음사)

H. Jensen. Trans by Unwin. G. Sign. 1969. *Symbol and Script*. New York: G. P. Putnam's Sons.

J. Diamond. 1994. "Writing Right." *Discover*. June ; (이현복 간추려 옮김, 〈바른 글자살이〉, 《한글새소식》 8, 한글학회 ; 이광호, 〈올바른 표기법〉, 《말글생활》 2(가을호), 말글사, 1994 재수록)

Johannes Fehrr, 2007, 〈Saussure's Anticipation of Poststructuralism〉, 《기호학연구》 21, 월인, 37~60쪽.

John Man. 2001. *ALPHA BETA : HOW 26 letters shaped the Western World*. John wiley & Sons Inc; (남경태 역, 2001, 《세상을 바꾼 문자 알파벳》, 서울: 예지)

Michael Toolan. 1996. *Total Speech : An Integrational Linguistic Approach to Language*. Durham and London: Duke University Press.

Sek Yen Kim-Cho. 2001. *The Korean Alphabet of 1446 : Exposition, OPA, the Visible Speech Sounds, Annotated Translation, Future Applicability Hwun Min Ceng Um*. Humanity Books & AC Press(아세아문화사).

Werner Sasse, 2005, 〈Hangeul: Combining Traditional Philosophy and a Scientific Attitude〉, 《제2회 한글문화 정보화 포럼 자료》(559 돌 한글날 기념), 한글 인터넷 주소 추진 총연합회, 24~29쪽.

〈Abstract〉

The Comparative Study on Sejong and Saussure with Integrative Linguistics

This chapter stipulates Sejong and Saussure as integrative linguists that based their work on scholastic research, and by comparing their representative works, *Hunminjeongeum with Commentaries* and *General Linguistics Lectures* which were published by people close to them, this chapter shows the modernity and post-modernity of their linguistics in terms of their discursive significance.

The modernity of Saussure's linguistics was revealed through scientific methodology of language research using such analysis strategies as langue-centered language research. Although Sejong's methods were different, he also applied the same scientific and universal rationalism in his invention of letters. Saussure was definitely a modern structuralist, he also opened the possibility of integrative linguistics. Sejong also fully showed such two-sided characteristic through Hunminjeongeum. He had thoroughly expressed the two-sided characteristic in the principles of Hunminjeongeum letters by paying attention to both universality and uniqueness. The differences between these two become prominent in terms of history and the subject.

Saussure used the strategy of trying to eliminate historicity through the dichotomy of diachronie and synchronie. In contrast, Sejong naturally accommodated the Asian historical tradition.

Ultimately, the linguistics of Sejong and Saussure are integrative (fusional). The setting of the issues and strategy of Saussure, who wanted to establish a unique domain for linguistics, in fact premised a fusion or integration between linguistics and other scholarly disciplines, or requested such a result. The creation of Sejong's Hunminjeongeum is the result of scholastic fusion of such disciplines as linguistics, music, and science.

Key words: Sejong, Saussure, General Linguistics Lectures, Hunminjeongeum with Commentaries, Integrative Linguistics, discussion, modernity, post-modernity

12장 세종의 언어정책 담론: 훈민정음을 통한 통합과 통섭

12.1. 머리말

'훈민정음(한글)'이 효용성을 갖추었고 문자로서 뛰어난 것은 두루 강조하는 바다. 더불어 창제자인 세종에 대한 평가도 지극할 수밖에 없다. 다만 그러한 놀라운 업적이 세종의 천재성이나 영웅성에서 말미암는 것으로만 보는 것은 문제가 있다. 그렇다고 그것을 부정하는 것이 아니라, 그 천재성과 영웅성이 구체적으로 어떤 조건에서 어떻게 구현되었는지 따져보자는 것이다. 훈민정음의 놀라운 성공이, 세종이 펼친 과학적인 언어정책의 결과임을 논증하는 것으로 이 책의 대장정을 마무리하려 한다.

세종의 언어정책은 창제, 창제에서 반포까지, 반포 이후의 정책들 3기로 나눠 볼 수 있다. 이는 확연하게 갈라지고 이어지며 확대되었고 실현되었다. 단순히 시기별 언어정책의 특징을 정리하기보다는 이 장에서는 네 가지 언어 전략 차원에서 재구성하기로 한다.

이 분야 연구는 관심도와는 달리 지나치게 적다. '언어정책'이 언어학이나 정책학에 견주어 비주류 분야라 그런 듯하다. 또한 통합학문적 성격이 강하다 보니 제대로 접근하기 어려운 측면도 있을 것이다.

필자(2005a, 111~112)는 훈민정음 보급 정책의 결과를 보여주는 상징적 사건으로 아래 기록을 제시한 바 있다.

> 황희를 영의정 부사로 그대로 치사(致仕)하게 하고, 하연을 영의정 부사로, 황보인을 좌의정으로, 남지를 우의정으로, 조극관을 형조 판서로, 이명신을 지돈녕 부사로, 안완경을 형조 참판으로, 조수량을 중추원 부사로, 이승손을 사헌부 대사헌으로, 이수의를 첨지중추원사로, 남계영을 성균 사성으로 삼았다. 예로부터 내려온 관례에 따르면, 하등극사는 반드시 수상으로서 보냈었다. 이제 남지를 등극사로 삼았으므로, 특별히 이를 제수한 것이고, 황희는 재상의 자리에 있기를 20여 년에 지론이 너그럽고 후한 데다가 분경을 좋아하지 않고, 나라 사람의 여론을 잘 진정하니, 당시 사람들이 명재상[眞宰相]이라 불렀다. 하연은 까다롭게 살피고 또 노쇠하여 행사에 착오가 많았으므로, 어떤 사람이 벽 위에다 (언문으로) 쓰기를, '하 정승아, 또 공사(公事)를 망령되게 하지 말라'고 하였다. 남계영은 재산을 영위함에 부지런하였다. 그가 밀양 부사로 재직하였을 때에는 청렴하지 못하다는 이름이 있었다.[1]

---

1) 《조선왕조실록》 인터넷판을 수정해 인용하였는데, 번역에 '언문으로'가 빠져 있다(밑줄 필자).
壬子/以黃喜領議政府事, 仍令致仕, 河演領議政府司, 皇甫仁左議政, 南智右議政, 趙克寬刑曹判書, 李明晨知敦寧府事, 安完慶刑曹參判, 趙遂良中樞院府事, 李承孫司憲府大司憲, 李守義僉知中樞院事, 南季瑛成均司成. 舊例, 賀登極使必遣首相, 今以智爲登極使, 故特拜之. 喜居相位二十餘年, 持論寬厚, 不喜紛更, 能鎭定國人, 時稱眞宰相. 演苛察, 又老耄, 行事多顚錯, 人有以諺字書壁上曰: "河政丞且休妄公事." 季瑛勤於營産, 其爲密陽府使, 有不廉之名[태백산사고본 39책 126권 2장 A면, 영인본 5책 149면, 1449년 10월 5일(임자), 세종 31년].

이에 대한 세종의 반응은 실록에 기록되어 있지 않다. 하지만 세종의 언어정책이 당대에 이미 성공했음을 보여주는 가장 중요한 사건이다. 언어정책의 효용성 검증 관점으로만 본다면, 훈민정음 반포 후 첫 시기에 나온 《용비어천가》나 《석보상절》,《월인천강지곡》 발간보다 더 중요한 의미가 있는 것이다. 언문 벽서로 중앙 핵심 관료를 비판했다는 것은 새 문자의 실질적 가치와 실용성이 입증되었다는 증거이기 때문이다. 《석보상절》과 같은 출판물로써 실용성은 어느 정도 입증된 것이지만, 그것은 문자정책을 마련한 당사자들의 저작물인 데다가 새 문자 실험의 성격이 강하다. 하지만 벽서는 정책의 대상자들이 실제로 사용한 예이고 실천인 데다가 핵심 정치의 복판에서 정책에 대한 비판 맥락으로 이루어진 것이다.[2]

누가 썼는지는 정확히 알 수 없지만 양반 지배층도 하층민도 아닌, 중간 관리자나 말단 실무를 맡은 행정 담당자들이었을 확률이 높다. 그런 추론은 세 가지 근거에 따라 가능하다. 첫째, 세종은 가장 먼저 하급 관리층에게 새 문자 보급을 시행했기 때문이다. 둘째, 최고위층에 대한 불만을 제대로 표출할 수 없는 계층이었을 것이다. 정통 사대부라면 상소문으로 의사를 표출하였을 것이기 때문이다. 셋째, 한문으로 벽서를 쓰지 않은 것은, 한문을 몰라서라기보다 한문 권위의 혜택을 받을 필요가 없으면서 새 문자의 효용성에 빨리 눈뜰 수 있는 사람이었을 것임을 짐작하게 한다.

결국 이 장에서는 이러한 가시적·실용적 성과가 어떤 정책으로 말미암아 가능했는지를 따져보는 것이다.

---

2) 자세한 비판 맥락이 나와 있지 않으므로 '비판'으로 단정하기는 어렵지만, 계층 간의 공정한 토론이 어려운 시기를 감안하면 이 정도는 비난이 아닌 비판으로 보아도 괜찮을 것이다.

12.2. 세종 언어정책의 다중 전략

12.2.1. 언어정책의 자리매김

언어정책은 언어문제를 해결하려는 정치 전략이요, 제도 전략이다. 따라서 권력을 쥔 정책 담당자가 시행한 공공 문제의 해결 전략을 말한다. 정책은 법률과 제도, 행정, 연구 등 주요 온갖 요소가 결합된 것이다. 따라서 통합, 통섭 전략이 중요하다. 통합은 여러 분야를 대등하게 합치는 것이고, 통섭은 어느 하나를 중심으로 다른 요소를 합치는 것이다. 일종의 융합이다. 언어정책은 언어문제를 위한 통섭·통합 전략으로, 담론식 접근이 필요하다. 세종의 훈민정음 정책은 완벽한 과학적 통섭과 통합 전략이었다.

언어정책은 언어문제를 해결하기 위한 것이므로 언어 전략이 필요하고, 행정 권력에 따라 집행되는 것이므로 제도 전략이 중요하

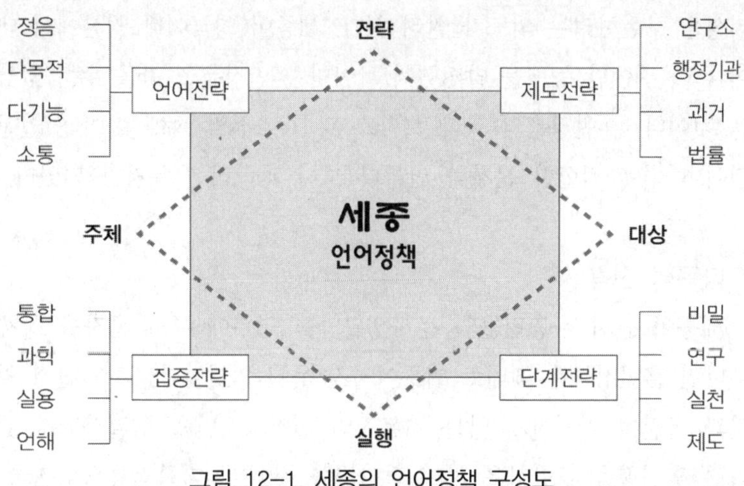

그림 12-1. 세종의 언어정책 구성도

며, 정책 집행자만의 특이 전략이 무엇인가가 중요하다. 이를 집중 전략이라 보았다. 그 다음으로는 집행이 중요하므로 어떤 단계에 따랐는지에 관한 단계 전략을 살펴야 한다.

12.2.2. 언어정책의 세부 전략

1) 언어 전략

정음 전략

'훈민정음'이라는 책 이름이자 문자 이름에 잘 드러나 있듯이, '정음'이라는 말 속에는 자연의 말소리에 가장 적합한 소리 글자로 만들었다는 뜻이 담겨 있다. 또한 말소리에는 인간 보편의 소리 특징과 조선인만이 갖는 소리 특징이 녹아 있다. 이렇게 보편성과 특이성을 모두 충족시켰기에 합리적이면서 과학적인 문자가 되었다.

'문자'라 하지 않고 '정음'이라고 이름 붙인 전략은 입말과 거리가 멀었던 한자와 이두의 모순을 극복하고 입말을 중심으로 글말의 합리성을 구현하려는 의도가 깔려 있다. 세종이 영국이나 일본에서 태어나 더 뛰어난 능력을 발휘했어도 아마 훈민정음을 만들 수는 없었을 것이다. 훈민정음의 과학성은 그 당시 조선말 속에 이미 있었던 것이며 이에 적합한 문자를 만들다 보니 과학적인 문자가 되었다.

다목적 전략

세종이 단지 하층민들의 문자생활만을 염두에 두고 문자를 창제했다면 훈민정음은 제대로 이루어지지 못했을 것이다. 또한 단지 입말과 글말이 일치하지 않는 기본적인 언어모순만을 해결하고자 했다면 훈민정음의 양상은 많이 달라졌을 것이다. 다목적용으로 만들다 보니 과학적이고 응용 가능성이 높은 문자가 되었다.

이런 맥락 때문에 훈민정음의 창제 동기와 목적에 대한 숱한 논문이 쏟아졌고, 필자는 1장에서 사분법을 적용해 정리하였다. 곧 정치문화 동기와 목적, 언어문화 차원의 동기와 목적으로 나누고, 이를 다시 주요 동기와 목적, 부차적인 동기와 목적으로 나눈 것이다. 이렇게 하면 특정 동기와 목적만을 강조함으로서 생기는 오류를 막을 수 있고, 다목적용의 실체를 좀 더 분명하게 규명할 수 있다.

다기능 전략

훈민정음이 다목적용으로 창제되었다는 것은 다기능성을 지녔음을 의미한다. 이는 〈그림 12-2〉와 같은 복합적인 문자 범주로써도 드러난다. 영어와 같은 음소 문자가 아닌 것이다. 인간의 소리를 가장 잘 구현할 수 있는 소리 문자이면서, 자음자와 모음자가 분절된 음소 문자이고, 기하학적인 도형 문자이고, 음악의 궁상각치우를 반영한 음률 문자이며, 또한 음양오행의 상징적 의미를 부여한 상징 문자이고, 또 초·중·성을 모아 쓰는 모아음절 문자인 것이다.

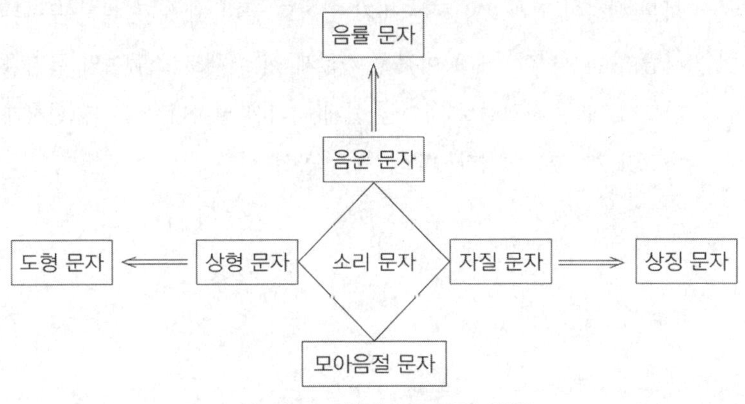

그림 12-2. 훈민정음 문자 범주

또한 다기능성은 생성 문자임을 보여주는데, 15세기에 만든 이 문자가 디지털 시대에 더욱 빛을 발하는 것은 그 때문이다.

소통 전략

15세기는 신분제가 철저한 시기였던 만큼 신분들 사이의 평등한 소통은 불가능한 시기였다. 이우성(1976), 강만길(1977)이 훈민정음을 지배 이데올로기의 차원에서 본 것은 그 때문이다. 그러나 소통 맥락은 그렇게 단순하지 않다. 세종 당대의 핵심 관료인 허조가 쉬운 문자는 저항의 도구가 될 수 있다고 말렸지만, 세종은 그렇다고 기본적인 표현이나 전달을 막을 수 있겠는가라고 반박하고 쉬운 문자 창제를 이뤄낸 것이다.[3]

또한 소통의 가능성을 근본적으로 막는 것과 열어 놓는 것은 하늘과 땅 차이다. 쉬운 문자로써 이루는 민본주의의 실현은 그 당시 최대의 소통 전략이었다. 하층민의 표현 욕망 문제를 천명한 다음의 세종 서문은 이 점을 너무도 극명하게 보여주고 있다.

> 우리나라 말이 중국과 달라 한자와는 서로 통하지 않으므로 어리석은 백성이 말하고자 하는 바가 있어도 끝내 제 뜻을 펴지 못하는 사람이 많으니라. 내가 이것을 가엾게 여겨 새로 스물여덟 글자를 만드니, 모든 사람들로 하여금 쉽게 익혀서 날마다 쓰는 데 편하게 하고자 할 따름이니라(9장의 표준 공역 시안 1).

---

3) 허조 관련 논의는 1장, 3장 참조.

2) 제도 전략

연구소 전략

최만리의 상소에서 보듯, 왕실연구소인 집현전이 창제 과정까지 전면적인 도움을 준 것은 아니다. 그러나 훈민정음의 반포를 도운 신하들도, 반대한 신하들도 모두 이 연구소 출신들이다. 따라서 집현전은 훈민정음 연구의 바탕이 되는 연구소 구실을 했을 것임은 쉽게 짐작할 수 있다.

행정 기관 전략

훈민정음 반포 뒤에는 언문청이라는 전문 행정 기관을 두어 연구와 보급의 구실을 하게 했다.

> 언문청을 설치하여 《용비어천가》를 들이게 하니 춘추관에서 언문청의 경비 허술함을 간하다[세종 28년(1446) 11월 8일(임신)].[4]

> 언문청을 혁파하다[중종 1년(1506) 9월 4일(경진)].[5]

위의 두 기록이 시사하는 바는 크다. 최초의 언문 사용서인 《용비어천가》 제작과 보급이 이 관청을 거쳐 이루어졌음을 알 수 있고, 또한 경비 문제가 언급된 것으로 보아 매우 중요한 정책 관청이었음을 짐작할 수 있다.

---

4) 遂置諺文廳, 考事迹, 添入《龍飛詩》. 春秋館啓: "實錄, 非史官, 不得見. 且諺文廳淺露, 外人出入無常, 臣等深以謂不可 …… (《세종실록》 114권 001 4집 711면).
5) 革諺文廳(《중종실록》 1권 011 14집 74면).

과거 시험 전략

시험 제도만큼 실용성을 극대화시키는 정책은 없다. 세종은 반포 세 달 뒤에 문서 담당 하급 관리 시험에서 훈민정음의 보급 정책을 구체화시켰다. 그로부터 5개월 뒤에는 모든 시험에서 전면화시킨다 (김슬옹, 2005a).

(1) 가. 이과와 이전의 취재 때에 훈민정음을 시험하게 하되 뜻은 모르더라도 쓸 줄 알면 뽑게 하라[세종 28년(1446) 12월 26일(기미)].6)

나. 함길도 자제 관리 시험에 다음 식년부터 훈민정음을 1차 시험으로 하고 각 관아 관리시험에서도 모두 훈민정음을 시험하게 하다[세종 29년(1447) 4월 20일(신해)].7)

(2) 가. 예조에서 《훈민정음》·《동국정운》·《홍무정운》을 문과 초장에서 강할 것 등을 아뢰어 따르다[세조 6년(1460) 5월 28일(계묘)].8)

나. 예조에서 식년의 강경 과목으로 《훈민정음》·《동국정운》· 《홍무정운》 등을 들었다[세조 6년(1460) 9월 17일(경인)].9)

---

6) 傳旨吏曹: 今後吏科及吏典取才時 訓民正音 並令試取. 雖不通義理 能合字者取之(《세종실록》 114권 003 4집 716면).

7) 自今 咸吉 子弟試吏科者 依他例試六才 倍給分數. 後式年爲始 先試《訓民正音》入格者 許試他才 各司吏典取才者並試《訓民正音》 …… (《세종실록》 116권 001 5집 17면).

8) 禮曹啓:《訓民正音》先王御製之書《東國正韻》《洪武正韻》皆先王撰定之書; 吏文又切 於事大 請自今文科初場試講三書 依四書五經例給分 終場幷試吏文 依對策例給分. 從之 (《세조실록》 20권 002 7집 400면).

9) 每當式年講經時 講四書 幷試《訓民正音》《東國正韻》《洪武正韻》吏文 且五經諸史 分 於子午卯酉而子年講《禮記》《左傳》午年講《書》《春秋》《宋元節要》卯年講《詩》 《綱目》酉年講《周易》《歷代兵要》其中五經諸史自願並講者聽 依例給分 別試講經 則 臨時取旨(《세조실록》 21권 002 7집 420면).

이런 정책에 힘입어 《경국대전》에 시험 과목으로 명시된다(밑줄 필자).

> 녹사(錄事) 매년 정월과 7월에 시행한다.
> _외우기: 오경 가운데 하나, 사서 가운데 하나, 대명률, 경국대전
> _시문과 글: 임금에게 올리는 글(계본), 보고서(첩정) 관련된 글 가운데 하나
> _글쓰기와 수학: 해서체 쓰기, 언문 쓰기, 계산[10]

녹사는 서리직, 곧 핵심 실무직이다. 모든 계층과 관련된 업무를 수행하는 관리직 시험을 거쳐 훈민정음을 철저하게 보급하는 정책을 폈음을 알 수 있다.

법률 전략

위에서 언급한 과거 시험 과목 외에도 언해정책 자체가 조선왕조의 최고 법률서인 《경국대전》에 명시되어 있다.

> 《삼강행실》을 언문으로 번역하여 서울과 지방의 사족의 가장·부로 혹은 교수·훈도 등으로 하여금 부녀자·어린이들을 가르쳐 이해하게 하고, 만약 대의(大義)에 능통하고 몸가짐과 행실이 뛰어난 자가 있으면 서울은 한성부가, 지방은 관찰사가 왕에게 보고하여 상을 준다.[11]

---

10) [錄事] 每年正月七月
  ─講: 五經中一 四書中一 大明律 經國大典
  ─製述: 啓本 牒呈 關中一
  ─書算: 楷書 諺文 行算 ─《經國大典》券 一, 六十四, 吏典 取才 編(띄어쓰기와 밑줄 필자, 법제처, 1987, 《經國大典》 영인본, 일지사, 617쪽).
11) 三綱行實飜以諺文令京外士族家長父老或其教授訓導等教誨婦女小子使之曉解若能通大義 有操行卓異者京漢城府外觀察使啓聞行實(《經國大典》 卷 3, 禮典, 奬勸偏 43什).

《경국대전》은 태조 때 이래 제정된 법전을 세조 때 종합 편찬하기 시작한 것을 성종 2년(1471)에서 16년(1485) 사이에 수정·보완하여 완성한 조선 통치 법전이므로 위의 기록이 언제 들어갔는지는 확실하지 않다. 언제 들어갔든 세종이 가장 고심했던 것이《삼강행실》의 보급이었으므로 세종의 정책 결과이거나 반영임에 틀림없다.

3) 단계 전략

창제 전까지의 비밀 전략

훈민정음 창제는 세종 말년에 이루어졌다. 창제와 반포, 보급 등의 정책이 숨 가쁘게 돌아간 것이다. 창제 전까지는 어떤 식으로 진행이 되었는지 그 어떤 기록에도 없다. 여론과 토론을 중요하게 여긴 세종이 그런 중차대한 정책을 비밀리에 추진했음을 보여주는 단적인 증거다.

결국 역설적이게도 비밀 전략 자체가 뛰어난 정책이라는 평가를 받게 된다. 창제 이후의 시대 여건과 정통 사대부들의 반발을 볼 때 공개 프로젝트였다면 창제 자체가 어려웠을 것이기 때문이다. 다만 왕자나 공주 등 왕족의 은밀한 도움을 받았을 것임은 추론할 수 있다. 창제 직후 둘째 아들 수양이《석보상절》제작의 중심에 있었던 것은 창제 과정에서 핵심 연구원 구실을 했음을 보여주는 예이다.

그렇다면 언제부터 훈민정음 연구가 본격화했을까가 문제다. 다음 연표에서 보듯, 새 문자에 대한 동기 유발은 좀 더 쉬운 도구로서 이두를 고려한 1428년 무렵이다. 이런 맥락에서 1437년 앙부일구의 발명은 큰 의미가 있다. 시각을 한자와 함께 동물 그림으로도 표시함으로써 하층민과의 소통을 시도하고 있기 때문이다. 단순한 시각 표시에도 소통 문제를 고심하고 쉬운 기호로써 구현하였던 것이다. 마침 온갖 과학 업적이 쏟아지는 1437년은 정치의 상당 부분을 세자와 신하들에게 넘긴 1436년 이후이다. 결국 1437년부터 연구에 집중할 수 있는 시간과 계기가 마련된 것이다. 1438년 흠경각(왕실 과학 연구소) 설립으로 연구에 대한 집중은 극에 달했다.

1443년, 실록의 훈민정음 창제 기록은 세종 서문과 28자의 예의 체제를 완벽하게 보여 주고 있다. 1446년 반포까지 서문과 28자 시스템이 전혀 변화가 없는데, 이는 새 문자 시스템에 대한 검증 연구가 끝났음을 보여 준다. 따라서 창제의 기본 골격은 1440년대 초에 이루어졌을 것이다. 완벽한 비밀 연구가 성공을 거둔 것이다.

1419년, 집현전 설치

1428년 9월, 존속 살인을 통해, 백성들의 문자(책)를 이용한 교화 문제 고민.

1436년, 정부 체재를 육조직계제에서 의정부서사제로 바꿔 연구 시간 확보.

1437년, 앙부일구 시계 제작에서 하층민과의 소통 전략을 구체화 하고, 각종 시계 시리즈를 발명함.

1438년, 흠경각을 통한 과학적 업적의 극대화.

1443년 12월, 훈민정음 창제.

1444년 2월 16일, 《운회》 번역.

1444년 2월 20일, 최만리 반대 상소 논쟁.

1445년 1월 7일, 해외학자 자문.

1445년 4월 5일, 《용비어천가》 10권을 제본하여 바침(권제, 정인지, 안지).

1446년 9월 상한, 훈민정음 반포,

《훈민정음》 해례본 펴냄.

1446년 10월 10일, 공식 문서(의금부, 승정원)로 실천.

1446년 11월 8일, 언문청 설치.

1446년 12월 26일, 문서 담당 하급 관리 시험 제도로 시행.

1447년 4월 20일, 다음 과거부터 모든 관리 시험에 훈민정음 실
시 예고.

1447년, 최초 언문 산문책《석보상절》 간행(수양대군).

1447년, 세종 친제《월인천강지곡》 간행.

1448년 3월 28일,《사서》 번역 지시.

1449년 10월 5일, 정승을 비판한 언문 벽서 사건.

창제에서 반포까지의 연구 보완 전략

창제 뒤에 세종이 제일 먼저 한 일은《운서》 번역이다.《운서》는
음성과 발음 연구의 핵심 연구서이다. 이를 바탕으로 훈민정음을 창
제했을 것이고 이론적 기반과 검증에서 가장 필요한 작업이었다.

핵심 반대 세력인 최만리파와 벌인 논쟁은 창제 해설 보완을 더
욱 철저하게 하는 계기가 되었을 것이다.

1445년에 해외 저명 학자(황찬)의 자문을 받고 토론을 벌였으며,
《용비어천가》를 실험한 것 등은 완벽한 반포를 위해 철저하게 준비
하는 정책을 시행했음을 보여준다. 최만리 반대 상소 이외의 반발이
보이지 않는 것은 세종이 준비한 이런 철두철미한 정책 때문이었을
것이다.

반포 후의 실천 전략

반포 후 보름도 안 돼 가장 먼저 왕이 직접 공식문서로 실천했음
을 주목할 필요가 있다. 곧 핵심 권력 기관인 의금부와 승정원에 공
식문서를 발행한 것이다(1446.10.10). 권력 그 자체인 왕의 실천보다

더 정확한 정책 시행은 없다. 이는 세종이 훈민정음 창제와 반포 못지않게 보급 정책도 고심했고 철두철미했음을 보여 준다.

제도 장치 굳히기 전략

보급의 핵심은 실제 사용이지만 그것이 제도적으로 뒷받침되지 않으면 전시 행정이 된다. 세종은 이 점에서도 탁월했다. 반포 한 달 뒤에 전문 관청인 언문청(1446)을 설치했다. 두루 알려진 바와 같이 집현전은 왕실 종합 연구소이지 훈민정음 연구 전문 연구소는 아니다. 따라서 세종은 전문 관청을 따로 설치할 수밖에 없었을 것이다.

또한 실질 행정 문서 담당자인 하급 관리 위주의 정책을 먼저 시행한 것도 합리적이다. 세종은 일부 하급 관리 시험에 훈민정음을 반영했고(1446), 1447년에 전면화 시도를 하게 된다. 왕으로서 할 수 있는 정책을 거의 모두 시행한 것이다.

4) 집중 전략

통합 전략

세종은 새 문자 창제에서 문자를 중심으로 또는 교화를 중심으로 철저한 통섭·통합 전략을 구사하였다.

첫째, 자연과 인간의 통합 전략을 구사하였다. 곧 소리와 문자의 과학으로써 보편성을 이룩하였다. 둘째는 정치 중심 통섭 전략인데, 양반, 중인, 상민, 하층민 등 여러 계층이 소통할 수 있는 길을 마련하고자 한 것이다. 직접 교화 전략으로써 민본주의의 바탕을 실현하였다. 셋째는 언어 중심 통섭 전략이다. 곧 입말과 글말의 통합 전략으로 입말에 가장 걸맞은 글말을 만들었다. 또한 순우리말과 한자말의 통합 전략으로, 동일한 문자 시스템에서 하나의 언어로 재구성되는 전략을 썼다. 넷째는 관점과 사상 중심의 통합 전략이다. 보편과 특수, 거시와 미시, 사대와 자주, 동양철학과 통합함으로써 새 문자의 사상 기반을 확고히 하였고, 반대 세력을 무마할 수 있는 확고부동한 터전을 마련하였다. 다섯째는 지식 중심의 통합이다. 언어학과 과학, 음악, 사회학·정치학의 통합을 이뤄 최종적으로 과학적이고 디지털적인 문자를 만들어냈다. 전통철학과 과학의 통합도 바로 그런 맥락이다. 반과학적인 것처럼 보이는 음양오행론을 자연(과학) 철학으로 끌어올려 실질 과학과 연계시켰다.

마지막으로 보급 측면에서 통합 전략을 구사하였다. 실질적인 실천과 제도 장치의 마련이 맞물려 돌아갈 수 있게 하였다. 또한 문화(번역 등) 정책과 사회 정책의 통합으로써 자연스런 보급이 이루어지도록 했다.

과학 전략

필자는 9장에서 훈민정음은 과학적인 문자가 아니라 그 자체가 과학이라 한 바 있다. 곧 훈민정음은 자연과학의 요소와 방법론으로서의 과학, 문명 요소로서의 과학이 집적되어 있다. 세종은 애초에 오늘날과 같은 과학 문자를 만들려고 시도했던 것은 아니었을 것이다. 자연 이치에 가장 적합한 문자를 만들다 보니 오늘날의 과학 이치에도 맞는 문자가 된 것이다.

자음자는 발음기관을 상형하고 모음자는 자연(천지인)을 상형한 것은 미시적 과학(발음기관 중심 상형)과 거시적 과학(거대 자연)을 모두 실현하려는 전략으로 보인다.

방법론으로서의 과학도 철저하게 구현하여, 훈민정음은 과학이 보여주거나 이룩할 수 있는 합리성, 체계성, 간명성, 규칙적 생성성

표 12-1. 휴대전화에서 영어와 한글의 비교

예문	자음·모음의 글자 수	자판 누른 횟수	
I love you	8	26	
널 사랑해	10	자음위주의 방식(천지인)	18
		모음위주의 방식(나랏글)	13

등을 총체적으로 보여주는 하나의 시스템을 이뤄 냈다. 따라서 원자 요소와 같은 점과 선과 원만으로 문자를 구성하였고 배합과 배치에는 첨단 수학인 위상수학의 원리까지 적용하였다(2장 참조).

이러한 기하학과 수학이 바탕이 되었기 때문에 문자도형 측면의 과학성이 구현된 것이다. 자·모음 모두 대칭 구조면서 서로 다른 도형 원리를 이루고 있다. 이는 자판의 균형 타자로 이루어져, 영어 자판에 견주어 건강성까지 확보할 수 있는 과학으로 이어진 것이다.

이를 좀 더 가시적이고 실질적으로 규명하고자 컴퓨터 과학의 최대 집적물인 휴대전화 자판의 문자 구현으로써 영어 알파벳과 비교한 바 있다.

실용 전략

문자의 과학성은 실용성으로 이어질 때 진정한 가치가 있다. 국한문 혼용체론을 한글의 과학성을 부정하는 논의로 못박는 것은 그 때문이다. 물론 세종은 국한문 혼용체까지 가능한 문자를 만들었다. 그러나 세종이 직접 지은 《월인천강지곡》에서는 한글 중심의 문체를 실천하여 궁극적으로 한글 위주의 문자 실용성을 극대화하려는 전략을 드러냈다.

다음에서 보듯, 훈민정음 창제 과정과 실용 과학의 실현 시기가 거의 일치하고 있음을 주목할 필요가 있다. 다시 말해 훈민정음 연구 기간에 이룩한 실용 과학이 실용적인 문자 창제에 결정적인 구실을 하였음을 보여주는 것이다.

1421년 3월 24일(세종 3, 25세), 주자소의 주조 기술이 향상되어 하루 수십 장에서 백 장을 찍어낼 수 있게 됨.

1424년 11월 18일(세종 6, 28세), 악기도감(樂器都監)을 설치하고, 생(笙)·화(和)·우(竽) 등의 악기를 만듦.

1427년 5월 15일(세종 9, 31세), 박연(朴堧)이 석경(石磬)을 만들어 바침.

1427년 9월 11일(세종 9, 31세), 《향약구급방(鄕藥救急方)》을 인쇄하여 널리 알리게 함.

1428년 윤4월 1일(세종 10, 32세), 경상도에서 인쇄하여 바친 《성리대전(性理大全)》 50부를 문신들에게 나누어줌.

1428년 9월 27일(세종 10, 32세), 존속 살인 사건을 빌미로 교화 정책 논의함.

1429년 5월(세종 11, 33세), 총제(摠制) 정초(鄭招) 등에게 명하여 《농사직설(農事直說)》을 짓게 함.

1430년 2월 14일(세종 12, 34세), 《농사직설》을 각 도(道)에 배포.

1430년 9월 29일(세종 12, 34세), 집현전에 명하여 주척(周尺: 자의 하나)을 바로 잡고 악보를 짓게 함.

1432년 6월 9일(세종 14, 36세), 집현전에서 《삼강행실》을 편찬.

1432년 11월 7일(세종 14, 36세), 이두문으로 교화용 책 출판 여부 고민.

1433년 6월 9일(세종 15, 37세), 정초, 박연, 김진(金鎭) 등이 혼천의(渾天儀)를 만들어 바침.

1434년 4월 27일 (세종 16, 38세), 《삼강행실도》를 인쇄하게 함.

1434년 6월(세종 16, 38세), 밀양에서 《고금운회거요(古今韻會擧

要)》 간행.

1434년 6월 24일(세종 16, 38세), 자격루(自擊漏)를 만듦.

1434년 10월 2일(세종 16, 38세), 처음으로 앙부일구(仰釜日晷)를 혜정교(惠政橋)와 종묘(宗廟) 앞에 설치하여 시간을 측정.

1435년 9월 12일(세종 17, 39세), 주자소를 경복궁 안으로 옮김.

1436년 12월(세종 18, 40세), 납(鉛) 활자 병진자(丙辰字)를 만듦.

1437년 4월 15일(세종 19, 41세), 정초·장영실·김빈 등, 일성정시의(日星定時儀)·현주일구(懸珠日晷)·행루(行漏)·천평일구(天平日晷) 등을 새로 만듦.

1437년 7월 23일(세종 19, 41세), 각 도(道) 감사에게 명하여《농사직설》등 농서의 경작법을 백성에게 권장하게 함.

1438년 1월 7일(세종 20, 42세), 장영실(蔣英實)이 흠경각(欽敬閣)을 완성하고 천체 관측.

1441년 10월 18일(세종 23, 45세),《직해소학(直解小學)》200본을 인쇄하여 향교와 문신에게 나누어 줌.

1442년 3월 1일(세종 24, 46세), 세종이《용비어천가》를 짓고자 경상도, 전라도 관찰사에게 자료 수집 지시.

1442년 5월 8일(세종 24, 46세), 측우(測雨)의 제도를 마련함.

1443년(세종 25, 47세), 우리나라 실정에 맞는 달력《칠정산내외편(七政算內外篇)》편찬.

1443년 12월 30일(경술, 세종 25), 훈민정음 창제. 관서에서 경자자(庚子字, 경자년은 1420년)를 완성하고 인쇄법을 개량함.

샘슨이 다음과 같이 언급한 일자일음주의를 바탕으로 하는 자질문자의 특성은, 문자 인지와 교육의 합리성으로 연결되는 실용성의 바탕을 보여준다.

한글이 과학적으로 볼 때 세계에서 가장 훌륭한 글자라는 것은
의심의 여지가 없습니다. 한글은 일정한 원리에 따라 만들어진 문자
라는 점에서 세계에서 그 유례가 없습니다. 로마자, 그리스 문자 등
다른 세계의 모든 문자들은 오랜 옛날에 중동 지방에서 생겨난 알파
벳에서 유래한 것입니다. 무엇보다도 한글은 음성 기관의 소리 내는
모습을 따라 체계적으로 창제된 과학적인 문자일 뿐만 아니라 더
나아가 문자 자체가 소리의 특질을 반영하고 있습니다. 이를테면,
영어의 'T'와 'N'이라는 글자는 소리를 갖고 있지만 그것이 음성 기
관의 모습과는 아무런 관련이 없습니다. 그러나 한글의 'N'에 해당
하는 'ㄴ'은 혀가 잇몸에 닿는 모습을 본떠 만들었고 또 'T'에 해당
하는 'ㄷ'은 'ㄴ'에 한 획을 더하여 같은 자리에서 소리 내는 것을
나타내고 있습니다. 한글의 각 글자는 이런 방식으로 발성 기관의
모양을 따서 만들게 된 것입니다. 세계의 다른 문자에서는 그런 과
학적 원리를 발견할 수 없습니다. 놀랍게도 한글은 500년 전에 그런
언어학적 원리에 따라 창조되어 실용화되었습니다. 이러한 점을 아
는 서구의 많은 학자나 지식인들은 이런 특이한 한글의 창조 원리를
감탄해 마지않습니다(훈민정음 기록 영화 〈세계로 한글로〉, KBS
1996년 10월 9일 방영).[12]

---

12) Well I think there is no question that it is scientifically one of the most
interesting script well I would say it is the most interesting script in the world.
It's always seemed to me quite remarkable if one thinks that the alphabetic
principle of writing is really only ever been invented once. All the normal alphabets,
as you would call them, the Greek, the Hebrew alphabet, our own Roman
alphabet, all descend from one single invention in the Middle East. And yet here
in your nation, in a very distant part of the world, your predecessors created a
writing system which is, in the sense, it goes beyond the alphabetic principle. It
not only analyzes words into sounds which is in itself an analectic achievement to
scientific achievement, but it goes further and analyzes the sounds into the
individual features of the sound. In English, we have a T and an N and they're
related sounds but if you look at the letter T and N, there's no graphical

언해 전략

훈민정음 창제와 반포, 보급의 공로자인 세종, 문종, 세조의 핵심 정책은 언해정책이다. 새 문자를 만들었으므로 기존 주류 문체의 번역은 당연한 것이지만, 정책의 시행은 그 이상의 의미를 갖는다. 세종 당대에 핵심 이론서인 《운회》를 번역했고, 왕조 이념서, 교화서인 《사서》의 번역도 시도했고, 또한 민심과 가까웠던 불경을 언해함으로써 지배층과 피지배층을 모두 아우르려는 정책을 세밀하게 시행한 것이다. 세종의 핵심 측근이었던 둘째 아들 세조는 아예 간경도감이라는 관청을 세워 언해정책을 시행했다. 세종의 유지(遺志)를 철저하게 받든 것이다. 세조의 쿠데타는 훈민정음 정책 차원에서 역설적 공과로 남는다.

12.3. 마무리

보수적인 일부 신문들은 아직도 한자를 병기하고 있다. 그것이 한자의 매력이나 장점을 살린 다양한 글쓰기 전략이라 볼 수도 있지만, 기본 전제에는 한글의 과학성과 실용성에 대한 부정이 깔려

---

relationship, they are just different letters. But in 한글 you have your N sign which shows the tongue touching the roof of the mouth and then the T is the same as the N fanatically. But you make an additional movement with the mouth you lower yourself forward, and there in the 한글 N you can see the line across the top which shows the relationship, fanatically between the T and the N, and the principle runs all the way rhrough the 한글 script. There's no other script in normal use in the world that goes to this degree of scientific analysis and I find it really quite amazing that more than half a millennium ago such a script should have been created and come into use. I, and I think many other Western linguists who know enough about Korean to be aware of this finest and quite fascinating phenomenon.

있다. 관습과 문자 이데올로기, 언어에 대한 잘못된 이해 등이 얽혀 있어 그 현상을 단정적으로 평가하기 어렵지만, 훈민정음이 우리 사회에 뿌리박기까지가 얼마나 힘든 과정이었나를 상징적으로 보여주는 것임에는 틀림없다. 또한 세종의 언어정책을 거시적으로 평가할 수 있는 실마리가 될 수 있다.

세종 언어정책의 핵심은 바로 이런 반대 견해나 세력에 대한 방비 전략에 있다. 넓게 보면 합리적인 수용 전략이라 할 것이다. 사대부들의 반발을 원천적으로 봉쇄하려는 《용비어천가》 제작 등이 그런 전략의 좋은 예이다. 또한 세종은 다목적, 다기능성을 구현해 다양한 문제해결을 꾀했으며, 제도로써 철저히 뒷받침되는 언어정책을 폈다. 아무리 뛰어난 문자를 만들었어도 제도가 뒷받침해 주지 않았다면 그 만한 효과를 거두기 어려웠을 것이다.

■ 참고문헌

강만길, 1977, 〈한글 창제의 역사적 의미〉, 《창작과 비평》 44, 창작과
　　　비평사 ; 《분단시대의 역사 인식》, 창작과비평사, 1978(세부 항
　　　목 제목 부여) 재수록 ; 김동언 편, 《국어를 위한 언어학》, 태학
　　　사, 1993, 261~272쪽, 1977년판 재수록.
강신항, 1984, 〈세종조의 어문정책〉, 《세종조문화 연구》 II, 한국정신
　　　문화연구원, 3~59쪽.
김슬옹, 2001, 〈훈민정음과 한글 과학성에 대한 교육 전략〉, 《교육한
　　　글》 14, 한글학회.
_____, 2003, 〈언어전략의 일반 특성〉, 《한말연구》 13, 한말연구학회,
　　　85~104쪽.
_____, 2005a, 《조선시대 언문의 제도적 사용 연구》, 한국문화사.
_____, 2005b, 〈언어 분석 방법론으로서의 담론학 구성 시론〉, 《사회
　　　언어학》 13권 2호, 한국사회언어학회, 43~68쪽.
_____, 2006, 〈'훈민정음'의 명칭 맥락과 의미〉, 《한글》 272, 한글학
　　　회, 165~196쪽.
_____, 2007a, 〈'훈민정음' 문자 만든 원리와 속성의 중층 담론〉, 《한
　　　민족문화연구》 21, 95~135쪽, 한민족문화학회.
_____, 2007b, 〈훈민정음 창제 동기와 목적에 대한 중층 담론〉, 《사회
　　　언어학》 15권 1호, 21~45쪽, 한국사회언어학회.
_____, 2007c, 〈'훈민정음' 영인본과 연구 문헌 목록 구성〉, 《한글》 278
　　　(겨울호), 한글학회, 139~24쪽.
_____, 2007d, 《28자로 이룬 문자혁명 훈민정음》, 아이세움.
_____, 2008a, 〈한글(훈민정음) 공로자 28인 선정과 그 의미〉, 《한글
　　　새소식》 425(1월호), 한글학회, 11~13쪽.
_____, 2008b, 〈세종과 소쉬르의 통합언어학적 비교 연구〉, 《사회언
　　　어학》 16권 1호, 1~23쪽, 한국사회언어학회.
_____, 2008c, 〈訓民正音 세종 '서문'의 현대 번역 비교와 공역 시안〉,

《한국어 의미학》 25, 한국어 의미학회, 1~25쪽.

김슬옹, 2009,《담론학과 언어분석》, 한국학술정보(주).

김완진, 1971,〈세종의 어문정책에 대한 연구; 훈민정음을 위요한 수
　　　삼의 문제〉,《성곡》 논총 3, 성곡학술문화재단, 185~215쪽.

박현모, 2007,《세종, 실록 밖으로 행차하다―조선의 정치가 9인이 본
　　　세종》, 푸른역사.

＿＿＿, 2007,〈정인지가 본 세종의 학문·언어정책: 이 땅의 사대 지식인들
　　　아, 세종에게서 배우라〉,《신동아》 573, 동아일보사, 624~635쪽.

유창균, 1978,〈조선시대 세종조 언어정책의 역사적 성격(일본어)〉,
　　　《동양학보》 59.

이광석, 2006,〈언어정책의 민간화에 관한 연구〉,《한국정책학회보》
　　　15권 1호.

이광호, 2001,〈세종대의 언어정책과 훈민정음의 창제〉,《세종시대의
　　　문화》, 한국정신문화연구원, 115~164쪽.

이근수, 1978,〈조선조의 어문정책 연구〉, 고려대 박사학위 논문.

＿＿＿, 1979,《朝鮮朝 語文政策 硏究》, 개문사.

＿＿＿, 1987,《조선조의 어문정책 연구》(개정판). 홍익대 출판부.

이성연, 1980,〈세종의 언어정책에 관한 연구〉,《한국언어문학》 19, 한
　　　국언어문학회.

이숭녕, 1958,〈세종의 언어정책에 관한 연구: 특히 운서 편찬과 훈민
　　　정음 제정과의 관계를 중심으로 하여〉,《아세아연구》 1·2, 고
　　　대 아세아문제연구소, 29~83쪽.

이우성, 1976,〈조선왕조의 훈민정책과 정음의 기능〉,《진단학보》 42,
　　　진단학회 ;《한국의 역사상: 이우성 역사 논집》, 창작과비평사,
　　　1982, 223~230쪽 재수록.

정달영, 2007,〈세종시대의 어문정책과 훈민정음 창제 목적〉,《한민족
　　　문화연구》 22, 한민족문화학회, 7~30쪽.

정우영, 2005,〈국어 표기법의 변화와 그 해석 : 15세기 관판 한글문헌
　　　을 중심으로〉,《한국어학》 26, 한국어학회, 293~326쪽.

李崇寧, 1982,〈世宗大王の言語政策とその業績: 世宗大王の業績と思想〉,
《アジア公論》 118, 한국국제문화협회, 103~116쪽.
______, 1982,〈世宗大王の言語政策とその業績: 朝鮮王朝の公式史書《王朝
實錄》と冊房〉,《アジア公論》 120, 한국국제문화협회, 151~163쪽.

Deleuze, Gilles & Guattari, Félix. 1980. *Mille Plateaux—Capitalisme et
Schizophrénie*. Paris: Les Édition De Minuit ; (김재인 옮김,
2001,《천 개의 고원—자본주의의 분열증》 2, 서울: 새물결)
____________. 1969. *Logique du sens*. Paris: Editions de Minuit. ; (이
정우 옮김, 1999,《의미의 논리》, 서울: 한길사)
Edward O.Wilson, 1999, *Consilience_The Unity of Knowledge*. New
York:Vintage Books A Division of Random House, INC. ; (에
드워드 윌슨/최재천·장대익 옮김, 2007,《지식의 대전선 통섭》,
사이언스북스)

〈Abstract〉

Discourse on Sejong's Language Policy: Unity and Interaction Strategy through Hunminjeongeum

This chapter closely examined Sejong's entire language policy regarding how he invented, promulgated, and popularized Hunminjeongeum by dividing his scientific language policy into the three periods of invention, promulgation, and popularization stages and examining them. Sejong had thoroughly carried out a complex strategy involving not simply the invention of letters but also the means to popularize them. His multipronged and complex strategy was scientific and elaborate.

Overall, this chapter divided Sejong's language policy into four components of "language strategy, policy strategy, phase strategy, and concentration of good plans." His language strategy was composed of Jeongeum strategy, multipurpose strategy, multi-functional strategy, and communication strategy. For his policy strategy, this chapter identified research institute strategy, administrative organization strategy, state examination strategy, and legal strategy. His concentration strategy was carried out as unity strategy, science strategy, practical application strategy, and annotation strategy. His phase strategy was carried out assecret strategy, research strategy, practical application strategy, and system strategy. All these strategies were examined as factors in the successful implementation of Sejong's language policy.

Key words: standard translation, Hunminjeongeum Haeryebon, King Sejong, Preface by Sejong

찾아보기

472

음운화 139
음절 60
음토달기본 297, 307
의금부 450
의사소통 342, 379
의상(儀象) 381
의역 185, 189
이기론 161
이데올로기 22, 444
이두 17, 27, 276, 360
이두문 33, 276, 281, 299, 309
이론 344
이분법 140
이상주의 138
이어(俚語) 221, 222
이체자 153, 351
인쇄 80, 82
인쇄술 54, 77
일구대(日晷臺) 385
일본 정벌 151
일상성 222
일상어 221
일성정시의(日星定時儀) 381
일식 87
일자일음주의 354, 455
입말 115, 190, 195, 206, 345, 442

ㅈ

자격루(自擊漏) 72
자긍심 122
자동 물시계 72
자소 최소주의 347, 352, 354

자연 84, 132
자연철학 276, 353
자의성 415
자주 정신 28, 87
자주성 135, 348
자판 입력 306
재생산 301, 312
재해석 312
재현 298
전략 18
　　비밀 전략 448
　　언어 전략 101, 438
　　언해 전략 457
　　통섭 전략 441, 451
　　통합 전략 165, 452
전자[古篆] 221
절기 390, 395
절충론 21
정남일구(定南日晷) 381
정당성 43
정성(正聲) 118
정음 109, 111, 117, 118, 134, 199,
　　219, 288, 442
정책학 438
정체성 113
정통성 43
제도 23, 445
제자 층위 142
제자해 131, 168, 289
조서 150
조선 189
조선말 200, 221, 227, 442

476

ㄹ

레드야드(Ledyard, G.K.) 62, 147,
　237
려증동 115, 279
렴종률 199
류렬 183
리득춘 85, 157, 161
리의도 155, 273, 409

ㅁ

맨(Man, J) 139, 418
맹자(孟子) 25
문종(文宗) 283, 285
문효근 56, 146

ㅂ

박동근 111
박병채 302
박연(朴堧) 65, 387
박영준 21, 144
박영진 278
박종국 102, 114, 199, 303
박종덕 278
박지홍 84, 242
박진열 423
박창원 102, 114, 180, 190, 197,
　238, 257
박팽년(朴彭年) 105, 271, 279, 283
반재원 85, 110, 235, 238
방종현 183, 237
배대온 18
백두현 184, 200, 219, 222

변계량(卞季良) 79
변정용 166, 343
B. 가스텔리 72

ㅅ

사세(Sasse, W) 411, 414
샘슨(Sampson, G) 158, 164, 411,
　455
서병국 199
서완석 269
성경린 64, 111
성기지 182
성삼문(成三問) 57, 103, 279, 283
세종(世宗) 402
소쉬르(de Saussure, F) 56, 402, 423
손보기 77
손수산(孫壽山) 57
송방송 64
송혜숙 269
송혜진 64
수양대군(首陽大君) 283, 285
시정곤 21, 144
신상(申商) 39
신숙주(申叔舟) 57, 103, 105, 271,
　279, 283, 425
심경호 185
쌍기(雙冀) 학사 58

ㅇ

안대회 109, 185
안명철 152, 158, 411
안병희 152

부록

부록 1 《훈민정음》 해례본의 사진본과
다듬본의 입체 비교

부록 1 일러두기

영인본은 크게 두 가지 방식이 있다. 원본(간송미술관 소장)을 그대로 찍어 영인하는 '사진본'과 원본을 활자 위주로 보정한 '다듬본(교정본)'이 그것이다. 사진본은 낙서라든가, 지저분하거나 훼손된 부분이 그대로 나타나 있어, 원본의 생생함을 전달해 주는 장점이 있다. 다만 활자를 자세히 살펴야 하는 번거로움이 있다. 그리고 간송미술관 소장본은 세종 당대의 완벽한 원본이 아니다. 첫 두 장이 찢어진 채로 발견되었고, 그 부분을 재현한 것이기 때문이다.

이와 달리 다듬본은 활자 위주로 깔끔하게 처리해 읽기는 편하지만 원본의 생생함은 느끼기 어렵다. 그리고 일부 잘못된 것을 바로잡았다고 하나, 그로 말미암은 문제도 있다(김영배의 영인본 관련 논문과 정우영의 원본 복원에 관한 논문 참조).

부록 1은 훈민정음의 교육을 위해 두 영인본을 함께 보여주는 방식을 택하였다. 사진본을 대표하는 《한글의 起源》(이상백, 통문관, 1957)의 영인본과 다듬본을 대표하는 《訓民正音》(한글학회, 해성사, 1998)의 영인본을 원본 크기의 약 26퍼센트(판면 기준)로 실었다.

또한 《한글의 起源》의 사진본은 《알기 쉽게 풀어 쓴 훈민정음》(국립국어원 편, 생각의나무, 2008)에도 그대로 실려 있는데, 국립국어원의 도움을 받아 부록 1에 사용할 수 있었다. 다듬본은 한글학회의 도움을 받았다.

訓民正音

國之語音異乎中國與文字
不相流通故愚民有所欲言
而終不得伸其情者多矣予
為此憫然新制二十八字欲
使人人易習便於日用耳

ㄱ牙音。如君字初發聲
並書。如虯字初發聲
ㅋ牙音。如快字初發聲
ㆁ牙音。如業字初發聲
ㄷ舌音。如斗字初發聲
ㄸ並書。如覃字初發聲
ㅌ舌音。如吞字初發聲
ㄴ舌音。如那字初發聲

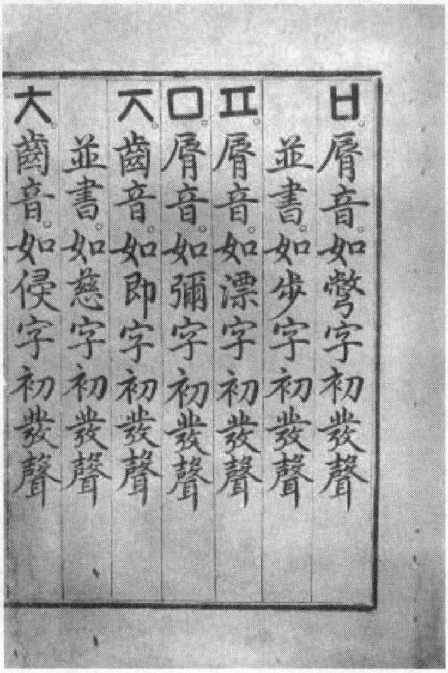

ㅂ脣音。如彆字初發聲
並書。如步字初發聲
ㅍ脣音。如漂字初發聲
ㅁ脣音。如彌字初發聲
ㅈ齒音。如即字初發聲
並書。如慈字初發聲
ㅊ齒音。如侵字初發聲
ㅅ齒音。如戌字初發聲
並書。如邪字初發聲
ㆆ喉音。如挹字初發聲
ㅎ喉音。如虛字初發聲
並書。如洪字初發聲
ㅇ喉音。如欲字初發聲
ㄹ半舌音。如閭字初發聲

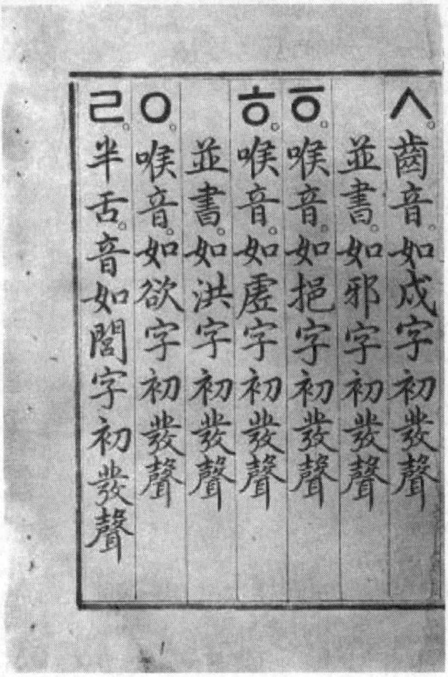

正音

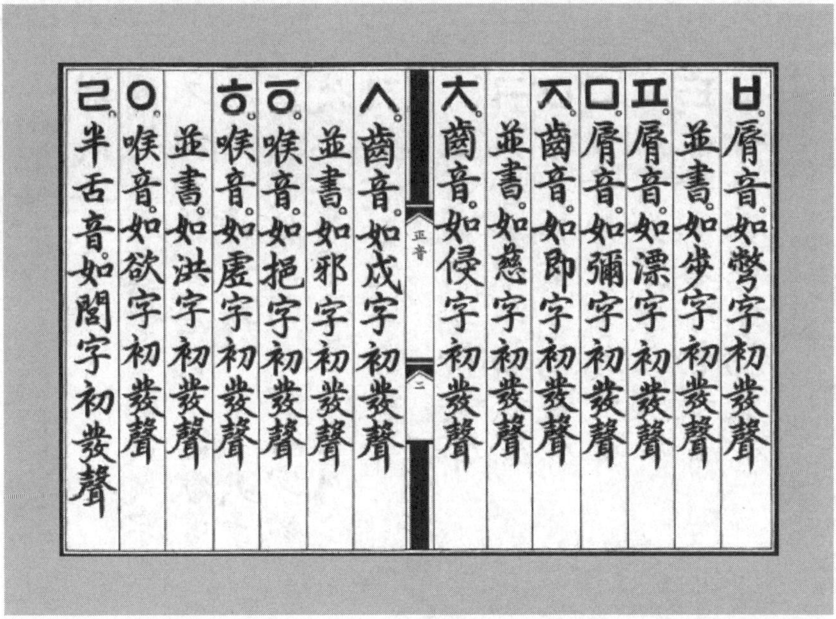

ㅂ脣音。如彆字初發聲
並書。如步字初發聲
ㅍ脣音。如漂字初發聲
ㅁ脣音。如彌字初發聲
ㅈ齒音。如即字初發聲
並書。如慈字初發聲
ㅊ齒音。如侵字初發聲
ㅅ齒音。如戌字初發聲
並書。如邪字初發聲
ㆆ喉音。如挹字初發聲
ㅎ喉音。如虛字初發聲
並書。如洪字初發聲
ㅇ喉音。如欲字初發聲
ㄹ半舌音。如閭字初發聲

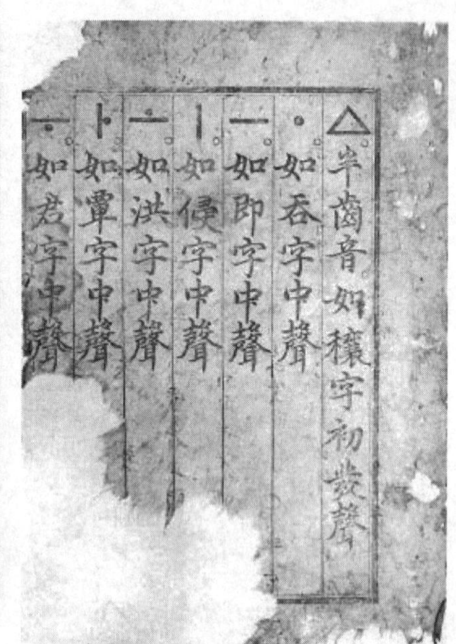

△半齒音。如穰字初發聲
·如吞字中聲
一如即字中聲
ㅣ如侵字中聲
ㅗ如洪字中聲
ㅏ如覃字中聲
ㅜ如君字中聲

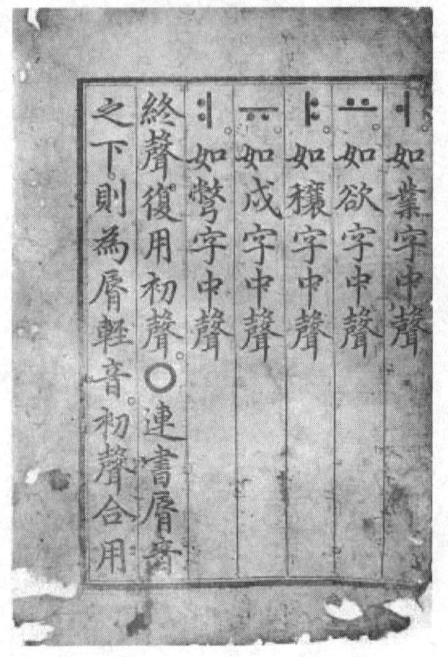

ㅓ如業字中聲
ㅛ如欲字中聲
ㅑ如穰字中聲
ㅠ如戌字中聲
ㅕ如彆字中聲
○終聲復用初聲。○連書脣音
之下則為脣輕音。初聲合用

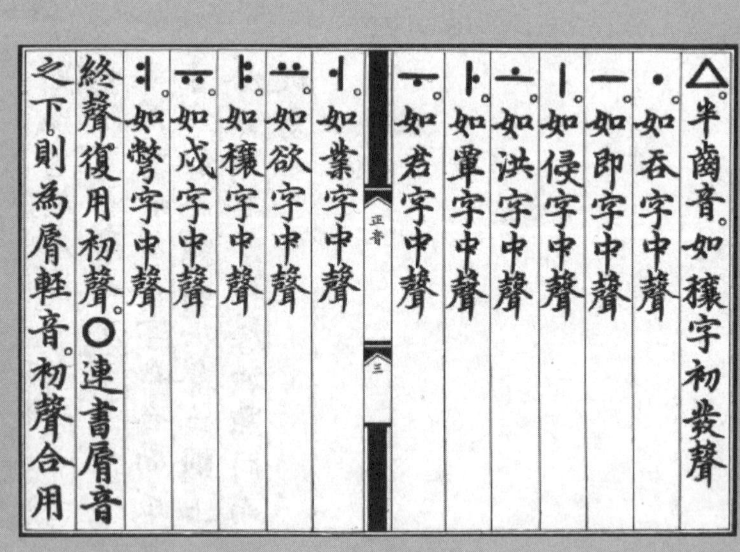

△半齒音。如穰字初發聲
·如吞字中聲
一如即字中聲
ㅣ如侵字中聲
ㅗ如洪字中聲
ㅏ如覃字中聲
ㅜ如君字中聲
ㅓ如業字中聲
ㅛ如欲字中聲
ㅑ如穰字中聲
ㅠ如戌字中聲
ㅕ如彆字中聲
○終聲復用初聲。○連書脣音
之下則為脣輕音。初聲合用

正音　三

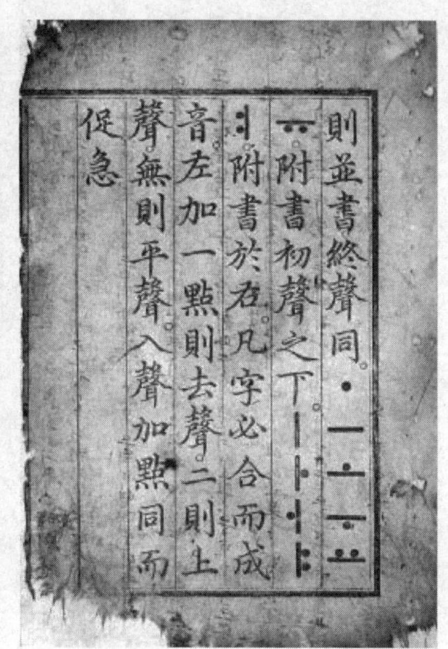

則並書終聲同。·一ㅗㅜㅛㅠ附書初聲之下。ㅣㅏㅓㅑㅕ附書於右。凡字必合而成音。左加一點則去聲。二則上聲。無則平聲。入聲加點同而促急。

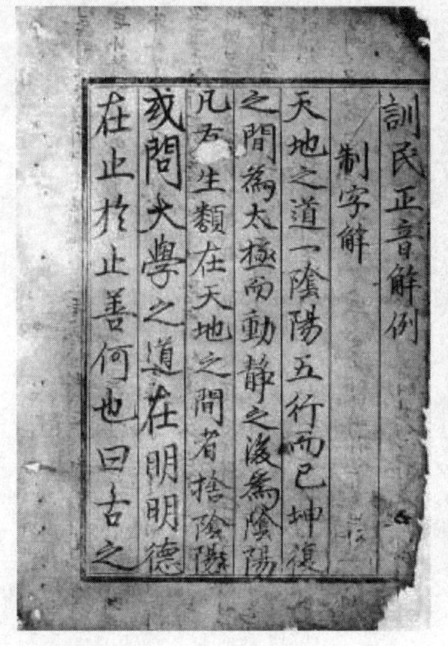

訓民正音解例

制字解

天地之道一陰陽五行而已坤復之間為太極而動靜之後為陰陽凡有生類在天地之間者捨陰陽或問大學之道在明明德在止於至善何也曰古之

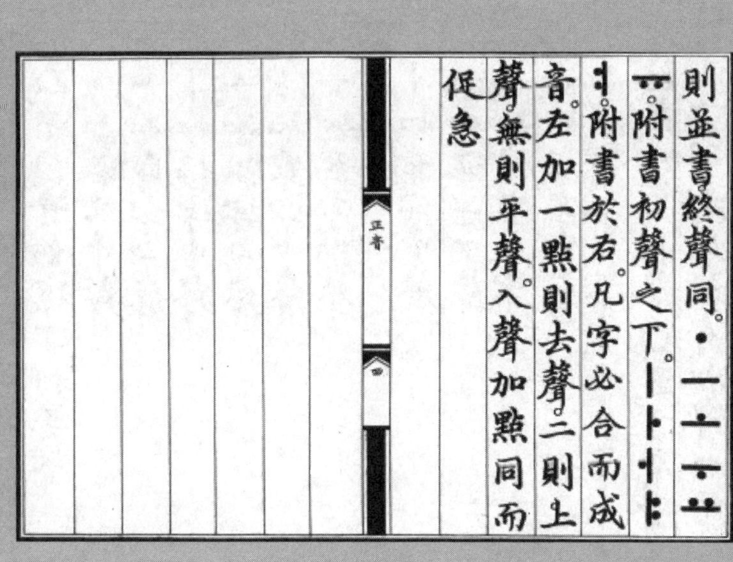

則並書終聲同。·一ㅗㅜㅛㅠ附書初聲之下。ㅣㅏㅓㅑㅕ附書於右。凡字必合而成音。左加一點則去聲。二則上聲。無則平聲。入聲加點同而促急。

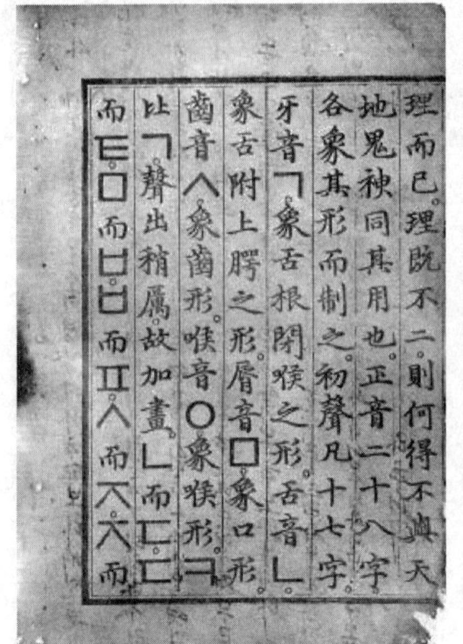

訓民正音解例

制字解

天地之道一陰陽五行而已坤復之間為太極而動靜之後為陰陽。凡有生類在天地之間者捨陰陽而何之。故人之聲音皆有陰陽之理。顧人不察耳。今正音之作。初非智營而力索。但因其聲音而極其理而已。理既不二。則何得不與天地鬼神同其用也。正音二十八字。各象其形而制之。初聲凡十七字。牙音ㄱ象舌根閉喉之形。舌音ㄴ象舌附上腭之形。唇音ㅁ象口形。齒音ㅅ象齒形。喉音ㅇ象喉形。ㅋ此ㄱ聲出稍厲。故加畫。ㄴ而ㄷ。ㄷ而ㅌ。ㅁ而ㅂ。ㅂ而ㅍ。ㅅ而ㅈ。ㅈ而

訓民正音解例

制字解

天地之道一陰陽五行而已坤復之間為太極而動靜之後為陰陽。凡有生類在天地之間者捨陰陽而何之。故人之聲音皆有陰陽之理。顧人不察耳。今正音之作。初非智營而力索。但因其聲音而極其理而已。理既不二。則何得不與天地鬼神同其用也。正音二十八字。各象其形而制之。初聲凡十七字。牙音ㄱ象舌根閉喉之形。舌音ㄴ象舌附上腭之形。唇音ㅁ象口形。齒音ㅅ象齒形。喉音ㅇ象喉形。ㅋ此ㄱ聲出稍厲。故加畫。ㄴ而ㄷ。ㄷ而ㅌ。ㅁ而ㅂ。ㅂ而ㅍ。ㅅ而ㅈ。ㅈ而

ㅊ。ㅇ而ㆆ。ㆆ而ㅎ。其因聲加畫之
義皆同。而唯ㆁ為異。半舌音ㄹ半
齒音ㅿ。亦象舌齒之形而異其體
無加畫之義焉。夫人之有聲本於
五行。故合諸四時而不悖叶之五
音而不戾。喉邃而潤。水也聲虛而
通。如水之虛明而流通也。於時為
冬。於音為羽牙錯而長。木也聲似

正音解例　二

喉而實。如木之生於水而有形也。
於時為春。於音為角舌銳而動火
也聲轉而颺。如火之轉展而揚揚
也。於時為夏。於音為徵齒剛而斷
金也聲屑而滯。如金之屑瑣而鍛
成也。於時為秋。於音為商脣方而
合土也聲含而廣。如土之含蓄萬
物而廣大也。於時為季夏。於音為

ㅊ。ㅇ而ㆆ。ㆆ而ㅎ。其因聲加畫之
義皆同。而唯ㆁ為異。半舌音ㄹ半
齒音ㅿ。亦象舌齒之形而異其體
無加畫之義焉。夫人之有聲本於
五行。故合諸四時而不悖叶之五
音而不戾。喉邃而潤。水也聲虛而
通。如水之虛明而流通也。於時為
冬。於音為羽牙錯而長。木也聲似

正音解例　二

喉而實。如木之生於水而有形也。
於時為春。於音為角舌銳而動火
也聲轉而颺。如火之轉展而揚揚
也。於時為夏。於音為徵齒剛而斷
金也聲屑而滯。如金之屑瑣而鍛
成也。於時為秋。於音為商脣方而
合土也聲含而廣。如土之含蓄萬
物而廣大也。於時為季夏。於音為

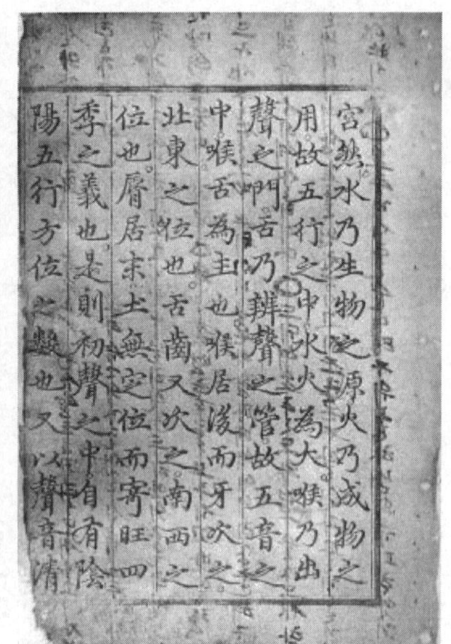

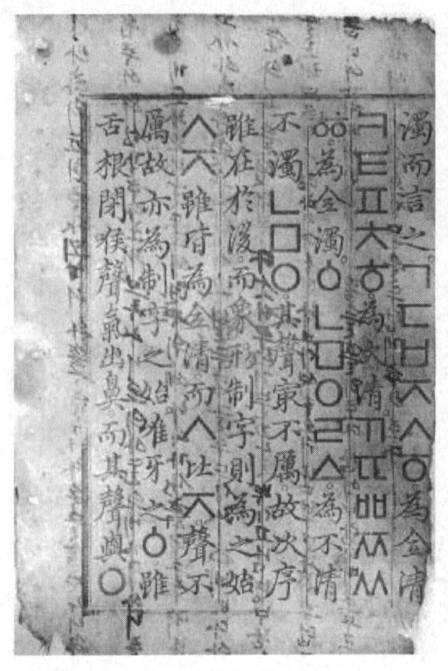

宮然水乃生物之源火乃成物之
用故五行之中水火為大喉乃出
聲之門舌乃辨聲之管故五音之
中喉舌為主也喉居後而牙次之
北東之位也舌齒又次之南西之
位也脣居末土無定位而寄旺四
季之義也是則初聲之中自有陰
陽五行方位之數也又以聲音清

正音解例　三

濁而言之ㄱㄷㅂㅈㅅㆆ為全清
ㅋㅌㅍㅊㅎ為次清
ㄲㄸㅃㅉㅆㆅ為全濁
ㆁㄴㅁㅇㄹㅿ為不清
不濁ㄴㅁㅇ其聲最不厲故次序
雖在於後而象形制字則為之始
ㅅㅈ雖皆為全清而ㅅ比ㅈ聲不
厲故亦為制字之始唯牙之ㆁ雖
舌根閉喉聲氣出鼻而其聲與ㅇ

相似。故韻書疑與喻多相混用。今
亦象於喉。而不為牙音制字之
始。盖喉屬水而牙屬木。ㆁ雖在牙
而與ㅇ相似。猶木之萌芽生於水
而柔軟。尚多水氣也。ㄱ木之成質。
ㅋ木之盛長。ㄲ木之老壯。故至此
乃皆取象於牙也。全清並書則為
全濁。以其全清之聲凝則為全濁

也。唯喉音次清為全濁者。盖以ㆆ
聲深不為之凝。ㅎ比ㆆ聲淺。故凝
而為全濁也。ㅇ連書脣音之下。則
為脣輕音者。以輕音脣乍合而喉
聲多也。中聲凡十一字。ㆍ舌縮而
聲深。天開於子也。形之圓。象乎天
也。ㅡ舌小縮而聲不深不淺。地闢
於丑也。形之平。象乎地也。ㅣ舌不

8b 8a

正音解例 〈四〉

相似。故韻書疑與喻多相混用。今
亦象於喉。而不為牙音制字之
始。盖喉屬水而牙屬木。ㆁ雖在牙
而與ㅇ相似。猶木之萌芽生於水
而柔軟。尚多水氣也。ㄱ木之成質。
ㅋ木之盛長。ㄲ木之老壯。故至此
乃皆取象於牙也。全清並書則為
全濁。以其全清之聲凝則為全濁

也。唯喉音次清為全濁者。盖以ㆆ
聲深不為之凝。ㅎ比ㆆ聲淺。故凝
而為全濁也。ㅇ連書脣音之下。則
為脣輕音者。以輕音脣乍合而喉
聲多也。中聲凡十一字。ㆍ舌縮而
聲深。天開於子也。形之圓。象乎天
也。ㅡ舌小縮而聲不深不淺。地闢
於丑也。形之平。象乎地也。ㅣ舌不

縮而聲淺。人生於寅也。形之立象乎人也。此下八聲。一闔一闢。ㅗ與ㆍ同而口蹙。其形則ㆍ與ㅡ合而成。取天地初交之義也。ㅏ與ㆍ同而口張。其形則ㆍ與ㅣ合而成。取天地之用發於事物待人而成也。ㅜ與ㅡ同而口蹙。其形則ㅡ與ㆍ合而成。亦取天地初交之義也。ㅓ與ㅡ同而口張。其形則ㅣ與ㆍ合而成。亦取天地之用發於事物待人而成也。ㅛ與ㅗ同而起於ㅣ。ㅑ與ㅏ同而起於ㅣ。ㅠ與ㅜ同而起於ㅣ。ㅕ與ㅓ同而起於ㅣ。ㅗㅏㅜㅓ始於天地。為初出也。ㅛㅑㅠㅕ起於ㅣ而兼乎人。為再出也。ㅗㅏㅜㅓ之一其圓者。取其初生之義

9b　9a

正音解例〈五〉

縮而聲淺。人生於寅也。形之立象乎人也。此下八聲。一闔一闢。ㅗ與ㆍ同而口蹙。其形則ㆍ與ㅡ合而成。取天地初交之義也。ㅏ與ㆍ同而口張。其形則ㆍ與ㅣ合而成。取天地之用發於事物待人而成也。ㅜ與ㅡ同而口蹙。其形則ㅡ與ㆍ合而成。亦取天地初交之義也。ㅓ與ㅡ同而口張。其形則ㅣ與ㆍ合而成。亦取天地之用發於事物待人而成也。ㅛ與ㅗ同而起於ㅣ。ㅑ與ㅏ同而起於ㅣ。ㅠ與ㅜ同而起於ㅣ。ㅕ與ㅓ同而起於ㅣ。ㅗㅏㅜㅓ始於天地。為初出也。ㅛㅑㅠㅕ起於ㅣ而兼乎人。為再出也。ㅗㅏㅜㅓ之一其圓者。取其初生之義

也。ㅛㅑㅠㅕ之二其圓者取其再生之義也。ㅗㅏㅗㅏ之圓居上與外者以其出於天而為陽也。ㅜㅓㅜㅓ之圓居下與內者以其出於地而為陰也。•之貫於八聲者猶陽之統陰而周流萬物也。ㅛㅑㅠㅕ之皆兼乎人者以人為萬物之靈而能參兩儀也。取象於天地人而三才之道備矣。然三才為萬物之先。而天又為三才之始。猶•ㅡㅣ三字為八聲之首而•又為三字之冠也。•初生於天。天一生水之位也。ㅏ次之。天三生木之位也。ㅡ初生於地。地二生火之位也。ㅓ次之。地四生金之位也。ㅛ再生於天。天七成火之數也。ㅑ次之。天九

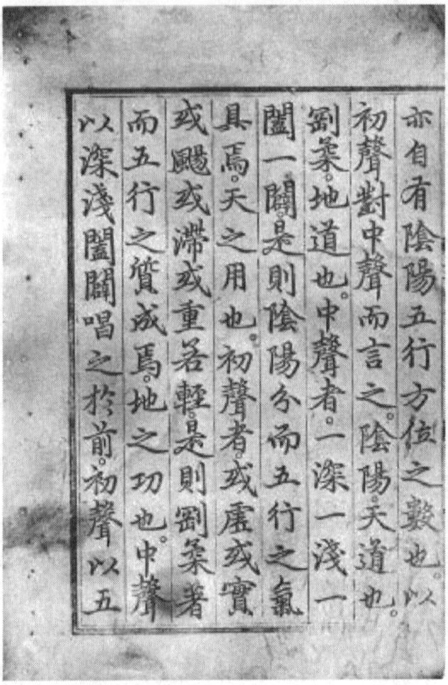

成金之數也。⋮⋮再生於地。地六成
水之數也。⋮次之地八成木之數
也。水火未離乎氣陰陽交合之初
也。故闔木金陰陽之定質故闔。天
五生土之位也。一地十成土之數。
也。一獨無位數者蓋以人則無極
之真。二五之精妙合而凝固未可
以定位成數論也是則中聲之中。

亦自有陰陽五行方位之數也。以
初聲對中聲而言之。陰陽天道也。
劉箕。地道也。中聲者。一深一淺一
闔一闢是則陰陽分而五行之氣
具焉。天之用也。初聲者或虛或實
或颺或滯或重若輕是則劉箕著
而五行之質成焉。地之功也。中聲
以深淺闔闢唱之於前。初聲以五

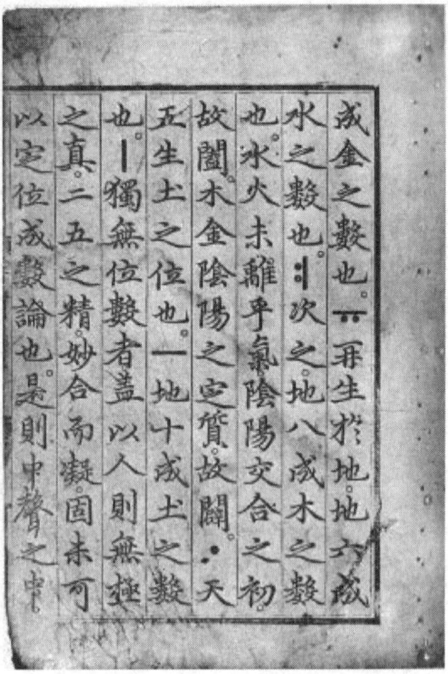

成金之數也。⋮⋮再生於地。地六成
水之數也。⋮次之地八成木之數
也。水火未離乎氣陰陽交合之初
也。故闔木金陰陽之定質故闔。天
五生土之位也。一地十成土之數。
也。一獨無位數者蓋以人則無極
之真。二五之精妙合而凝固未可
以定位成數論也是則中聲之中。

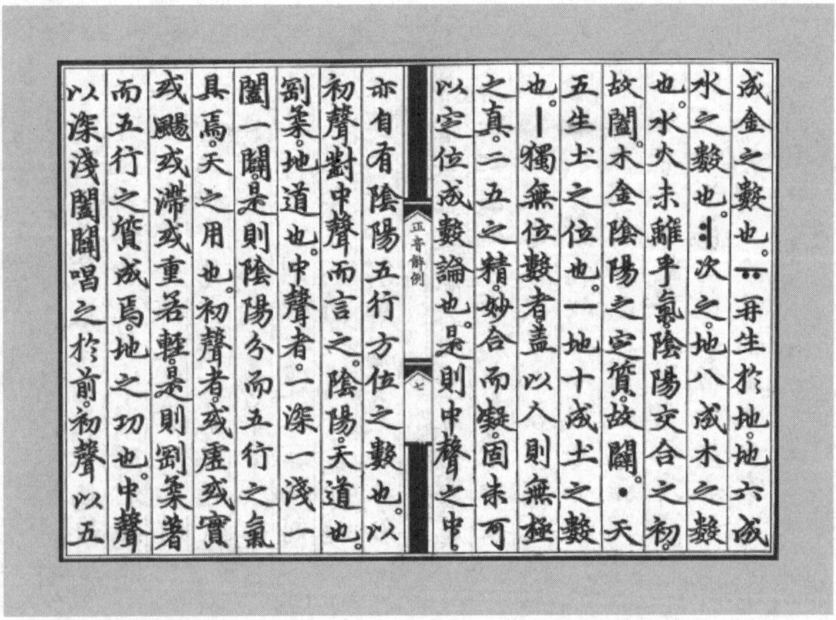

正音解例　〈七〉

亦自有陰陽五行方位之數也。以
初聲對中聲而言之。陰陽天道也。
劉箕。地道也。中聲者。一深一淺一
闔一闢是則陰陽分而五行之氣
具焉。天之用也。初聲者或虛或實
或颺或滯或重若輕是則劉箕著
而五行之質成焉。地之功也。中聲
以深淺闔闢唱之於前。初聲以五

音清濁和之於後而爲初亦爲終
亦可見萬物初生於地復歸於地
也以初中終合成之字言之亦有
動靜互根陰陽交變之義焉動者
天也靜者地也兼乎動靜者人也
蓋五行在天則神之運也在地則
質之成也在人則仁禮信義智神
之運也肝心脾肺腎質之成也初

正音解例　八

聲有發動之義天之事也終聲有
止定之義地之事也中聲承初之
生接終之成人之事也蓋字韻之
要在於中聲初終合而成音亦猶
天地生成萬物而其財成輔相則
必頼乎人也終聲之復用初聲者
以其動而陽者乾也靜而陰者亦
乾也乾實分陰陽而無不君宰也

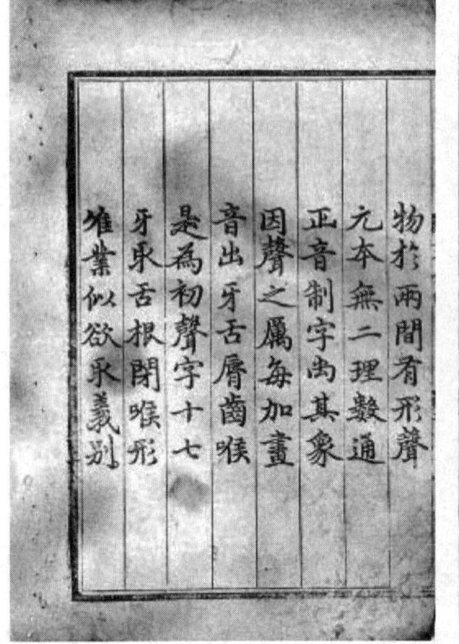

一元之氣。周流不窮。四時之運。循
環無端。故貞而復元。冬而復春。
聲之復為終。聲之復為初。亦此
義也。吁。正音作而天地萬物之理
咸備其神矣哉是殆天啟
聖心而假手焉者乎。訣曰
天地之化本一氣
陰陽五行相始終

物於兩間有形聲
元本無二理數通
正音制字尚其象
因聲之屬每加畫
音出牙舌脣齒喉
是為初聲字十七
牙取舌根閉喉形
唯業似欲取義別

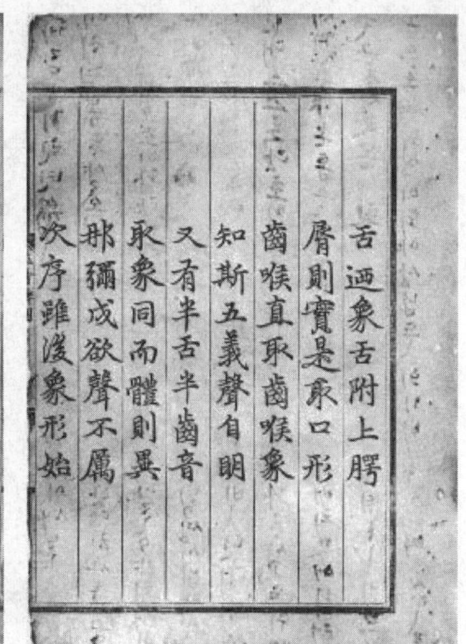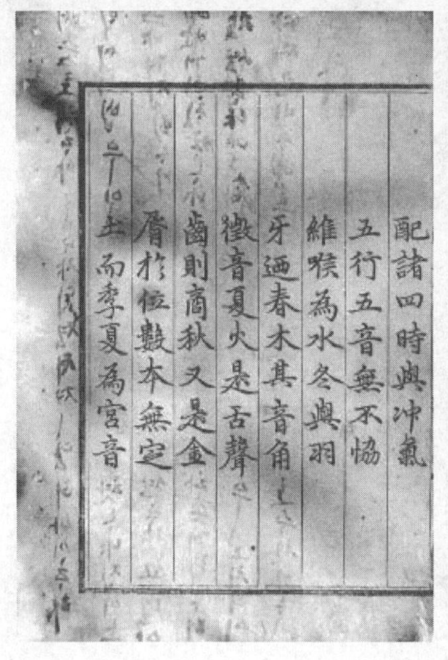

舌迺象舌附上腭
脣則實是承口形
齒喉直取齒喉象
知斯五義聲自明
又有半舌半齒音
承象同而體則異
那彌戌欲聲不屬
次序雖後象形始

正音解例　十

配諸四時與冲氣
五行五音無不協
維喉為水冬與羽
牙迺春木其音角
徵音夏火是舌聲
齒則商秋又是金
脣於位數本無定
土而季夏為宮音

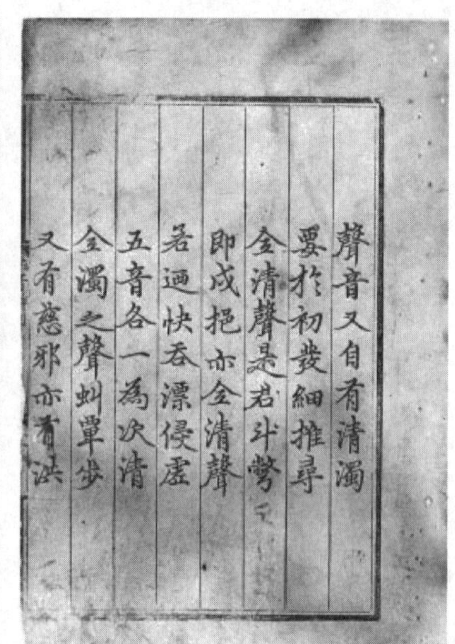

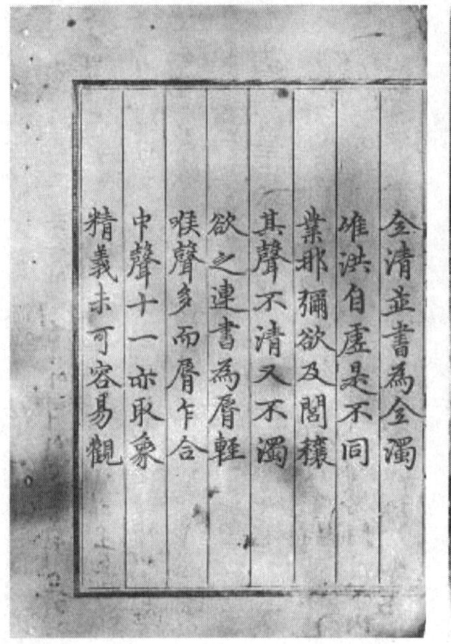

聲音又自有清濁
要於初發細推尋
全清聲是君斗幫
即成把亦全清聲
若迺快吞漂侵盧
五音各一為次清
全濁之聲虯蚪單步
又有慈邪亦看洪

全清並書為全濁
唯洪自盧是不同
業那彌欲及閻穰
其聲不清又不濁
欲之連書為脣輕
喉聲多而脣乍合
中聲十一亦取象
精義未可容易觀

正音餘例　十一

吞擬於天聲景深
兩以圓形如彈丸
即聲不深又不淺
其形之平象乎地
侵象入立廠聲淺
三寸之道斯為備
洪出於天尚為闊
象取天圓合地平

罩亦出天為巳闊
爰扵事物就人成
用初生義一其圓
出天為陽在上外
欲穰兼人為再出
二圓為形見其義
君業成弩出於地
據例自知何湏評

吞擬於天聲景深
兩以圓形如彈丸
即聲不深又不淺
其形之平象乎地
侵象入立廠聲淺
三寸之道斯為備
洪出於天尚為闊
象取天圓合地平

五音聲例

十二

罩亦出天為巳闊
爰扵事物就人成
用初生義一其圓
出天為陽在上外
欲穰兼人為再出
二圓為形見其義
君業成弩出於地
據例自知何湏評

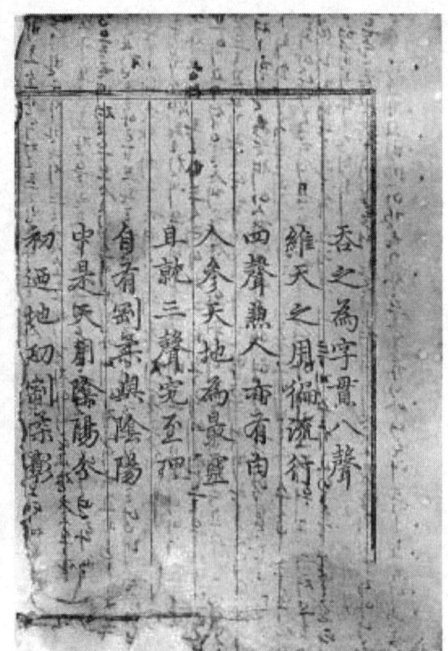

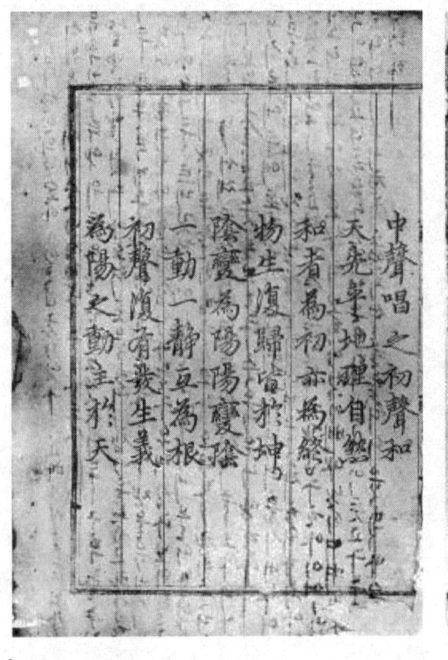

吞之為字貫八聲
維天之用徧流行
四聲熟人亦有由
入參天地為最靈
且就三聲究至理
自有剛柔與陰陽
中是天用陰陽分
初迴地切剛柔彰

〈正音鮮例〉十三

中聲唱之初聲和
天先乎地理自然
和者為初亦為終
物生復歸皆於坤
陰靈為陽陽靈陰
一動一靜互為根
初聲復有發生義
為陽之動主於天

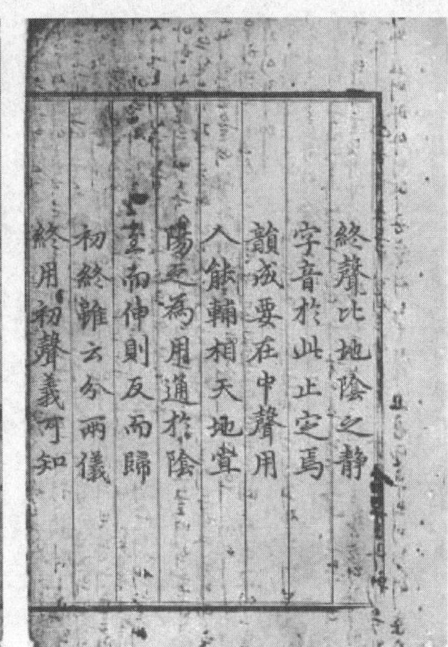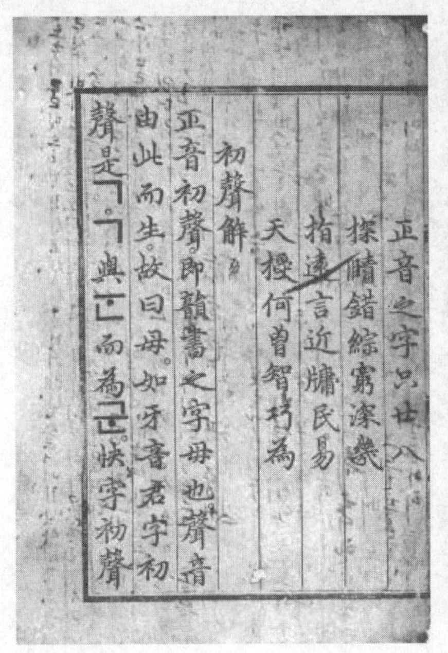

終聲比地陰之靜
字音於此止定焉
韻成要在中聲用
入能輔相天地宜
陽之為用通於陰
初終雖云分兩儀
終用初聲義可知

正音之字只廿八
探賾錯綜窮深幾
指遠言近牖民易
天授何曾智巧為

初聲解

正音初聲。即韻書之字母也。聲音
由此而生。故曰母。如牙音君字初
聲是ㄱ。ㄱ而為ㄲ。快字初聲

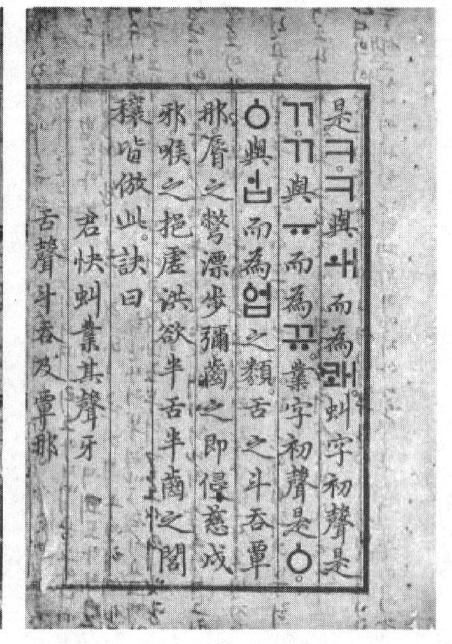

19a

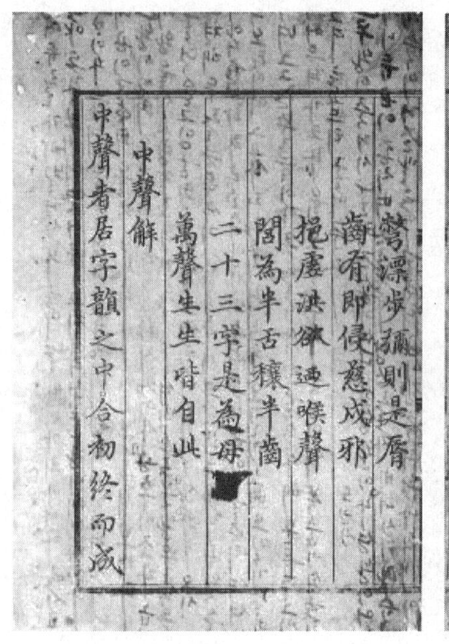

19b

是ㅋ。ㅋ與ㅙ而爲쾌。蚪字初聲是ㄲ。ㄲ與ㅠ而爲뀨。業字初聲是ㆁ。ㆁ與ㅓㅂ而爲업之類。舌之斗吞覃那。脣之彆漂步彌。齒之卽侵慈戌邪。喉之挹虛洪欲。半舌半齒之閭穰。皆倣此。訣曰

君快蚪業其聲牙
舌聲斗吞及覃那
彆漂步彌則是脣
齒有卽侵慈戌邪
挹虛洪欲迺喉聲
閭爲半舌穰半齒
二十三字是爲母
萬聲生生皆自此

中聲解

中聲者居字韻之中。合初終而成音。

音。如吞字中聲是ㆍ、ㆍ居
ㅌㄴ之間而爲ᄐᆞᆫ。即字中聲是ㅡ、ㅡ居
ㅈㄱ之間而爲즉。侵字中聲是ㅣ、ㅣ居
ㅊㅁ之間而爲침之類。洪覃君
業欲穰戌彆、皆兼ㅣ者二字合用者
ㅗ與ㅏ同出於ㆍ、故合而爲ㅘ。
ㅛ與ㅑ又同出於ㅣ、故合而爲ㆇ。
ㅜ與ㅓ同出於ㅡ、故合而爲ㅝ。ㅠ與
ㅕ又同出於ㅣ、故合而爲ㆊ。以其
同出而爲類、故相合而不悖也。一
字中聲之與ㅣ相合者十、ㆍㅣㅢㅚㅐㅟㅔ
ㅛㅣㅒㅠㅣㅖ是也。二字中聲
之與ㅣ相合者四、ㅘㅣㅙㅝㅣㅞ是也。
ㅣ於深淺闔闢之聲、並能相隨者
以其舌展聲淺而便於開口也。亦
可見人之參贊開物而無所不通

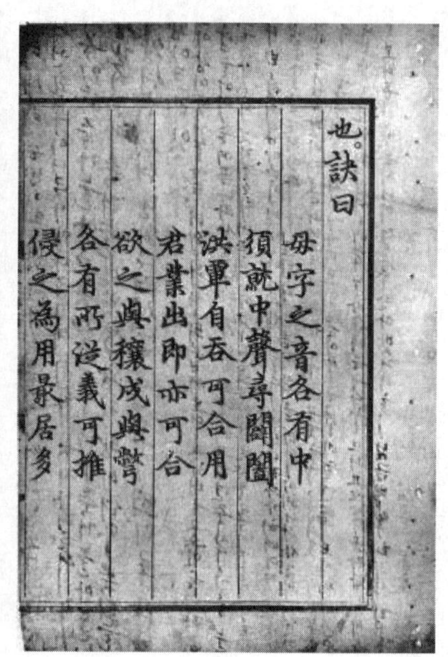

也。訣曰

母字之音各有中

須就中聲尋闢闔

洪覃自吞可合用

君業出即亦可合

欲之與穰戌與彆

各有所從義可推

侵之為用最居多

〔正音解例 十七〕

於十四聲徧相隨

終聲解

終聲者，承初中而成字韻。如即字

終聲是ㄱ，ㄱ居終而為즉。洪字

終聲是ㆁ，ㆁ居終而為홍之類。

舌唇齒喉唯同聲有緩急之殊。故

平上去其終聲不類入聲之促急。

不清不濁之字其聲不厲。故用於

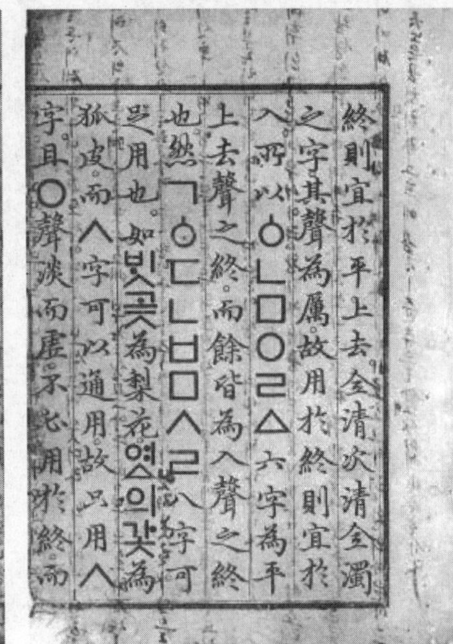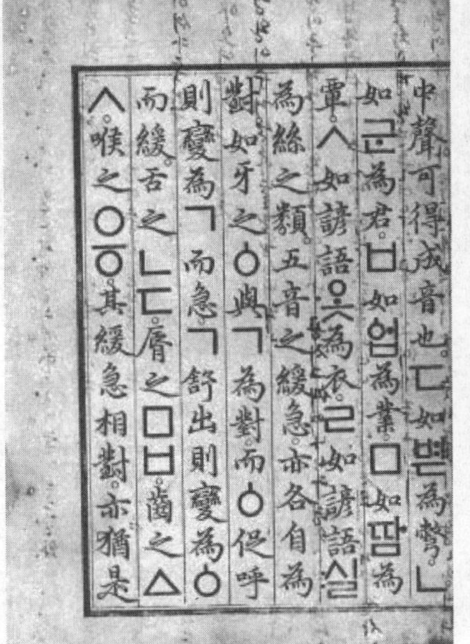

終則宜於平上去。全清次清全濁
之字。其聲為屬。故用於終則宜於
入。所以
ㆁㄴㅁㅇㄹㅿ六字為平
上去聲之終。而餘皆為入聲之終
也。然ㄱㆁㄷㄴㅂㅁㅅㄹ八字可
足用也。如빗곶為梨花。영의갗為
狐皮。而ㅅ字可以通用。故只用ㅅ
字。且ㅇ聲淡而虛。不必用於終。而
中聲可得成音也。ㄷ如볃為彆。
ㄴ如군為君。ㅂ如업為業。ㅁ如땀為
覃。ㅅ如諺語옷為衣。ㄹ如諺語실
為絲之類。五音之緩急。亦各自為
對。如牙之ㆁ與ㄱ為對。而ㆁ促呼
則變為ㄱ而急。ㄱ舒出則變為ㆁ
而緩。舌之ㄴㄷ。脣之ㅁㅂ。齒之ㅿ
ㅅ。喉之ㆁㅇ。其緩急相對。亦猶是

正音解例

十八

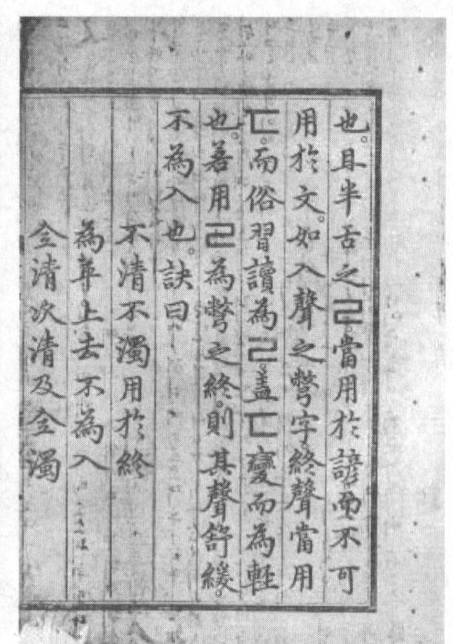

也。且半舌之ㄹ。當用於諺而不可用於文。如入聲之彆字終聲當用ㄷ。而俗習讀為ㄹ。盖ㄷ變而為輕也。若用ㄹ為彆之終。則其聲舒緩不為入也。訣曰

不清不濁用於終
為平上去不為入
全清次清及全濁

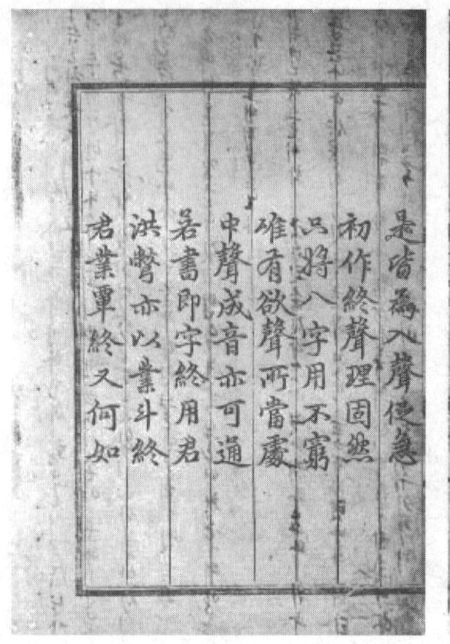

是故為入聲便急
初作終聲理固然
只將八字用不窮
唯有欲聲所當處
中聲成音亦可通
若書即字終用君
洪彆亦以業斗終
君業覃終又何如

23b　23a

也。且半舌之ㄹ。當用於諺而不可用於文。如入聲之彆字終聲當用ㄷ。而俗習讀為ㄹ。盖ㄷ變而為輕也。若用ㄹ為彆之終。則其聲舒緩不為入也。訣曰

不清不濁用於終
為平上去不為入
全清次清及全濁

〔正音韻例　十九〕

是故為入聲便急
初作終聲理固然
只將八字用不窮
唯有欲聲所當處
中聲成音亦可通
若書即字終用君
洪彆亦以業斗終
君業覃終又何如

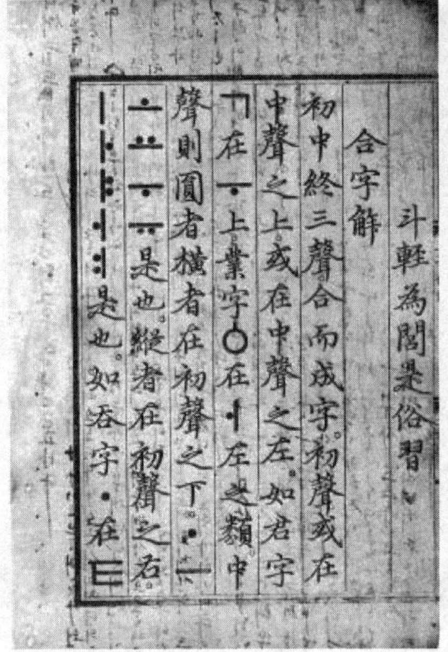

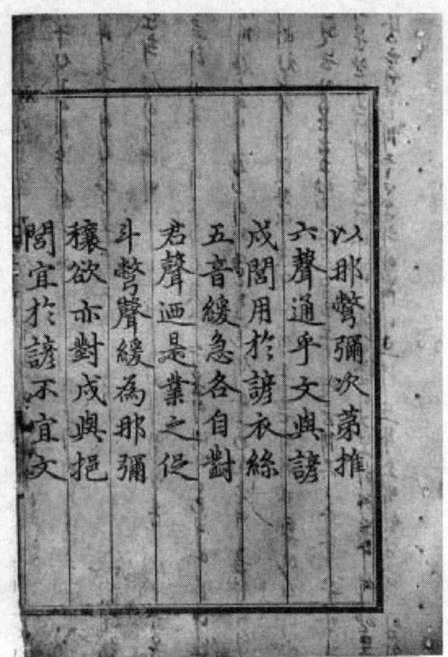

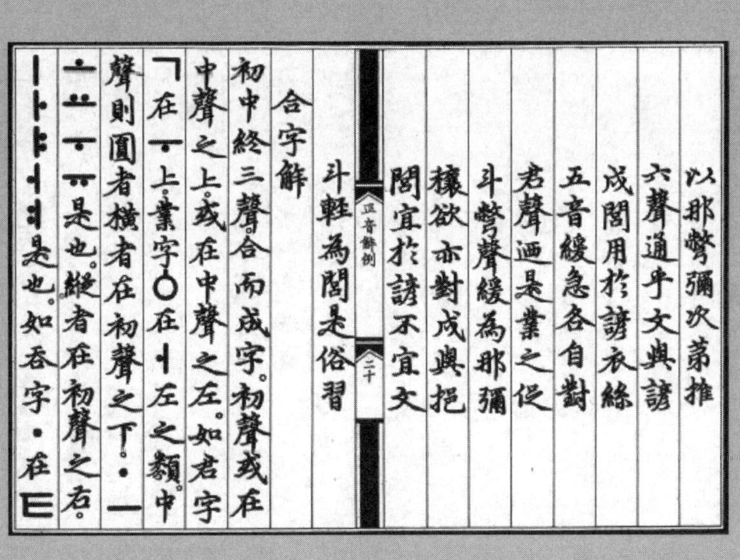

以那彆彌次第推
六聲通乎文與諺
戌閭用於諺衣絲
五音緩急各自對
君聲迺是業之促
斗彆聲緩為那彌
穰欲亦對戌與彆
閭宜於諺不宜文

斗輕為閭是俗習

合字解
初中終三聲合而成字。初聲或在
中聲之上或在中聲之左。如君字
ㄱ在ㅜ上業字ㆁ在ㅓ之左中
聲則圓者橫者在初聲之下。•ㅡ
ㅗㅛㅜㅠ是也。縱者在初聲之右。
ㅣㅏㅑㅓㅕ是也。如吞字•在ㅌ

下。卽字ㅡ在ㅈ下。侵字ㅣ在ㅊ右之類。終聲在初中之下。如君字ㄴ在구下。業字ㅁ在어下之類。初聲二字三字合用並書。如諺語ᄯᅡ爲地。ᄶᅡᆨ爲隻。ᄢᅳᆷ爲隙之類。各自並書。如諺語혀爲舌而ᅘᅧ爲引。괴여爲我愛人而괴ᅇᅧ爲人愛我。소다爲覆物而쏘다爲射之之類。中聲二字三字合用。如諺語과爲琴柱。홰爲炬之類。終聲二字三字合用。如諺語ᄒᆞᆰ爲土。낛爲釣。ᄃᆞᆲᄲᅢ爲酉時之類。其合用並書。自左而右。初中終三聲皆同。文與諺雜用則有因字音而補以中終聲者。如孔子ㅣ魯ㅅ사ᄅᆞᆷ之類。諺語平上去入。如활爲弓而其聲平。ᄃᆞᆯ爲石而其聲

正音解例

二十一

上갈為刀而其聲去붇為筆而其聲入之類。凡字之左。加一點為去聲。二點為上聲。無點為平聲。而文之入聲與去聲相似。諺之入聲無定。或似平聲。如긷為柱녑為脅。或似上聲。如낟為穀깁為繒。或似去聲。如몯為釘입為口之類。其加點則與平上去同。平聲安而和。春也。萬物舒泰。上聲和而舉。夏也。萬物漸盛。去聲舉而壯。秋也。萬物成熟。入聲促而塞。冬也。萬物閉藏。初聲之ㆆ與ㅇ相似。於諺可以通用也。半舌有輕重二音。然韻書字母唯一。且國語雖不分輕重。皆得成音。若欲備用。則依脣輕例。ㅇ連書ㄹ下。為半舌輕音。舌乍附上腭。‧一

正音解例 二十二

起ㅣ聲於國語無用。兒童之言。邊
野之語。或有之。當合二字而用。如
ㄱㅣㄲ之類。其先縱後橫。與他不同。
訣曰
初聲在中聲左上
把欲於諺用相同
中聲十一附初聲
圓橫書下右書縱
欲書終聲在何處
初中聲下接著寫
初終合用各並書
中亦有合悉自左
諺之四聲何以辨
平聲則弓上則石
刀為去而筆為入
觀此四物他可識

起ㅣ聲於國語無用。兒童之言。邊
野之語。或有之。當合二字而用。如
ㄱㅣㄲ之類。其先縱後橫。與他不同。
訣曰
正音解例　二十三
初聲在中聲左上
把欲於諺用相同
中聲十一附初聲
圓橫書下右書縱
欲書終聲在何處
初中聲下接著寫
初終合用各並書
中亦有合悉自左
諺之四聲何以辨
平聲則弓上則石
刀為去而筆為入
觀此四物他可識

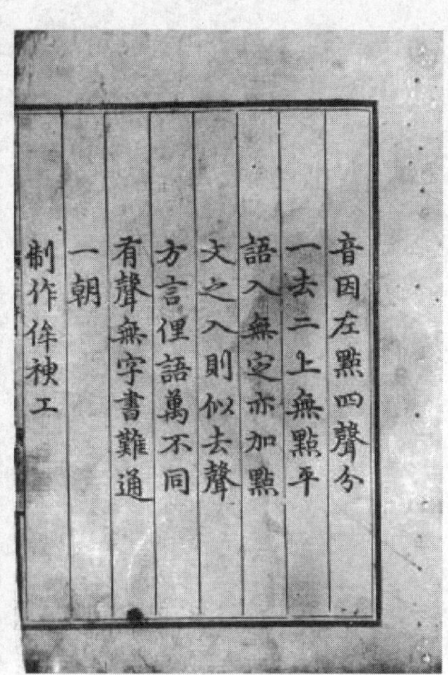

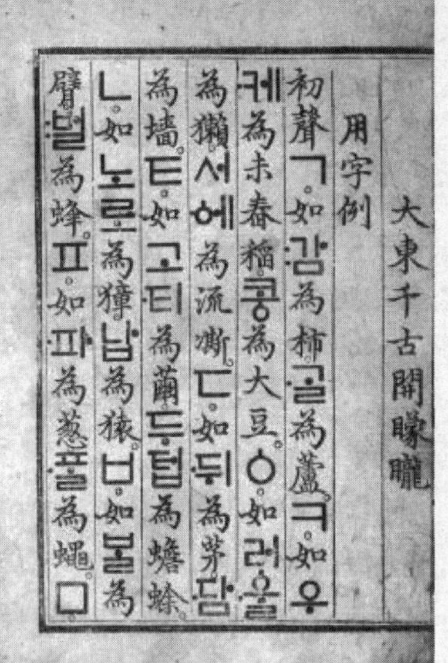

音因左點四聲分
一去二上無點平
語入無定亦加點
文之入則似去聲
方言俚語萬不同
有聲無字書難通
一朝
制作侔神工
大東千古開矇矓

用字例

初聲ㄱ。如감為柿。ㅋ。如ㄹ·ᆯ為蘆。
ㅋ。如우·케為未舂稻。ㅋ·ᆼ為大豆。ㅇ。如러·울
為獺。ㅅ·ᅦ為流澌。ㄷ。如·뒤為茅。담
為墻。ㅌ。如고·티為繭。두·텁為蟾蜍。
ㄴ。如노·로為獐。납為猿。ㅁ。如
臂ㅂ·ᆯ為蜂。ㅍ。如·파為蔥。·풀為蠅。ㅁ。

正音解例　二十四

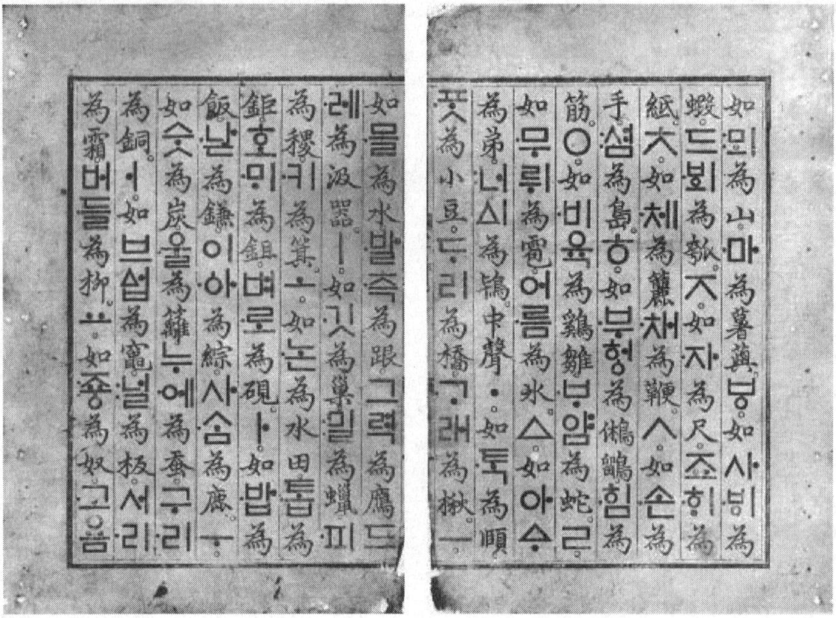

如뫼爲山。마爲薯藇。ㅸ。如사ᄫᅵ爲
蝦。드ᄫᅴ爲瓠。ㅈ。如자爲尺。죠ᄒᆡ爲
紙。ㅊ。如체爲籭。채爲鞭。ㅅ。如손爲
手。셤爲島。ㅎ。如부헝爲鵂鶹。힘爲
筋。ㅇ。如비육爲鷄雛。ᄇᆞ얌爲蛇。ㄹ。
如무뤼爲雹。어름爲氷。ㅿ。如아ᅀᆞ
爲弟。너ᅀᅵ爲鴇。中聲ㆍ。如ᄐᆞᆨ爲頤。
ᄑᆞᆺ爲小豆。ᄃᆞ리爲橋。ᄀᆞ래爲楸。ㅡ。

如믈爲水。발측爲跟。그력爲鴈。드
레爲汲器。ㅣ。如깃爲巢。밀爲蠟。피
爲稷。키爲箕。ㅗ。如논爲水田。톱爲
鉅。호미爲鉏。벼로爲硯。ㅏ。如밥爲
飯。낟爲鎌。이아爲綜。사ᄉᆞᆷ爲鹿。ㅜ。
如숫爲炭。울爲籬。누에爲蠶。구리
爲銅。ㅓ。如브섭爲竈。널爲板。서리
爲霜。버들爲柳。ㅛ。如죵爲奴。고욤

29b

29a

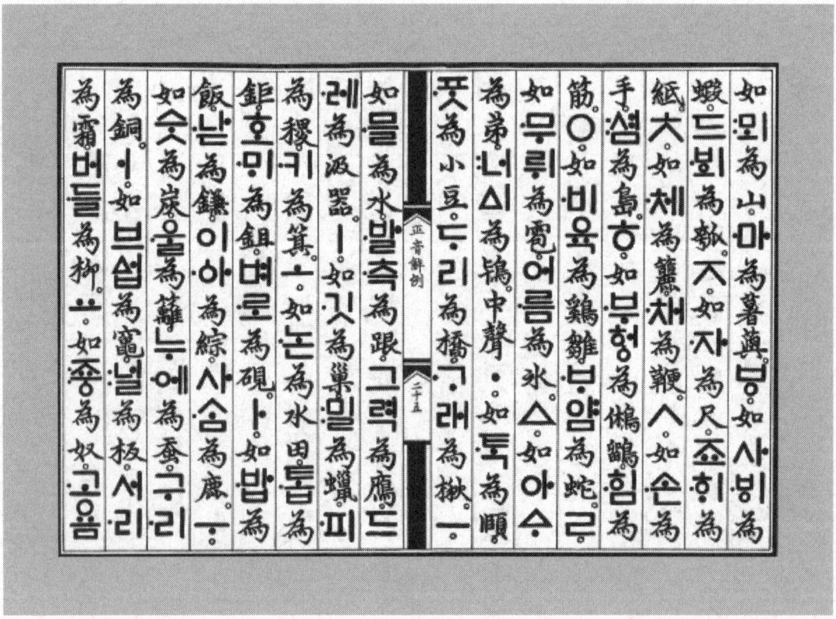

如뫼爲山。마爲薯藇。ㅸ。如사ᄫᅵ爲
蝦。드ᄫᅴ爲瓠。ㅈ。如자爲尺。죠ᄒᆡ爲
紙。ㅊ。如체爲籭。채爲鞭。ㅅ。如손爲
手。셤爲島。ㅎ。如부헝爲鵂鶹。힘爲
筋。ㅇ。如비육爲鷄雛。ᄇᆞ얌爲蛇。ㄹ。
如무뤼爲雹。어름爲氷。ㅿ。如아ᅀᆞ
爲弟。너ᅀᅵ爲鴇。中聲ㆍ。如ᄐᆞᆨ爲頤。
ᄑᆞᆺ爲小豆。ᄃᆞ리爲橋。ᄀᆞ래爲楸。ㅡ。

正音解例 二十五

如믈爲水。발측爲跟。그력爲鴈。드
레爲汲器。ㅣ。如깃爲巢。밀爲蠟。피
爲稷。키爲箕。ㅗ。如논爲水田。톱爲
鉅。호미爲鉏。벼로爲硯。ㅏ。如밥爲
飯。낟爲鎌。이아爲綜。사ᄉᆞᆷ爲鹿。ㅜ。
如숫爲炭。울爲籬。누에爲蠶。구리
爲銅。ㅓ。如브섭爲竈。널爲板。서리
爲霜。버들爲柳。ㅛ。如죵爲奴。고욤

[30a]

爲梬。쇼爲牛。쇼ᇢ爲龜。ㅑ。如 남샹爲龜。약爲鼊。다야爲匜。쟈감爲蕎麥皮。ㅠ。如 율믜爲薏苡。쥭爲飯臿。슈룹爲雨繖。쥬련爲帨。ㅕ。如 엿爲飴餹。뎔爲佛寺。벼爲稻。져비爲燕。終聲ㄱ。如 닥爲楮。독爲甕。ㆁ。如 굼벙爲蠐螬。올챵爲蝌蚪。ㄷ。如 갇爲笠。싣爲楓。ㄴ。如 신爲屨。반

[30b]

되爲螢。ㅂ。如 섭爲薪。굽爲蹄。ㅁ。如 범爲虎。심爲泉。ㅅ。如 잣爲海松。못爲池。ㄹ。如 ᄃᆞᆯ爲月。별爲星之類。

有天地自然之聲。則必有天地自然之文。所以古人因聲制字。以通萬物之情。以載三才之道。而後世不能易也。然四方風土區別。聲氣亦隨而異焉。盖外國

爲梬。쇼爲牛。쇼ᇢ爲龜。ㅑ。如 남샹爲龜。약爲鼊。다야爲匜。쟈감爲蕎麥皮。ㅠ。如 율믜爲薏苡。쥭爲飯臿。슈룹爲雨繖。쥬련爲帨。ㅕ。如 엿爲飴餹。뎔爲佛寺。벼爲稻。져비爲燕。終聲ㄱ。如 닥爲楮。독爲甕。ㆁ。如 굼벙爲蠐螬。올챵爲蝌蚪。ㄷ。如 갇爲笠。싣爲楓。ㄴ。如 신爲屨。반

되爲螢。ㅂ。如 섭爲薪。굽爲蹄。ㅁ。如 범爲虎。심爲泉。ㅅ。如 잣爲海松。못爲池。ㄹ。如 ᄃᆞᆯ爲月。별爲星之類。

有天地自然之聲。則必有天地自然之文。所以古人因聲制字。以通萬物之情。以載三才之道。而後世不能易也。然四方風土區別。聲氣亦隨而異焉。盖外國

之語。有其聲而無其字。假中國
之字以通其用是猶枘鑿之鉏
鋙也。豈能達而無礙乎。要皆各
隨所處而安不可強之使同也。
吾東方禮樂文章。侔擬華夏。但
方言俚語不與之同。學書者患
其旨趣之難曉。治獄者病其曲
折之難通。昔新羅薛聰。始作吏

正音解例　二十七

讀官府民間。至今行之。然皆假
字而用或澁或窒。非但鄙陋無
稽而已。至於言語之間。則不能
達其萬一焉。癸亥冬。我
殿下創制正音二十八字略揭
例義以示之。名曰訓民正音。象
形而字倣古篆因聲而音叶七
調三極之義。二氣之妙莫不該

括以二十八字而轉換無窮簡
而要精而通故智者不終朝而
會愚者可浹旬而學以是解書
可以知其義以是聽訟可以得
其情字韻則清濁之能辨樂歌
則律呂之克諧無所用而不備
無所往而不達雖風聲鶴唳雞
鳴狗吠皆可得而書矣遂

正音解例　二十八

命詳加解釋以喻諸人於是臣
與集賢殿應教臣崔恒副校理
臣朴彭年臣申叔舟備撰臣成
三問敦寧府注簿臣姜希顔行
集賢殿副備撰臣李塏臣李善
老等謹作諸解及例以叙其梗
綮庶使觀者不師而自悟若其
淵源精義之妙則非臣等之所

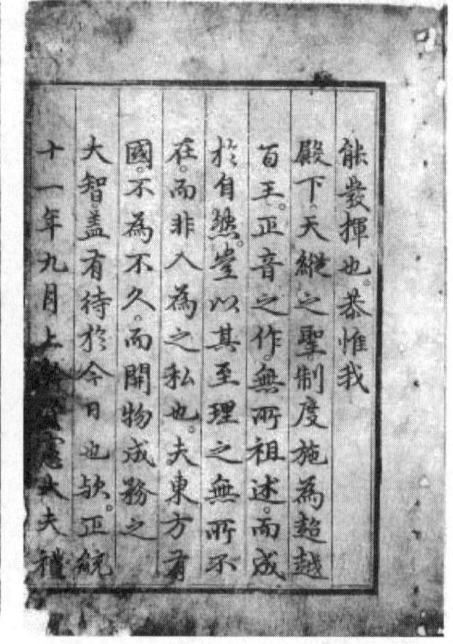

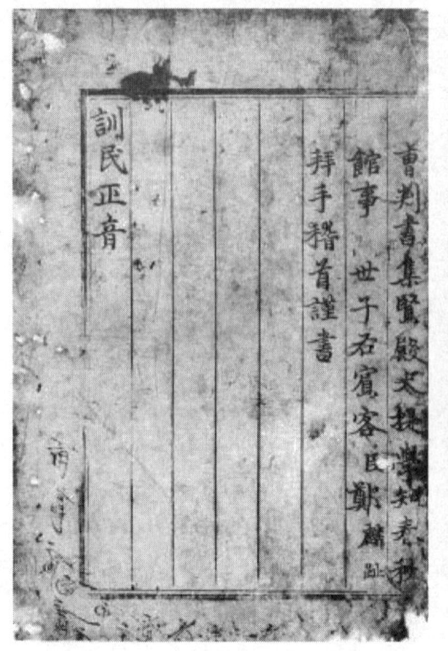

能燮揮也。恭惟我
殿下。天縱之聖。制度施為超越
百王。正音之作。無所祖述。而成
於自然。豈以其至理之無所不
在。而非人為之私也。夫東方有
國。不為不久。而開物成務之
大智。蓋有待於今日也歟。正統
十一年九月上澣。資憲大夫禮
曹判書集賢殿大提學知春秋
館事　世子右賓客臣鄭麟趾
拜手稽首謹書

訓民正音

부록 2

부록 2 일러두기

《훈민정음》해례본의 앞부분인, 세종 서문과 예의만을 다룬 언해본이
단독으로 간행된 책은 발견되지 않았다. 세조 5년(1459)에 나온《월인석
보》앞머리에 실린 것이 유일하다. 초간 원본인 서강대 소장본은 1972년
에 영인, 출판되었다. 이는 원본을 교정한 다듬본이다. 원본 그대로는《번
역하고 풀이한 훈민정음》(조규태, 한국문화사, 2007: 수정판)에 실려 있다.

국어사학회와 문화재청은 현존 최고(最古)의 언해본보다 앞서 제작된 최
초의 언해본을 상정하여 재구(再構)한 원본인 '재구 정본(부록 2에서는 '정
본'이라고 씀)'을 만들었다. 세조 때 나온 언해본 원본은 권두서명이 "世·솅
宗종御·엉製·졩訓·훈民민正·졍音흠"이고, 재구한 정본은 세종 때이므
로, "訓·훈民민正·졍音흠"이다. 자세한 비교 설명은《훈민정음 언해본 이
본 조사 및 정본 제작 연구》(문화재청, 2007)에 나와 있다.

부록 2에서는《월인석보》(서강대 노서관 소상본) 언해본의 사진본과
《훈민정음 언해본 이본 조사 및 정본 제작 연구》의 재구 정본을 입체적으
로 비교할 수 있도록 원본 크기의 약 25퍼센트(판면 기준)로 함께 실었다.
수록을 허락한 문화재청과 국어사학회에 감사드린다.

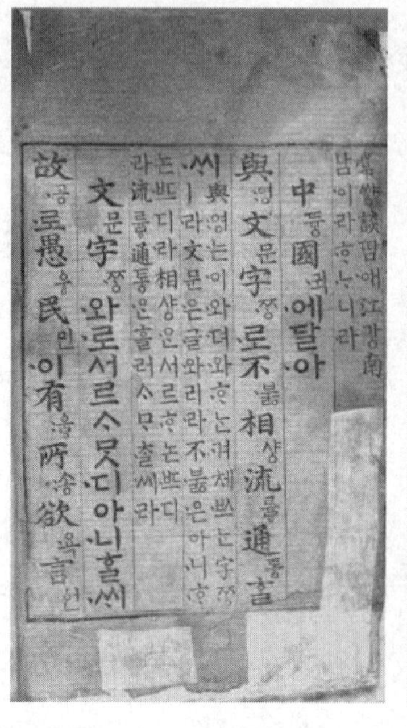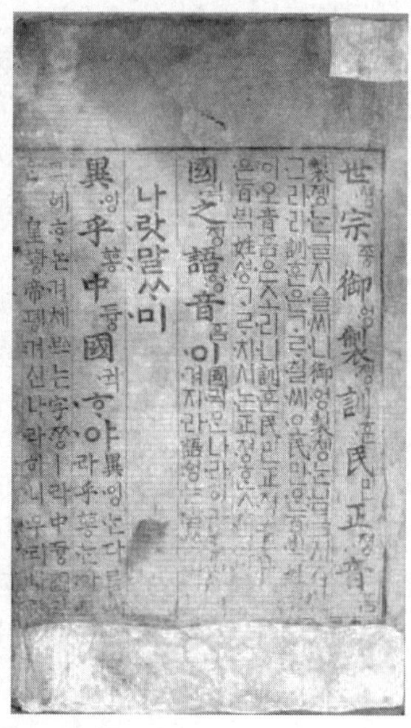

| 정음 언해 1b　　정음 언해 1a |

| 정본 1b　　||　　정본 1a |

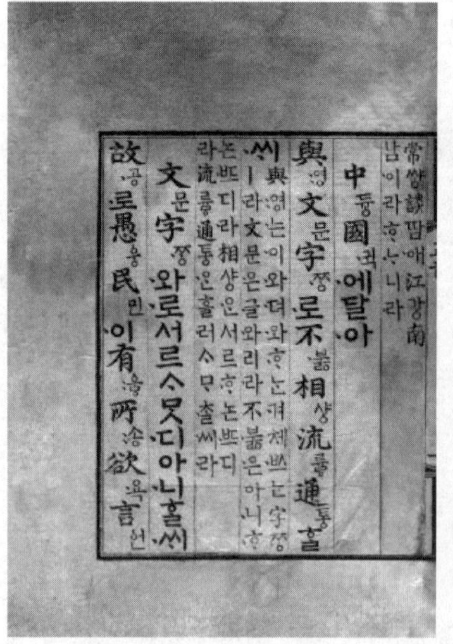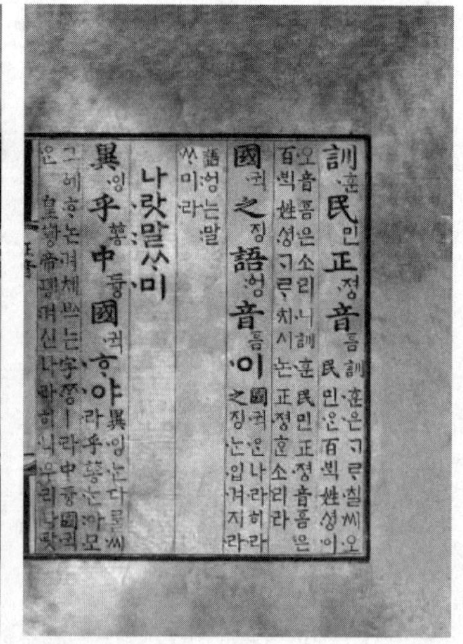

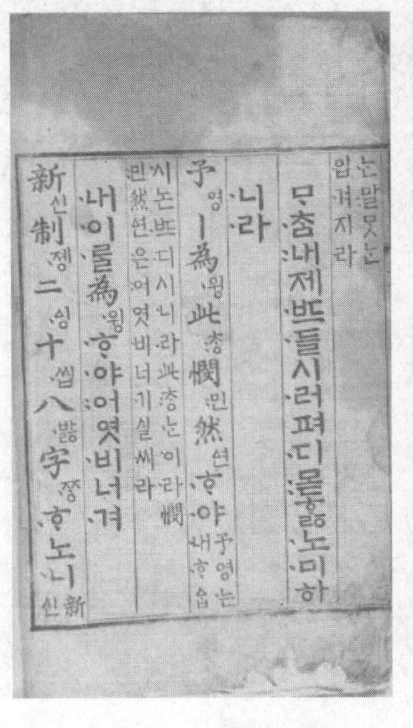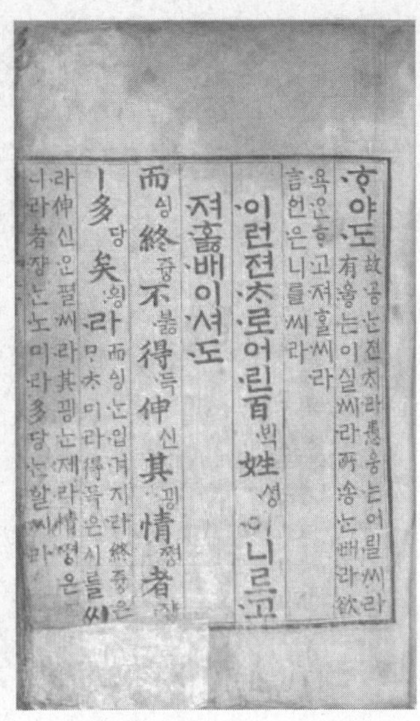

| 정음 언해 2b　　정음 언해 2a |

| 정본 2b　　∥∥　　정본 2a |

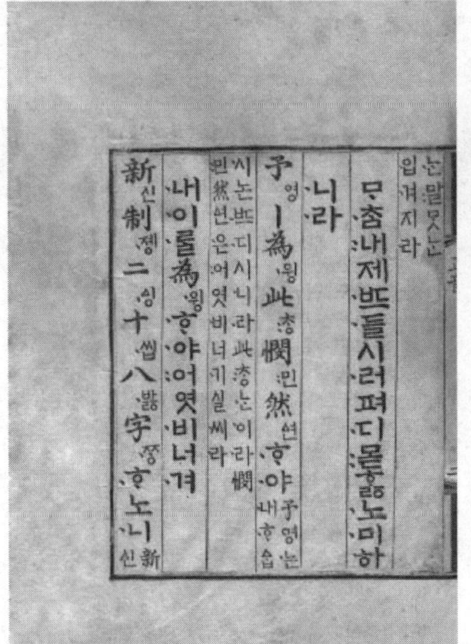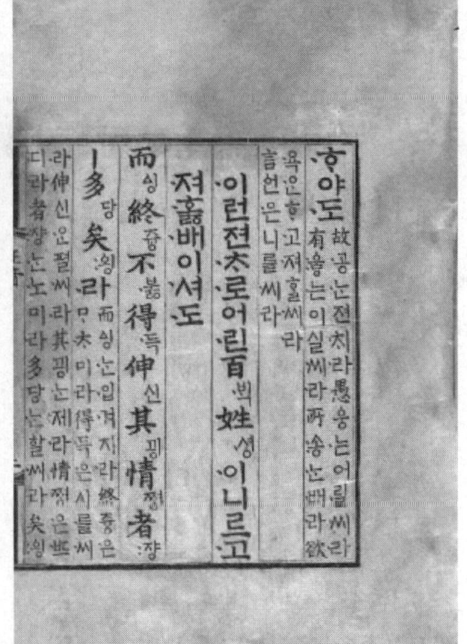

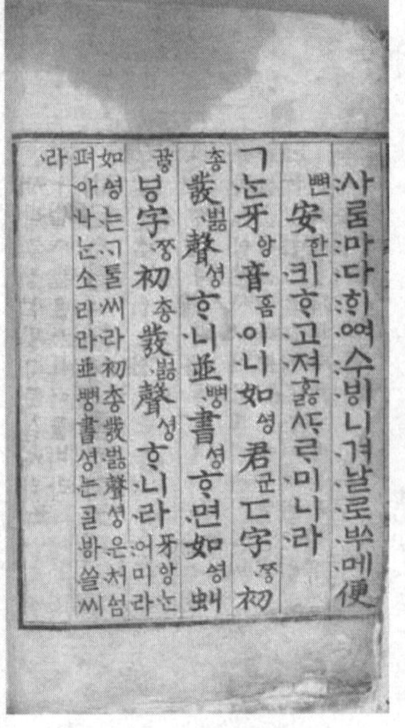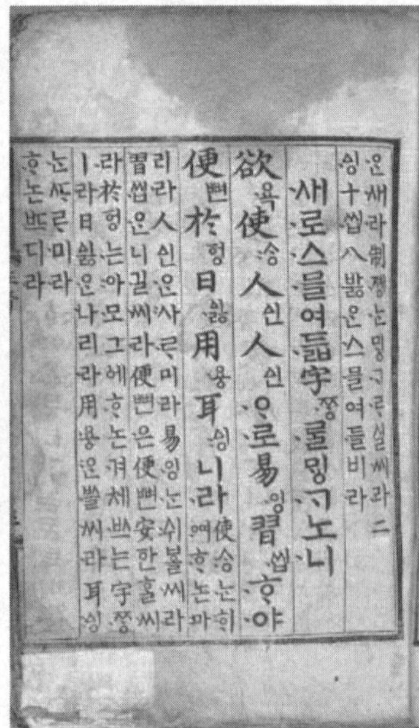

｜ 정음 언해 3b　　정음 언해 3a ｜

정본 3b　　‖｜　　정본 3a

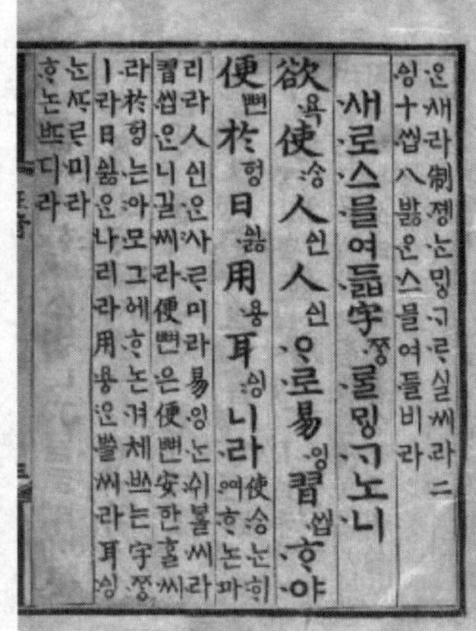

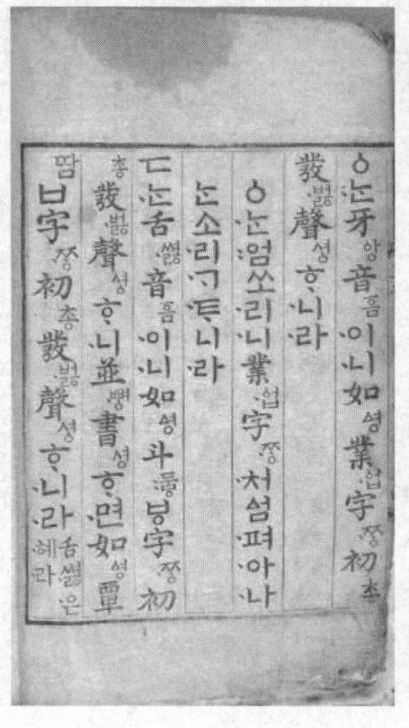

ㆁ·ᄂᆞᆫ 牙ᅌᅡᆼ音ᅙᆷ·이·니 如ᅀᅧᆼ業·업字·ᄍᆞᆼ 初총
發·ᄫᅡᇙ聲성ᄒᆞ·니·라
ㆁ·ᄂᆞᆫ 엄쏘·리·니 業·업字·ᄍᆞᆼ 처ᅀᅥᆷ·펴·아·나ᄂᆞᆫ 소·리 ᄀᆞ·ᄐᆞ·니·라
ㄷ·ᄂᆞᆫ 舌·쎯音ᅙᆷ·이·니 如ᅀᅧᆼ斗·둘ᇢ字·ᄍᆞᆼ 初총
發·ᄫᅡᇙ聲성ᄒᆞ·니 並뼝書셩ᄒᆞ·면 如ᅀᅧᆼ覃
땀ㅂ字·ᄍᆞᆼ 初총發·ᄫᅡᇙ聲성ᄒᆞ·니·라 舌·쎯音ᅙᆷ·은 혀쏘·리·라

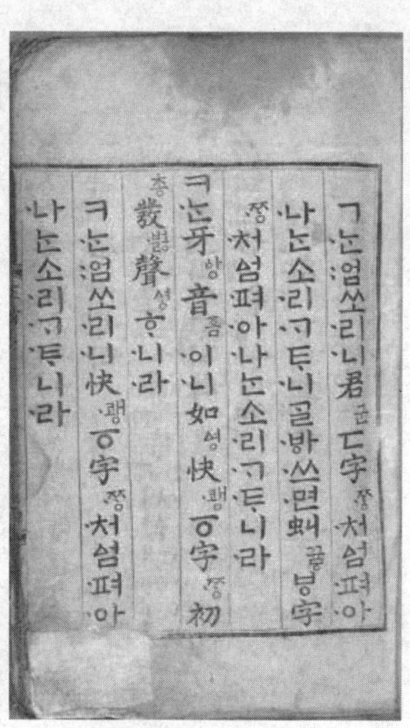

ㄱ·ᄂᆞᆫ 엄쏘·리·니 君ㄷ字·ᄍᆞᆼ 처ᅀᅥᆷ·펴·아·나ᄂᆞᆫ 소·리 ᄀᆞ·ᄐᆞ·니 ᄀᆞᆯ·ᄫᅡ·쓰·면 虯ᄬᅱᇢ字
처ᅀᅥᆷ·펴·아·나ᄂᆞᆫ 소·리 ᄀᆞ·ᄐᆞ·니·라
ㅋ·ᄂᆞᆫ 牙ᅌᅡᆼ音ᅙᆷ·이·니 如ᅀᅧᆼ快·쾡ᅙ字·ᄍᆞᆼ 初총
發·ᄫᅡᇙ聲성ᄒᆞ·니·라
ㅋ·ᄂᆞᆫ 엄쏘·리·니 快·쾡ᅙ字·ᄍᆞᆼ 처ᅀᅥᆷ·펴·아

정음 언해 4b   정음 언해 4a

정본 4b   ‖   정본 4a

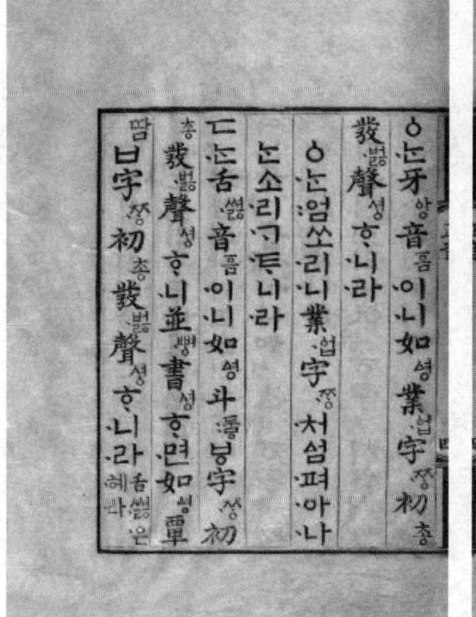

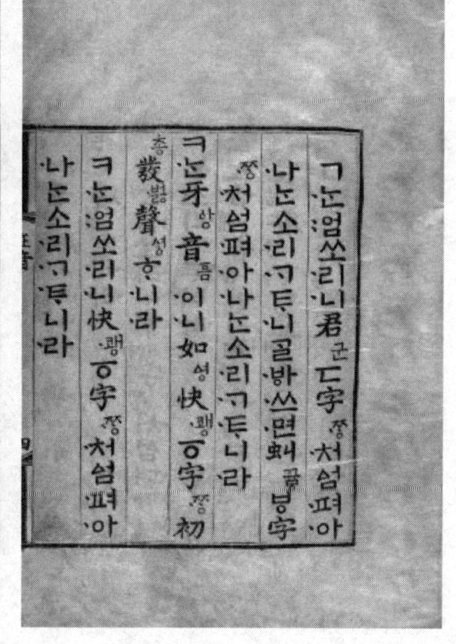

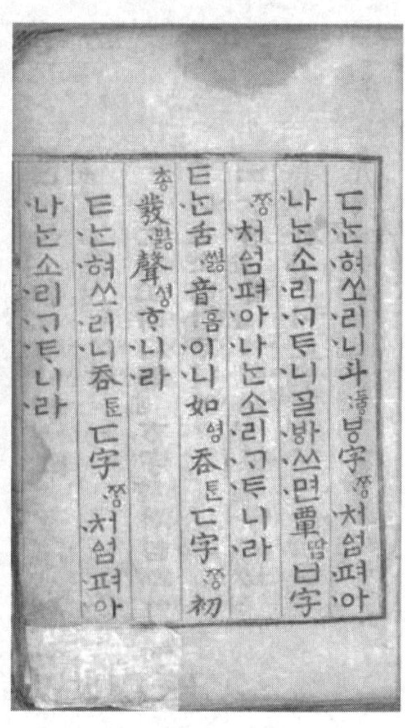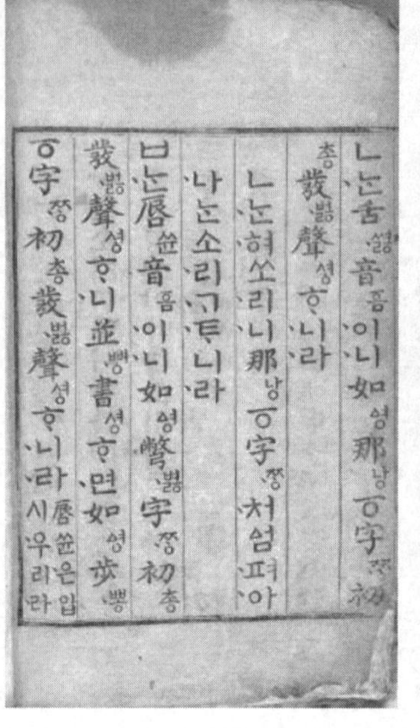

| 정음 언해 5b　　　　정음 언해 5a |

| 정본 5b　　||　　정본 5a |

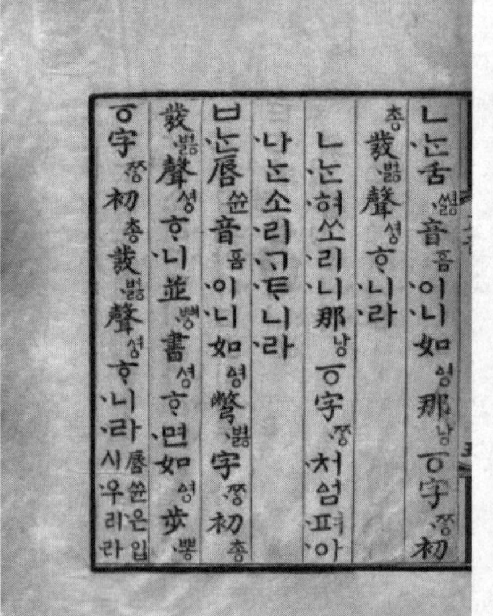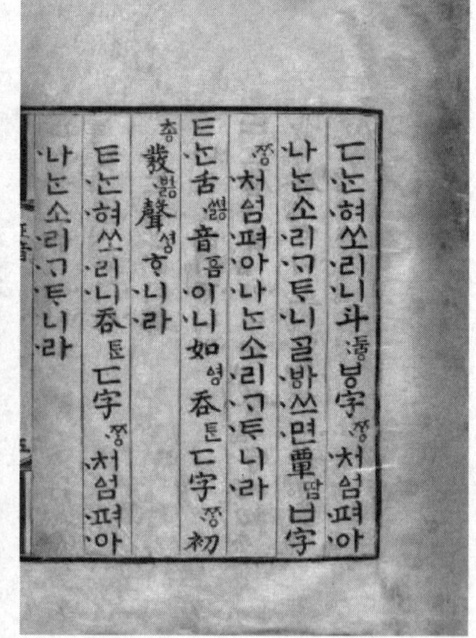

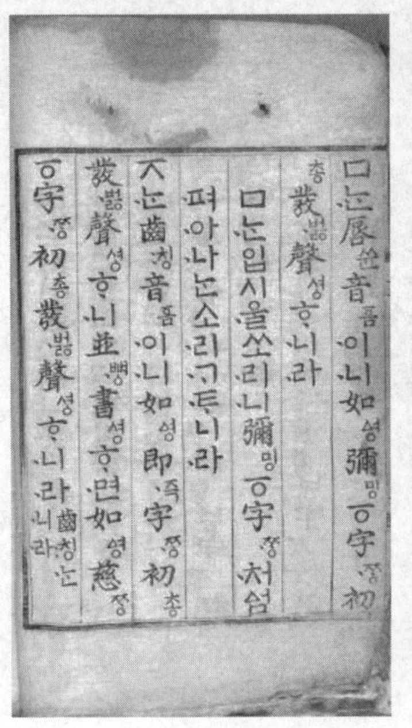

ㅁᄂᆞᆫ 脣쓩音ᅙᆷ이니 如 彌밍ㆆ字쫑 初총
發벓聲셩ᄒᆞ니라
ㅁᄂᆞᆫ 입시울쏘리니 彌밍ㆆ字쫑 처섬
펴아나는 소리 ᄀᆞᄐ니라
ㅈᄂᆞᆫ 齒칭音ᅙᆷ이니 如 卽즉字쫑 初총
發벓聲셩ᄒᆞ니 並뼝書셩ᄒᆞ면 如 慈쭝
字쫑 初총發벓聲셩ᄒᆞ니라

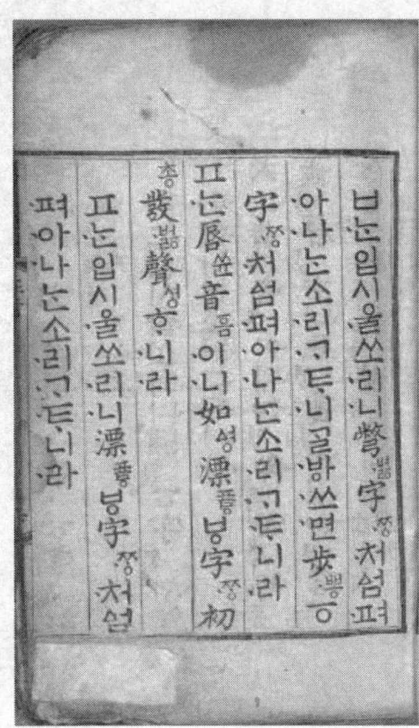

ㅂᄂᆞᆫ 입시울쏘리니 彆볋字쫑 처섬 펴
아나는 소리 ᄀᆞᄐ니 ᄀᆞᆯᄫᅡ 쓰면 步뽕
字쫑 처섬 펴아나는 소리 ᄀᆞᄐ니라
ㅍᄂᆞᆫ 脣쓩音ᅙᆷ이니 如 漂푱ㅸ字쫑 初총
發벓聲셩ᄒᆞ니라
ㅍᄂᆞᆫ 입시울쏘리니 漂푱ㅸ字쫑 처섬
펴아나는 소리 ᄀᆞᄐ니라

| 정음 언해 6b   정음 언해 6a |

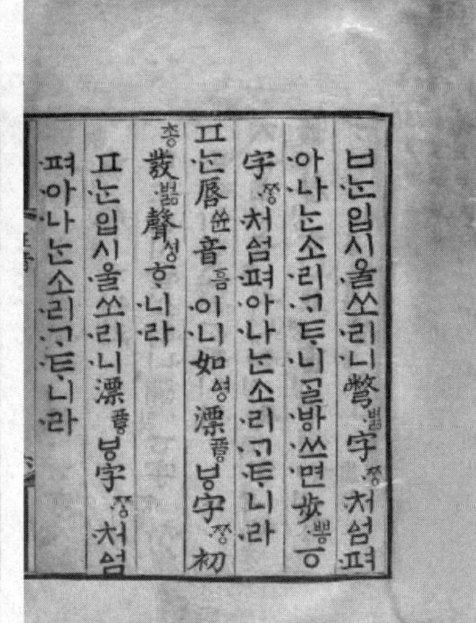

ㅁᄂᆞᆫ 脣쓩音ᅙᆷ이니 如 彌밍ㆆ字쫑 初총
發벓聲셩ᄒᆞ니라
ㅁᄂᆞᆫ 입시울쏘리니 彌밍ㆆ字쫑 처섬
펴아나는 소리 ᄀᆞᄐ니라
ㅈᄂᆞᆫ 齒칭音ᅙᆷ이니 如 卽즉字쫑 初총
發벓聲셩ᄒᆞ니 並뼝書셩ᄒᆞ면 如 慈쭝
字쫑 初총發벓聲셩ᄒᆞ니라

ㅂᄂᆞᆫ 입시울쏘리니 彆볋字쫑 처섬 펴
아나는 소리 ᄀᆞᄐ니 ᄀᆞᆯᄫᅡ 쓰면 步뽕
字쫑 처섬 펴아나는 소리 ᄀᆞᄐ니라
ㅍᄂᆞᆫ 脣쓩音ᅙᆷ이니 如 漂푱ㅸ字쫑 初총
發벓聲셩ᄒᆞ니라
ㅍᄂᆞᆫ 입시울쏘리니 漂푱ㅸ字쫑 처섬
펴아나는 소리 ᄀᆞᄐ니라

정본 6b | | 정본 6a

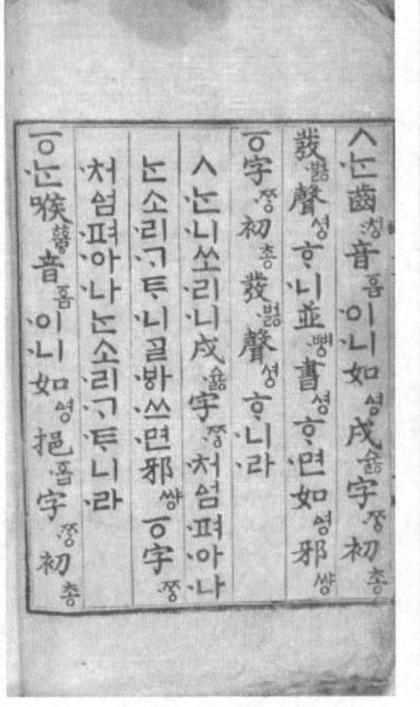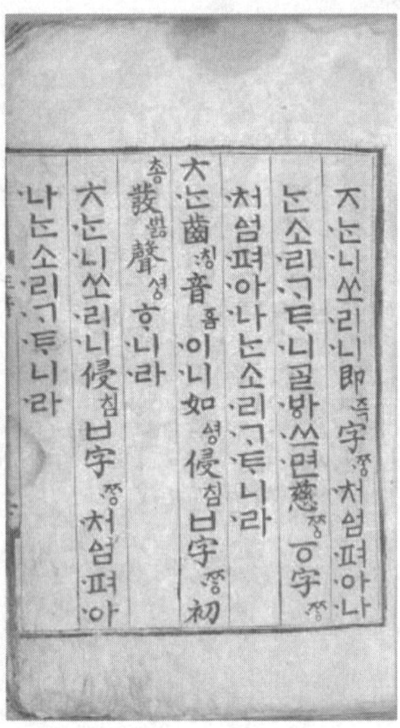

정본 7b　ㅣㅣ　정본 7a

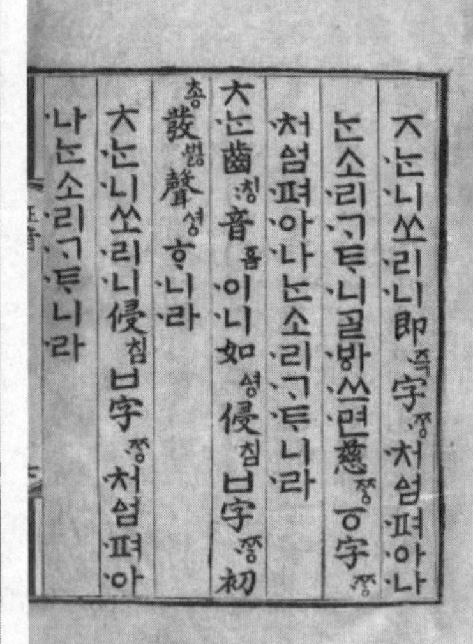

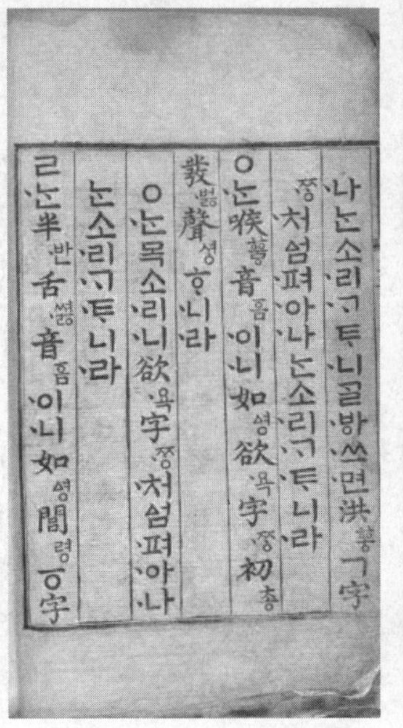

정음 언해 8b

나ᄂᆞᆫ 소리 ᄀᆞᆮᄒᆞ니 골ᄫᅡ 쓰면 洪ᅘᅩᆼㄱ字
처ᅀᅥᆷ 펴아 나ᄂᆞᆫ 소리 ᄀᆞᆮᄒᆞ니라
ㅇᄂᆞᆫ 喉ᅘᅮᆼ音ᅙᅳᆷ이니 如영 欲욕字쭝 初총
發ㅸ聲셩ᄒᆞ니라
ㅇᄂᆞᆫ 목소리니 欲욕字쭝 처ᅀᅥᆷ 펴아 나
ᄂᆞᆫ 소리 ᄀᆞᆮᄒᆞ니라
ㄹᄂᆞᆫ 半반舌쎪音ᅙᅳᆷ이니 如영 閭령ㅇ字쭝

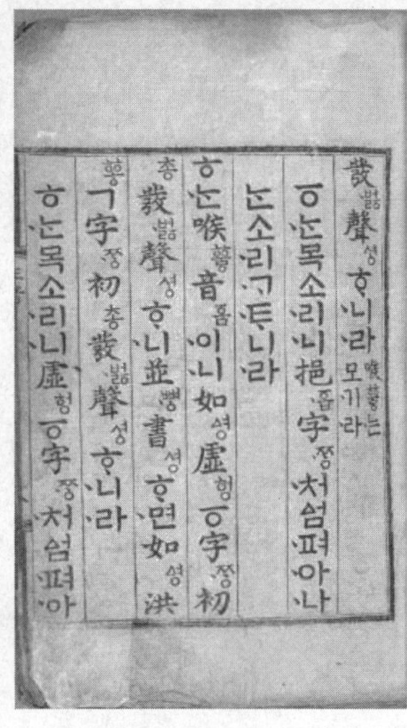

정음 언해 8a

發ㅸ聲셩ᄒᆞ니라 〔喉ᅘᅮᆼᄂᆞᆫ 모기라〕
ㆆᄂᆞᆫ 목소리니 挹ᅙᅳᆸ字쭝 처ᅀᅥᆷ 펴아 나
ㅎᄂᆞᆫ 喉ᅘᅮᆼ音ᅙᅳᆷ이니 如영 虛ᅘᅥᆼ字쭝 初총
發ㅸ聲셩ᄒᆞ니 並삥書셩ᄒᆞ면 如영 洪
ㄱ字쭝 初총發ㅸ聲셩ᄒᆞ니라
ㅎᄂᆞᆫ 목소리니 虛ᅘᅥᆼ字쭝 처ᅀᅥᆷ 펴아

정음 언해 8b   정음 언해 8a
정본 8b   정본 8a

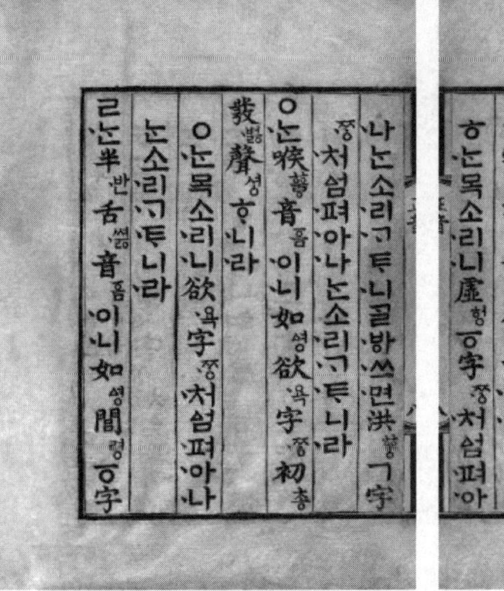

정본 8b

나ᄂᆞᆫ 소리 ᄀᆞᆮᄒᆞ니 골ᄫᅡ 쓰면 洪ᅘᅩᆼㄱ字
처ᅀᅥᆷ 펴아 나ᄂᆞᆫ 소리 ᄀᆞᆮᄒᆞ니라
ㅇᄂᆞᆫ 喉ᅘᅮᆼ音ᅙᅳᆷ이니 如영 欲욕字쭝 初총
發ㅸ聲셩ᄒᆞ니라
ㅇᄂᆞᆫ 목소리니 欲욕字쭝 처ᅀᅥᆷ 펴아 나
ᄂᆞᆫ 소리 ᄀᆞᆮᄒᆞ니라
ㄹᄂᆞᆫ 半반舌쎪音ᅙᅳᆷ이니 如영 閭령ㅇ字쭝

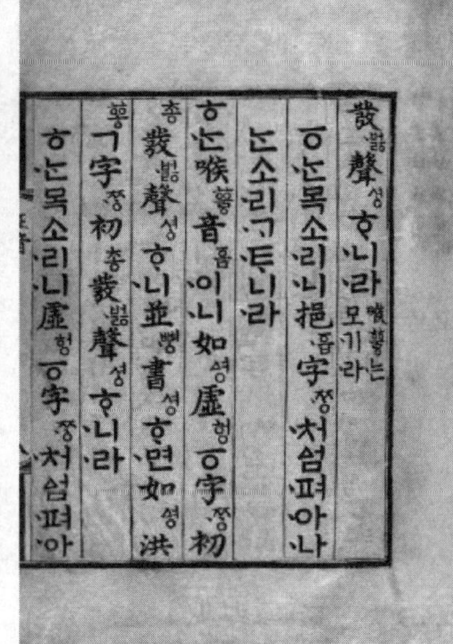

정본 8a

發ㅸ聲셩ᄒᆞ니라 〔喉ᅘᅮᆼᄂᆞᆫ 모기라〕
ㆆᄂᆞᆫ 목소리니 挹ᅙᅳᆸ字쭝 처ᅀᅥᆷ 펴아 나
ㅎᄂᆞᆫ 喉ᅘᅮᆼ音ᅙᅳᆷ이니 如영 虛ᅘᅥᆼ字쭝 初총
發ㅸ聲셩ᄒᆞ니 並삥書셩ᄒᆞ면 如영 洪
ㄱ字쭝 初총發ㅸ聲셩ᄒᆞ니라
ㅎᄂᆞᆫ 목소리니 虛ᅘᅥᆼ字쭝 처ᅀᅥᆷ 펴아

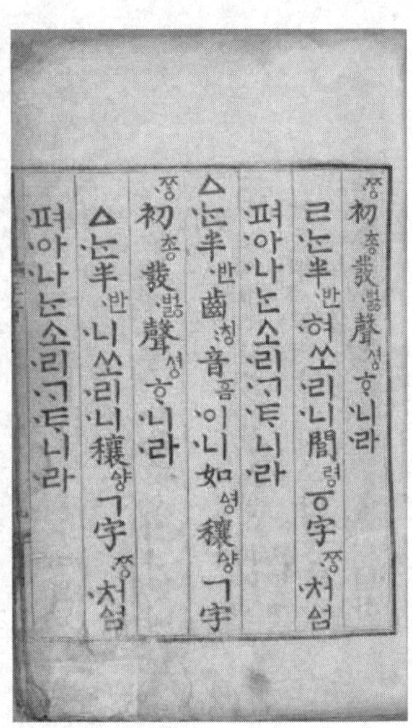

初총發·뼝聲셩·ᄒᆞ·니·라
ㄹ·ㄴᆫ 半·반혀쏘·리·니 閭령ㆆ字·ㅉ 처·엄
펴·아·나ᄂᆞᆫ소·리·니 ㄱᆞᆮ·ᄒ·니·라
ㅿ·ㄴᆫ 半·반齒칭音ㆆ·이·니 如ᅀᅥᆼ 穰ᅀᅣᆼㄱ字·ㅉ
初총發·뼝聲셩·ᄒᆞ·니·라
ㅿ·ㄴᆫ 半·반ㄴ·니쏘·리·니 穰ᅀᅣᆼㄱ字·ㅉ 처·엄
펴·아·나ᄂᆞᆫ소·리·니 ㄱᆞᆮ·ᄒ·니·라

정음 언해 9a

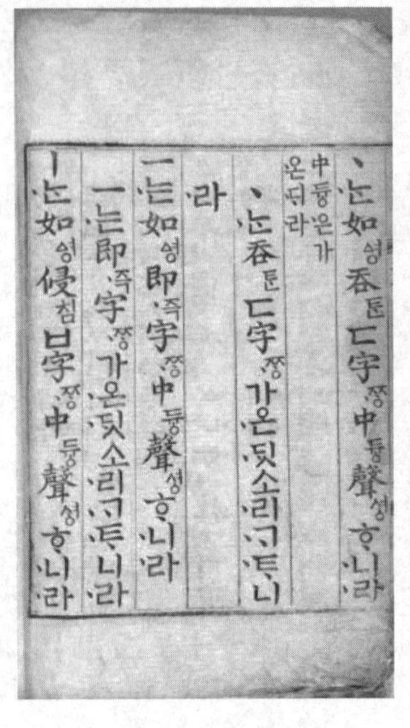

·ㆍㄴᆫ 如ᅀᅥᆼ 呑ㅌㄷ字·ㅉ 中듕聲셩·ᄒᆞ·니·라
(中듕聲셩은 가온ᄃᆡ라)
·ㆍㄴᆫ 呑ㅌㄷ字·ㅉ 가온·딧소·리·ㄱᆞᆮᄐ·니·라
ㅡㄴᆫ 如ᅀᅥᆼ 即즉字·ㅉ 中듕聲셩·ᄒᆞ·니·라
ㅡㄴᆫ 即즉字·ㅉ 가온·딧소·리·ㄱᆞᆮᄐ·니·라
·ㅣㄴᆫ 如ᅀᅥᆼ 侵침ㅂ字·ㅉ 中듕聲셩·ᄒᆞ·니·라

정음 언해 9b

정본 9b | | 정본 9a

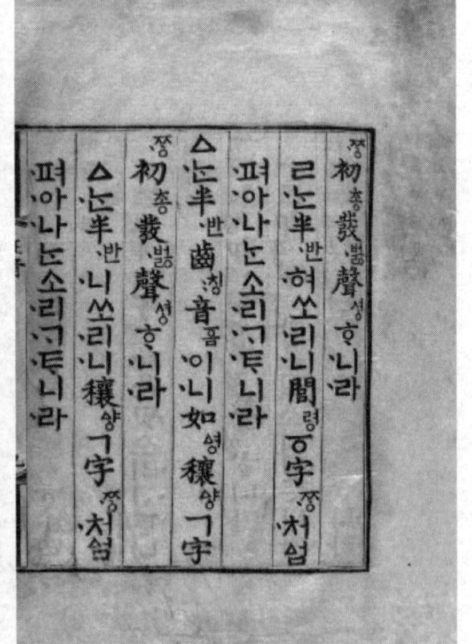

初총發·뼝聲셩·ᄒᆞ·니·라
ㄹ·ㄴᆫ 半·반혀쏘·리·니 閭령ㆆ字·ㅉ 처·엄
펴·아·나ᄂᆞᆫ소·리·니 ㄱᆞᆮ·ᄒ·니·라
ㅿ·ㄴᆫ 半·반齒칭音ㆆ·이·니 如ᅀᅥᆼ 穰ᅀᅣᆼㄱ字·ㅉ
初총發·뼝聲셩·ᄒᆞ·니·라
ㅿ·ㄴᆫ 半·반ㄴ·니쏘·리·니 穰ᅀᅣᆼㄱ字·ㅉ 처·엄
펴·아·나ᄂᆞᆫ소·리·니 ㄱᆞᆮ·ᄒ·니·라

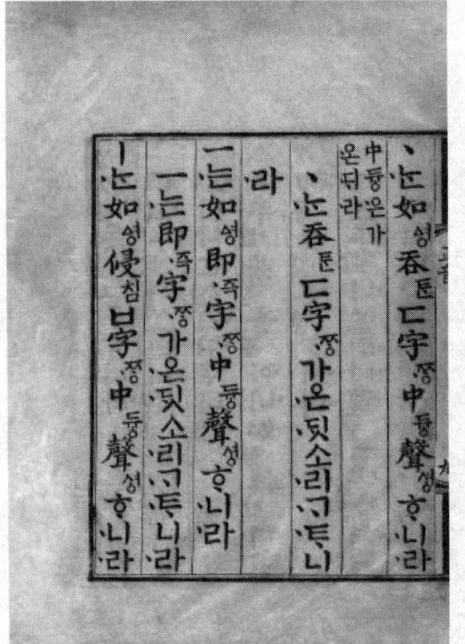

·ㆍㄴᆫ 如ᅀᅥᆼ 呑ㅌㄷ字·ㅉ 中듕聲셩·ᄒᆞ·니·라
(中듕聲셩은 가온ᄃᆡ라)
·ㆍㄴᆫ 呑ㅌㄷ字·ㅉ 가온·딧소·리·ㄱᆞᆮᄐ·니·라
ㅡㄴᆫ 如ᅀᅥᆼ 即즉字·ㅉ 中듕聲셩·ᄒᆞ·니·라
ㅡㄴᆫ 即즉字·ㅉ 가온·딧소·리·ㄱᆞᆮᄐ·니·라
·ㅣㄴᆫ 如ᅀᅥᆼ 侵침ㅂ字·ㅉ 中듕聲셩·ᄒᆞ·니·라

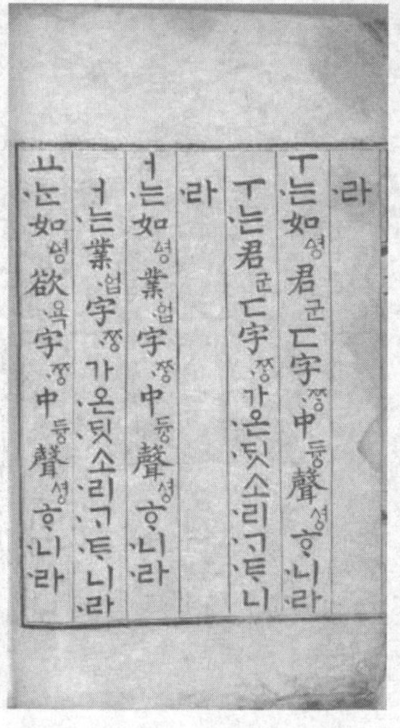 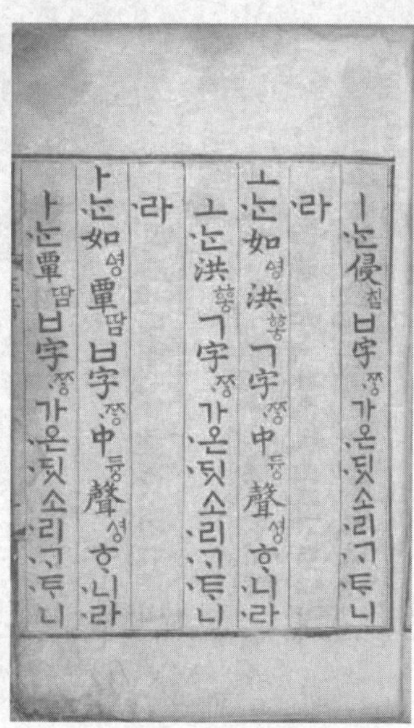

| 정음 언해 10b　　정음 언해 10a |

정본 10b　　||　　정본 10a

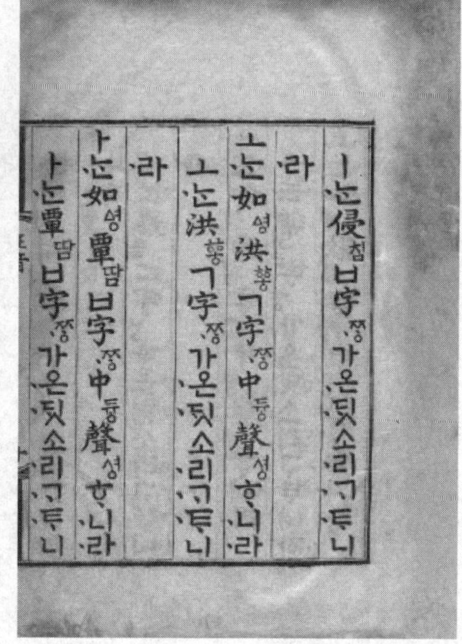

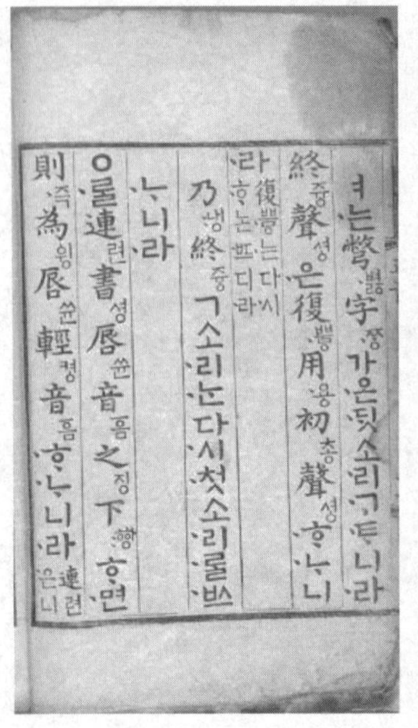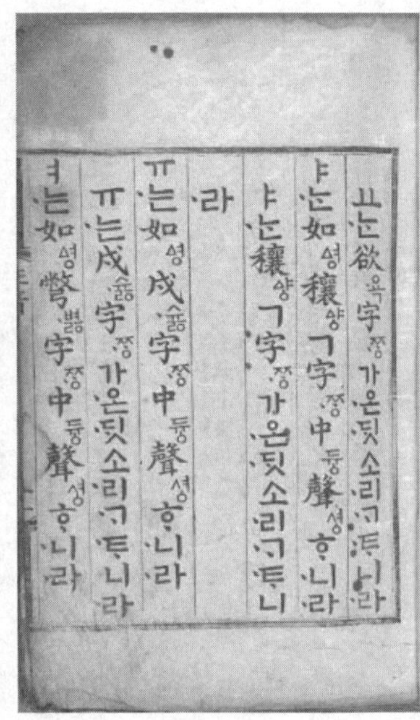

| 정음 언해 11b   정음 언해 11a |
정본 11b | | 정본 11a

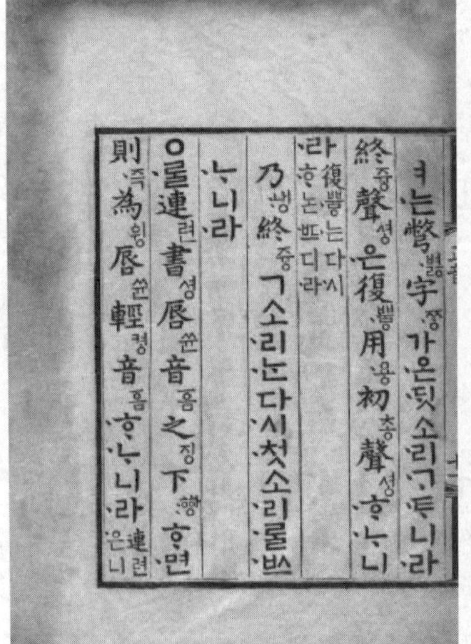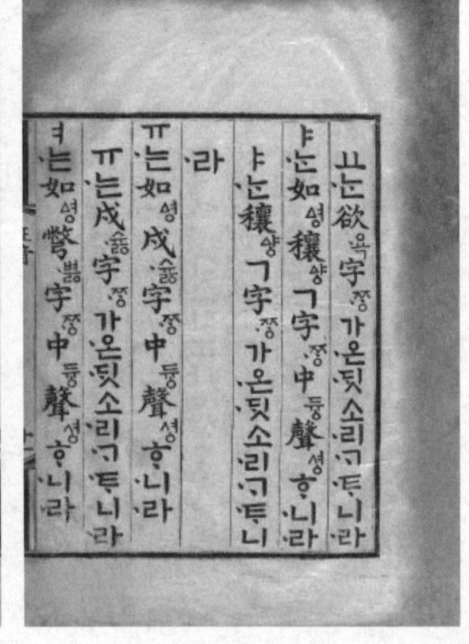

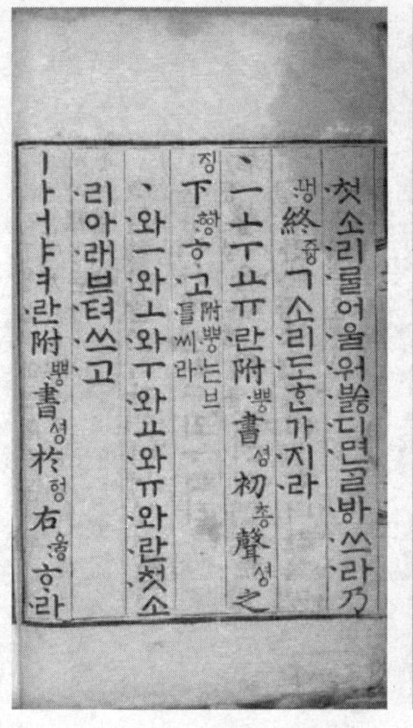 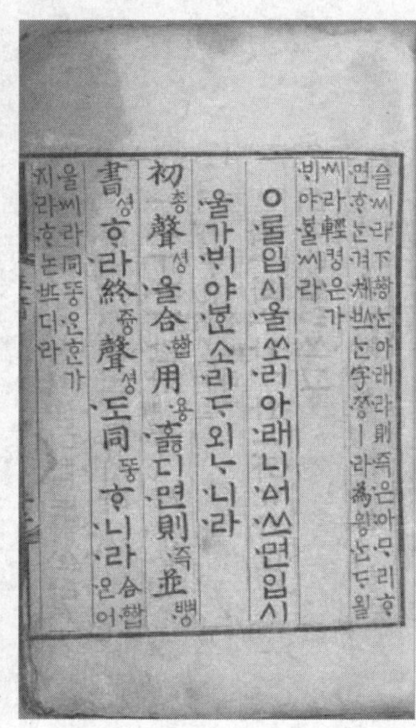

｜ 정음 언해 12b　　정음 언해 12a ｜

정본 12b　　｜｜　　정본 12a

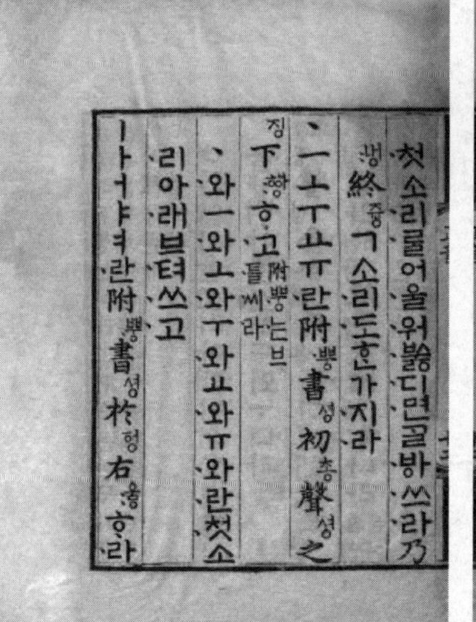 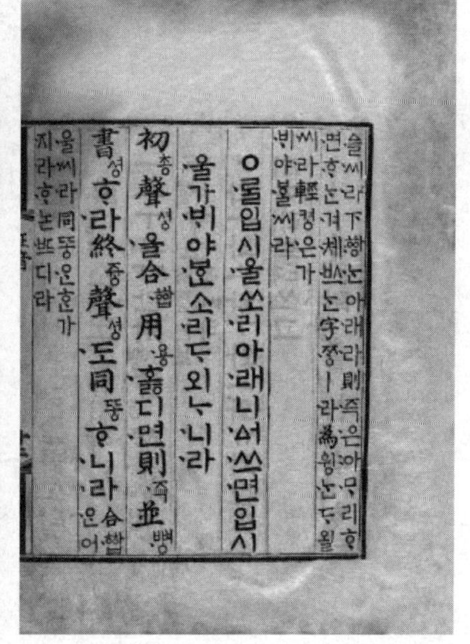

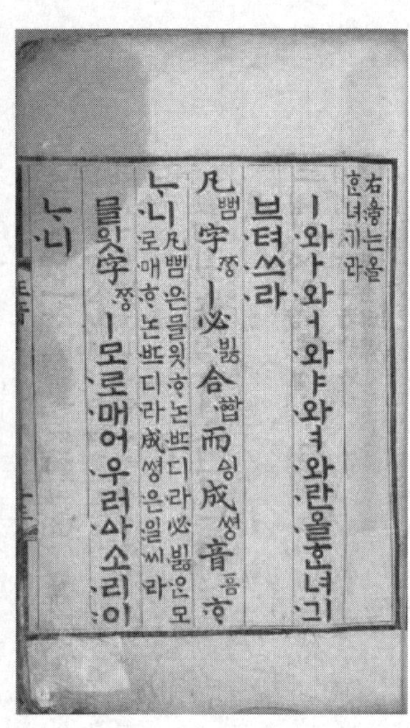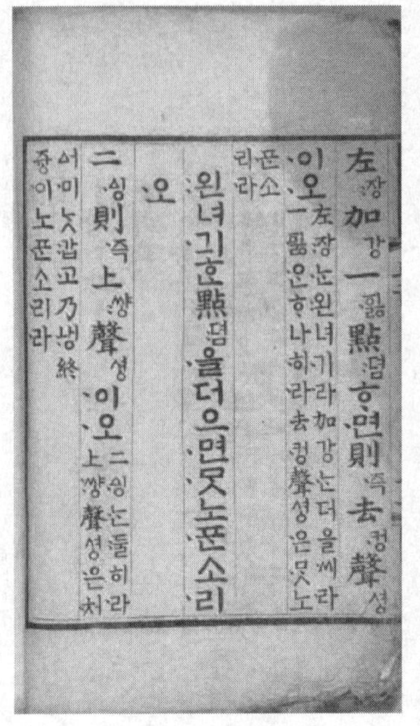

ㅣ 정음 언해 13b   정음 언해 13a ㅣ

정본 13b   ‖   정본 13a

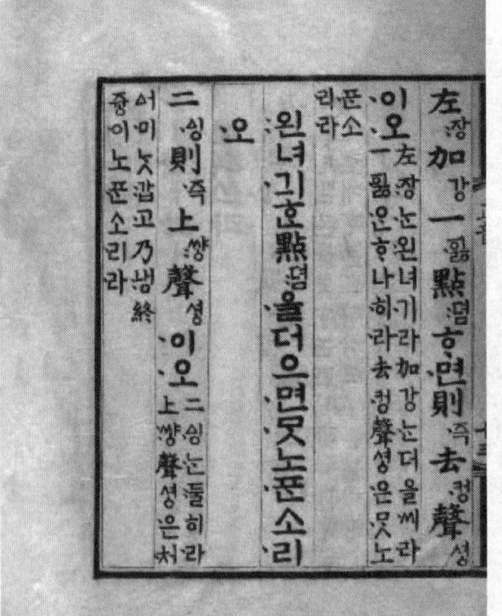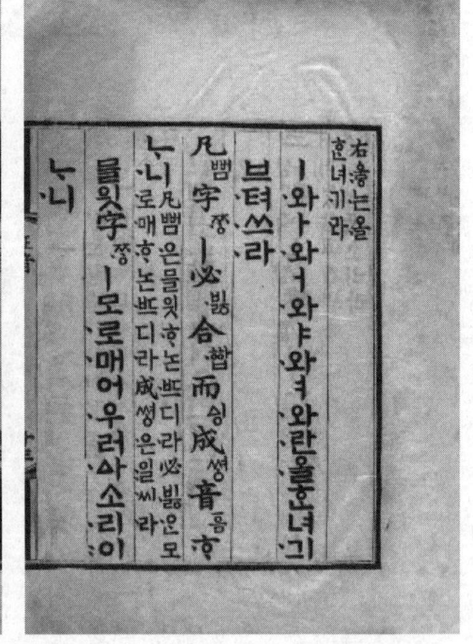

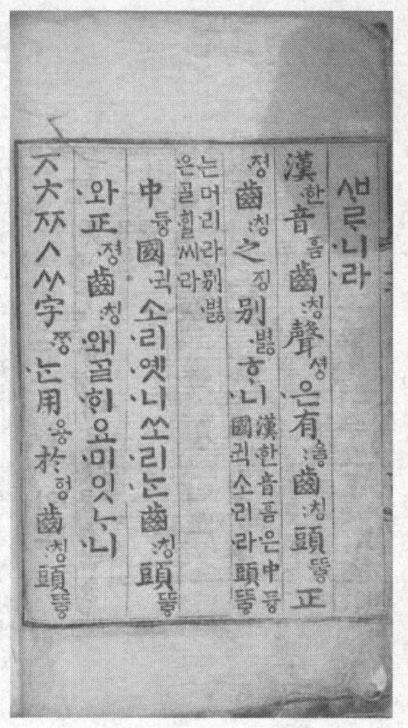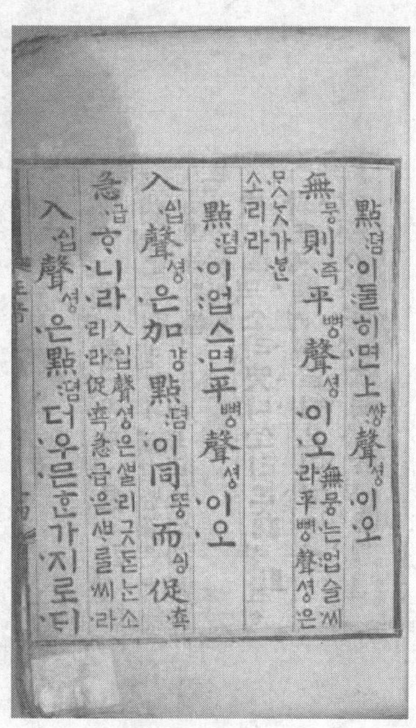

정음 언해 14a

點뎜이둘히면上썅聲셩이오
無뭉ㅣ則즉平뼝聲셩이오 〔無뭉는 업슬씨라〕
點뎜이업스면平뼝聲셩이오
入십聲셩은加강點뎜이同똥而ᅀᅵ促촉急급ᄒᆞ니라 〔入십聲셩은 ᄲᆞᆯ리 긋ᄃᆞᆫ는 소리라〕〔促촉急급은 ᄲᆞᆯ씨라〕
入십聲셩은點뎜더우믄ᄒᆞᆫ가지로ᄃᆡ

정음 언해 14b

ᄲᅳ니라
漢한音ᅙᅳᆷ齒칭聲셩은有ᅌᅮᆸ齒칭頭뚱正정齒칭之징別별ᄒᆞ니 〔漢한音ᅙᅳᆷ은 中듕國귁소리라〕〔頭뚱는 머리라〕〔別별은 ᄂᆞᆫ홀씨라〕
中듕國귁소리옛니쏘리는齒칭頭뚱와正정齒칭왜ᄀᆞᆯ히요미잇ᄂᆞ니
ᅐᅐᅔᄼᄽ字ᄍᅠᆼ는用ᅌᅭᆼ於ᅙᅥᆼ齒칭頭뚱

정본 14b   정본 14a

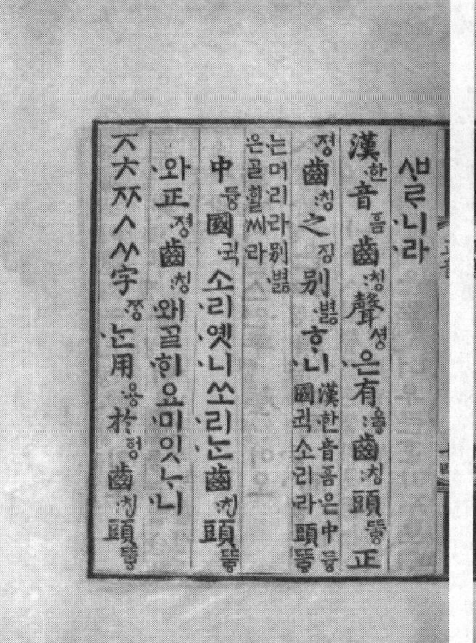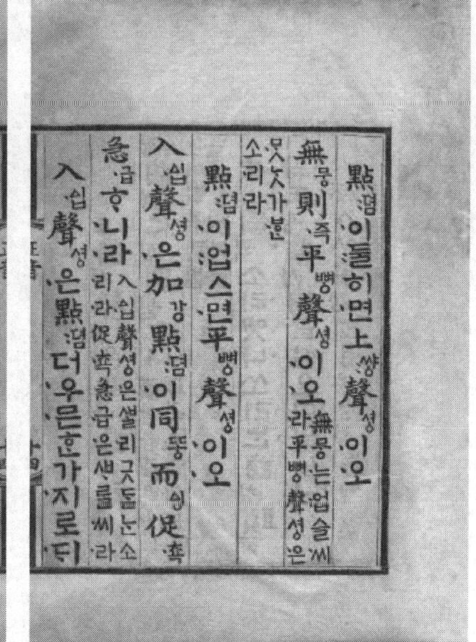

정본 14a

點뎜이둘히면上썅聲셩이오
無뭉ㅣ則즉平뼝聲셩이오 〔無뭉는 업슬씨라〕
點뎜이업스면平뼝聲셩이오
入십聲셩은加강點뎜이同똥而ᅀᅵ促촉急급ᄒᆞ니라 〔入십聲셩은 ᄲᆞᆯ리 긋ᄃᆞᆫ는 소리라〕〔促촉急급은 ᄲᆞᆯ씨라〕
入십聲셩은點뎜더우믄ᄒᆞᆫ가지로ᄃᆡ

정본 14b

ᄲᅳ니라
漢한音ᅙᅳᆷ齒칭聲셩은有ᅌᅮᆸ齒칭頭뚱正정齒칭之징別별ᄒᆞ니 〔漢한音ᅙᅳᆷ은 中듕國귁소리라〕〔頭뚱는 머리라〕〔別별은 ᄂᆞᆫ홀씨라〕
中듕國귁소리옛니쏘리는齒칭頭뚱와正정齒칭왜ᄀᆞᆯ히요미잇ᄂᆞ니
ᅐᅐᅔᄼᄽ字ᄍᅠᆼ는用ᅌᅭᆼ於ᅙᅥᆼ齒칭頭뚱

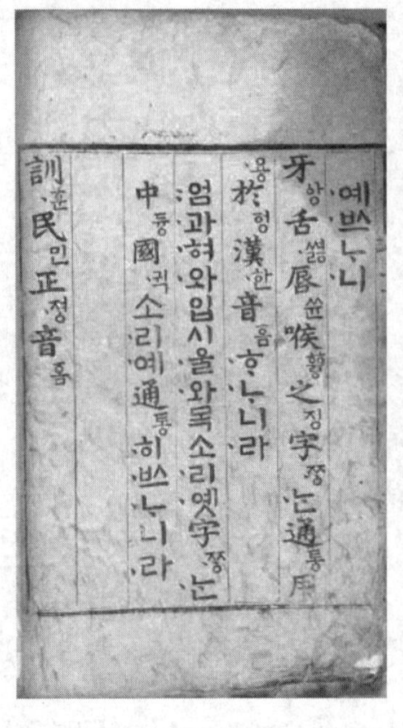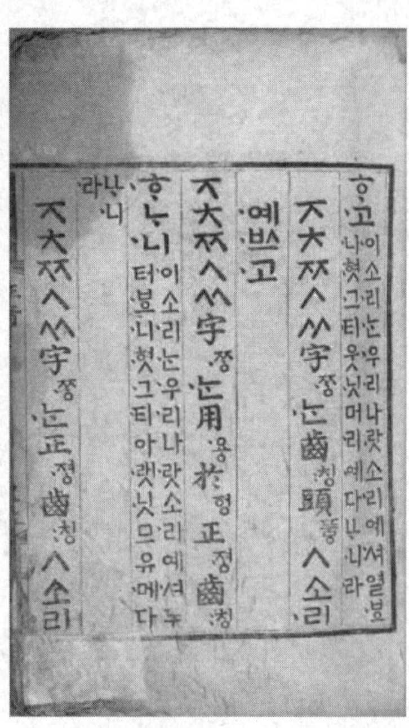

| 정음 언해 15b   정음 언해 15a |

정본 15b || 정본 15a

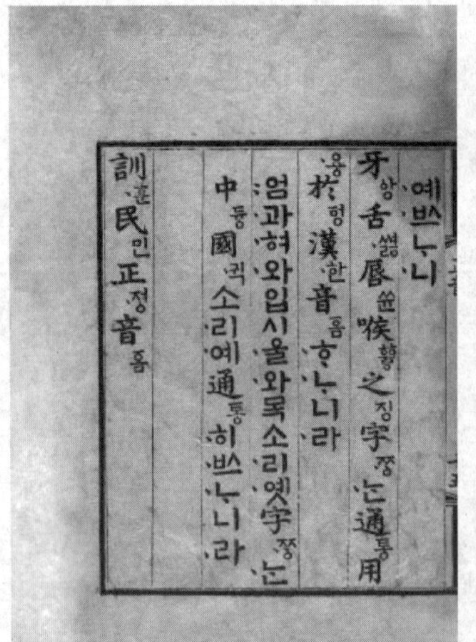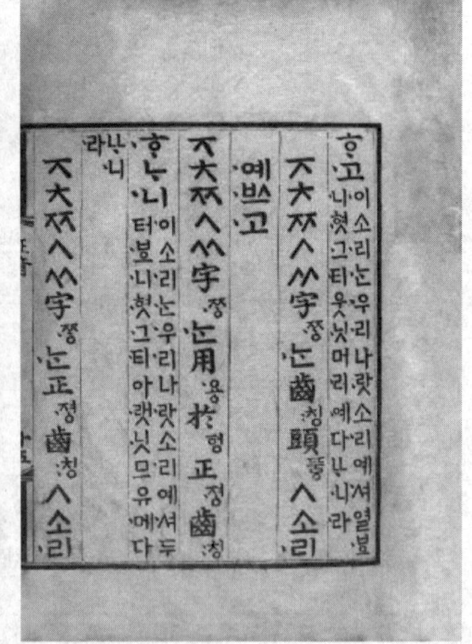